# 中国疼痛病
# 诊 疗 规 范

中华医学会疼痛学分会　编

人民卫生出版社

图书在版编目（CIP）数据

中国疼痛病诊疗规范 / 中华医学会疼痛学分会编
. —北京：人民卫生出版社，2020
ISBN 978-7-117-29447-8

I.①中⋯ II.①中⋯ III.①疼痛 – 诊疗 – 规范
IV.①R441.1–65

中国版本图书馆 CIP 数据核字（2019）第 297773 号

| | | |
|---|---|---|
| 人卫智网 | www.ipmph.com | 医学教育、学术、考试、健康，购书智慧智能综合服务平台 |
| 人卫官网 | www.pmph.com | 人卫官方资讯发布平台 |

**中国疼痛病诊疗规范**

编　　写：中华医学会疼痛学分会
出版发行：人民卫生出版社（中继线 010-59780011）
地　　址：北京市朝阳区潘家园南里 19 号
邮　　编：100021
E - mail: pmph @ pmph.com
购书热线：010-59787592　010-59787584　010-65264830
印　　刷：天津市光明印务有限公司
经　　销：新华书店
开　　本：787 × 1092　1/16　印张：27
字　　数：529 千字
版　　次：2020 年 1 月第 1 版　2024 年 5 月第 1 版第 7 次印刷
标准书号：ISBN 978-7-117-29447-8
定　　价：80.00 元
打击盗版举报电话：010-59787491　E-mail: WQ @ pmph.com
质量问题联系电话：010-59787234　E-mail: zhiliang @ pmph.com

# 编委会名单

主 任 委 员　刘延青

副主任委员　张达颖　傅志俭　吕　岩　刘晓光

顾　　　问　王福根　崔健君　高崇荣　谭冠先　张立生　樊碧发

主　　　审　宋文阁　刘先国

秘 书 长　马　柯　陶　蔚

委　　　员 （以姓氏笔画为序）

| | | | | | |
|---|---|---|---|---|---|
| 于建设 | 万　琪 | 马　柯 | 马民玉 | 王　文 | 王　林 |
| 王　昆 | 王云霞 | 王立奎 | 王礼彬 | 王宏沛 | 王国年 |
| 王晓英 | 王祥瑞 | 王锁良 | 巨　辉 | 占恭豪 | 申　文 |
| 冯　艺 | 冯智英 | 吕　岩 | 朱　谦 | 任　飞 | 庄志刚 |
| 刘　庆 | 刘　慧 | 刘广召 | 刘先国 | 刘传圣 | 刘延青 |
| 刘金锋 | 刘荣国 | 刘晓光 | 刘堂华 | 孙　涛 | 严　敏 |
| 杜冬萍 | 李水清 | 李亦梅 | 李荣春 | 李勇杰 | 杨晓秋 |
| 肖礼祖 | 吴大胜 | 吴玉莲 | 吴悦维 | 何睿林 | 宋　莉 |
| 宋　涛 | 张小梅 | 张少勇 | 张达颖 | 张挺杰 | 张咸伟 |
| 陆丽娟 | 陈金生 | 陈富勇 | 林　建 | 林学武 | 林章雅 |
| 欧阳碧山 | 金　毅 | 周　伶 | 周华成 | 郑　婧 | 胡永生 |
| 段宝霖 | 姚　明 | 姚　旌 | 姚本礼 | 贺永进 | 骆艳丽 |
| 夏令杰 | 郭永清 | 陶　蔚 | 黄　东 | 黄佑庆 | 梁立双 |
| 董　钊 | 程志祥 | 程智刚 | 傅志俭 | 曾维安 | 谢广伦 |
| 鲍文强 | 熊源长 | 魏　俊 | | | |

秘　　　书　靳　天　王应德

# 序

2007 年 7 月 16 日，卫生部发布了"关于在《医疗机构诊疗科目名录》中增加'疼痛科'诊疗科目的通知"的重要文件（卫医发〔2007〕227 号）。通知在中国二级以上医疗机构中，增设一级诊疗科目"疼痛科"，代码："027"，工作范围为慢性疼痛的诊断治疗。至此结束了"慢性疼痛科科治，科科难诊治"的尴尬历史，同时也在世界上首先创建了诊治慢性疼痛的专科"疼痛科"，名正言顺的跻身于一级临床科室之列，并越来越多地发挥着疼痛科在慢性疼痛诊疗中的独特优势，为广大的疼痛病患提供了优质的服务，用疼痛专科建设的优异成绩践行了卫生部领导赋予我们的"为民除痛，造福社会"的光荣使命。福音所至，医患皆欣。

随着疼痛学科发展的不断深入，也凸显出许多不容乐观的问题，疼痛科医师缺乏规范化培训，已有的疼痛诊疗规范也亟待更新。另外，临床上也屡屡发生一些不规范的医疗行为和由此带来的不良事件。究其原因，在临床上缺乏现行的疼痛科临床诊疗规范，是发生问题的关键。目前，从事疼痛科诊疗工作的医师，由于历史原因，其中大多数出身于多学科多领域，虽早已获得从医资质，又多有各自的从医经验和心得。但是在新形势下，面对占人群三分之一的慢性疼痛患者的诊治之需，担当如此之大的社会责任，适时的跟进、主动的投入，通过学习、学习、再学习，不断地学习新理论，更新知识，掌握新技术，充实和完善自我实属必要。但是，光靠医师们的自我完善和不断学习，若没有严格、科学、实用的专科标准和规范，疼痛专科建设也难以适应目前临床需要和学科飞速发展的要求。为了完成新时代赋予学科的历史使命，尽快出台符合当前临床需要和学科发展水平的疼痛病诊疗规范势在必行。尽管在疼痛科建科前，我国曾编写过疼痛诊疗指南和治疗规范，适时地指导了临床疼痛工作的开展，也极大促进了疼痛学科的发展；但随着疼痛科的不断壮大发展、疼痛医师队伍的不断扩充、疼痛学理论的不断更新、疼痛科诊疗技术的不断改进，这些规范实难满足日新月异、突飞猛进的疼痛科拓展之需。正是在这样的背景下，中华医学会疼痛学分会组织了疼痛科和相关学科一线工作的医教研专家、教授们，通过严格的组织程序共同编撰制订了《中国疼痛病诊疗规范》，旨在为从事疼痛科，以及骨科、麻醉科、神经内科、神经外科、肿瘤科、风湿免疫科、康复科和相关学科的医师们，提供一本可供临床参考、并作为日常工作的实用型工具书。这本实用型工具书倘能为疼痛学科建设和发展有所补益，实为冀望；内容若有漏误，还望同行斧正。

　　本书从酝酿到编写、从汇总到校正、从编审到付印，仅历 1 年余，期间的百味经历已成过去。在本书即将面世的时候，谨向各位参编作者、向一直给本书以悉心指导的人民卫生出版社，以及所有关心本书的同道们道一声辛苦，鸣一声谢谢！在国家推进"健康中国战略"的伟大进程中，谨以本书作为一份献礼，并愿和全国同道一起为完成除痛治病的神圣职责而继续努力奋斗！

中华医学会疼痛学分会主任委员　刘延青

2018 年 11 月 21 日于北京

# 前　言

随着国家医疗改革、健康中国战略实施的不断深化，人民群众对于健康保障的要求日益增加，特别是对慢性病的防治逐渐引起政府和人民的重视。当前，疼痛科作为防治慢性疼痛病的主力军，在临床上的重要作用日益凸显。

如今，随着社会人口的日益老龄化、生活模式的多元化和人民对美好生活要求的不断增加，疼痛病学比人类历史上任何时代都显得更加重要。然而，现代医学对于疼痛的认识和治疗尚存不少疑虑。1965 年 R.Melzack 和 P D.Wall 在 Science 上发表论文首次提出了著名的疼痛"闸门控制"理论，就此主导了现代疼痛研究和临床治疗数十年。但是时至今日，我们仅仅依靠这一理论，就难以解释临床上如此复杂的疼痛现象。随着科学研究的深入，人们对疼痛的认识正逐步提高。

防治慢性疼痛病，提高生活质量，改善健康水平是疼痛科的核心工作目标，也是为整个社会提供疼痛病相关医疗服务的关键所在。近数十年间，一方面镇痛药物的发展突飞猛进。除了传统的 NSAIDs 类药物和阿片类药物，各种新型的镇痛药物，如抗抑郁药、抗惊厥药、离子通道调节药，以及各种新的剂型，开始逐渐广泛地应用于临床并得到医务人员和患者的认可。另一方面，疼痛病学的治疗手段也已从单纯药物治疗，转向多模式镇痛，如微创介入等治疗。其中影像学引导下的微创介入治疗方法临床效果比较突出，即参照靶区电生理反应、在 X 线、CT 或超声引导下行选择性神经阻滞、精确调节或治疗病灶，阻断疼痛信号的传导或解除对神经的压迫。该技术使许多原来药物不能缓解的顽固性疼痛得到缓解或消除。比如对癌痛患者，除了使用常规的阿片类缓释剂外，鞘内药物输注系统植入术的推广，使得很多的难治性癌痛、非癌痛患者有了新型的疼痛治疗手段。此外，将疼痛与患者整体生活情况结合评价治疗效果是近十几年临床关注的重点问题。因为疼痛本身常常不是单一器官疾病所引起，其对机体又会产生各种不同的影响。因此，越来越多的人意识到疼痛病治疗并不是单纯的"止痛"治疗，应该从病因入手，机制性治疗，同时重视与疼痛病相关的各类并发症的处理，重视综合治疗的重要性。

随着疼痛病学科技术的飞速发展和广大人民群众对疼痛病医疗要求的不断

提高,广大疼痛专业的医疗工作人员都希望能有一部权威性的学术著作,来指导和规范临床常见各类疼痛性疾病的诊疗工作。基于此,中华医学会疼痛学分会经过慎重研究,科学论证后,组织了疼痛科和相关学科一线工作的医教研专家、教授们,一方面依据丰富的临床实践经验,一方面参考严谨的循证医学证据,凝练成《中国疼痛病诊疗规范》,旨在为从事疼痛科,以及骨科、麻醉科、神经内科、神经外科、肿瘤科、风湿免疫科、康复科和相关学科的医师们,提供一本可作为日常临床工作参考的实用型工具书。本书共收集了200多种临床常见的疼痛病,尽管有些疼痛病临床上并不是由单一的疼痛科主诊,需要多学科协作才能完成诊疗工作。但作为疼痛科医师,我们仍需要对这些疾病有清晰、完整的认识,具备严谨的诊断和鉴别诊断能力。书中对临床常见疼痛病的发病原因、临床表现、诊断和鉴别诊断、治疗等多方面作了较为全面的阐述,尤其对相关药物治疗、微创介入治疗,以及新型治疗方法作了较为全面、客观的介绍。这本集国内疼痛病学专家共同撰写的诊疗规范,定会为我国疼痛病学的发展起到促进作用。希望《中国疼痛病诊疗规范》能够帮助广大医师们强化个人学习经验,规范疼痛病临床诊疗行为,成为一线临床工作者的实用好帮手。

由于目前对诸多疼痛病的认识和定位仍存在很多盲区,本书写作过程中虽经各位专家反复讨论考量,有些内容可能仍有不足之处,只能尽全力而为之,期待广大读者不吝赐教,客观斧正,以期进一步完善。"不经一番寒彻骨,哪得梅花扑鼻香",没有各位专家和编者持之以恒的付出,以及无数个日夜的辛苦笔耕,就不会有这本书的问世。借此书出版之际,《中国疼痛病诊疗规范》编委会对各位参编者表达由衷的感谢。同时也希望有更多的医师投身于疼痛病学领域,使我国的疼痛病学事业发展蒸蒸日上,惠及更多患者。

《中国疼痛病诊疗规范》编委会

2018 年 11 月

# 目　录

# 第一章

## 头面部疼痛病

### 第一节　颈源性头痛和枕神经痛

颈源性头痛和枕神经痛都是比较有争议的话题,尤其是枕神经痛,有些观点认为枕神经痛这个概念已经过时,并且应该归属于颈源性头痛;也有观点认为两者虽然临床表现几近相似,但是属于不同类别的疼痛,应该区分对待。

#### 一、颈源性头痛

【概述】

2013 年国际头痛协会提出了颈源性头痛最新的概念,即颈椎包括组成它的骨、椎间盘和 / 或软组织疾患导致的头痛,通常但不总是伴有颈痛。在不同的人群和应用的诊断标准不同,颈源性头痛的流行病学数据有很大的不同,范围从1%~4.1% 不等。在严重的头痛患者中,17.5% 为颈源性头痛。不过,目前尚无严格的、大规模的相关流行病学研究。

【临床表现】

1. 单侧或双侧头痛,单侧多发。

2. 疼痛首先发生于颈枕部,随之扩散至病变侧的额、颞及眶部,以颞部为多见。

3. 疼痛呈钝性、胀痛或牵拉样痛,常深在,无搏动性;颈部活动或劳累及处于不良姿势时可加重头痛,休息后能缓解。

4. 间歇性发作,每次持续数小时至数天,后期可持续发作。

5. 颈部活动、不良的颈部姿势及按压由眶上神经、高位颈神经所支配的结构可诱发头痛发作。

6. 颈部僵硬,主动和被动活动受限,可伴有同侧肩部及上肢痛。

7. 其他伴随症状大多数患者伴有恶心、头晕、耳鸣等。

【体格检查】

颈椎活动受限;压顶试验阳性;单侧或双侧的颈 2 横突压痛,甚至放射至患者头部,头夹肌、斜方肌、胸锁乳突肌及枕下肌群压痛;枕颈部、颈椎旁、乳突下后部压痛,头面部无压痛;单侧或双侧的枕大神经出口处压痛。可有颈3横突的压痛。

【辅助检查】

颈椎 MRI 表现为颈椎退行性变,颈椎间盘突出或膨出,其中以颈 2~5 为主。但仅根据平片、颈椎 MRI 和 CT 椎管造影的影像学检查并不能确诊颈源性头痛,影像学检查有助于寻找继发性疼痛的病因。

【诊断与鉴别诊断】

颈源性头痛的诊断主要基于详细的病史询问、体格检查和完整的神经系统评估,诊断性神经阻滞可用于确诊颈源性头痛。国际头痛分类第 3 版推荐的颈源性头痛诊断标准为:

A. 源于颈部疾患的一处或多处的头面部疼痛,满足 C 和 D 项。

B. 有临床、实验室和 / 或影像学证据发现能导致头痛的颈椎或颈部软组织疾患或损害。

C. 至少符合下列 4 项中的 2 项以证明存在因果关系:①头痛的出现与颈部疾患或病变的发生在时间上密切相关。②头痛随着颈部疾患或病变的缓解或消失而明显缓解或消失。③刺激性动作可导致颈部活动受限和头痛明显加重。④诊断性神经阻滞其神经后头痛消失;

D. 头痛在病因性疾病或病变成功治疗后 3 个月内消失。

颈源性头痛应该与以下疾病相鉴别:

1. 紧张型头痛 ①双侧疼痛。②压迫感、紧缩感。③发作性(数十分钟到数日)疼痛。④活动后不加重。⑤无恶心 / 呕吐。⑥压迫额肌、颞肌、咬肌、翼内外肌、胸锁乳突肌、斜方肌等处可加重头痛。

2. 偏头痛 ①多为单侧疼痛。②搏动性疼痛。③发作性(4~72 小时)头痛。④活动后加重。⑤可伴有恶心 / 呕吐或畏光 / 畏声。⑥可有先兆症状:同侧视觉症状(闪光、暗点、线条或目盲)或感觉症状(麻木),持续时间 ≥ 5 分钟。⑦头痛发生在先兆期或先兆期后 60 分钟;⑧对麦角胺和曲坦类药物可能有效。

3. 丛集性头痛 ①多为单侧疼痛。②重至极重度疼痛。③眶周、颞部疼痛多见。④发作具有时间规律性。⑤可伴有结膜充血 / 流泪、鼻塞 / 流涕、眼睑水肿。

4. 其他原因引起的头痛 例如外伤后、高血压、颅内感染、颅内压异常,以及眼、耳、鼻窦、牙齿等病变引起的头痛。

【治疗原则】

颈源性头痛的治疗包括:药物治疗、物理治疗、神经阻滞治疗及微创介入治疗等综合治疗方法。

1. 目前药物治疗颈源性头痛尚缺乏高等级证据,但药物治疗仍为基本治疗方法之一。常用的药物有以下几类:

(1)非甾体抗炎药(NSAIDs):临床常用药物包括非选择性 COX 抑制剂及选

择性 COX-2 抑制剂。

（2）肌肉松弛剂：具有中枢作用机制的替扎尼定、巴氯酚等可以提供一定的镇痛效果。

（3）抗癫痫药物与抗抑郁药物：合并神经病理性疼痛时，可选择抗癫痫药物及三环类等抗抑郁药物。临床上常用的药物包括：加巴喷丁、普瑞巴林、阿米替林、文拉法辛、度洛西汀等。

2. 物理治疗可显著减少患者颈源性头痛的频率并能得到头痛的长期改善。建议将其作为颈源性头痛患者首选的初始疗法。

3. 关节注射与神经阻滞治疗 包括寰枢关节注射、颈 2~3 关节突关节注射、颈脊神经根阻滞、第 3 枕神经阻滞及枕大神经阻滞。

4. 微创介入治疗 对于下列患者可应用射频介入治疗：由颈 2~3 关节突关节引起的颈源性头痛；经诊断性神经阻滞后疼痛完全缓解且保守治疗无效的患者。经皮激光椎间盘减压术（PLDD）是对颈椎间盘膨出、突出或间盘退变并伴有颈肩痛及根性症状的患者疗效较好。臭氧具有强消炎镇痛作用，适合于糖皮质激素使用禁忌的患者，联合神经阻滞增强疗效。当一小部分颈源性头痛患者在经过药物、物理、神经阻滞、射频等治疗后，仍未达到满意的效果时，亦可考虑行等离子髓核成形术等治疗。

【康复和预后】

颈源性头痛应注意保持良好的姿势；注意颈部自我保护，如不大幅度摇头旋转，避免头顶重物，注意头颈肩部保暖，去除不良生活习惯，如：高枕睡眠、饮酒等；加强颈部功能锻炼，如：抬头看天、低头看地；头颈前伸、旋转及环绕等。

（刘 慧）

## 二、枕神经痛

【概述】

枕神经痛是指出现在头皮后部，枕大神经、枕小神经或第 3 枕神经分布区的疼痛，单侧或双侧阵发性撕裂样或针刺样疼痛，有时伴随受累区域的感觉消失或感觉迟钝，通常伴有受累神经的压痛。

枕大神经是第 2 颈神经后支的内侧支，分布于枕后及顶部的皮肤。枕大神经肌肉内段走行于枕下肌群、半棘肌和斜方肌腱膜间，肌间隙内结构宽松，神经活动度大，为活动区；皮下段神经分支与浅筋膜紧密附着，活动度小，为固定区。枕小神经由颈 2~3 脊神经前支纤维构成，沿胸锁乳突肌后缘上升至头部。穿出深筋膜，越过胸锁乳突肌止点到头部的侧前方，分布于耳郭上部和枕外侧的皮肤。第 3 枕神经来源于第 3 颈神经内侧支，支配颈 2~3 关节突关节，与枕大神经相交通分布于枕部皮肤。第 1~3 颈神经后支借交通支相连接形成神经环（颈上神经丛或 Cruveihier 后颈神经丛）。因枕神经大部分通过柔软的肌肉组织及包绕结缔组织悬浮网,因此软组织的炎症、缺血、损伤、压迫等可影响枕神经功能引发枕神经痛。

枕神经痛病因多样,各种病因影响枕大神经、枕小神经、第 3 枕神经均可引起枕神经痛,颈椎退行性变和肌肉痉挛是枕神经痛的直接原因。

常见的枕神经痛病因包括:

1. 颈椎周围的退行性改变及损伤　颈椎病、颈椎及颈部软组织损伤、颈部肌肉慢性劳损累及颈 2~3 神经根。

2. 炎症及肿瘤　上呼吸道感染或鼻咽部存在感染病灶,或受凉受潮后可引起枕神经发生炎症病变而引起疼痛。颈椎结核、类风湿脊椎炎、带状疱疹、硬脑脊膜炎、枕动脉血管炎、颈椎椎管内肿瘤、颅后窝病变如颅后窝肿瘤等也可引起。

3. 寰枕部畸形　寰枕关节融合、上颈椎椎体分隔不全、枕大孔狭窄等导致上颈段脊神经受压牵扯。

4. 全身性疾病　糖尿病、风湿病、尿毒症、动脉硬化、有机磷中毒、长期饮酒等可引起枕神经退行性病变。

5. 手术方法的影响　寰枢椎螺钉内固定术时切断颈 2 神经根可以导致枕神经痛或加重已有的枕神经痛。建议进行内固定时切忌切断或损伤颈 2 神经根。

【临床表现】

1. 大多发生于成年人,多见于中年女性,70% 以上的患者无明显诱因,绝大多数为枕大神经痛。

2. 单侧发病较多见,阵发性剧烈疼痛起于枕部,可向头顶(枕大神经)、乳突部(枕小神经)或外耳部(耳大神经)放射。

3. 疼痛呈自发性,头颈部的动作、寒冷、劳累、饮酒、情绪激动、喷嚏、咳嗽等可诱发疼痛。

4. 疼痛常为持续性,可阵发性加剧或呈间歇性发作,在发作间歇期枕部可有钝痛。

5. 触压头半棘肌枕神经出口处,患者可感到剧烈的疼痛,并沿着神经放射。枕大神经的体表压痛点位于乳突与第 1 颈椎后面连线中点,枕小神经的体表压痛点位于胸锁乳突肌附着点后上缘。

6. 枕神经分布区皮肤常有感觉过敏或减退。

【诊断与鉴别诊断】

国际头面痛学会分类委员会确定的枕神经痛诊断标准为:单侧或双侧疼痛符合以下标准,且不能用 ICHD-3 中的其他诊断解释:

1. 疼痛位于枕大神经、枕小神经和 / 或第 3 枕神经分布区内。

2. 疼痛至少符合下列 3 项中的 2 项

(1)反复发作的阵发性疼痛,持续数秒至数分钟。

(2)重度疼痛。

（3）撕裂样、针刺样或锐痛。

3. 疼痛伴发下列全部 2 项

（1）对头皮和 / 或头发的良性刺激可出现明显的感觉减退和 / 或触痛。

（2）至少符合下列 2 项中的 1 项

1）受累神经分支的压痛。

2）枕大神经出颅处或颈 2 分布区为诱发点。

4. 受累神经局麻药阻滞可使疼痛暂时缓解。

神经痛须与下列疼痛相鉴别：

（1）由寰枢椎关节或上颈部关节突引起的枕神经放射痛。

（2）由颈部肌肉压痛诱发的枕部放射痛。

（3）神经系统感染性疾病，如脑膜炎、脑炎等导致的枕部疼痛。

【治疗原则】

1. 病因治疗　针对病因进行治疗。①治疗全身性疾病，如感染、糖尿病、尿毒症、风湿热、中毒等原发性疾病。②有结构损害基础的患者采用应尽可能进行病因治疗，如采用手术切除肿瘤和解除压迫。

2. 药物治疗　非甾体抗炎药、抗惊厥药、肌肉松弛药、阿片类镇痛药、B 族维生素等均对枕大神经痛有一定的临床疗效。

3. 物理治疗　可采用超短波、短波透热、中频电、温热疗法、脉冲射频等物理治疗方法。

4. 针刺治疗　通过利用针刺对神经的调节作用，抑制了纤维对于痛觉的传导能力，而达到了镇痛的功效。

5. 神经阻滞治疗　常规治疗无效者可行局部神经阻滞疗法，超声引导下枕神经阻滞可提高阻滞枕神经的成功率。

（1）枕大、枕小神经阻滞：枕大神经阻滞穿刺点在患侧乳突与第 2 颈椎脊突之间连线中点处或枕骨后隆起的外下方 2.5cm 处，该处常有压痛，用 3.5cm 长，7 号短针垂直进针，避开枕动脉，直至触及枕骨，此时患者有可能会出现放射痛，充分回吸无血后即可于帽状腱膜上、下注射药物 5~6ml。枕小神经阻滞的穿刺点在枕大神经阻滞穿刺点外 2.5cm 处。可在局麻药中加入糖皮质激素和 B 族维生素。对于反复阻滞无效者，可考虑应用神经破坏药，如无水乙醇或 10%~15% 苯酚甘油阻滞，但临床使用需慎重。

（2）颈 2~4 神经阻滞术：在影像学设备的引导下进行颈 2~4 神经阻滞术治疗，用药同上，每个部位不超过 2ml。避免双侧同时阻滞。

6. 手术治疗　疼痛严重患者，保守治疗后反复发作，严重影响患者的生活质量，可考虑手术治疗，可采用枕神经电刺激、神经松解术或者破坏性手术；对于因寰枢椎关节不稳所致的枕神经痛，也可采用颈 1~2 路径螺钉内固定术治疗。

（程智刚）

# 第二节 偏 头 痛

【概述】

偏头痛是临床常见的原发性头痛类型之一,是由于发作性血管舒缩功能不稳定及某些体液物质暂时性改变所致的一种伴有或不伴有脑及自主神经功能暂时性障碍的头痛,具有反复发作的特点,多起病于儿童和青春期,中青年期达发病高峰。世界卫生组织(WHO)2013 年全球疾病调查的研究结果表明,偏头痛为人类第三位常见疾病,第六位致残性疾病。我国偏头痛的患病率为 9.3%,女性与男性之比约为 3:1。偏头痛还可与多种诸如焦虑、抑郁的疾病共患。国外的研究表明 2/3 的患者在发作偏头痛时有日常生活、工作或学习的损害,近半数会因此而不能完成家务活动、工作或上学。

【临床表现】

偏头痛为一发作性疾病,发作间歇期可无任何不适,发作期包括前驱期、先兆期(见于有先兆的偏头痛)、头痛期(有伴随症状)及恢复期,任何一期都不是诊断必需的,大多数患者没有完整的 4 期。

1. 前驱期和先兆期 前驱症状并不经常出现,且常常不被识别,比如头痛前 24 小时出现易激惹、兴奋、疲劳、多食或口渴等。

先兆症状是复杂的神经系统症状,一般发生在头痛前,也可与头痛同时发生,或者持续到头痛阶段。①视觉先兆:最常见,超过 90% 的有先兆偏头痛患者的先兆为视觉先兆。发作时视野中心的齿轮样图像并逐渐向左或向右扩散,边缘散光成角凸出,遗留完全或不同程度的暗点。一般持续 15~30 分钟,然后消退。少数患者有暂时性全盲。②躯体感觉异常:属于皮层感觉障碍,常常以身体一侧、面部或舌头的缓慢移动的局部针刺样感觉障碍逐渐变大或变小。可以有麻木,但麻木也可以是唯一的症状。③运动障碍:基底动脉性偏头痛的先兆可有基底动脉缺血的表现;家族性偏瘫型偏头痛的先兆可出现肢体无力或偏瘫;眼肌瘫痪性偏头痛的先兆可出现眼运动神经麻痹。

2. 头痛期 60% 的偏头痛患者头痛位于一侧,从一侧太阳穴扩展至整个一侧头部,头痛可在同一次发作中转向另一侧或不同发作表现不同侧的头痛。有时也可表现为双侧头痛但以一侧为主。呈中度至重度的疼痛,多为搏动性头痛,也可表现为钻刺样痛或胀痛。若未经治疗或治疗无效,头痛可持续 4~72 小时。增加颅内压的姿势或活动(如弯腰、低头、咳嗽、打喷嚏、上下楼及体力活动等)可加重头痛。头痛时常伴有恶心和 / 或呕吐、畏光、畏声。其他伴随症状可能有感知觉增强、畏嗅、出汗、皮肤苍白、情绪不稳、眩晕、易激、言语表达困难、记忆力下降、注意障碍等神经、精神功能障碍。一般在安静或黑暗环境内、呕吐后、睡眠后头痛缓解。

3. 恢复期　头痛消失后可表现为欣快和精力旺盛,亦可表现为困倦和疲劳;女性患者妊娠后偏头痛发作减少。

【辅助检查】

1. 脑电图、脑血流图检查:不具特异性。

2. 脑血管造影检查:在严重的头痛发作,高度怀疑为蛛网膜下腔出血的患者才进行脑血管造影检查,以期排除颅内动脉瘤、动静脉畸形等疾患。偏头痛患者脑血管造影绝大多数是正常的。

3. 脑脊液检查:通常是正常的,偶可出现淋巴细胞增高。

4. 免疫学检查:可出现免疫球蛋白 IgG、IgA、补体 C3 等偏高。

5. 血小板功能检查:血小板聚集性可升高。

【诊断与鉴别诊断】

根据国际头痛协会(international headache society,IHS)最新版"头痛疾患国际分类"(the international classification of headache disorders 3rd edition-beta version,ICHD-3-Beta),各类偏头痛的诊断标准如下:

1. 无先兆偏头痛

A. 符合 B~D 标准的头痛至少发作 5 次。

B. 头痛发作持续 4~72 小时(未治疗或者治疗未成功)。

C. 至少符合下列 4 项中的 2 项(< 18 岁的患者多表现为双侧颞顶部痛):①单侧;②搏动性;③中至重度头痛;④日常体力活动加重头痛或因头痛而避免日常活动。

D. 发作过程中,至少符合下列 2 项中的 1 项:①恶心和 / 或呕吐;②畏光和畏声。

E. 不能用 ICHD-3 中的其他诊断更好地解释。

2. 有先兆偏头痛

A. 至少有 2 次发作符合 B~D。

B. 至少有 1 个可完全恢复的先兆症状:视觉、感觉、语音和 / 或语言、运动、脑干、视网膜。

C. 至少符合下列 4 项中的 2 项:①至少有 1 个先兆持续超过 5 分钟,和 / 或 2 个或更多的症状连续发作。②每个独立先兆症状持续 5~60 分钟。③至少有一个先兆是单侧的。④与先兆伴发或者在先兆出现 60 分钟内出现头痛。

D. 不能用 ICHD-3 中的其他诊断更好地解释,排除短暂性脑缺血发作。

3. 慢性偏头痛

A. 符合 B 和 C 的头痛(符合紧张型头痛或者偏头痛特征的头痛)每月发作至少 15 天,至少持续 3 个月。

B. 符合 1　无先兆偏头痛诊断 B~D 或 2 有先兆偏头痛 B 和 C 的头痛至少发生 5 次。

C. 头痛符合以下任何 1 项,且每月发作大于 8 天,持续大于 3 个月:①无先兆偏头痛的 C 和 D。②有先兆偏头痛的 B 和 C。③患者所认为的偏头痛发作并可通过服用曲普坦或者麦角类缓解。

D. 不能用 ICHD-3 中的其他诊断更好地解释。

4. 偏头痛并发症

(1)偏头痛持续状态

A. 符合 B 和 C 的头痛。

B. 符合 1 无先兆偏头痛和 2 有先兆偏头痛的诊断,除了持续时间和疼痛程度外,发作典型。

C. 符合下列全部 2 项特点:①持续超过 72 小时。②疼痛或者相关症状逐渐减轻。

D. 不能用 ICHD-3 中的其他诊断更好地解释。

(2)持续先兆不伴脑梗死

A. 先兆符合 B。

B. 发生在有先兆偏头痛患者,除了持续时间大于或等于 1 周,先兆呈典型表现。

C. 神经影像学没有脑梗死的证据。

D. 不能用 ICDH-3 中的其他诊断更好地解释。

(3)偏头痛性脑梗死

A. 偏头痛符合 B 和 C。

B. 有先兆偏头痛患者先兆时程大于 60 分钟。

C. 神经影像学证实先兆相应脑区的梗死灶。

D. 不能用 ICHD-3 中的其他诊断更好地解释。

5. 很可能的偏头痛

A. 符合 1 无先兆偏头痛诊断标准 A~D 中的 3 项或 2 有先兆偏头痛 A~C 诊断标准中的 2 项。

B. 不符合 ICDH-3 中其他诊断的标准。

C. 不能用 ICHD-3 中的其他诊断更好地解释。

6. 可能与偏头痛相关的周期综合征

(1)反复胃肠功能障碍

A. 明确的腹痛,或腹部不适,或恶心,或呕吐发作,至少发作 5 次。

B. 胃肠检查和评估正常。

C. 不能归因于其他疾病。

(2)良性阵发性眩晕

A. 符合 B 和 C 发作至少 5 次。

B. 没有预兆的眩晕,开始即最重,数分钟至数小时后可自行缓解,没有意识丧失。

C. 至少存在下列症状或者体征中的 1 项：①眼球震颤。②共济失调。③呕吐。④苍白。⑤害怕。

D. 发作间期神经系统检查与听力、前庭功能检查正常。

E. 不能缘于其他疾病。

（3）良性阵发性斜颈

A. 符合 B 和 C，儿童期反复发作。

B. 头转向一侧，可伴或不伴旋转，数分钟或数天内自行缓解。

C. 至少存在下列中的 1 项：①苍白。②易激惹。③全身乏力。④呕吐。⑤共济失调。⑥发作间期无神经系统阳性体征。

D. 不能缘于其他疾病。

临床上，偏头痛需要与以下疾病鉴别：

1. 丛集性头痛（cluster headache）　是最少见的原发性头痛。表现为反复发作的、密集性的、短暂的单侧头痛，剧烈疼痛，常疼痛难忍，并出现面部潮红，结膜充血、流泪、流涕、鼻塞，少数患者头痛中可出现 Horner 征。头痛起病突然而无先兆，发作一般从一侧眼球、前额或颞部不适开始，迅速加重，几分钟内变为难以忍受的刀割样、压榨样或烧灼样剧痛。在一个丛集期内，发病时间固定，在丛集期之间无任何症状。发病年龄多在 20~40 岁，男女之比约 5∶1。

2. 紧张型头痛（tension headache）　主要特点为慢性头部紧箍样或压迫样钝痛，程度为轻至中度，单侧或双侧头痛，多不伴有恶心、畏光、畏声或因体力活动而加剧。头痛部位较弥散，可位于前额、双颞、顶、枕及颈部。多数患者头皮、颈部有压痛点，按摩头颈部可使头痛缓解。多见于青、中年女性，情绪障碍或心理因素可加重头痛症状。

3. 痛性眼肌麻痹（painful ophthalmoplegia）　是一种以头痛和眼肌麻痹为特征，涉及特发性眼眶和海绵窦的炎性疾病。为阵发性眼球后及眶周的顽固性胀痛、刺痛或撕裂样疼痛，伴随动眼、滑车和 / 或展神经麻痹，眼肌麻痹可与疼痛同时出现或疼痛发作后两周内出现，MRI 或活检可发现海绵窦、眶上裂或眼眶内有肉芽肿病变。本病持续数周后能自行缓解，但易于复发，适当的糖皮质激素治疗可使疼痛和眼肌麻痹缓解。

【治疗原则】

目前无特效治疗方法可根除偏头痛，最有效的治疗方式是在偏头痛的间隙期避免头痛诱发因素：日常生活中应避免强光线的直接刺激，如避免直视汽车玻璃的反光，避免从较暗的室内向光线明亮的室外眺望，避免对视光线强烈的霓虹灯。避免情绪紧张，避免服用血管扩张剂等药物，避免饮用红酒和进食含奶酪的食物、咖啡、巧克力、熏鱼等。要放松心情、生活规律、规律运动、营造安静的环境等。

预防性药物治疗适用于:①频繁发作,尤其是每周发作 1 次以上严重影响日常生活和工作的患者;②急性期治疗无效,或因副作用和禁忌证无法进行急性期治疗者;③可能导致永久性神经功能缺损的特殊变异型偏头痛,如偏瘫性偏头痛、基底型偏头痛或偏头痛性梗死等。预防性药物需每日服用,用药后至少 2 周才能见效。若有效应持续服用 6 个月,随后逐渐减量到停药。临床用于偏头痛预防的药物包括:① β 肾上腺素能受体阻滞剂,如普萘洛尔、美托洛尔。②钙离子拮抗剂,如氟桂利嗪、维拉帕米。③抗癫痫药,如丙戊酸、托吡酯。④抗抑郁药,如阿米替林、氟西汀。⑤ 5-HT 受体拮抗剂,如苯噻啶。其中,普萘洛尔、阿米替林和丙戊酸三种在结构上无关的药物,是主要的预防性治疗药物,一种药物无效可选用另一种药物。

偏头痛的治疗:

1. 非药物治疗主要是物理疗法,可采用磁疗、氧疗、心理疏导,缓解压力,保持健康的生活方式,避免各种偏头痛诱因。药物治疗分为发作期治疗和预防性治疗。发作期的治疗为了取得最佳疗效,通常应在症状起始时立即服药。

2. 治疗药物包括非特异性止痛药如非甾体抗炎药(NSAIDs)、巴比妥类镇痛药、阿片类药物、中医中药,特异性药物如麦角类制剂和曲普坦类药物,其他药物如钙离子拮抗剂、5-HT 拮抗药、抗癫痫药、三环类抗抑郁药等。药物选择应根据头痛程度、伴随症状、既往用药情况等综合考虑,进行个体化治疗。

3. 神经阻滞或射频治疗 星状神经节阻滞、颈 2 背根神经节阻滞或射频治疗、眶上神经 / 枕大神经 / 枕小神经阻滞、颞浅神经阻滞等。

4. 手术治疗 枕神经电刺激可以显著降低偏头痛的发作频率、持续时间、疼痛强度等。

【康复和预后】

大多数偏头痛患者的预后良好。偏头痛可随年龄的增长而症状逐渐缓解,部分患者可在 60~70 岁时偏头痛不再发作。

(刘 庆)

# 第三节 丛集性头痛

【概述】

丛集性头痛是以反复发作性短暂的单侧眼眶、眼周、球后、眶上剧烈头痛为特征,常伴有局部自主神经功能紊乱症状和体征。发作常呈丛集性出现,丛集发作期一般持续 1 周至数月不等。在丛集期内,头痛发作常有规律地发生。在两次丛集期之间有至少 2 周以上的间隙期。尚不清楚这种头痛周期性出现的原因及机制。

**【临床表现】**

多见于男性,发病年龄常为 20~40 岁。疼痛大部分位于眼眶、和 / 或眶上、和 / 或颞部,可向上放射至前额、颞部或头顶部;向下放射至牙齿、颌部,甚至到同侧颈部。一次头痛发作持续时间较短,不超过 3 小时。发作一般从一侧眼部、前额或颞部不适开始,迅速加重,几分钟内变为难于忍受的剧烈的刀割样、压榨样或烧灼样疼痛,特别剧烈的头痛一般持续 10~15 分钟,其间几乎所有患者均表现坐立不安,甚至撞墙。常伴有同侧眼结膜充血、流泪、鼻塞、流涕、前额及面部出汗、瞳孔缩小、眼睑下垂及水肿等自主神经功能紊乱,也有 1%~2% 的患者没有自主神经症状。

较多患者头痛在固定时间内出现,会自行缓解。发作持续 2 周 ~3 个月(丛集期),丛集期的持续时间因人而异。丛集期内酒精、组胺或硝酸甘油可诱发发作。间歇期在 2 周以上,一般半年至一年。许多患者的丛集期在每年的同一季节甚至同一个月份发生,间歇期数月到数年,其间症状完全缓解,对诱发因素也不像在丛集期内那么敏感。大约 10%~15% 患者没有间歇期。

**【体格检查】**

大部分患者发作时可有眼睛流泪、结膜充血、鼻塞流涕状,Horner 综合征,颜面潮红,缓脉。

**【辅助检查】**

实验室及各种影像学检查无异常。对于初次头痛发作者须行影像学检查,头颅 MRI 和 / 或 CT,脑电图等检查,明确有无肿瘤及血管异常,排除眼眶后部至额叶、眼眶、面、颅底病变。

**【诊断与鉴别诊断】**

根据 ICHD-3 丛集性头痛诊断标准:

A. 符合 B~D 发作 5 次以上。

B. 发生于单侧眼眶、眶上和 / 或颞部的重度或极重度的疼痛,若不治疗疼痛持续 15~180 分钟。

C. 头痛发作时至少符合下列 2 项中的 1 项:

a. 至少伴随以下症状或体征(和头痛同侧)中的 1 项:①结膜充血和 / 或流泪。②鼻充血和 / 或流涕。③眼睑水肿。④前额和面部出汗。⑤前额和面部潮红。⑥耳部胀满感。⑦ 瞳孔缩小和 / 或上睑下垂。

b. 烦躁不安或躁动。

D. 丛集期内超过半数的时间,发作频率 1 次 / 隔 ~8 次 / 日

E. 不能用 ICHD-3 中的其他诊断更好地解释。

根据发作频率和持续时间的不同,丛集性头痛可分为发作性丛集性头痛和慢性丛集性头痛。

1. 发作性丛集性头痛　丛集性头痛发作持续 7 天 ~1 年,头痛缓解期至少持

续 1 个月。

2. 慢性丛集性头痛　丛集性头痛至少 1 年内无缓解期或缓解期小于 1 个月。

丛集性头痛须与以下疾病相鉴别：

1. 偏头痛　发作时间性多散在，部分可有季节性多发，头痛发生时间不固定，少数在夜间。间隙期不定，女性多与月经周期相关；发作频率不定，多数每月 1~2 次，每次头痛持续时间（未治疗）4~72 小时，有些患者发作前有先兆表现。头痛部位多数为偏侧，可扩展为双侧，头痛性质呈搏动样多见，程度为中至重度。发作时日常活动会加重症状，可伴有恶心，呕吐，畏光或畏声。

2. 三叉神经痛　三叉神经分布区发生的电击样、刀割样、撕裂样剧痛。分为原发性和继发性三叉神经痛。原发性三叉神经痛疼痛突发突止，多有"扳机点"。部分患者 MRI 三叉神经根薄层扫描，可见微血管压迫三叉神经根或与三叉神经根关系密切。继发性三叉神经痛是因各种病变侵及三叉神经根、半月神经节和 / 或神经干所致三叉神经分布区域的疼痛。疼痛发作持续时间较长，可有神经损害的症状和体征。头颅 MRI 或 CT 检查可发现阳性病变。

3. 颞动脉炎　又称为巨细胞性动脉炎。发病年龄多 ≥ 50 岁。为一种系统性肉芽肿性血管炎，主要侵犯大、中动脉，造成肉芽肿样炎症和全层动脉炎，多累及颞动脉。临床表现与受累血管有关。颞动脉炎症状有：头痛、颞动脉异常、视力障碍，可有发热，全身乏力、食欲缺乏。头痛表现较为强烈，可在一侧或双侧，疼痛区域与炎性动脉分布一致。其他表现还有：①咀嚼暂停，张口困难、失声、吞咽困难等。②发作性脑缺血、痴呆、偏瘫或蛛网膜下腔出血等。③心肌梗死、心力衰竭、心肌炎等。所累动脉处体表可有触痛，动脉搏动减弱或消失，血沉增快，CRP 升高，动脉活检或超声检查可明确诊断。

4. 三叉神经交感 - 眼交感神经综合征（Raeder 综合征）　持续单侧疼痛位于三叉神经眼支分布区，有时扩展至上颌支区，伴霍纳综合征。由位于颅中窝或颈动脉的病变引起。

【治疗原则】

1. 药物治疗　包括急性发作期治疗以及预防性治疗。

（1）急性发作期治疗：终止急性发作可吸入纯氧及肠外应用曲坦类药物。吸入纯氧可使 60% 患者在 20~30 分钟内疼痛缓解，一般采用 7~10L/min 的流速，面罩吸氧 15~20 分钟；肠外应用曲坦类药物：舒马曲坦 6mg 皮下注射，佐米曲坦 5~10mg 滴鼻；4%~10% 利多卡因 1ml 鼻腔滴注。

（2）预防性治疗

1）维拉帕米：为预防丛集性头痛的首选药物，起始剂量为 80mg，每天 3 次，用药前及用药期间要注意监测心电图，根据心电图（尤其 PR 间期）调整剂量。不良反应包括心脏传导阻滞、便秘、头晕以及血管神经性水肿。发作周期一旦结束，维拉帕米可缓慢减量至停止。

2）锂盐：碳酸锂常用于预防尤其对慢性发作。长期应用可能引起震颤、甲状腺功能减退和肾性糖尿病尿崩症，因此长期使用者需监测血药浓度、甲状腺及肾功能。

3）美西麦角（methysergide）：为5-羟色胺抑制剂，一些指南推荐用于预防，但由于其可引起肺和后腹膜纤维化，应用必须限于6个月内。此外，不能与曲坦类和麦角类合用，故临床上并不主张常规使用该药。

4）睾酮：国内有研究观察应用睾酮治疗丛集性头痛患者，取得了满意疗效。

5）其他药物：包括口服糖皮质激素和双氢麦角胺皮下注射或肌内注射；酒石酸麦角胺口服；人工合成的辣椒碱异构体civamide滴鼻。

2. 蝶腭神经节阻滞治疗。

3. 难治性丛集性头痛（refractory cluster headache，RCH）神经电刺激治疗包括蝶腭神经节刺激、枕神经刺激及下丘脑深部电刺激等，这些方法治疗RCH的疗效已被证实。

【康复和预后】

丛集期内尽量避免服用扩血管药物、饮酒、摄入巧克力及牛奶等食物，保持室内温度凉爽，避免使体温升高的各种因素。

（陈金生）

# 第四节　紧张型头痛

【概述】

紧张型头痛主要表现头部紧束样或压迫性疼痛，通常为双侧头痛，起病时可能与心理应激有关，多由长期焦虑、忧郁、紧张或疲劳等因素，使头面部和颈部肌肉持续痉挛和/或血管收缩缺血，转为慢性头痛。

【临床表现】

头痛部位不定，可为全头部、双侧或单侧颈项部、枕部、项部等。通常呈持续性钝痛，有头周紧箍感，压迫感或沉重感。许多患者可伴有头昏、失眠、焦虑或抑郁等症状，也可出现恶心、畏光或畏声等症状。

【体格检查】

常无明显阳性体征，有时候可有斜方肌或后颈部肌肉触痛或压痛，颈肩部肌肉有僵硬感，捏压时肌肉感觉舒适。

【辅助检查】

1. MRI颅脑的扫描，可与颅内、颌面部恶性肿瘤等颅内占位性病变相鉴别。

2. 脑脊液检查以排除脑膜炎。

【诊断与鉴别诊断】

根据患者临床表现，排除头颈部疾病如颈椎病、占位性病变和炎症性疾病后,通常可以确诊。紧张型头痛在临床上根据发作频率不同可以分为偶发性紧张型头痛、频发性紧张型头痛和慢性紧张型头痛。

1. 偶发性紧张型头痛

①符合②~④的特征至少有 10 次头痛发作,平均每月发作小于 1 天;每年发作小于 12 天。

②头痛发作持续 30 分钟至 7 天。

③至少有下列中的 2 项头痛特征:a. 双侧头痛;b. 性质为压迫感或紧箍样(非搏动样);c. 轻或中度头痛;d. 日常活动(如步行或上楼梯)不会加重头痛。

④符合下列 2 项:a. 无恶心和呕吐;b. 畏光、畏声中不超过 1 项。

⑤不能归因于其他疾病。

2. 频发性紧张型头痛

①符合②~④的特征至少有 10 次头痛发作,平均每月发作大于等于 1 天而小于 15 天,至少 3 个月以上;每年发作大于等于 12 天而小于 180 天。

②头痛持续 30 分钟至 7 天。

③至少有下列中的 2 项头痛特征:a. 双侧头痛;b. 性质为压迫感或紧箍样(非搏动样);c. 轻或中度头痛;d. 日常活动(如步行或上楼梯)不会加重头痛。

④符合下列 2 项:a. 无恶心和呕吐;b. 畏光、畏声中不超过 1 项。

⑤不能归因于其他疾病。

3. 慢性紧张型头痛

①符合②~④的特征至少有 10 次头痛发作,平均每月发作大于等于 15 天,3 个月以上;每年发作大于等于 180 天。

②头痛持续 30 分钟至 7 天。

③至少有下列中的 2 项头痛特征:a. 双侧头痛;b. 性质为压迫感或紧箍样(非搏动样);c. 轻或中度头痛;d. 日常活动(如步行或上楼梯)不会加重头痛。

④符合下列 2 项:a. 畏光、畏声、轻度恶心中不超过 1 项;b. 无中至重度恶心和呕吐。

⑤不能归因于其他疾病。

紧张型头痛应与以下疾病相鉴别:

1. 偏头痛　二者在发病年龄、突出症状、每日发作的频度、持续时间、病变部位、发作时是否伴发呕吐、头痛家族史等方面均有不同,但各种表现都有一定的重叠性。

2. 鼻源性头痛　如鼻炎、鼻窦炎等,因抗生素的广泛应用,鼻部本身症状表可不明显,易与紧张性头痛混淆。应做鼻腔及鼻窦检查,尤其是拍鼻窦 X 线片或 CT 以明确诊断。

3. 齿源性头痛　尤其是第一恒磨牙龋病,刺激牙髓神经,引起头面部疼痛,酷似紧张性头痛,详细询问病史,仔细检查口腔,不难确诊。

4. 颈椎病 本病疼痛的部位和性质与紧张性头痛相似,但颈椎病常伴有眩晕、肩痛、手麻木或臂痛、眼花或眼胀,影像学有颈椎退行性病变等,以此作鉴别。

5. 头面部的部分恶性肿瘤 如鼻咽癌、上颌窦癌等,在发病初期多以头痛为主要表现,而没有鼻部本身的症状,应提高警惕,做必要的影像学检查、颈部淋巴结触诊及鼻腔的检查。

6. 颈动脉炎 颈动脉炎与紧张性头痛的发病年龄及病程等有相似之处,但两者临床上有明显区别:颈动脉炎者单侧头痛居多,若为双侧也常有一侧偏重,左侧较多。痛区有大有小,小者仅限于前额及颞部,大者可遍及半侧及全头痛,多以前额明显,枕颞部次之,也有游走性疼痛者。头痛轻重不一,性质各异,如:持续性胀痛、为针刺、刀劈、烧灼或触电样剧烈阵发锐痛,少数剧烈难忍,彻夜不眠,高效止痛剂不见效。其表现明显不同于紧张性头痛。

【治疗原则】

1. 一般治疗 尽量保持稳定的心理状态,生活要有规律,禁烟酒,积极参加有兴趣的文体活动,同时还应该注意预防生活中的各种应激或诱因。

2. 药物治疗

(1)抗抑郁药:阿米替林开始 25mg/d,睡前服,每 3~4 天增加 25mg,一般的治疗剂量范围为 50~250mg/d。该药起效较慢,只有在足量用药 4 周后,才可认为该药有效或无效。不良反应有口干、便秘、心动过速、视力模糊、尿潴留、心律失常及充血性心力衰竭。也可用度洛西汀等抗抑郁药。

(2)抗焦虑药:安定、氯氮䓬、安宁及巴比妥类药物。

(3)非甾体抗炎药:常用药物有布洛芬、洛索洛芬钠、双氯芬酸钠。

(4)肌肉松弛药:常用药物有乙哌立松、盐酸替扎尼定。

3. 痛点阻滞或神经阻滞 对局部压痛点可用局麻药复合糖皮质激素注射,也可行枕大、枕小神经及星状神经节阻滞。

4. 环形阻滞 对于有颅骨肌膜压痛者,根据压痛的面积大小,可选用骨膜下痛点阻滞、环形阻滞及十字形阻滞。所谓环形阻滞,就是围绕压痛部位的边缘,每隔 2~3cm 选一个注射点,对于面积较大者,在环形阻滞的基础上,再在压痛范围内行十字阻滞。

【康复和预后】

日常生活做到有规律,适当减轻工作压力,可以进行头部的适当按摩。紧张型头痛阻滞治疗预后常取决于颅骨膜肌压痛的减轻和消失。局部阻滞治疗方法疗效确切,但常易复发,复发后重复治疗可获得同样效果。

(刘 庆)

# 第五节 三叉神经痛

【概述】

三叉神经痛是指三叉神经分布区域内反复发作的阵发性、短暂性剧痛为特征的一种疾病。可分为原发性和继发性两种,后者常因桥小脑角肿瘤、三叉神经根或半月神经节部肿瘤、颅底肿瘤(包括转移瘤)、血管畸形、动脉瘤、颅底蛛网膜炎、多发性硬化、带状疱疹、神经根脱髓鞘病等引起。本节主要指前者,即原发性三叉神经痛。

【临床表现】

三叉神经分布区突发电击样、刀割样、撕裂样剧痛。突发突止,每次疼痛持续数秒至 1~2 分钟,间歇期可完全不痛。病初间歇时间较长,发作随病程而变频,疼痛逐渐加重。任何一位患者,每次疼痛发作均具有相似的特点。临床以三叉神经第二支和第三支受累者居多,罕见第一支或双侧同时受累者。

【体格检查】

有"扳机点"或"触发点"。疼痛常因洗面、刷牙、说话、咀嚼、吞咽等触及上唇、鼻翼、面颊部、口舌等处诱发,称为"扳机点"或"触发点",以致患者不敢梳洗、进食,而致消瘦、憔悴和蓬头垢面。

无神经系统局限体征。发作时可伴有面部潮红、流泪和流涎,也可伴同侧面肌抽搐,故又称痛性抽搐。疼痛发作时患者常用手揉搓患侧面部,久后面部皮肤变得粗糙、增厚、眉毛脱落。

【辅助检查】

1. 部分患者,MRI 三叉神经节薄层扫描,可见微血管压迫三叉神经节或与三叉神经节关系密切,除此之外,影像学检查无阳性发现。

2. 脑脊液检查和鼻咽部软组织活检,以排除颅底蛛网膜炎、鼻咽癌颅内转移等颅内占位性病变等。

3. 神经电生理监测技术可协助明确病因和鉴别诊断,若神经电生理检查正常,常提示为血管压迫因素,适合做微血管减压术;如神经传导速度或诱发电位有异常改变,常提示神经组织有病变。

4. 卡马西平诊断性治疗有效。

【诊断与鉴别诊断】

三叉神经痛主要是原发性三叉神经痛与继发性三叉神经痛的鉴别诊断,继发性(症状性)三叉神经痛系指因各种病变侵及三叉神经根、半月神经节和/或神经干所致之三叉神经分布区域的疼痛而言。与原发性三叉神经痛不同处为:疼痛发作持续时间较长,常可达数分至数十分钟,或为持续性疼痛伴阵发性加重,间歇期仍然有疼痛;多伴有三叉神经受损的体征,如患侧三叉神经分布区域感觉障碍,角膜反射减弱或消失,咬肌无力、萎缩等。有时尚可有邻近神经结构损害的症状和体征,如面瘫、听力减退、眩晕、眼球震颤、共济失调、肌张力增高(锥体束损害体征)等。

三叉神经痛应与以下疾病相鉴别:

1. 舌咽神经痛　舌咽神经痛是一种出现于舌咽神经分布区域的阵发性剧痛,疼痛部位易与三叉神经痛第三支疼痛相混淆。偶有舌咽神经痛和三叉神经痛合并存在者。

2. 牙源性头面部痛　其原因多为炎症所致,如下颌骨慢性骨髓炎、急性牙髓炎、牙周炎、根尖周围炎、龋齿病等,下颌骨、牙齿及牙周病变常可刺激、压迫三叉神经末梢,引起三叉神经第二、三支痛,称之为牙源性三叉神经痛。

3. 偏头痛性神经痛　偏头痛性神经痛一词是 Harris 等(1926年)首先提出的,这种疼痛的性质有的病例很像三叉神经痛。

4. 带状疱疹性三叉神经痛　属继发性三叉神经痛,此病多发生于眶上神经,为持续性针刺样、电击样剧痛。发作后数日,部分患者额部出现带状疱疹,此时提示病变已累及半月神经节。少数患者可发生角膜炎与溃疡。

5. 鼻窦炎或肿瘤　上颌窦、额窦、筛窦或蝶窦内炎症及肿瘤患者均可引起头面部剧痛。鉴别时应特别注意。上颌窦及额窦的透光检查、X 线检查可帮助确诊。蝶窦肿瘤可用头颅 CT 水平负相分层扫描或头颅 MRI 检查协助确诊。

6. 半月神经节附近的肿瘤　半月神经节和小脑脑桥角处的肿瘤并不少见,如:听神经纤维瘤、胆脂瘤、血管瘤、脑膜瘤或皮样囊肿等,这些肿瘤引起的疼痛一般并不十分严重,不像三叉神经痛那样剧痛发作。另外,还可同时有展神经麻痹、面神经麻痹、耳鸣、眩晕、听力减退或丧失、三叉神经支感觉减退或丧失,以及其他颅内肿瘤的症状:如头痛、呕吐和视神经乳头水肿等。颅底 X 线检查,岩骨尖区有时有骨质破坏,内耳道区有骨质破坏或内耳孔扩大。头颅 CT、MRI 检查可帮助诊断。

7. 膝状神经节神经痛　膝状神经节神经痛为阵发性,但发作时痛在耳内深处,向其附近的眼、颊、鼻、唇等处放射,并多在外耳道后壁有个“扳机点”。这些患者多合并面神经麻痹或面肌抽搐,有时在软腭上、扁桃体窝内及外耳道耳前庭处发生疱疹,并有舌前 2/3 味觉丧失(Hunt 综合征)。

【治疗原则】

治疗三叉神经痛的目的是缓解疼痛,尽量减少不良反应,保证患者睡眠。如病因明确且能去除者,应先去除病因。现列出三叉神经痛临床治疗流程如下:确诊为三叉神经痛的患者→口服药物(无效或不可耐受者)→神经阻滞(无效或效果不佳者)→半月神经节射频热凝术、球囊扩张术等(无效者)→伽马刀(无效者)→手术。

1. 药物治疗　包括:卡马西平为首选治疗药物,注意不良反应,有条件者可

HLA-B1502 基因监测,预测严重不良反应(史蒂文森—约翰逊综合征和中毒性表皮坏死溶解症)的发生。其他包括苯妥英钠、加巴喷丁、普瑞巴林、牛痘疫苗接种家兔炎症皮肤提取物注射液等。

2. 疼痛科专科治疗　包括:外周神经阻滞、射频治疗,三叉神经半月神经节射频热凝术或球囊扩张术。对于药物治疗无效的病例,可以给予三叉神经节外周支阻滞或射频治疗。对于外周支阻滞或射频治疗无效的病例,可以施行三叉神经半月神经节射频热凝术或球囊扩张术。

3. 伽马刀治疗　也可用于药物治疗无效的患者。其有效率可达 80%~90%。其优点是创伤小、术后不良反应少,并能保留患侧面部的触觉。

4. 手术治疗　三叉神经痛的外科治疗,主要为三叉神经根微血管减压术。

【康复和预后】

三叉神经痛是否复发或何时复发是难以预料的。在疼痛发作间期,应尽可能避免做诱发疼痛的机械动作,用温水洗脸和刷牙、避免冷水刺激。原发性三叉神经痛一般预后良好,患者 10 年生存率没有下降。药物治疗不能预防将来的发作或改变自然病程。继发性(症状性)三叉神经痛预后因病因不同而异。

(马　柯)

# 第六节　非典型面痛

【概述】

非典型面痛(atypical facial pain)也称为持续性特发性面痛(persistent idiopathic facial pain),是指疼痛位置比较深在、范围可能比较局限的一种持续性面部疼痛,常为单侧面部或口腔内部疼痛,范围虽然一般不超过耳郭的高度,但患者又往往无法准确描述。这一疾病的定义较为笼统,病因并不十分清楚,可能与感染、自主神经功能障碍及心理因素相关。

【临床表现】

非典型面痛多见于女性,发病年龄与三叉神经痛患者发病年龄相比一般较早。疼痛可能发生在三叉神经、舌咽神经和颈 2、3 脊神经分布的区域,范围往往包括两个或者多个神经支配区域,有时甚至可能越过中线,疼痛范围弥漫,位置深在,难以准确定位。疼痛常常缓慢起病,多为钝痛、酸痛、牵拉样痛、烧灼样痛、麻木样痛或钻凿样痛,无扳机点,通常持续数小时或数周,一般不会因为洗脸、进食、吞咽、说话、寒冷等因素诱发,但精神和情绪因素对疼痛发作有明显影响。采用各种镇痛剂或三叉神经、舌咽神经阻滞,甚至神经切断治疗基本无效。

【体格检查】

查体多无阳性体征,部分患者可能存在面部疼痛区域浅感觉减退,特别是对于曾经接受过各种神经阻滞治疗的患者,浅感觉减退较为明显。

【辅助检查】

辅助检查多无阳性发现，X 线、CT 或 MRI 等影像学检查有助于排除肿瘤、感染、囊肿、血管压迫等因素，口腔科、眼科或耳鼻咽喉科专科设备检查也可以排除相关专科情况。

【诊断与鉴别诊断】

根据 2013 年国际头痛学会（International Headache Society，IHS）推出的最新版"头痛疾患国际分类"（the international classification of headache disorders 3rd edition-beta version，ICHD-3-Beta），非典型面痛的诊断标准为：

A. 面部和 / 或口腔疼痛符合标准 B 和 C。

B. 反复发作，每天超过 2 小时，持续超过 3 个月。

C. 疼痛符合下列全部 2 项：

1. 难以定位，不符合周围神经分布。

2. 性质为钝痛、酸痛或不适。

D. 临床神经系统检查正常。

E. 相应的检查已经除外牙源性病因。

F. 不能用 ICHD-3 中的其他诊断更好地解释。

非典型面痛需要注意与以下疾病进行鉴别诊断：

1. 三叉神经痛　可视为比较典型的面部疼痛，表现为三叉神经痛分布区的发作性、阵发性疼痛，常见于中老年，多为一侧发病，疼痛呈电击样、刀割样、针刺样剧痛，口角、嘴唇、鼻翼、牙齿等处可存在"扳机点"，洗脸、刷牙、说话、进食等动作常可诱发疼痛。大多数患者对卡马西平、奥卡西平、苯妥英钠等药物有效，三叉神经阻滞、半月节射频、三叉神经根显微血管减压术等方法亦可有效缓解疼痛。

2. 舌咽神经痛　为舌根、咽喉部位阵发性、发作性疼痛，有时可以累及外耳道深部。疼痛多为刀割样、电击样、针刺样剧痛，进食或吞咽动作可诱发。卡马西平、神经阻滞、血管减压等治疗有效。

3. 偏头痛　多见于青年女性，多为单侧头部，主要表现是发作性搏动样中重度头痛。偏头痛可有发作先兆，疼痛发作一般持续 4~72 小时，可伴有恶心、呕吐等症状，各种光亮、声音刺激或日常活动均可加重头痛，大多数经休息或安静环境可缓解。

4. 丛集性头痛　为单侧眼眶、眼周、球后、眶上等部位进展迅猛的剧烈撕扯样痛、胀痛或钻痛，向同侧额颞部和顶枕部扩散，同时伴有同侧球结膜充血、流泪、流涕、前额和面部出汗、瞳孔缩小、上睑下垂、烦躁不安、出汗、眼睑水肿。疼痛剧烈程度甚至可以超过三叉神经痛，一般持续 15~180 分钟，症状可以迅速消失。丛集性发作，每天发作 1 次至数次。

5. 蝶腭神经痛　起源于蝶腭神经，发作时伴有下面部疼痛，丁卡因涂布中鼻甲后部黏膜疼痛即能缓解,或者采用蝶腭神经节阻滞也能消除疼痛。

**【治疗原则】**

非典型面痛的治疗比较困难,常规的镇痛药物、神经阻滞或射频毁损的治疗效果不佳。目前主要的治疗手段有:

1. 抗抑郁、抗焦虑药物 常用的药物包括三环类抗抑郁药阿米替林,选择性5-羟色胺再摄取抑制剂氟西汀、帕罗西汀,以及舒乐西泮、氯硝西泮等。

2. 星状神经节阻滞 作用机制主要有中枢神经作用和周围神经作用两方面,中枢神经作用是通过调节丘脑而使机体的自主神经功能、内分泌功能和免疫功能保持正常,周围神经作用是抑制阻滞部位的节前纤维和节后纤维的功能,使交感神经纤维支配的心血管运动、腺体分泌、肌肉紧张、支气管收缩及痛觉传导也受到抑制。星状神经节阻滞对非典型面痛有一定的疗效,连续多次注射疗效更好一些。

3. 神经电刺激手术 三叉神经周围支或半月节电刺激、蝶腭神经节电刺激、高颈段脊髓电刺激以及运动皮层电刺激对非典型面痛都有确切的治疗效果,可作为部分患者的治疗手段。

**【康复和预后】**

非典型面痛采用常规药物及神经阻滞治疗,效果往往难以令人满意,病情也时常会有反复。除了部分患者可以积极采取手术治疗以外,绝大多数患者都应该注重调整和改善精神、情绪状态,这些更有利于非典型面痛的康复和预后。

(胡永生　李勇杰)

# 第七节　蝶腭神经痛

蝶腭神经痛(sphenopalatine neuralgia)又称翼腭神经痛、Sluder 综合征,1908年由 Sluder 首次发现并命名。是一种临床比较少见但特异的面部神经性疼痛,主要表现为一侧面部剧烈疼痛同时伴有一些特征性的副交感症状,如眼红、鼻塞和眼裂缩小等表现,发病机制尚不十分清楚,可能与蝶腭神经节病变有关,诊断一般比较困难。

蝶腭神经节是人体最大的副交感神经节,位于翼腭窝内,主要由感觉神经、副交感神经和交感神经组成,参与其组成的神经有:三叉神经第二支上颌神经的感觉神经纤维、面神经的岩大和岩深神经的副交感神经根和来自颈上交感神经节的颞深动脉的交感支组成。该神经节发出四大支即眶支,腭神经,鼻支和咽神经,分布于眶周、口腔和鼻部的肌肉和黏膜等地方,包括:眶骨膜和眶肌、口腔顶,软腭,腭扁桃体以及鼻腔黏膜、鼻甲、鼻中隔及鼻咽腔咽鼓管以后的黏膜。目前认为,鼻黏膜和鼻中隔病变、鼻窦炎及颅底损伤激惹蝶腭神经节是形成蝶腭神经痛的病因。

【临床表现】

1. 本病多见于 20~50 岁青壮年,男性发病率高于女性,但目前还缺乏最新的、大规模的流行病学调查结果。

2. 具有定时定点发作的特点,发作间歇期症状完全消失。

3. 主要表现为一侧面部突发的剧烈电击样、烧灼样疼痛,位置深在而弥散,常位于一侧的眶周及上颌,可放射至额、颞、枕及耳部,疼痛持续时间为数分钟至数小时不等,情绪激动,强光可使疼痛加剧。

4. 发作期伴有特征性的副交感症状,如面色潮红、眼裂缩小、结膜充血、畏光、流泪、鼻塞、流涕等。

5. 饮酒可诱发其发生。

【体格检查】

常无明显阳性体征,发作期可见患侧眼红、流泪及眼裂变小等霍纳综合征表现,有些病例可表现患侧软腭上举,腭垂偏向患侧。

【辅助检查】X 线和 CT 检查部分患者有鼻窦炎改变。

【诊断与鉴别诊断】

根据一侧位于眶周、鼻部、眼及上颌部疼痛,可向同侧眼眶、额部、颞部等放散;发作前无明显诱因,突然发作,疼痛剧烈,持续时间长;发作期间常伴鼻塞、流涕、流泪等副交感症状,可明确诊断,必要时行诊断性治疗。

蝶腭神经痛应与下列几种疾病鉴别:

1. 三叉神经痛 单侧,疼痛严格限于三叉神经发布区,持续时间短,数秒钟,有扳机点和痛觉超敏,洗脸、风吹、刷牙、进食等可诱发。

2. 鼻睫神经痛 常合并有角膜炎或虹膜炎,眼内角或鼻部压痛明显。可用 1% 可卡因涂布患侧上鼻甲前部黏膜,若疼痛消失,可明确为鼻睫神经痛而鉴别。

3. 舌咽神经痛 鉴别点在于后者疼痛为阵发性短暂性刀割样疼痛,疼痛部位严格限于舌咽神经分布区,即一侧舌根部、咽部及耳道深部,吞咽动作可诱发数秒的刀割样疼痛,有时伴有心动过缓及眩晕等迷走神经兴奋症状。

4. 丛集性头痛 疼痛为密集的频繁发作后有数月至数年的缓解期,发作具有周期性和季节性特点。

5. 偏头痛 多发于女性,月经期可加重,多有家族遗传史。发作前常伴有视觉先兆,如闪光、偏盲等,发作时常伴恶心、呕吐等症状。

6. 膝状神经节痛 发病前常有轻度感冒症状,部分病例可出现耳道带状疱疹、常伴有周围性面瘫,同时伴有眩晕、味觉及听力改变。

【治疗原则】

首先要明确病因,解除所有可能导致蝶腭神经节激惹的因素,如对于鼻窦等病变,应药物控制蝶窦或后组筛窦的感染,必要时予清创和引流,矫正鼻内畸形。

对未能找到明确病因的患者,可选择以下这些方法:

1. 药物治疗　可选用曲马多、加巴喷丁、普瑞巴林等药物。发作时也可用局麻药点鼻。

2. 蝶腭神经节阻滞　可作为诊断性治疗,可在影像引导下进行,注射0.5%~1% 利多卡因,可加入适量糖皮质激素。蝶腭神经节阻滞若定位准确,连续进行 2~3 次阻滞,可有明显效果。

3. 蝶腭神经节毁损　化学毁损可选用无水乙醇等;物理毁损选用射频热凝,也可采用脉冲射频。

4. 其他方法　离子电渗疗法、激光照射疗法、立体定向放射治疗、手术切除方法、蝶腭神经节电刺激等。

【康复和预后】

蝶腭神经痛发作常无法预测,预防和治疗同等重要。预防蝶窦和额窦感染、避免精神紧张、避免强光和饮酒等或可减少其发生。蝶腭神经痛为良性病变,预后较好,可复发,神经阻滞及毁损可有数月至数年时间的疼痛缓解。

(张挺杰)

# 第八节　鼻睫神经痛

【概述】

鼻睫神经是三叉神经第 1 支的分支,经筛前孔和筛后孔分别发出筛前神经、筛后神经,分布于鼻中隔、鼻腔外侧壁。鼻睫神经痛是鼻源性头痛中常见的一种,又称筛前神经痛,由于最早是由 Charlin 在 1931 年对鼻睫神经痛的临床症状,首次做了详细地描述和总结,所以也称为 Charlin 综合征。鼻睫神经痛可因为鼻腔结构性改变如鼻中隔偏曲、鼻甲肥厚、筛泡肥大等原因压迫鼻睫神经引起,也可由于鼻黏膜肿胀、局部外伤、眶内感染、筛窦炎、牙病等导致。

【临床表现】

鼻睫神经痛患者女性多于男性,临床上发作急骤,主要表现为一侧鼻翼开始的刀割样或烧灼样痛,迅速闪电样传导至同侧鼻根、眼内角、眼球、眼眶,甚至可达前额内侧或颞部。每次发作持续数秒钟至数分钟,多于触摸鼻翼、擤鼻涕或鼻孔用力呼吸时诱发,伴有同侧鼻塞、流涕、眼睑及结膜充血肿胀、流泪等。

【体格检查】

发作间期多无阳性体征。发作期间可见患侧眼睑及结膜充血肿胀,鼻翼皮肤感觉过敏,鼻翼及鼻根部、眼内角可有触痛或压痛。

【辅助检查】

1. 鼻内镜或鼻 CT 检查　多可发现鼻中隔高位偏曲、中鼻甲肥大、筛泡肥大、钩突肥大等病变引起嗅裂狭窄。

2. 局麻实验阳性　用丁卡因或利多卡因在嗅裂、上鼻甲后部的筛前神经分布区域行表面麻醉,疼痛可立即消失或明显缓解。

【诊断与鉴别诊断】

诊断主要依据:①典型的临床表现,单侧鼻翼及鼻根部发作性闪电样剧痛,累及眼眶、眼球或前额内侧。②伴有同侧鼻塞、流涕、结膜充血、流泪。③丁卡因或利多卡因局部麻醉可以消除或缓解疼痛。

鼻睫神经痛容易误诊,需要注意与以下疾病进行鉴别诊断:

1. 蝶腭神经痛　疼痛的性质和部位与鼻睫神经痛容易混淆,二者鉴别比较困难。蝶腭神经痛起源于蝶腭神经,发作时伴有下面部疼痛,丁卡因涂布中鼻甲后部黏膜疼痛即能缓解,或者采用蝶腭神经节阻滞也能消除疼痛。

2. 丛集性头痛　丛集性头痛是所有头痛中非常严重的一种,发作时无先兆,头痛发生于单侧眼眶、眼周、球后、眶上,为进展迅猛的剧烈撕扯样痛、胀痛或钻痛,向同侧额颞部和顶枕部扩散,同时伴有同侧球结膜充血、流泪、流涕、前额和面部出汗、瞳孔缩小、上睑下垂、烦躁不安、出汗、眼睑水肿。头痛时患者非常痛苦,疼痛剧烈程度甚至可以超过三叉神经痛,一般持续 15~180 分钟,症状可以迅速消失,仍可继续原有活动。头痛丛集性发作,每天发作 1 次至数次,多数患者在相对固定的时间发作,症状表现和持续时间也大致相同。

【治疗原则】

1. 药物治疗　药物治疗总体效果不佳,其中以抗癫痫药物较为常用,例如:卡马西平、奥卡西平、丙戊酸钠等。

2. 局部阻滞　采用利多卡因进行鼻睫神经的注射阻滞治疗,可以同时注射激素和甲钴胺。大多数患者需要多次重复阻滞治疗,才能取得一定疗效,但是长期疗效往往难以满意。

3. 射频治疗　采用射频毁损鼻睫神经也能消除或缓解鼻睫神经痛,而且疗效持续时间多数会比局部神经阻滞的疗效更持久。

4. 手术治疗　手术治疗是目前临床上治疗鼻睫神经痛的重要治疗手段,一般是由耳鼻咽喉专业的医生在鼻内镜下施行。常用术式有筛前神经切断术、中鼻甲切除术、鼻中隔及中鼻甲矫正术、筛窦开放术、中鼻甲部分切除加外折术等,总体治疗效果较好。

【康复和预后】

影响鼻睫神经痛预后的因素包括引起疼痛的病因、病程长短及治疗方式等。对于感染、炎症等良性疾病,通过及时对因治疗,预后往往较好。

(胡永生　李勇杰)

# 第九节 耳源性疼痛

【概述】

耳源性疼痛又称原发性耳痛、中间神经痛,是由于耳郭、外耳道、中耳、内耳等部位本身的病变,刺激和压迫局部的神经末梢导致的疼痛。耳源性疼痛是耳痛的一大类,除此之外,耳痛还包括继发性耳痛和神经性耳痛。继发性耳痛又称反射性耳痛,是指由于耳的邻近器官解剖上的关联,邻近器官或全身性疾病引起的神经反射所致的耳痛。神经性耳痛则是指耳部的感觉神经本身的病变引起的耳痛,如舌咽神经痛发作时引起的耳痛等。

【临床表现】

耳源性疼痛可有多种原因,不同原因引起的耳痛的临床表现也有所区别。

1. 损伤 耳郭的外伤、冻伤、灼伤以及外耳道、鼓膜、内耳等部位的外伤引起的原发性耳痛,均有明确的外伤史,外伤后急性起病,表现为剧烈锐痛,疼痛部位与外伤的具体部位有关,伴有局部外伤损害的症状体征,外伤修复后疼痛大多随之消除。

2. 感染 各种细菌、病毒等引起的耳郭丹毒、外耳道疖、外耳道湿疹、中耳炎等原因导致的耳源性疼痛,多表现为缓慢起病的胀痛、钝痛,可伴有发热、白细胞增高等感染征象,局部检查能够明确感染病灶存在。

3. 肿瘤 常见的有胆脂瘤、黑色素瘤、鳞状细胞癌等,这些原因造成的耳源性耳痛多为慢性疼痛,检查可发现肿瘤组织。

4. 外耳道异物 尖锐的异物刺入外耳道或嵌入耳道软组织会出现局部刺痛。昆虫飞入耳道内,则会引起难以忍受的耳内撕裂样疼痛。豆类、花生等植物性异物嵌顿在耳道,遇水肿胀后体积逐渐增大,则会导致耳内胀痛。

5. 外耳道耵聍堵塞 外耳道内耵聍积存堵塞,可以刺激耳道、压迫鼓膜,引起耳部胀痛。

【体格检查】

查体时要注意耳郭及周围皮肤的颜色、温度、有无赘生物及损伤等情况,必要时最好借助耳鼻喉科专业工具进行外耳道、鼓膜等部位的详细检查,来确认或排除损伤、感染、肿瘤等情况。

【辅助检查】

1. 耳科专业检查 主要包括耳镜检查、咽鼓管功能检查、听力测验、前庭功能检查、瘘管试验等,能够发现耳道深部的病变和评估耳蜗神经的功能,有助于明确耳源性疼痛的病因。

2. 耳部 X 线片、CT、MRI 等影像学检查 能够明确有无结构异常、骨折、肿瘤、感染等情况,部分原发性耳痛患者 MRA 检查可发现压迫第Ⅶ和Ⅷ脑神经复合体的血管环。

**【诊断与鉴别诊断】**

根据病史、查体和辅助检查,结合不同病因所致的耳痛的临床表现特点,大多数可以明确诊断,但也需要注意与以下疾病鉴别:

1. 膝状神经节综合征　是由水痘-带状疱疹病毒感染面神经膝状神经节所致的疾病,也称为 Ramsey Hunt 综合征或 Hunt 综合征。临床上表现为一侧耳部剧痛,疼痛主要位于外耳道、耳郭及乳突部,疼痛剧烈,呈烧灼样疼痛。多数会有耳部疱疹,可出现同侧周围性面瘫,伴有听力减退和平衡障碍,也可出现其他脑神经受损的表现。

2. 偏头痛　多见于青年女性,为反复发作的头痛,伴有各种神经系统症状、胃肠道和自主神经功能障碍等。偏头痛主要表现是发作性搏动样中重度头痛,累及范围较耳源性疼痛要大,多为单侧头部。偏头痛可有发作先兆,一般持续4~72 小时,可伴有恶心、呕吐等症状,各种光亮、声音刺激或日常活动均可加重头痛,大多数经休息或安静环境可缓解。

3. 三叉神经痛和舌咽神经痛　均常见于中老年人,疼痛性质类似,但疼痛部位不同。三叉神经痛表现为一侧面部反复发作的电击样、刀割样剧痛,可由面部传导至患侧耳部和颞部,但疼痛的起始点在口角或颜面部,多数患者的口角周围或鼻旁存在"扳机点",洗脸、刷牙、吃饭、说话等常可诱发疼痛。舌咽神经痛的部位主要在舌根部和咽喉部,有时也可累及耳道深部,多于吞咽、说话等动作时诱发。

**【治疗原则】**

耳源性疼痛的治疗主要是对因治疗,明确病因后,根据不同的病因采取有效的治疗方法才能消除疼痛。若针对病因进行充分治疗后,仍不能缓解疼痛,可采用药物治疗、局部物理治疗及相应神经阻滞治疗。

对于原发性耳痛亦可采取手术治疗,常用术式为枕骨下开颅探查中间神经,如发现压迫神经的血管,可实施微血管减压术;如无责任血管,可切断中间神经。

**【康复和预后】**

及时去除病因后,大多耳源性疼痛可以获得良好的治疗效果;但是,由于恶性肿瘤侵袭所致的耳源性耳痛,预后不良的可能性大。

(胡永生　陶 蔚)

# 第十节　颞下颌关节紊乱

**【概述】**

颞下颌关节紊乱(temporomandibular disorders,TMD)是累及颞下颌关节和/或其咬肌系统,引起关节疼痛、弹响及张口受限等一组疾病的总称。TMD 为常见病和多发病,多见于 45 岁左右的成年人,女性患病率高于男性。TMD 病因尚不明确,可能与以下因素有关:①咬合因素:患者多有咬合关系明显紊乱。②关节负荷过重:经常咬坚硬食物、夜间磨牙、紧张时咬牙等加重关节负荷。③关节解剖因素:髁突小、关节活动度过大易发生脱位等。④免疫因素:局部自身免疫引起关节软骨和骨进行性破坏。⑤外伤、微小创伤。⑥社会心理因素:TMD 可以是一种心身疾病,心理因素可影响 TMD 的发展和治疗,患者常伴有情绪焦急、易怒、精神紧张、易激动、失眠等症状。

老年人 TMD 的患病率高达 56.3%,86.9% 伴有疼痛。

【临床表现】

TMD 初始好发的年龄段在 20~30 岁,女性多见。TMD 病程长,一般几年或十几年,可反复发作。TMD 的病程进展分为三个阶段:①早期的功能变化阶段。②中期的结构变化阶段。③晚期的关节器质性破坏阶段。

疼痛、关节弹响和关节功能障碍是 TMD 的主要临床表现:①疼痛:关节区或关节周围疼痛,尤以咀嚼及张口时疼痛明显,可伴有轻重不等的颞下颌关节区域压痛。②下颌运动异常:常见的运动阻碍为张口受限、张口时下颌偏斜、下颌左右侧运动受限等。③弹响:正常关节运动无弹响及杂音。异常时在张口活动时出现弹响。响声可发生在下颌运动的不同阶段,可为清脆的弹响音、破碎音或摩擦音。

部分 TMD 临床表现复杂,可出现头痛、耳部症状、颈部症状,甚至全身症状,少数 TMD 可出现三叉神经痛的临床表现。

【辅助检查】

X 线片(许勒位和经咽侧位)可发现硬化、骨破坏、骨质增生、囊样变等关节间隙改变和骨改变。

关节造影可发现关节盘移位、穿孔及关节盘附着的改变。

MRI 检查和关节内镜检查可发现早期 TMD。

【诊断与鉴别诊断】

2014 年国际牙科研究学会发布了基于症状问卷和临床检查的常见 TMD 分类及诊断标准(diagnostic criteria for the most common TMD,DC/TMD),DC/TMD 分类及诊断标准将 TMD 临床诊断分为两大类:疼痛性疾病和关节疾病。

1. 疼痛性疾病　包括肌肉痛(局限性肌痛、肌筋膜痛、牵涉型肌筋膜痛)、关节痛(一侧或双侧面部、太阳穴、耳内或耳前区域疼痛,下颌运动时疼痛加重。临床检查确认颞下颌关节区疼痛,关节区触诊或下颌运动时有熟悉的疼痛)和 TMD 头痛(太阳穴部位的头痛、下颌运动时疼痛加重。临床检查确认颞肌区头痛,颞肌触诊或下颌运动可引发颞部熟悉的头痛)。

2. 关节疾病　包括可复性关节盘移位、可复性关节盘移位伴交锁、不可复性关节盘移位伴开口受限。

要准确全面诊断或最终诊断,必须结合影像学检查。对于伴有慢性疼痛、病程迁延的患者可采用 TMD 双轴诊断方法(轴Ⅰ为临床诊断,轴Ⅱ为疼痛、功能障碍和心理状态评价)对患者进行躯体疾病和精神心理状况的全面评估。可采用患者健康问卷 9 评价抑郁情绪,GAD-7 评价焦虑,患者健康问卷 15 评价躯体化症状。

TMD 需要与以下疾病相鉴别:

①肿瘤:颌面深部肿瘤可引起开口困难或牙关紧闭,如颞下颌关节良性或恶性肿瘤、颞下窝肿瘤、上颌窦后壁肿瘤、鼻咽癌等,影像学检查有助于诊断。②颞下颌关节急性化脓性关节炎:发病急,关节区疼痛并伴有肿胀,关节区压痛明显,由于关节腔内积液可致后牙开错等关系改变。许勒位片上显示关节间隙明显增宽有助于诊断,关节腔内穿刺可抽吸出脓性积液。③创伤性关节炎:急性创伤性关节炎表现为关节区肿胀、疼痛及开口受限等;慢性创伤性关节炎可表现为咬肌酸痛、关节内杂音、开口受限、关节区及面部疼痛等。

【治疗原则】

TMD 治疗的目的是消除疼痛,减轻不良负荷、恢复功能、提高生活质量,多采用可逆性、非创伤性的综合性手段恢复患者的正常口颌系统功能,应遵循以下原则:①去除各种致病因素,进行个性化治疗、保守治疗、早期治疗和微创治疗。②改进全身状况和患者的精神状态,进行心理治疗。③遵循一个合理的,合乎逻辑的治疗程序。④治疗程序应先用保守治疗,只有所有可逆性非手术治疗失败后,才考虑进行不可逆性手术治疗。⑤健康教育:使患者了解疾病的性质、发病因素,使患者增强信心,配合医生治疗。

1. 对因治疗　针对咬合关系导致的颞下颌关节紊乱综合征由口腔科医生采用咬合治疗,包括咬合板等可逆性咬合治疗和调验、修复、正畸、拔牙等不可逆性咬合治疗。

2. 保守治疗　①日常饮食:鼓励患者进软食,小口咬食物,缓慢咀嚼。②物理治疗:关节区疼痛显著时可以采用热敷、超短波、离子导入、电刺激、针灸、低强度氦氖激光照射及磁疗等物理治疗缓解疼痛,对肌肉痉挛、肌炎、肌筋膜痛等肌源性原因所致 TMD 效果较好。③药物治疗:药物治疗是 TMD 综合治疗的重要组成部分。包括非甾体抗炎药(NSAIDs)、抗焦虑药、肌肉松弛剂、抗抑郁药和抗组胺药等。尽早应用对乙酰氨基酚和 NSAIDs(如塞来昔布、双氯芬酸钠、艾瑞昔布等)可减轻疼痛;抗焦虑药(邻甲苯海拉明枸橼酸盐)或抗抑郁药物(阿米替林)治疗 TMD 亦可取得较好疗效。④开口训练:下颌运动训练包括主动训练(修正下颌的运动轨迹)及被动训练(改善最大开口度)。⑤肌肉治疗:如肌肉按摩,下颌姿势位练习等。⑥健康教育和心理辅导等心理治疗。

3. 颞下颌关节腔注射治疗　可缓解关节疼痛,润滑关节,促进关节结构的改建。一般注射药物是透明质酸或几丁糖等大分子黏多糖、局部麻醉药和糖皮质激素。连续三次注射治疗为一个疗程。一次注射间隔 2 周,一年不超过 3 次。关节腔冲洗可通过冲洗去除关节液中的一些炎症介质,免疫物质和一些软骨碎片,絮状物等减轻疼痛。关节腔注射透明质酸钠治疗 TMD 的疗效优于单纯进行关节腔冲洗。

4. 心理与认知行为学治疗　强调心理学和行为学治疗在 TMD 治疗中的作用,有针对性地对患者的心理进行认知教育和行为学治疗。

5. 外科治疗　对重度结构紊乱、骨关节病经保守治疗效果不佳,或严重影响关节功能和正常生活的 TMD 须行外科治疗,包括关节冲洗、关节镜外科和开放手术等治疗。

(程智刚)

# 第十一节　灼口综合征

【概述】

灼口综合征(burning mouth syndrome,BMS)是以舌部为主要发病部位,以烧灼样疼痛为主要表现,多伴有口干、味觉改变、头痛、情绪变化、常不伴有黏膜病损及其他临床体征的一组综合征,无特征性的组织病理学变化。女性发病多于男性,绝经期女性患病率高。目前,发病机制不清,有研究提示与社会心理和精神异常共病。由局部病变(念珠菌病、扁平苔藓、唾液减少)或系统性疾病(药物诱发、贫血、糖尿病、维生素 $B_{12}$ 或叶酸缺乏、Sjögren 综合征)引起的继发性灼口综合征是否应该作为一个独立的疾病仍然存在争议。

【临床表现】

表现为口内烧灼样疼痛,每天发作至少 2 小时,反复发作超过 3 个月,疼痛部位好发舌前 2/3、硬腭前部和下唇黏膜,最常累及舌尖或双侧舌缘。有些患者表现为早晨症状轻,午后逐渐加重,傍晚症状消失,可以出现主观口干、感觉迟钝和味觉改变。部分患者有精神紧张、抑郁、焦虑、烦躁、失眠等精神表现。

【体格检查】

患者舌及口腔黏膜的色、质、形态和功能无任何异常。

【辅助检查】

BMS 患者多巴胺 D1/D2 受体比率下降,功能 MRI 检查有大脑功能减退现象,口腔黏膜血管存在微循环障碍。

【诊断与鉴别诊断】

根据《国际头痛分类第 3 版(beta)》(ICHD-3)灼口综合征的诊断标准:

A. 口腔疼痛符合标准 B 和 C。

B. 每天超过 2 个小时,持续超过 3 个月的反复发作。

C. 疼痛符合下列全部 2 项:

1. 性质为烧灼样。

2. 感觉出现在口腔黏膜表面。

D. 口腔黏膜外观正常,包括感觉测试在内的临床检查正常。

E. 不能用 ICHD-3 中的其他诊断更好地解释。

灼口综合征应与以下疾病相鉴别:

1. 三叉神经痛　三叉神经分布区发生的电击样、刀割样、撕裂样剧痛。分为原发性和继发性三叉神经痛。原发性三叉神经痛,大多有"扳机点",无神经系统异常体征。继发性三叉神经痛是因各种病变侵及三叉神经根、半月神经节和 / 或神经干所致三叉神经分布区域的疼痛。多伴有三叉神经受损的体征,如患侧三叉神经分布区域感觉障碍、角膜反射减弱或消失、咬肌无力、萎缩等。有时可有邻近神经结构损害的症状和体征,如面瘫、听力减退、眩晕、眼球震颤、共济失调、肌张力增高等。头颅 MRI 或 CT 检查可发现颅内病变。三叉神经痛口服卡马西平治疗大多患者有效。

2. 舌咽神经痛　主要是舌咽部及耳深部的短暂性和突发性剧烈疼痛,疼痛"扳机点"常在一侧舌根部或扁桃体、咽喉、耳屏、耳郭处,患者吞咽、张口、冷饮、呵欠、咳嗽会诱发疼痛。疼痛发作时局麻药咽喉壁喷雾可缓解疼痛。部分患者卡马西平治疗有效。

3. 内分泌代谢紊乱、肝脏疾病、口腔白色念球菌感染、扁平苔藓、酒精中毒、免疫性疾病等导致的舌痛相鉴别。

【治疗原则】

目前对 BMS 的治疗尚无特殊方法,治疗原则包括:去除可疑病因,避免不良刺激,停止不良习惯,停用可疑药物(如某些抗高血压药、血管紧张素 Ⅱ 受体阻滞剂、利尿药),消除抑郁,焦虑,恐惧心理。

1. 心理及精神药物治疗　消除患者抑郁,焦虑,恐惧等不良心理;对有明显抑郁,焦虑,恐惧心理者,可用安定,阿普唑仑,盐酸氟西汀,度洛西汀等治疗。在药物治疗的过程中结合认知治疗能提高疗效。

2. 雌激素替代疗法　对绝经期女性患者主要用激素替代疗法,持续补充雌激素。

3. 舌神经阻滞治疗,可用维生素 $B_1$,维生素 $B_{12}$ 加局部麻醉药作舌底双侧舌神经阻滞。

4. 物理治疗

5. 其他疗法　积极治疗有关系统性疾病(如贫血、糖尿病等),对有白色念球菌感染可用碱性溶液漱口,对某些细菌感染者可对症使用敏感抗生素治疗;保持义齿卫生,纠正咬颊、吐舌、舔舌等不良习惯。

【康复和预后】

平时患者要保持乐观的心态,适当补充多种维生素,保持口腔卫生,避免咬牙,磨牙,舔舌等不良习惯,积极治疗口腔疾病。BMS 目前病因不清,现有治疗手段疗效仍不甚满意,对患者生活质量产生影响,但不会造成生命危险。

(陈金生)

# 第十二节　痛性眼肌麻痹综合征

## 【概述】

痛性眼肌麻痹综合征亦称为 Tolosa-Hunt 综合征,是指由于海绵窦、眶上裂非特异性肉芽肿所致的单侧眼眶周围疼痛和眼球运动障碍为主要表现,包括三叉神经在内的脑神经受累的综合征。该病在临床上较少见,糖皮质激素治疗有效。病因不明,主要原因可能是颈内动脉海绵窦段和眶上裂部硬脑膜及其周围非特异性肉芽性炎症,引起脑神经受压及颈内动脉狭窄,也有可能是由免疫反应相关的非特异性炎症引起。

## 【临床表现】

发病以壮年至老年多见,无性别差异。多数患者发病前有感染史。常以头痛为首发症状,早期一侧眼球后眶区周围疼痛,多为持续性胀痛、刺痛或撕裂样剧痛,可向额部或颞部放射,可伴有恶心、呕吐,疼痛同时或 2 周内痛侧眼肌可有不同程度的麻痹。脑神经受累主要以动眼神经为主,其次是展神经。如果动眼神经、滑车神经和展神经全部受累,表现为眼球固定。累及视神经可出现视力改变,少数出现视神经萎缩。累及眼球,眼眶静脉回流受阻,可产生眼睑水肿、结膜充血,也可出现视乳头水肿。如果累及三叉神经第 1、2 支,可出现相应支配区域感觉障碍和角膜反射减弱或消失。也有少数患者海绵窦段颈内动脉壁上的交感神经受侵犯而出现 Horner 征。病程一般 1~6 个月。少数患者可呈现两侧交替发病。

## 【体格检查】

患者可出现第 Ⅲ、Ⅳ、Ⅵ 对脑神经受累的体征,可有眼球固定,眼球突出。病变累及视神经可出现视力改变,视神经萎缩,眼睑水肿,结膜充血,视乳头水肿。如损害三叉神经第 1、2 支可出现相应部位的感觉障碍和角膜反射消失,也有少数患者出现 Horner 征。

## 【辅助检查】

脑脊液检查:可表现为白蛋白和细胞计数增高。外周血检查:白细胞、血沉、血浆 γ 球蛋白、C 反应蛋白可增高。头颅 CT、MRI 检查可以无异常,也可能发现海绵窦、眶上裂或眶后存在炎性肉芽肿(必要时可以活检证实)。少数患者脑血管造影表现为颈内动脉末端到虹吸部狭窄。眶静脉造影可表现为眼上静脉闭塞,形成侧支静脉,同侧海绵窦显影模糊混浊。

**【诊断与鉴别诊断】**

根据《国际头痛分类第 3 版（beta 版）》，痛性眼肌麻痹综合征的诊断标准为：

A. 单侧头痛符合标准 C

B. 符合下列全部 2 项：

1. MRI 或活检证实海绵窦、眶上裂或眶后存在炎性肉芽肿。

2. 同侧第Ⅲ脑神经的一支或多支、第Ⅳ和 / 或Ⅵ脑神经麻痹。

C. 符合下列全部 2 项以证明存在因果关系：

1. 头痛出现在第Ⅲ、Ⅳ和 / 或Ⅵ脑神经麻痹之前 2 周内，或与其同时发生。

2. 头痛位于同侧前额和眼睛周围。

D. 不能用 ICHD-3 中的其他诊断更好地解释。

鉴别诊断：

1. 糖尿病性眼肌麻痹　患者多有糖尿病病史，为糖尿病微血管病变，常累及眼外肌，而很少累及眼内肌，部分患者可有眼痛或眶周疼痛。

2. 复发性痛性眼肌麻痹神经病　支配眼肌的一支或多支脑神经反复出现麻痹，伴同侧头痛。头痛可在动眼神经麻痹前 14 天出现。MRI 检查排除眶部、鞍区或颅后窝的病变，可有增强或神经增粗。在一些患者中皮质类固醇治疗有效。

3. 海绵窦血栓形成　患者多有颜面部感染史，可有全身中毒症状，患侧Ⅲ，Ⅳ，Ⅴ脑神经受损和静脉回流障碍引起的眼睑结膜水肿及眼球突出。

4. 海绵窦段颈内动脉瘤　病变可累及Ⅲ、Ⅳ、Ⅴ、Ⅵ脑神经引起眼肌麻痹症状，表现为头痛或眼眶深部疼痛，其破裂后可引起蛛网膜下腔出血，鉴别主要靠 MRA 和 DSA 等检查。

5. 鼻咽癌所致的痛性眼肌麻痹　起病隐匿，常逐渐加重，除有眼肌麻痹的症状外，还常有鼻咽癌的其他临床表现。晚期时其影像学检查可见骨质破坏，鼻咽部活检可以确诊。

**【治疗原则】**

主要应用大剂量糖皮质激素治疗。应根据其病变程度的不同选择皮质类固醇类药物，足剂量，足疗程，总疗程维持 2~3 个月，症状消失后逐渐减量，且早期治疗效果更好。病情重、受累脑神经较多的患者应给予静脉滴注甲泼尼龙或地塞米松；病情轻、受累脑神经少的患者应给予泼尼松龙口服。同时结合神经营养类药物，若外周血白细胞增高，可常规加用抗生素治疗，一般可获得满意的疗效。

**【康复和预后】**

本病预后良好，症状可有自行缓解，少数有再发倾向，个别患者可能会遗留有某些神经功能不全。

（陈金生）

# 第十三节 鼻窦区疼痛

**【概述】**

鼻窦区疼痛多由鼻窦及鼻腔病变引起。鼻窦及鼻腔的感觉神经来自三叉神经的第 1 支(眼神经)和第 2 支(上颌神经)。鼻部病变可直接刺激鼻黏膜三叉神经末梢引起疼痛症状,主要包括鼻窦炎、鼻睫神经痛、鼻窦囊肿、鼻腔鼻窦肿瘤等,其中鼻窦炎最为常见。

**【临床表现】**

疼痛主要位于鼻根、眼眶、额部及颧部,可表现为胀痛、钝痛及灼痛。多伴有鼻部表现如鼻塞、脓涕等;鼻急性炎症时加重;多为深部疼痛;疼痛可有一定的部位和时间。

**【体格检查】**

鼻窦体表投影区可及红肿、压痛。鼻腔黏膜使用表面麻醉剂后疼痛可减轻。

**【辅助检查】**

1. 鼻窦炎 前鼻镜及鼻内镜检查可见鼻腔黏膜充血、肿胀,鼻腔内有大量黏脓涕;鼻窦 CT 见鼻窦黏膜增厚,脓性物蓄积。

2. 鼻睫神经痛 鼻内镜或 CT 检查示鼻中隔高位偏曲、中鼻甲肥大、筛泡肥大、钩突肥大等病变引起嗅裂狭窄。

3. 鼻窦囊肿及鼻腔鼻窦肿瘤 CT 扫描可清楚显示囊肿、肿瘤结构及界限。

**【诊断与鉴别诊断】**

鼻窦区疼痛根据疼痛部位易于诊断,但应注意与以下疾病相鉴别:

1. 萎缩性鼻炎 是由于鼻腔过于宽大,吸气时大量冷空气刺激鼻腔黏膜或脓痂堆积引起前额部疼痛,同时可有鼻出血、嗅觉丧失表现。

2. 偏头痛 主要为单侧额颞部搏动性、中至重度疼痛,日常活动可加重疼痛,常伴恶心、呕吐、畏光、畏声等症状,疼痛一般持续 4~72 小时且反复多次发作。

3. 三叉神经痛 三叉神经分布区域内产生短暂发作性剧痛,疼痛多在一侧面部,有扳机点,常因洗脸、刷牙、咀嚼等诱发。

4. 膝状神经节神经痛 为阵发性耳内深处疼痛,向其附近的眼、颊、鼻、唇等处放射,并多在外耳道后壁有个"扳机点"。多合并面神经麻痹或面肌抽搐,有时在软腭上、扁桃体窝内及外耳道耳前庭处发生疱疹,并有舌前 2/3 味觉丧失(Hunt 综合征)。

**【治疗原则】**

根除病因,解除鼻腔鼻窦引流和通气障碍,缓解疼痛。

1. 药物治疗包括足量抗生素控制感染；鼻内用减充血剂和糖皮质激素改善鼻腔通气。

2. 疼痛科专科治疗主要包括局部神经阻滞，射频调控，药物或射频毁损。

3. **手术治疗**　如影像提示鼻腔鼻窦囊肿、肿瘤、鼻中隔偏曲、泡沫中鼻甲、中鼻甲息肉样变等可予手术矫正或切除。

【康复和预后】

鼻窦疼痛经药物及手术治疗均能有一定程度上的改善。研究显示手术治疗可以显著改善继发于慢性鼻窦炎的鼻窦区疼痛，积极的鼻窦 CT 检查可提高患者预后。

（王晓英）

# 第十四节　舌咽神经痛

【概述】

舌咽神经痛（glossopharyngeal neuralgia）是指舌咽神经分布区短暂发作性剧痛。本病发病率较低，约为 0.8/100,000，约为三叉神经痛发病率的 0.2%~1.3%，多在 40 岁以上发病。

【临床表现】

1. **发作特点**　绝大多数患者突然发病，每次发作持续数秒至数十秒，轻者每年发作数次，重者一天内可发作数十次。

2. **疼痛部位**　主要位于一侧咽部、扁桃体区及舌根部，可反射到同侧舌面或外耳道深部及耳后部。

3. **疼痛性质**　为剧烈电击样、针刺样、刀割样、烧灼样疼痛。

4. **诱因及触发点**：说话、吞咽、舌部运动、触摸患侧咽壁、扁桃体、舌根及下颌角均可引起发作。

5. **伴随症状**　对心率及血压有一定影响，还可能出现自主神经功能改变，如低血压、唾液及泪腺分泌增多、局部充血、出汗、咳嗽。个别患者可伴有耳鸣、耳聋。严重的发作会很罕见地伴有导致晕厥的心动过缓或心搏停止。

【体格检查】

有"扳机点"或"触发点"，疼痛常因说话、反复吞咽、舌部运动、触摸患侧咽壁、扁桃体、舌根及下颌角等处诱发，以致患者不敢说话、进食。

非典型病例可行可卡因试验：用 10% 可卡因溶液喷涂在扁桃体及咽部，疼痛停止并维持 1~2 小时，做正常饮食、吞咽不再触发疼痛发作可视为可卡因试验阳性。舌咽神经痛患者试验阳性率高达 90%。

【辅助检查】

1. MRI 薄层扫描，部分患者可见血管压迫舌咽神经根或与舌咽神经根关系密切。

2. 脑脊液检查和鼻咽部软组织活检,以排除颅底蛛网膜炎、鼻咽癌颅内转移等颅内占位性病变等。

3. 可卡因试验阳性。

【诊断与鉴别诊断】

诊断标准:

1. 发病年龄多在40岁以上,男性多于女性。

2. 疼痛发生于一侧舌根、咽喉、扁桃体、耳深部及下颌后部,有时累及外耳道深部。

3. 疼痛呈阵发性,具有短暂、反复发作的特点,每次发作持续数秒或数十秒,一般不超过2分钟,间歇期无任何不适。

4. 疼痛性质为刀割、针刺、撕裂、烧灼、电击样剧烈疼痛。

5. 触痛点多在咽后壁、扁桃体、舌根等处,少数可在外耳道,吞咽动作常常诱发疼痛发作。

6. 可伴有消瘦、脱水、喉痉挛感,严重者可出现心动过缓,低血压性昏厥及意识丧失等。

7. 神经系统检查无阳性体征。

8. 可卡因试验阳性。

鉴别诊断:

诊断时一定要排除鼻咽癌、咽鼓管肿瘤及颈部恶性肿瘤引起的继发性舌咽神经痛,并与三叉神经痛、喉上神经痛进行鉴别。

【治疗原则】

1. 药物治疗 舌咽神经痛的药物治疗同三叉神经痛的药物治疗一致,凡治疗三叉神经痛的药物均可用于本病。卡马西平为最常用的药物,效果显著,可有效的缓解疼痛。三环类抗抑郁药物(阿米替林)及五羟色胺和去甲肾上腺素重摄取抑制剂(SSIRs),以及抗惊厥药物(加巴喷丁和普瑞巴林)为治疗神经病理性疼痛的一线药物,也可用于治疗舌咽神经痛。

2. 舌咽神经阻滞治疗 经药物治疗效果不佳或症状严重者,可考虑行舌咽神经阻滞治疗,常用入路分为口腔外入路法和口腔内入路法,其中口腔外茎突内侧法最常用。常用药物为2%利多卡因0.5~1ml,可能出现的并发症包括:①出血和血肿。②迷走神经阻滞,可引起心动过速和高血压。③咽肌麻痹。④迷走神经、副神经、舌下神经及颈交感神经链一并阻滞,可出现霍纳综合征、声嘶、声门关闭而窒息和耸肩无力。在进行舌咽神经阻滞时,准备好急救药物和抢救设备是非常必要的。

3. 舌咽神经射频治疗。

4. 手术治疗 常用的手术方式有:

（1）经颅乙状窦后入路舌咽神经根微血管减压术　对于有明确血管压迫的舌咽神经痛,可以长期有效地消除疼痛。

（2）经颅乙状窦后入路舌咽神经切断术。

（3）经颅外入路舌咽神经切断术。

**【康复和预后】**

舌咽神经痛是否复发或何时复发是难以预料的。在疼痛发作间期,应尽可能避免做诱发疼痛的说话、反复吞咽、舌部运动等动作,尽可能避免触摸患侧咽壁、扁桃体、舌根及下颌角等处。舌咽神经痛一般预后良好,但是药物治疗不能预防将来的发作或改变自然病程。

（刘　慧）

# 第十五节　喉上神经痛

**【概述】**

喉上神经痛是指喉上神经分布区域反复发作的一种临床上十分罕见的神经痛。可分为原发性和继发性两种。目前原发性喉上神经痛罕见文献报道,发病机制不明,可能与三叉神经痛或舌咽神经痛发病机制相似,与颅内血管对迷走神经出脑干处的压迫有关。而继发性喉上神经痛最常见致病因素为喉上神经炎,可由上呼吸道感染或喉部手术激惹引起,其他常见诱发因素包括颈动脉内膜剥脱术后瘢痕形成、舌骨偏移挤压、甲状腺炎、扁桃体切除术、显微神经外科手术、咽侧壁憩室以及创伤等。

**【临床表现】**

局限于咽喉部一侧的阵发性疼痛,左侧多于右侧,有时同时累及双侧,剧烈的疼痛可放射至耳后部区域,持续时间可数分钟至数小时不等,发作间隔及强度均不规律。声音嘶哑也被认为是喉上神经痛的显著症状。吞咽动作可诱发剧烈疼痛,导致患者不敢进食,短期内体重显著下降。转头、唱歌或者尖声说话是可能的诱发因素。

**【体格检查】**

有"扳机点"或"触发点",多位于甲状舌骨膜区域(喉上神经内支穿过甲状舌骨膜的入口点)以及梨状隐窝。由于甲状舌骨膜周围没有其他重要神经分布,往往发源于这个部位的疼痛就能够诊断为喉上神经痛。

**【辅助检查】**

1. 需通过颅颈部 MRI 平扫及增强、CT 以及甲状腺彩超、喉镜等检查排除咽喉部肿瘤、炎症、畸形等其他可能。

2. 影像学检查常无阳性发现。

3. 可通过喉上神经局麻药阻滞诊断。

**【诊断与鉴别诊断】**

按压喉上神经穿过甲状舌骨膜处诱发出剧烈疼痛可作为诊断喉上神经痛的重要证据之一,也可通过喉上神经局部阻滞加以明确诊断。喉上神经痛不是引起颈前区疼痛的常见原因,因此常是在已经进行大量相关检查排除其他可能病变后才考虑此病的可能性。

喉上神经痛应与以下疾病相鉴别:

1. 喉部肿物、炎症、结核和喉梅毒 疼痛部位及性质可与喉上神经痛相似,但一般通过喉镜检查以及局部组织活检鉴别,原发性喉上神经痛患者喉镜检查及活检均基本正常。

2. 其他脑神经痛 如三叉神经痛、舌咽神经痛等,可通过受累神经分布部位及触发点不同而予以鉴别。例如三叉神经痛疼痛范围一般不超过下颌骨。

3. 甲状腺疾病 最常见的为亚急性甲状腺炎,常伴有 C 反应蛋白或红细胞沉降率的上升,近一半病例还会发生甲状腺毒症。

4. 颈动脉痛 又称为颈动脉炎,主要以颈前三角区颈总动脉压痛、肿胀、特异的搏动为特征,呈周期性发作,多数为一侧性,常伴随有血管源性头痛及偏头痛。可通过颈动脉分叉处按压诱发疼痛与喉上神经痛鉴别。

5. 其他引起喉部疼痛原因 如 Ernest 综合征、Eagle 综合征、舌骨综合征和咽上缩肌综合征等,可通过局部触诊及选择性神经阻断等方式加以鉴别。

**【治疗原则】**

首先应该明确是原发性还是继发性喉上神经痛,对于继发性喉上神经痛如病因明确且能去除者,应先去除病因。其余治疗的目的在于缓解疼痛、减少不良反应,治疗方法上可参考三叉神经痛的临床治疗程序:确诊为喉上神经痛的患者→口服药物(无效或不可耐受者)→神经阻滞(无效或效果不佳者)→手术。

1. 药物治疗 最常用的药物为卡马西平,也可尝试其他钙离子通道调节剂如加巴喷丁或普瑞巴林等。

2. 喉上神经阻滞治疗 通过喉上神经阻滞达到有效治疗的目的,有研究发现高浓度利多卡因行喉上神经阻滞的有效维持时间要显著低于治疗三叉神经痛时采用的眶下神经阻滞,推究原因可能与眶下神经阻滞时局麻药短时间内集中于眶下导管内,而喉上神经阻滞时局麻药由于组织阻断导致局麻药物迅速扩散开有关。因此建议行重复多次注射。随着超声引导介入技术的不断普及推广,目前可在超声引导下完成喉上神经阻滞,安全有效,并发症少。另外,也可尝试喉上神经射频治疗。

3. 手术治疗 主要包括迷走神经显微血管减压术与迷走神经上部根丝切断术。另有报道推荐,通过甲状舌骨膜切除以完成对喉上神经间接减压作为替代的手术治疗方案,但其有效性仍有待于进一步研究。

【康复和预后】

喉上神经痛由于发病率非常低,及时诊断、有效治疗是关键,也应尽可能避免重复可能诱发疼痛的机械动作,避免相关物理刺激。

(李水清)

# 第十六节 颅内压相关性头痛

## 一、低颅内压头痛

【概述】

低颅内压头痛主要表现为直立位后出现头痛,而平卧位后症状缓解或消失。脑脊液压力常 < 60mmHg。虽然颅内压降低是低颅内压头痛的决定性特征,但有个别患者颅内压正常,推测其可能的机制是脑脊液漏致脑脊液容量减少。低颅内压头痛常见的原因包括硬脊膜穿刺术后头痛、外伤,如果没有明确的原因,要考虑自发性低颅内压综合征。自发性低颅内压综合征多是由自发性脑脊液漏引起,大多数脑脊液漏发生在椎管,尤其是颈胸部。常见的病因有:①神经根袖硬膜损害;②与腰椎间盘突出相关的腹侧硬膜撕裂;③脑脊液 - 静脉瘘,脑脊液与脊髓表面静脉之间存在异常通路,致脑脊液丢失。

【临床表现】

直立性头痛是最常见的临床特征,即在直立位后即刻或迅速发生头痛和平躺后头痛迅速缓解(1 分钟之内)。通常部分患者可以回忆起头痛出现的确切时间。病程越长,体位性头痛的特点越不明显。头痛部位包括:额部、额枕部、全头部、枕部。头痛程度可轻微而被忽视,也可重至影响日常生活。

已报道的其他临床特点还有:颈部疼痛或僵硬感;上肢神经根性疼痛;恶心,有时甚至是呕吐;头晕、耳鸣、听觉过敏、眩晕、复视、视野缺损、视觉模糊;面瘫或面肌痉挛;面部麻木或疼痛;共济失调、延髓麻痹;重症患者可因为硬膜下血肿而导致意识障碍,甚至发生脑疝。

【体格检查】

低颅内压可累及颈神经根出现颈强,可累及单侧或双侧第Ⅵ脑神经,其次是第Ⅲ和第Ⅳ脑神经,表现为相应眼球运动障碍。也可累及面神经出现周围性面瘫表现,累及三叉神经出现相应支配区域感觉减退或过敏。

【辅助检查】

1. 腰穿侧卧位 脑脊液压力 <60mmHg,白细胞数正常,偶可轻度升高。部分患者脑脊液蛋白轻度增高。糖和氯化物正常。

2. 影像学 头部影像学改变与病程和病情相关,病程短、病情轻的低颅内压头痛患者颅脑影像学可正常,而病程长、病情重的患者可出现特征性表现。

（1）颅脑 MRI 平扫及增强：是诊断低颅内压性头痛的敏感检查，MRI 增强扫描可见特征性改变：①弥漫性硬脑膜增强，而软脑膜、蛛网膜无增强，是自发性低颅内压头痛患者最常见并具有特征性的表现，如直立性头痛患者出现硬脑膜均匀强化，基本上可以诊断自发性低颅内压头痛。②硬膜下积液，但占位效应不明显，随头痛消失而恢复正常。③脑下坠表现：小脑扁桃体可逆性下降至枕骨大孔以下（Chiari 畸形 Ⅰ 型）、桥前池消失、视交叉池消失、视交叉弓形突出。④静脉系统扩张充血，主要见于大的脑静脉和 / 或静脉窦。MRI 显示弥漫性脑膜增强可解释为由于硬膜血管扩张，硬膜微脉管组织和硬膜间液中含有较高浓度的钆。硬膜下积液、脑下坠可能是由于脑脊液量减少和流体静压改变引起脑膜血管扩张和血管渗漏，以及脑脊液浮力支撑减弱。

（2）头部 CT：可见双侧硬膜下积液或出血、蛛网膜下池消失。敏感性不如MRI，但是适用于急诊检查。

（3）脊柱 MRI：可见硬膜外和硬膜内静脉的扩张、硬膜强化和硬膜憩室，脂肪抑制成像可发现硬膜外的水样异常信号，从而推测可能的脑脊液瘘口。

（4）脊髓造影：可以直接查找脑脊液漏的确切位置。

【诊断与鉴别诊断】

1. 诊断　头痛疾患国际分类标准第 3 版（International Classification of Headache Disorders，3rd edition，ICHD-3）的诊断标准如下：

A. 任何头痛符合标准 C。

B. 存在低颅内压（脑脊液压力低于 $60mmH_2O$）和 / 或脑脊液漏的影像学证据（见上述影像学改变）。

C. 头痛的发生与脑脊液压力低下或者脑脊液漏在时间上密切相关，或因头痛使后者被确诊。

D. 不能用 ICHD-3 中的其他诊断更好地解释。

2. 鉴别诊断　低颅内压性头痛应注意与硬膜下积液或血肿、肥厚性硬脑膜炎、蛛网膜下腔出血、中枢神经系统感染、脑静脉系统血栓形成、转移性脑膜癌、Chiari 畸形、姿势性直立性心动过速综合征等相鉴别。

【治疗原则】

多数低颅内压性头痛经过去枕平卧、口服补液、绑腹带、静脉输注大量生理盐水等保守治疗后可以好转，对于有比较明确瘘口的，应使用自体血硬膜外修补术。虽然硬膜外自体血贴对脑脊液漏非常有效，单次修补术的作用可能不会持久，要使症状完全缓解或许需要 2 次甚至更多次的修补。不过，大多数情况可以改善到一定程度并维持数天。对一些病例来说，多次的修补术或许也不能达到持续改善，这时可能需要外科手术干预。若漏的位置已明确，手术可有效。还有一些短期（如 10 天）应用糖皮质激素治愈自发性低颅内压的报道。

**【康复和预后】**

大多数患者预后良好，早期诊断及时治疗很重要。

（董 钊）

## 二、高颅内压头痛

**【概述】**

高颅内压头痛是指脑脊液压力增高（脑脊液压力 >250mmH$_2$O 或者肥胖儿童 >280mmH$_2$O）引起的头痛，常伴有颅高压引起的其他症状和／或临床体征，高颅内压头痛在脑脊液压力恢复正常后，头痛缓解。常见病因包括脑膜炎、脑肿瘤、脑积水、颅内静脉窦血栓形成、特发性颅内压增高（idiopathic intracranial hypertension，IIH）和继发于其他代谢中毒性疾病，本节主要指 IIH 性头痛。

**【临床表现】**

IIH 是指一种原因不明确的非占位性疾病导致的颅内压增高，最常见于青年肥胖女性。头痛是 IIH 最常见的症状，但头痛没有特异性，经常被描述为全头部、搏动样疼痛，部分可同时伴有偏头痛或紧张型头痛。日常服用对症治疗药物的患者可能会继发药物过量性头痛。患者可有其他症状或体征，包括视力下降、视野缺损、短暂性视物模糊（一种单侧或双眼视觉模糊发作，通常持续几秒钟）、复视、和脉搏同步的耳鸣（搏动性耳鸣）和颈部或背部疼痛。视力下降是由于长期颅高压致视乳头水肿视神经萎缩引起，可出现不可逆性严重视力障碍。

**【体格检查】**

约 90%IIH 头痛患者眼底检查有双侧视乳头水肿。展神经麻痹可见于部分 IIH 患者。视野检查可呈现早期盲点扩大和周围视野缩小，尤其是鼻下方。

**【辅助检查】**

1. 腰穿侧卧位脑脊液压力 > 250mmH$_2$O（或者肥胖儿童 > 280 mmH$_2$O），脑脊液细胞数、糖和氯化物均正常，蛋白一般正常。

2. 影像学检查 颅脑 MRI 正常，部分患者可见空蝶鞍、眼周蛛网膜下腔扩张、视乳头突入玻璃体、巩膜后扁平化和大脑横窦狭窄等表现。颅脑 CT 和 MRI 扫描可排除颅内占位、脑积水或脑静脉血栓形成。

**【诊断与鉴别诊断】**

头痛疾患国际分类标准第 3 版（International Classification of Headache Disorders，3rd edition，ICHD-3）的诊断标准如下：

1. 新发头痛或者既往头痛显著加重，符合标准 3。

2. 已确诊为特发性颅内压增高，并测的脑脊液压力 > 250mmH$_2$O（或者肥胖儿童 > 280 mmH$_2$O）。

3. 至少符合下列 2 项中的 1 项：

1)头痛的发生或显著加重和 IIH 在时间上密切相关或 IIH 因头痛而被诊断。

2)头痛伴随以下至少 1 项：

A. 搏动性耳鸣。

B. 视乳头水肿。

4. 不能用 ICHD-3 中的其他诊断更好地解释。

IIH 头痛的诊断需排除引起视乳头水肿和头痛的其他病因，如颅内肿瘤、脑室系统的梗阻或畸形、脑静脉血栓形成等，可行脑部 CT 或 MRI 扫描以除外。

【治疗原则】

IIH 的治疗原则是消除病因、降低颅内压和防治视力障碍，措施包括内科治疗和外科治疗。内科治疗包括饮食运动治疗降低体重。研究表明，减轻体重可缓解头痛、减轻视乳头水肿和有助于视力恢复。在一项研究观察中，3 个月内减去 2.5kg 或以上体重的肥胖女性患者，其视乳头水肿和视野功能障碍恢复更快。如通过饮食运动不能有效减轻体重的患者，可行减肥手术。

药物治疗可能有效。乙酰唑胺可抑制碳酸酐酶从而减少脑脊液的生成，可能会有效，开始剂量 500mg 一天 2 次，根据患者对该药的反应，逐渐加到一天 4g 甚至更多。如妊娠时发病，在妊娠 20 周后才可服用乙酰唑胺。不良反应包括手、脚、口周麻木和麻刺感、恶心和肾结石。每天 40~160mg 呋塞米同时补充钾也可能有效。

预防偏头痛药物对顽固性头痛患者有一定疗效。经常应用止痛剂会诱发药物过量性头痛，从而使得情况更加复杂。对某些病例，预防偏头痛药物和利尿剂合用有一定的价值（除了托吡酯）。由于托吡酯对头痛有效，较弱的抑制碳酸酐酶和可以减轻体重的作用，采用逐渐加量的方案（根据疗效由小量开始逐渐加量到每天 100~200mg）对 IIH 非常有效。因托吡酯不良反应，如感觉异常、嗜睡、肾结石，使其服用率明显下降。皮质激素经常作为对即将发生的视力丧失的紧急治疗。皮质激素的不利之处包括激素停药时颅内压反弹性升高、体重增加和水钠潴留，尤其对已是肥胖的患者。

如果经正规内科治疗无效，视力仍然进行性下降、视野缺损范围逐渐扩大的患者，或应用药物治疗后有明显不良反应的患者尽早手术治疗。手术治疗的目的是减低颅内压，减轻视乳头水肿，挽救视力及视野，提高患者生活质量。传统的手术包括脑室 - 腹腔分流术、三脑室底造瘘术、视神经鞘开窗术、颞肌下减压术等。视神经鞘开窗术通常可改善或稳定视野和视敏度，甚至可使高达 65% 的头痛改善。由于改善了视神经轴浆流动和连续性的眶内脑脊液引流，此手术可能有效。

**【康复和预后】**

对 IIH 患者应早诊断、早治疗,尤其是对出现视力视野损害的患者,如内科治疗效果不好,应尽早手术治疗。外科治疗虽可将颅内压恢复正常、视乳头水肿消失,但对于已损伤并死亡的视神经节细胞则不能恢复其功能。

(董　钊)

# 第二章
# 颈肩部疼痛疾病

## 第一节 颈 椎 病

【概述】

颈椎病（cervical spondylopathy）又称颈椎综合征,包括:颈椎骨关节炎、增生性颈椎炎、颈神经根综合征、颈椎间盘脱出症,是一种以退行性病理改变为基础的疾病的总称。主要由于颈椎长期劳损、骨质增生,或椎间盘突出、韧带增厚,导致颈椎肌肉肌腱劳损、小关节老化、脊髓、神经根或椎动脉受压,从而出现一系列功能障碍和疼痛的临床综合征。在临床上,往往不是单一病变,常是两种及以上的颈椎病共存。

【临床表现】

颈椎病的临床症状较为复杂。主要有颈肩背疼痛,上肢疼痛、麻木和无力,手指麻木,下肢无力,行走困难,头晕、恶心、呕吐,甚至视物模糊、心动过速及吞咽困难等,有些甚至出现类似于心绞痛症状的胸部疼痛。颈椎病的临床症状与病变部位、组织受累程度及个体差异有一定关系。

1. 颈型颈椎病 也称小关节型颈椎病,是指具有头、肩、颈、臂的疼痛及相应的压痛点,X线片上没有椎间隙狭窄等明显的退行性改变,但颈椎生理曲度往往有改变,还可伴有椎体不稳及轻度骨质增生等变化。

2. 神经根型颈椎病 是由于神经根受到椎管内外突出或增生组织的压迫而出现沿神经根分布区的疼痛麻木等症状。①具有较典型的根性症状(麻木、疼痛),且范围与颈脊神经所支配的区域相一致。②椎间孔挤压试验或臂丛牵拉试验阳性。③CT或MRI等影像学所见与临床表现相符合。

3. 脊髓型颈椎病 是由于椎间盘严重脱出或椎管严重狭窄,对脊髓造成了损害性压迫,从而出现一系列严重综合征。①临床上出现颈脊髓损害的表现,四肢无力麻木,走路“踩棉花”感,可引起瘫痪和大小便失禁。②X线片上显示椎体后缘明显的骨质增生、椎管狭窄。MRI可清楚显示脊髓严重受压变细,T2加权像出现水肿或变性的高信号。

4. 椎动脉型颈椎病　是由于颈椎的钩椎关节增生,颈椎失稳,在特殊体位下压迫或刺激椎动脉,造成椎动脉变细或痉挛,从而出现头晕、眩晕、耳鸣和听力下降,甚至发生猝倒等情况。①曾有猝倒发作,常发生于向一侧扭头时,并伴有颈性眩晕。②旋颈试验阳性。③X线片显示节段性不稳定、钩椎关节增生或枢椎关节骨质增生。④多伴有交感神经症状。⑤除外眼源性、耳源性眩晕。⑥除外椎动脉Ⅰ段(进入颈6横突孔以前的椎动脉段)和椎动脉Ⅲ段(出颈椎进入颅内以前的椎动脉段)受压所引起的基底动脉供血不全。⑦手术前需行数字减影椎动脉造影(DSA)。

5. 交感神经型颈椎病　多由于颈椎间盘前突、颈椎前缘骨质增生等刺激和压迫了颈椎侧前方的交感神经,而出现的一组特殊综合征。临床表现为头晕、眼花、耳鸣、手麻、心动过速、心悸、心前区疼痛、多汗等一系列交感神经症状,X线片颈椎有失稳或退变。椎动脉造影阴性。

6. 食管压迫型颈椎病　常常是由于颈5~7椎体前巨大骨质增生压迫食管引起吞咽困难或不适等。X线片侧位可见椎体前缘鸟嘴样增生改变,食管钡剂检查可显示食管受压影像。

7. 颈源性头痛:颈椎小关节、肌肉疾病,以及高位颈椎间盘突出,均可引起头痛。

8. 颈源性胸痛　与颈6和颈7神经根受颈椎骨质增生或椎间盘突出压迫有关。

【体格检查】

1. 前屈旋颈试验,如颈椎处出现疼痛,表明颈椎小关节有退行性变。

2. 椎间孔挤压试验,出现肢体放射性疼痛或麻木,说明有根性损害;当患者头部处于中立位或后伸位时出现加压试验阳性称之为Jackson试验阳性。

3. 臂丛牵拉试验(Eaten试验)。患者低头、检查者一手扶患者头颈部、另一手握患肢腕部,作相反方向推拉,当出现上肢放射痛或麻木时为阳性。如牵拉同时再迫使患肢作内旋动作,出现上述症状时,则称为Eaten加强试验阳性。

4. 上肢后伸试验,若患肢出现上肢放射痛,表明颈神经根或臂丛有受压或损伤的可能。

5. 桡骨膜反射、肱二头肌和肱三头肌反射在神经根型颈椎病时减弱,脊髓型颈椎病时亢进;脊髓型颈椎病Hoffman征为阳性,膝腱反射亢进。

【辅助检查】

1. X线检查　正位可显示有无寰枢关节脱位、齿状突骨折或缺失,第七颈椎横突有无过长,有无颈肋,钩椎关节及椎间隙有无增宽或变窄。侧位显示有无生理曲度改变,颈椎变直、生理前突消失或反弓。斜位可观察椎间孔的大小以及钩椎关节骨质增生的情况。

2. CT检查　可清楚显示颈椎周围结构、椎间盘及硬膜囊,对骨质变化敏感。

用于诊断椎间盘突出、后纵韧带骨化、椎管狭窄、脊髓肿瘤等所致的椎管扩大或骨质破坏,测量骨质密度以估计骨质疏松的程度。

3. MRI 检查 可以清晰地显示颈椎周围软组织、甲状腺及血管,椎间盘、硬膜囊、神经根及脊髓,对软组织变化敏感,能显示椎间盘突出程度、神经纤维瘤等病变,尤其是对于脊髓发育异常如脊髓或延髓的空洞症以及肿瘤或转移瘤有特异性,对于颈椎病的诊断及鉴别诊断具有重要价值。

4. 肌电图检查 颈椎病及颈椎间盘突出症的肌电图检查可提示神经根长期受压损伤情况。

【诊断与鉴别诊断】

各种颈椎病都有特征性的临床表现,结合体格检查及影像学变化,排除其他疾病,可明确诊断。但由于症状多样化,临床上须与多种疾病相鉴别:

1. 颈型颈椎病与慢性颈部软组织损伤鉴别。颈型颈椎病因长期低头前屈,导致韧带和小关节长期劳损,也可造成间盘前方受压,髓核后移,刺激纤维环及后纵韧带上的窦椎神经,从而产生不适症状。结合影像学检查可明确诊断。

2. 神经根型颈椎病需与下列疾病鉴别。颈肋和前斜角肌综合征也可造成臂丛神经受压出现上肢症状,X 线片和体格检查可鉴别;椎管内髓外硬脊膜下肿瘤、椎间孔及其外周的神经纤维瘤、肺尖肿瘤均可引起上肢疼痛,MRI 及 CT 可有阳性发现;另外还需与神经痛性肌萎缩、心绞痛、风湿性多肌痛、尺桡神经卡压综合征等相鉴别。

3. 脊髓型颈椎病应与下列疾病鉴别。脊髓型颈椎病可出现四肢麻木无力,走路踩棉花感等症状,须与肌萎缩性侧索硬化、多发性硬化、椎管内肿瘤、脊髓空洞,多发性末梢神经炎等鉴别,颈椎和头颅磁共振有助于鉴别诊断。

4. 椎动脉型颈椎病应与下列疾病鉴别。需与其他原因引起的椎基底动脉供血不足鉴别,如椎动脉粥样硬化、椎动脉发育异常、高血压或低血压等。可行MRA 及 CTA 检查。椎动脉造影是金标准。

5. 交感神经型颈椎病应与下列疾病鉴别。包括冠心病、心律失常、抑郁症、更年期综合征等。

6. 食管压迫型颈椎病应与下列疾病鉴别。需与食管炎、食管癌引起的吞咽困难鉴别。颈椎 X 线片及食管造影对诊断和鉴别诊断具有重要价值。

7. 颈源性胸痛应与冠心病、胸膜疾病及血管疾病相鉴别。

【治疗原则】

1. 一般性治疗 包括运动疗法、牵引、按摩、理疗、热敷和针灸等。近年来,体外冲击波治疗在治疗颈型颈椎病方面具有良好的疗效。

2. 药物治疗 可选择性应用止痛剂、镇静剂、抗惊厥药物、神经营养药、消除水肿的药物,对症状的缓解有一定的效果。

3. 注射疗法 ①局部痛点注射,对于颈型颈椎病非常有效。②颈椎椎旁神经阻滞、椎间孔阻滞或硬膜外神经阻滞,可有效缓解神经根型颈椎病的症状。③颈交感神经节阻滞,可治疗交感型颈椎病和椎动脉型颈椎病。

4. 微创介入和微创手术方法 ①颈神经后支射频热凝或脉冲射频,可有效治疗颈型颈椎病。②颈神经根脉冲射频用于治疗神经根型颈椎病。③颈椎间盘胶原酶臭氧化学溶解疗法、射频热凝、等离子消融术及经皮椎间盘低能量激光修复术,对于椎间盘突出引起的神经根型颈椎病具有非常好的疗效。④脊柱内镜手术及经皮低能量激光修复术逐渐用于较大的颈椎间盘突出,甚至脊髓型颈椎病的治疗。

5. 脊柱外科手术 对于严重的颈椎疾病,尤其是脊髓型颈椎病,需要外科手术治疗。

【康复和预后】

颈椎病发病原因复杂,临床表现多样,症状从轻到重,尤其是脊髓型颈椎病危害更大,因此需要及时的就治,需要采用规范系统的综合治疗。预防和康复也至关重要,避免长时间伏案工作,避免提重物,纠正不良的工作和生活习惯,常做颈椎保健操,进行一些有利于颈椎的体育锻炼(游泳、打羽毛球等)。

(张挺杰)

# 第二节 颈椎间盘源性疼痛

【概述】

颈椎间盘源性痛(cervical discogenic pain)是中老年人常见的颈椎退行性疾病,是指因颈椎间盘退行性变及颈部肌肉长期劳损等引起的颈肩部慢性持续性钝痛,可向头、颈、肩及上臂放射,常伴有麻木。此病具有病程长、易反复发作的特点,可对患者的生活质量造成影响。

广义上颈椎间盘源性疼痛可包括所有因椎间盘病变导致的颈肩臂疼痛,但许多因此引起的疼痛已有相应的病名,如椎间盘突出症、椎间盘退变狭窄、颈椎病等。近来所指的颈椎间盘源性痛局限在椎间盘内部紊乱引起的疼痛,无沿皮节分布的运动及感觉神经障碍或神经节段性定位体征,不涉及其相邻的脊髓、神经根、小关节。

颈椎间盘源性疼痛的患者多为 30 岁以上的中年人,且男性的发病率要高于女性。颈椎间盘源性疼痛的发生与患者的职业存在密切的关系,长时间保持不正确的坐姿、频繁地进行扭头、低头等活动的人发生颈椎间盘源性疼痛的概率比普通人高 16 倍。多数患者的病变部位在颈 5~6,其次为颈 6~7 和颈 4~5。

【病因和发病机制】

颈椎间盘源性疼痛的最主要病因是颈椎间盘发生退行性病变。正常生理条件下,颈椎间盘对疼痛性刺激并不敏感,人体随着年龄的增长,或长时间、频繁地弯曲、扭转颈部,就会加快髓核变性、颈椎间盘退行性病变,退变的髓核和椎间盘内会产生大量的炎症因子如白介素 1(IL-1)、白介素 6(IL-6)、前列腺素 E2(PGE2)等。这些炎性因子会经椎间盘上的放射状裂隙进入椎间盘的外纤维环和后纵韧带。外纤维环和后纵韧带由窦椎神经支配,其内分布有大量的感觉神经纤维和交感神经纤维,这些炎症刺激经窦椎神经传至颈神经节与脑神经,可放射至头、颈、上背及臂部,并引发颈肩臂部疼痛,这种疼痛感就是颈椎间盘源性疼痛。窦椎神经是脊柱疼痛的神经解剖学基础,椎间盘相关性疼痛受窦椎神经调节,炎性介质对神经组织的刺激应是颈椎间盘源性疼痛的主要机制。

此外,也有学者指出,颈椎间盘在发生退行性病变后,其内部结构会受到破坏,使髓核沿纤维环溢出,刺激窦椎神经,引起颈椎间盘源性疼痛。

【临床表现】

颈椎间盘源性疼痛临床上主要表现为颈肩部的慢性持续性钝痛,可扩散到头部、肩部、上背及臂部外侧;一般不会扩散至下臂和手部,且无明确的神经节段性定位体征。

【体格检查】

查体可有见头颈部姿势异常,触诊可及颈后肌肉压痛,颈部活动受限,旋颈有眩晕感、肩关节活动受限、臂丛牵拉试验阴性等。

【辅助检查】

颈椎间盘 X 线造影检查是目前临床上诊断颈椎间盘源性疼痛的首选方法。颈椎间盘 X 线造影术可以显示颈椎间盘形态学改变,从而直观判断损害或退变情况,更重要的是可以复制椎间盘产生的疼痛从而确认责任椎间盘。

颈椎 X 线检查可以确定骨关节的病理生理改变,也可大体判断颈椎退行性改变,但退变是中老年人群的普遍现象,仅此种检查还不能明确诊断。

颈椎 MRI 在诊断颈椎间盘源性疼痛时敏感性较高,能准确显示退变椎间盘和相邻软组织的信号改变,可以了解颈椎间盘与硬膜、脊髓的位置关系,颈椎MRI 可见退变椎间盘在 T2 加权像上表现为较邻近椎间盘的低信号,有时退变间盘后缘可见高信号区(HIZ)。然而信号降低是退变的现象,具体哪个退变的椎间盘是引起颈痛的根源则需要通过椎间盘造影来确定。

CT 检查颈椎间盘变性时可见椎间盘内的密度减低,甚至可见到气体的影像,即椎间盘真空征。CT 监测下的椎间盘造影对诊断颈椎间盘源性疼痛更有意义。

【诊断与鉴别诊断】

颈椎间盘 X 线造影术是诊断颈椎间盘源性疼痛的金标准。根据国际疼痛研究会分类协会制定的诊断标准,颈椎间盘源性痛应是:①患者的颈部、肩部存在持续性的钝痛。②病变椎间盘的造影诱发试验导致患者出现原有性质的痛,即复制痛。③邻近椎间盘诱发试验不出现这种疼痛。④颈椎具有结构上的异常,即颈椎间盘 X 线造影检查可见其颈椎间盘存在明显的退行性病变和纤维环内层撕裂征象,则可以诊断。

　　导致颈肩臂痛的原因很多,接诊时必须问明病史,仔细的体检,以排除炎症、肿瘤等严重疾病导致的持续性颈肩痛,及骨关节退变的晨僵及钝痛、颈椎间盘突出症、神经根型颈椎病、颈部肌筋膜痛、颈扭伤,仔细区别体位性扭伤等病变。影像学检查有利于鉴别上述常见骨关节病变。

　　【治疗原则及方法】

　　1. 治疗原则　　治疗颈椎间盘源性疼痛的目的是消除椎间盘炎症,修复椎间盘结构,缓解疼痛,恢复功能。

　　2. 一般疗法

　　(1)休息:休息的目的是减少对颈椎间盘的刺激,应尽量减少颈部活动,以减轻疼痛。

　　(2)牵引:牵引的作用是恢复颈椎结构的支持和稳定功能,放松颈部肌肉,以缓解疼痛。

　　(3)物理治疗:通过物理治疗可以缓解疼痛,治疗方法包括:红外线照射、超声波疗法、微波治疗和经皮电刺激疗法等。

　　3. 药物治疗

　　(1)非甾体抗炎药:非甾体抗炎药可以有效缓解颈椎间盘源性疼痛症状,要注意由于这些患者的病程较长,长期口服非甾体抗炎药会有消化道副作用及对造血系统和肝肾功能的影响。必要时改用口服草乌甲素制剂。

　　(2)曲马多制剂:曲马多制剂仅有恶心、呕吐等功能性副作用,而无消化道溃疡、出血及对造血系统和肝肾功能的器质性毒副作用,因而适合较长时间服用。

　　4. 颈部神经阻滞和注射治疗

　　(1)颈部硬膜外腔注射治疗:该方法是治疗颈椎间盘源性疼痛的有效方法,可以通过导管连续微量向炎症病灶区输入抗炎镇痛药物,也可以单次注射,作用直接,效果良好。

　　(2)经椎间孔硬膜外腔注射法:颈椎旁经椎间孔硬膜外腔注射是另一个硬膜外腔给药途径效果确切。

　　(3)颈后路椎旁神经根阻滞法:椎旁阻滞是将药物注射到椎体两侧,出椎间孔的脊神经根附近,达到阻滞脊神经的目的,其作用机制主要是通过注射的局麻药抑制神经细胞膜的钠离子通道,从而阻断疼痛信号转导通路,以减轻或解除患者疼痛。

　　(4)胶原酶溶解疗法:经椎间孔或椎间盘注射臭氧对治疗颈椎间盘源性疼痛有一定疗效,也可联合射频治疗。

　　5. 微创介入治疗及手术疗法　　颈椎间盘源性疼痛患者在进行保守治疗无效或效果不佳时,且经椎间盘造影确诊并确定病变节段的患者,其若符合进行有创治疗的指征,就应对其进行微创介入或手术治疗。目前主要的微创介入治疗及手术疗法有经皮椎间盘激光减压术、椎间盘内射频热凝术、经皮低温等离子消融术、经皮低能量激光椎间盘修复术、椎间盘减压植骨融合术、颈椎人工间盘置换术、颈椎髓核成形术等。

**【康复及预后】**

颈椎间盘源性疼痛患者在治疗后的恢复期间,应尽可能避免颈部受压及大幅度的活动,可以适当配合中医针灸及按摩等治疗。经有创治疗康复的患者复发率低于保守治疗者,预后较好,值得注意的是,生活习惯及职业性质与该病有很大相关性,如果能避免这些影响因素,对该病的预后有很大的益处。

（贺永进）

## 第三节 颈椎间盘突出症

**【概述】**

颈椎间盘突出症(cervical disc herniation,CDH)是临床上较为常见的脊柱疾病之一,是由于颈部外伤和/或退行性变导致颈椎间盘内的髓核突向后方或后外侧压迫或刺激神经根或脊髓,出现急慢性颈项痛、上肢麻痹痛或头痛、眩晕,心悸、胸闷,步态失稳、四肢无力等症状和体征,严重时发生高位截瘫危及生命。近年来,我国颈椎间盘突出症的发病率越来越高,仅次于腰椎间盘突出症,且呈年轻化趋势在逐年增加。

**【发病机制】**

颈椎间盘突出症除急性外伤以外,常因多种因素造成椎间盘进行性退变,由于髓核含水量降低,使得椎间盘充盈度有所减弱,进一步降低了纤维环弹性,导致椎间盘吸收压力的功能衰减,形成了纵行或者环形的裂隙,随着病情的持续发展,最后会使得纤维环周边被撕裂,髓核也随之脱出,压迫相邻的脊神经根、椎动脉、硬膜囊或者脊髓,最终导致了颈椎间盘突出症。

**【临床表现】**

颈椎间盘突出症多见于青壮年,此病好发于30~50岁,绝大多数颈椎间盘突出症发生在颈5~6和颈4~5之间,其次为颈6~7和颈7~胸1之间,有明显的颈部外伤史或有长时间低头位工作史,外伤性、年龄较轻的患者多局限于一个椎间盘,而老年患者由于颈椎间盘的广泛性退变常为多节段突出。

神经根受压者,大部分患者出现颈、肩、背剧烈疼痛、酸胀、活动受限,早期以颈部疼痛为主,常伴有受压侧上肢放射性神经痛,伴随该神经分布区的麻木、过敏、感觉减弱等感觉障碍。

当椎间盘压迫脊髓时,则四肢无力、肌张力增高、步态失稳、走路有踩棉花样的感觉、排尿困难,甚至可造成高位截瘫,严重者可危及生命。二便功能障碍等、同脊髓型颈椎病症状。

当椎间盘压迫椎动脉时,则会引起影响椎动脉血液供应,出现心悸、眩晕、头痛、颈椎活动加大时头晕加重,甚至在突然转头时发生猝倒等症状。

**【体格检查】**

神经根受压者,臂丛神经牵拉试验、压顶试验、Spurling 试验皆为阳性。

脊髓受压者,可有肌张力增高,上运动神经元损伤时可出现腱反射亢进,Hoffmann 征、waterberg 征、Babinski 征、屈颈试验(脊髓张力试验)、膝踝阵挛等病理反射可呈阳性。

**【辅助检查】**

X 线片检查可发现一些非特异性的征象,如颈椎前后缘连线成角、椎体前倾或后倾、颈椎滑脱、病变椎间隙改变等,但椎体或钩突关节骨质赘生并不明显。

MRI 检查,可显示突出椎间盘组织与神经根、硬膜囊及脊髓之间的关系(压迫程度),脊髓有无变性等细节。

CT 检查是临床上主要诊断颈椎间盘突出症的手段之一,尤其是对突出椎间盘是否钙化,是否有骨性椎管狭窄有重要意义,可弥补 MRI 对钙化及骨化显示不清的缺点。

**【诊断】**

颈椎间盘突出症具有典型的临床症状和体征,根据体格检查,影像学检查如X 线片、CT、MRI 等可以确诊。MRI 可直接显示颈椎间盘突出的部位、类型及颈髓和神经根受压的情况。不能做 MRI 检查时,可行脊髓造影,经颈脊髓造影 CT(CTM)检查后可做出诊断。

**【鉴别诊断】**

临床上颈椎间盘突出症需与以下疾病相鉴别:

1. 颈椎病　颈椎间盘突出症与颈椎病均可造成神经根或脊髓受压症状,掌握了以下三点则不难鉴别:①轻度椎间盘突出症早期可能引起颈部局部不适或疼痛,较少有脊髓压迫,即使压迫到脊髓,仍可因受压的神经或脊髓水肿减轻而存在间歇性缓解;神经根型颈椎病的患者,病情多是逐渐加剧,间歇缓解不明显。②颈椎间盘突出症的发病年龄偏低,大多在 30~50 岁,而颈椎病的发病年龄多在50 岁以上。③颈椎间盘突出症起病急骤,以颈枕部疼痛、放射性颈肩背、患侧肩胛间区及上臂内侧针扎样、刀割样疼痛为特点,病情发展较快,外力的作用,如创伤甚至轻微创伤及头颈部持久非生理姿势均可诱发本病;而颈椎病大部分患者起病较缓慢,多以患侧颈肩部、肩胛部及上肢放射性钝痛麻木为主。

2. 胸廓出口综合征　胸廓出口综合征多为前斜角肌肥大、纤维化或颈肋卡压臂丛神经和 / 或锁骨下动脉所致,偶尔也可由第 7 颈椎横突过长引起。临床表现为尺神经和 / 或正中神经支配区疼痛、麻木、无力甚至出现肌肉萎缩,浅感觉异常,皮肤发凉苍白等。患肢血压降低,桡动脉搏动减弱,尤其令患者深吸气后屏气,头转向患侧,上肢高举时桡动脉搏动消失(Adson 试验)。

3. 肺癌 肺尖部非典型肺癌可侵袭臂丛，出现肩部和上肢疼痛麻木，疼痛较剧烈。若胸片显示肺癌征象并出现 Horner 征，鉴别诊断并不困难，胸部 CT 及颈椎 MRI 可以区别两类疾病。

4. 椎管内肿瘤 早期可存在神经根刺激症状，后期出现因肿瘤体椎管内占位导致脊髓损害的临床表现。X 线片显示椎间孔增大，椎管扩大，椎体或椎弓破坏及椎旁软组织影；MRI 是最具诊断价值的方法。

5. 后纵韧带骨化（OPLL） 后纵韧带骨化表现为颈椎后纵韧带内异位骨形成，当压迫脊髓、神经根或血管后，临床表现同颈椎间盘突出症难以区别。X 线表现为椎体后缘致密骨化影，边缘光滑整齐，长度、厚度不一，且与椎体间有一线条状透亮间隙；颈椎 CT 可清楚显示椎管形态和继发性椎管狭窄程度，具有诊断及鉴别诊断的价值；颈椎 MRI 常常显示多间盘退变或突出，但脊髓受压变形的前缘和突出退变间盘尾端并不直接相触，之间有不规则低信号或无信号区。

6. 颈椎管狭窄 其临床症状与体征酷似颈椎间盘突出症，但其多间盘退变膨出，后纵韧带及黄韧带肥厚钙化，关节突肥大，脊髓多节段前后受压等，椎管矢状径 <10mm。

7. 肩关节周围炎 约 1/3 神经根型颈椎间盘突出症患者，因肩关节失神经营养而合并肩关节周围炎。此种患者除肩关节周围炎表现外，尚有颈痛，上肢神经学检查有异常表现。

【治疗原则和方法】

颈椎间盘突出症的治疗分为 3 大类：保守治疗、微创介入治疗和开放性手术治疗。轻型颈椎间盘突出症通过保守治疗，如药物、推拿、牵引、针灸等能有效减轻患者的症状。牵引和颈托的应用可以减少颈椎的动度，减轻神经根的受压和刺激，通过按摩可以纠正颈椎失稳。口服非甾体抗炎药有助于缓解症状，地奥司明等消除水肿药物也能有效缓解神经根性疼痛。物理疗法有助于改善血运，局部消炎止痛。颈部硬膜外腔或椎间孔注射皮质激素，是效果最快和最好的保守治疗方法。

经过系统的保守治疗 3 个月，如果症状不改善、或改善不明显，以及症状反复者，应进行微创介入治疗。常见的微创介入治疗包括胶原酶化学髓核溶解术、射频热凝术、经皮穿刺椎间盘臭氧溶核术、经皮穿刺椎间盘切吸术、经皮椎间盘激光减压术、经皮椎间盘低能量激光修复术、脊柱内镜下颈椎间盘突出髓核摘除术等。颈椎间盘微创治疗具有创伤小，针对性强、安全、恢复快、疗效好、患者易接受等优点。

微创介入不能达到治疗目的者，可行开放手术，往往可获得满意疗效。目前治疗 CDH 人们较为认可的手术方法主要有颈前路减压融合术、颈后路椎板成形椎管扩大术、人工颈椎间盘置换术等。

【康复和预后】

颈椎间盘突出症治疗后的康复阶段也可以辅助以中医的针灸和理疗手段，

尽可能制动,避免颈部受压。保守治疗的患者可因诱发因素而复发,而微创介入及手术治疗患者预后相对良好。

(贺永进)

# 第四节　颈椎小关节紊乱综合征

## 【概述】

除寰枕关节和寰枢关节外,颈椎小关节均由相邻椎体的上、下关节突构成。颈椎小关节均为真性关节,关节面覆盖有滑膜,并有真正的关节囊,每个颈椎小关节均受两个脊髓节段的神经支配。颈椎的关节突较低,上关节面朝上,偏于后方,下关节突朝下,偏于前方,关节囊较松弛,可以滑动,横突之间往往缺乏横突韧带。由于颈椎的小关节解剖结构的特点,稳定性较差,容易错位,引发颈椎小关节紊乱综合征。因颈部受凉、不良姿势、慢性劳损、快速转动头部时,颈椎小关节超出正常活动范围,颈椎失稳,导致疼痛。多见于中、青年。较易复发,长期反复发作可加速颈椎退行性改变、颈椎病的发展。

## 【临床表现】

1. 症状　起病较急,表现为颈部剧痛、颈部肌肉僵直,活动受限。颈部疼痛可能扩散到肩部和上背部,并伴有其他症状,如头痛,视物不清、眼震、面部麻木、肢体刺痛和麻木。

2. 体征　被动体位,颈部活动受限、僵硬、肌肉痉挛,棘突的一侧隆起或偏歪,椎旁有固定压痛点,严重者可出现斜颈样外观。颈部活动时有小关节弹响声,颈部触诊有条索状、结节状、粘连增厚点,棘突偏歪,棘突间隙增宽,台阶感。

3. 影像学检查

(1)颈部 X 线:生理屈度变直,颈椎前凸减少、消失、反屈,或椎间隙后缘增宽,正位片示颈椎侧弯畸形,病变棘突偏歪;侧位片可见患椎有旋转表现、双边影。考虑为颈椎小关节紊乱症的患者,经治疗棘突偏歪得到纠正后,症状消失或明显好转,即可确立颈椎小关节紊乱症的诊断。

(2)颈椎 CT:小关节突增生肥大、硬化、关节间隙变窄和关节周围韧带骨化为主,无明显椎间盘突出及椎管狭窄。增生肥大的钩椎关节突超过相应的关节面,并伴有关节间隙狭窄、消失,导致椎间孔及横突孔变形、狭窄。双侧 - 侧隐窝变尖细;关节突肥大增生亦可导致神经孔狭窄、硬膜囊和脊髓受压。

后纵韧带骨化,椎管前壁紧贴椎体后缘的高密度影,向后突入椎管内,边缘清楚,可呈小圆块影、横条形、半圆形、卵圆形、飞鸟形、三角形、两半卷发形等多种形态。颈椎后纵韧带骨化除造成椎管狭窄外,尚可致侧隐窝和椎间孔狭窄。

(3)颈椎 MRI:可排除椎间盘突出、血肿、肿瘤等椎管内病变所致的疾病。

**【诊断与鉴别诊断】**

综合病史、症状、体征、辅助检查判断。

1. 有长期低头工作的劳损史,或有颈部过度前屈,过度扭转的外伤史。

2. 颈部有酸痛不适感,项韧带及两侧有压痛点。

3. 触诊可有颈椎侧弯。

4. 颈部活动受限、僵硬、颈后部有固定压痛点,颈部活动时有小关节弹响声,颈部可触及条索状、结节状、粘连增厚点。

5. X线片生理屈度变直,颈椎前凸减少或消失或反屈线,或椎间隙后缘增宽,椎体可侧方移位,X线侧位片显示双边影。根据病史、临床特点、体格检查、辅助检查、诊断多无困难。

**【治疗原则】**

1. 一般治疗

(1)药物治疗:包括:非甾体抗炎药、肌肉松弛类药物,外用药膏,消肿,营养神经等治疗。

(2)中医中药和康复治疗:推拿、针灸、中药、手法、针刀治疗等,中医正脊手法推拿矫正和各种理疗方法。

(3)轻度的颈椎脱位,没有神经损伤症状的,可以颅骨牵引或颈托、颈领、头部外支架等。

2. 微创介入治疗　一般治疗无效或严重者需要微创介入治疗。

(1)神经阻滞疗法:既有诊断作用,又可缓解局部肌肉痉挛、镇痛,无论是急性加重期还是慢性期,都是缓解疼痛的有效手段。

(2)小关节注射法:诊断、治疗作用兼有的方法之一。

(3)脊神经后内侧支射频热凝术及脉冲射频治疗:适用于诊断明确,神经阻滞试验阳性,保守治疗、关节内注射疗法无效者。

**【康复和预后】**

本病预后良好,有反复发作趋势。

(郭永清)

# 第五节　胸廓出口综合征

**【概述】**

胸廓出口综合征(thoracic outlet syndrome,TOS)是指锁骨下动、静脉以及臂丛神经在胸廓出口处受压而导致的临床综合征。胸廓出口处结构复杂,在臂丛神经、血管周围存在肌腱、韧带、骨骼等多种组织,这些组织在臂丛神经周围共同形成多个隐性腔隙性结构,包括斜角肌间隙、肋锁间隙、胸小肌间隙等。在腔隙内臂丛神经被这些组织结构包围,容易受到坚硬及病变组织的压迫。95%以上的 TOS 累及臂丛神经,而累及锁骨下动、静脉者不到 5%。颈$_8$/胸$_1$神经根发出的臂丛下干与第 1 肋骨紧密接触,在创伤或慢性劳损时,更容易受压迫形成神经型 TOS。TOS 分三型:①神经型,占 TOS 的 90%~95%,包括:臂丛神经下干受压型,其在临床最为常见;臂丛神经上干受压型及全臂丛神经受压型;②血管型。占 TOS 的 4%~8%,主要为锁骨下动、静脉卡压,临床较少见,一般需超声及血管造影检查确诊。③非典型型。占 TOS 的 1%~2%,包括假性心型、椎动脉受压型及交感神经刺激型等。临床表现多样化,除了手尺侧、前臂内侧麻木外,还会出现爪形手、鱼际肌萎缩等异常表现。

**【临床表现】**

中青年女性多见,神经型胸廓出口综合征患者主要临床表现为不同程度颈、肩、臂及手部不明原因麻痛、前臂内侧感觉麻木、手部乏力、手内肌萎缩,运动或劳作会加重患肢症状,部分患者表现为头痛、头晕、咽部异物感、易疲劳、乏力等。锁骨下动脉受压时,可出现患肢缺血症状,如发凉、麻木、无力以及肢端苍白发绀等。病变较轻时,一般情况下无临床症状,缺血症状仅出现于上肢处于某一特殊体位,如梳头、举杯,转头时。

**【体格检查】**

神经型 TOS 常见上肢痛觉减退或手内肌萎缩,锁骨下动脉受压时可有患肢皮肤温度降低,桡动脉搏动减弱及锁骨上窝杂音。胸锁乳突肌后缘中点上下常有压痛点。

血管型 TOS 可借助以下特殊检查辅助诊断:

1. Adson 试验　嘱患者端坐,头部延伸并转向患侧,如患侧桡动脉搏动减弱或完全消失,则应高度怀疑颈肋的存在;

2. Halstead 试验　又称肋锁骨部压迫试验,患者双肩向后向下,如桡动脉搏动减弱或消失或出现锁骨下区杂音则说明肋锁骨受压;

3. Wright 试验　即过度外展试验,上肢被动地置于过度外展姿势,如桡动脉搏动减弱或消失和腋部出现杂音,表明胸小肌肌腱压迫动脉。

**【辅助检查】**

1. 神经肌电图　异常情况主要包括:①尺神经腋部以下感觉神经动作电位(sensory nerve active potential,SNAP)或复合肌肉动作电位(compound motor action potential,CMAP)消失,或波幅较正常值下降超过 25%;②手部肌肉肌电图检查有失神经改变;③尺神经 F 波异常;④前臂内侧皮神经 SNAP 消失或波幅较正常值降低超过 25%。应对患者上肢运动传导速度(motor nerve conduction velocity,MNCV)及感觉传导速度(sensory nerve conduction velocity,SNC)进行分段检测,对判断周围神经功能卡压及臂丛神经卡压具有重要指导意义。神经型 TOS 患者的上肢 F 波异常率达 83%,F 波检测具有诊断价值,尺神经 F 波可作为神经型 TOS 的诊断指标之一。

2. B超 可发现胸廓出口处血管神经卡压。

3. X线和CT 存在骨化性肌炎时可发现胸廓出口处高密度影;发现颈肋。

4. 磁共振成像(magnetic resonance imaging,MRI)可发现肩关节及肩锁关节周围软组织信号异常。

**【诊断与鉴别诊断】**

TOS临床表现各异,可兼有神经、血管受压症状,表现为上肢麻木、疼痛、乏力、缺血、淤血水肿、肩臂运动障碍、头颈部不适等,易与颈椎病、颈椎骨质增生、颈部肌筋膜炎、运动神经元疾病、肩周炎、上肢静脉炎、基底动脉供血不足、脊髓空洞症、脊髓肿瘤、神经卡压疾病如肘管/腕管综合征、滑囊炎、胸壁结核、心绞痛、骨关节病、Pancoast综合征、胶原代谢病、神经症等疾病鉴别。

**【治疗原则】**

保守治疗包括纠正不良姿势、避免做使症状加重的动作如上肢持重或上举、体态训练、指导肩胛带周围肌肉强化训练、局部阻滞、针灸等,症状严重者建议手术治疗。

TOS手术治疗原则是解除胸廓出口处神经和血管的压迫、缓解症状。手术方式主要是斜角肌切断术、颈肋或颈椎横突切除术、锁骨上或经腋部的第一肋切除术、第一肋切除合并斜角肌切断术、锁骨切除术,臂丛神经松解术。

**【康复和预后】**

约60%的TOS患者通过保守治疗可得获得临床症状完全缓解,90%患者的颈肩胛区不适症状得到改善。臂丛神经松解术术中创伤小,近期疼痛和感觉异常症状的恢复显著,术后复发率低,但由于未切除第1肋,远期疗效不如经腋路第一肋切除术。

(何睿林)

# 第六节 挥 鞭 伤

**【概述】**

挥鞭伤,又称颈椎过伸性损伤或鞭索综合征,年发生率为0.235%,占颈椎各种类型损伤的35%~60%。其受伤机制为在颅面部水平方向为主的暴力作用下,使颈椎过度向后伸展而引起的一系列椎旁软组织、椎体和脊髓病理改变的损伤,常合并不同程度的颈脊髓、额面部和颅脑外伤。颈椎前纵韧带承载大部分张力载荷,保证颈椎在生理活动范围内前屈后伸、侧屈活动同时,有效维持各节段的平衡与稳定;颈椎间盘主要负责载荷,吸收振荡、减缓冲击。外伤暴力作用时,颈椎活动瞬间超过正常生理活动范围而导致颈椎及软组织结构损伤。按损伤机制可分为接触性或非接触性,前者指直接接触性暴力作用于前额或面部导致颈椎前部分离及后部压缩性损伤,最常见为面部朝下的跌倒;后者通常是指发生在汽车追尾事故中的颈部挥鞭样损伤。挥鞭伤依暴力的大小不同依次伤及前纵韧带、椎间盘、后纵韧带、脊髓及后部附件结构,神经损害多为典型的中央颈脊髓损伤综合征表现。同时,患者发生急性颈髓损伤后,其颈脊髓内室的管膜细胞可迅速增殖,密闭颈椎管,从而造成颈椎管内压急剧上升,发生类似"骨筋膜室综合征"的病理改变,可导致肌肉和神经发生缺血性坏死。

【临床表现】

临床常有颈部疼痛、颈椎活动障碍等神经损伤症状,可合并颌面部软组织损伤、颈部疼痛、活动受限、脑震荡等表现。主要临床特点为上肢运动功能受累明显,而下肢较轻或不受累,直肠膀胱功能障碍以及损伤平面以下感觉不同程度损害,两侧肢体运动功能障碍可以不对称,感觉障碍与运动障碍平面也常不一致。

【体格检查】

主要包括颌面部及神经系统体征检查,可出现肢体运动障碍,上肢明显,下肢较轻或不受累,直肠膀胱功能障碍以及损伤平面以下感觉障碍,两侧肢体运动障碍可以不对称,感觉障碍与运动障碍平面也常不一致。

【辅助检查】

1. 颈椎 X 线　可发现椎前软组织影、椎间隙增宽、椎体前缘撕脱骨折以及椎体序列的异常,但对无骨折脱位型脊髓损伤患者,X 线检查常无明显异常;病情稳定后,可行颈椎过伸过屈位检查,可发现颈椎不稳。

2. 颈椎 CT　一般不用于筛查,多用于发现伤者的韧带钙化、骨折情况;CT三维重建有助于判断有无骨折。

3. 颈椎 MRI　最有价值的检查。不仅可直接显示椎前软组织水肿或血肿、椎间盘损伤、椎体前后方韧带损伤,微小终板骨折、椎骨髓腔内水肿、椎体骨折、脱位以及硬膜囊脊髓受压的部位及程度,明确患者伤前病理基础,如颈椎间盘退变性突出及椎管狭窄、后纵韧带骨化等,还可分辨损伤后和退变性椎间盘突出。

【诊断与鉴别诊断】

挥鞭伤的诊断,主要参考患者的受伤机制、神经系统检查及影像学检查。

诊断要点包括:跌倒、高处坠落、交通事故等病史;不同程度的四肢或躯干疼痛,四肢及躯干麻木无力、痛觉过敏及感觉障碍,腱反射亢进及病理征阳性等。

【治疗原则】

对挥鞭伤的治疗,总原则是脊髓的减压、脊柱的稳定性重建、颈椎力线的恢复。Timothy 评分系统认为得分 ≥ 7 分者颈椎不稳,需手术重建颈椎稳定性;得分 < 7 分者,可考虑非手术治疗。

非手术治疗限于一些无明显神经损伤的较轻的挥鞭伤,主要行轻重量(<2kg)枕颌牵引或颅骨牵引,同时配合消除脊髓水肿的药物如甘露醇、呋塞米等静脉滴注;伴有颈髓损伤的挥鞭伤患者早期治疗,应在颈部制动的同时及早应用大剂量甲泼尼龙,辅助神经营养药、高压氧治疗及石膏颈领固定。

对有神经症状的过伸性颈髓损伤,目前公认手术减压、固定对神经恢复有益,手术治疗目的是解除颈髓压迫,恢复颈椎稳定、防止或减少脊髓的继发性损害。手术时机越早越有利神经的恢复。手术指征:①致伤外力大,导致脊髓功能不同程度障碍。②影像学检查提示明显脊髓压迫。③具有明确的颈椎、颈椎间盘、韧带损伤导致颈椎不稳。④神经功能恢复缓慢或不恢复。⑤经非手术治疗无效。

【康复和预后】

挥鞭伤患者,传统保守治疗预后较差,患者感觉和运动神经恢复缓慢。但伤后 X 线影像缺乏明显骨折脱位、损伤者神经功能常可部分自发性恢复。可能导致预后较差的因素主要包括基础疾病,如中老年人常患有颈椎间盘突出、椎间盘退变、椎体后缘骨赘形成、后纵韧带骨化、黄韧带增厚以及椎体不稳、椎管狭窄等;青少年因脊髓受压及髓内出血所致的 MRI 信号增强,后颈部疼痛和下颌部损伤明显者。累及四肢的预后比仅累及上肢的预后差。

(何睿林)

# 第七节　肺尖肿瘤综合征

【概述】

肺尖肿瘤综合征(Pancoast 综合征,Pancoast syndrome)是以癌肿侵犯臂丛下干为主的一组临床综合征,又称肺尖 - 肋骨 - 椎骨综合征。主要表现为肩背部疼痛,颈 8、胸 1 脊神经受侵症状以及 Horner 综合征。最常见于肺尖癌(pulmonaryapex carcinoma),也可见于其他如胸膜、纵隔上部、锁骨上窝、上胸椎等处邻近臂丛的压迫、浸润性病变,以及感染性疾病,包括细菌感染如葡萄球菌肺炎、真菌感染如肺曲菌病及寄生虫感染(如水疱囊)等。肺尖是指从胸膜顶至锁骨之间的肺组织,其上缘圆钝,高出锁骨中内 1/3 约 2~3cm;肺上沟是指锁骨下动脉经胸膜对肺尖形成的压迹,位于肺尖顶部下方约 2~3cm,发生于肺尖部的支气管肺癌称为肺尖癌(又称肺上沟癌、上沟瘤、Pancoast 癌 / 瘤等)。肺尖周围结构自前向后依次为锁骨下静脉、颈静脉、膈神经、迷走神经和颈 8、胸 1 脊神经;颈 8、胸 1 脊神经参与构成尺神经,是上肢尺侧的感觉和运动神经。由于肺尖部空间甚小,发生于此处的支气管肺癌,很易压迫和侵蚀上述结构,引起肺尖肿瘤综合征。

【临床表现】

肺尖癌虽然是肺部疾病,但肺部症状很少,而肺外症状较多,主要表现为 Pancoast 综合征。肩痛是最常见的临床表现,主要由于肿瘤向胸膜壁层、胸内筋膜、第 1、第 2 肋骨和胸椎及臂丛神经的浸润所致。疼痛可向上放射至头颈部、向下可放射至肩胛骨内侧、腋部、胸前部和尺神经分布区。当交感神经链和星状神经节受侵时可出现 Horner 综合征,表现为眼睑下垂、瞳孔缩小、同侧面部和上肢无汗,发生率约 14%~50%。同侧面部潮红和多汗可在上述症状之前出现,可能是交感神经受刺激所致;侵及喉返神经可致声音嘶哑;压迫锁骨下静脉引起上臂水肿;臂丛下干麻痹(Klumoke 型瘫痪)即颈 8~ 胸 1 脊神经前支麻痹,表现为尺神经麻痹的一组综合征:尺神经分布区肌无力、萎缩、感觉异常和疼痛,该范围末梢交感神经障碍 - 肢体水肿、发绀、指甲营养障碍等,癌肿继续向内后方附近发展则可同时出现其他相应症状。腋部和上臂内侧感觉异常被认为是肺尖肿瘤综合征的早期症状之一。当椎体、椎管破坏时,可压迫脊髓,出现脊髓压迫症状;约 5%~25% 患者出现椎间孔受侵犯,与检查时癌肿所处的时期有关。

【体格检查】

肩关节疼痛最为常见,当交感神经链和星状神经节受侵时可出现 Horner 综合征,表现为眼睑下垂、瞳孔缩小、同侧面部和上肢无汗;尺神经分布区肌无力、萎缩、感觉异常和疼痛;腋部和上臂内侧感觉异常;当椎体、椎管或椎间孔受侵犯时,可出现脊髓或神经根压迫症状。

【辅助检查】

1. X 线　正侧位胸片是首选的基本方法。肺尖癌患者 90% 以上胸片可显示肺尖异常阴影,主要分两型:胸膜增厚型和肿块型,前者表现为一侧或双侧胸膜不对称增厚,其厚度大于 5mm;后者早期表现为小于 2cm 的结节阴影,无转移,主要 X 线征象为分叶征,边缘毛糙、模糊,胸膜凹陷征,结节内可出现空泡征或小泡征。后期肿块增大,肺癌征象典型,以及出现第 1~3 肋骨和胸椎破坏。

2. 胸部 CT　有助于早期肺尖癌的诊断,能较平片更清楚地显示肺尖胸膜肥厚、结节或肿块,帮助肺尖癌与其他肺尖孤立结节或肿块的鉴别。

3. MRI　MRI 三维成像有助于肺尖癌的准确定位,冠状面和矢状面成像可用于判断臂丛是否受侵,横断面成像用于检查胸椎侵蚀和肿瘤向椎间孔扩散的形态。

4. 超声成像(ultrasonography,USG)　扇形探头经锁骨上途径可显示肺尖病变,并可在超声引导下做组织学诊断,阳性率约为 91%。

5. PET-CT　有助于确定是否存在远处转移和纵隔受侵犯。

6. 锁骨下动脉造影　判断是否存在锁骨下动脉受侵犯。

7. 肌电图　多为典型的下臂丛神经损害,也可表现为颈神经根损害。

8. 纤支镜病理检查　多倾向在胸部 CT 引导下行后侧入路经皮针吸活检作为诊断步骤的首选。病理类型以鳞癌占多数,其次为大细胞癌和腺癌,小细胞癌较少见。

【诊断与鉴别诊断】

诊断要点:①患侧肩后部、腋部及上肢顽固性疼痛或感觉异常;②上肢无力或瘫痪,肩、臂、手部肌肉萎缩;③出现 Horner 综合征;④可有上肋骨及邻近椎骨骨质破坏。

鉴别诊断：

1. 胸部(肺尖部)病变 包括发生在肺尖部的胸膜肥厚、胸膜间皮瘤、淋巴瘤、转移性肿瘤(如甲状腺癌、喉癌等)、感染性疾病(如：结核分枝杆菌、金黄色葡萄球菌、隐球菌、曲霉菌及放线菌引起的肺尖脓肿等)、血肿、锁骨下动脉瘤、多发性骨髓瘤、淋巴瘤样肉芽肿、肺淀粉样结节、肺部良性肿瘤如纤维瘤、胸廓出口综合征等。

2. 胸部外病变 包括颈椎病、颈肋综合征,肩关节、眼部和声带疾病等。

【治疗原则】

1. 放射治疗 单纯放疗适用于不宜或不愿手术的患者,放疗时注意避免损伤肺和脊髓。术前放疗优于术后放疗。

2. 手术治疗 多主张术前放疗后手术切除。手术径路有前联合切口法(即经颈,切断锁骨)和经后侧胸路径。

3. 对于患者的疼痛可按三阶梯止痛原则给予药物治疗,顽固的疼痛患者可用椎管内输注等微创介入治疗,其他疼痛治疗同癌痛治疗。

【康复和预后】

对于肺尖癌,不但要争取早期诊断,而且要积极地给予综合治疗,才可提高生存率。有效充分的镇痛治疗可大大提高患者生活质量,改善预后。

(何睿林)

# 第八节 肩关节周围炎

【概述】

肩关节周围炎简称肩周炎,又叫"冻结肩"、"五十肩",是肩周的肌腱、肌肉、滑囊及关节囊的慢性损伤性炎症。多表现为自发性的单侧肩部疼痛和功能受限,40岁以上多见,女性多于男性,左侧多于右侧。

【临床表现】

1. 疼痛 发病原因不清,多无外伤史。早期可无显著诱因的情况下,逐渐出现肩部疼痛,某种姿势或运动可加重疼痛,夜间疼痛较重。随着疾病的发展,疼痛范围逐渐扩大,部分患者疼痛可牵涉上臂中部。

2. 活动受限 肩部活动逐渐受到限制,特别是梳头、穿衣、洗脸、叉腰等动作均难以完成。肩周炎后期疼痛可部分或全部缓解,但肩关节的活动受限可长期存在。

3. 其他 部分患者可有肩部怕冷、怕风的表现。

【体格检查】

部分患者三角肌可有轻度萎缩。冈上肌腱、肩胛下肌腱、冈下肌腱、小圆肌腱、三角肌前后缘、肱二头肌长短头肌腱等部位可有明显压痛。肩关节各轴面上主动和被动关节活动度下降。其中以肩关节外展、外旋、后伸受限最明显,肩关节前屈受限较少。

【辅助检查】

1. X线检查　多无明显异常,部分患者可有轻度的骨质疏松。可用来排除骨关节炎、骨折、脱位、肿瘤等疾病。

2. 磁共振(MRI)　磁共振目前在肩部疾病的诊断和鉴别诊断中,作用重大。可明确显示病变的具体部位、严重程度等。同时在鉴别肩袖损伤、肩部肿瘤等疾病中优势突出。

3. 实验室检查　特发性的肩周炎实验室检查多无异常。

【诊断与鉴别诊断】

肩周炎目前尚无统一的诊断标准,一般根据典型临床症状诊断,主要包括:起病及进展缓慢,肩部疼痛,主动和被动活动受限,有明确的的压痛点,X线检查多无明显异常等。结合临床表现,MRI多可进一步明确诊断。

肩周炎需与以下疾病鉴别:

1. 颈椎病　颈椎病除了肩部的症状,多合并上肢的疼痛或感觉异常,多有神经定位体征,多无活动受限。颈部劳累可加重症状,椎间孔挤压试验、臂丛神经牵拉试验、压顶试验、引颈试验可阳性。肩周炎症状多局限于肩部,有活动受限,上述查体多为阴性。

2. 肩撞击综合征　上举或外展活动时症状加重,肌力可下降,患臂出现上举60°~120°疼痛弧,撞击试验阳性。

3. 肩袖损伤　组成肩袖的冈上肌、冈下肌、小圆肌和肩胛下肌的肌腱损伤引起的疾病,其中冈上肌腱损伤占绝大多数。肩袖损伤被动活动无明显受限。MRI、肌骨超声和关节镜检查能明确肩袖损伤的部位及程度。

【治疗原则】

肩周炎的治疗目标是缓解症状和体征、恢复功能、防止关节粘连伤、提高患者生活质量。早期控制疼痛,保持功能锻炼,避免肩关节长期制动,在肩周炎的治疗中意义重大。

1. 药物治疗　非甾体抗炎药(NSAIDs)和肌松药是治疗肩周炎的一线药物。疼痛剧烈的患者可联合使用阿片类药物。

2. 功能锻炼　在可承受范围内,坚持进行主动和被动的锻炼。不及时进行功能锻炼,则有关节粘连的风险,甚至引起长期的功能障碍。

3. 物理治疗　红光、超激光、威伐光等理疗可改善肩部的症状。冲击波在肩周炎的治疗中也有一定的作用。

4. 中药熏蒸、针灸、推拿等在改善疼痛、缓解肩关节功能方面有一定的作用。

5. 疼痛科治疗措施　注射治疗可用于的关节内、腱鞘、滑囊内等部位的治疗,常用方法有糖皮质激素或臭氧注射治疗。小针刀、银质针等在肩周炎的治疗中也有积极作用。

6. 手术治疗 保守治疗效果不佳,或关节活动严重受限的患者可考虑关节镜下局部松解。

**【康复和预后】**

该疾病为慢性疾病,有自愈倾向。肩关节功能锻炼和运动在疾病的预后中有积极的作用。

(夏令杰)

# 第九节 肩峰下滑囊炎

**【概述】**

肩峰下滑囊多与三角肌下滑囊相通,位于冈上肌腱表面与肩峰之间,其大小变异很大,有时其远端伸入到三角肌的下方,又称三角肌下滑囊。肩峰下滑囊炎多数继发于冈上肌腱病变,是局限性肩痛中发生频率最高者。急性期滑囊肿胀,慢性期囊壁增厚,囊腔粘连。本病好发年龄 40~50 岁。

**【临床表现】**

初起感肩峰部疼痛、疲劳,疼痛可向肩胛方向或颈部和上肢放射。肩上举、外展外旋时症状加重,急性期疼痛较重,影响睡眠,患肩不能受压。肩峰下区及三角肌附近有局限性压痛,多伴有肩关节活动受限。后期出现肩胛带肌、冈上肌、冈下肌、三角肌萎缩。肩关节连续性伸屈运动可扪及关节内摩擦感。

**【体格检查】**

1. 压痛 肩关节外侧压痛敏感,多位于患肩的肩峰下及三角肌前后缘处;

2. 关节肿胀 急性期因滑囊充血水肿可见肩关节前方明显肿胀,并可触及肿胀的滑囊;

3. 功能障碍 肩关节活动受限,多以外展、外旋为主;急性期功能障碍多因疼痛所致;慢性期功能障碍与滑囊壁增厚粘连有关;

4. 肌肉萎缩 早期可出现冈上肌、冈下肌萎缩,晚期三角肌也可出现萎缩。

5. 撞击试验阳性 检查者用手向下压迫患者患侧肩胛骨,并使患臂上举,如因肱骨大结节与肩峰撞击而出现疼痛,即为撞击试验阳性;

6. 疼痛弧征阳性(pain arc syndrome) 患肩上举 60°~120° 范围出现疼痛;

7. 臂坠落试验阳性(arm drop sign) 被动抬高患臂至上举 90°~120° 范围,撤除支持,患臂不能自主支撑而发生臂坠落和疼痛。

**【辅助检查】**

X 线早期多无明显异常,晚期可见冈上肌腱处钙盐沉着;MRI 检查可见肩峰下滑囊有积液。

【诊断与鉴别诊断】

诊断依据

1. 肩峰周围疼痛。

2. 肩峰下区及三角肌附近有局限性压痛或囊性肿胀物。

3. 肩关节活动受限。

具备上述特征,诊断即可成立。病程长者出现肌肉萎缩。

肩峰下滑囊炎应与以下疾病相鉴别:

1. 肩部撞击综合征　主要特点是肩痛、活动受限、肌肉痉挛和肌肉萎缩。两者肩痛的部位接近,应仔细检查鉴别。肩部撞击综合征急性期可单纯表现为肩峰下滑囊炎,难以鉴别。慢性期肩部疼痛不明显,压痛较肩峰下滑囊炎广泛。

2. 肩周炎　肩周炎是肩肱关节囊及其周围韧带、肌腱和滑囊的退变引起的慢性非特异性炎症,多发于 50 岁,起病缓慢,无明显外伤史,女性多于男性。主要症状为肩痛逐渐加重,伴有肩关节活动受限。查体有肩峰下、喙突、冈下肌等广泛压痛,可伴有不同程度的肌肉萎缩。两者均有肩痛和活动受限,主要鉴别点在于肩周炎的压痛点较肩峰滑囊炎广泛。

3. 颈椎病　也可有肩痛,但往往不伴有肩关节活动受限。另外颈痛,常伴有神经根支配区疼痛、感觉障碍或麻木等症状,以及椎间孔挤压试验、引颈试验多为阳性,可伴有肌力减退、腱反射减弱等体征。影像学检查可见颈椎生理曲度变直,病变椎间隙及相应椎间孔变窄,椎间盘突出,硬膜囊受压等表现。从以上症状体征及影像学表现均可加以鉴别。

【治疗原则】

1. 药物治疗和理疗　口服非甾体抗炎药物或患处外用中西消炎镇痛药物;也可采用冲击波等物理治疗。

2. 局部注射治疗　准确穿刺滑囊内(有条件在 B 超引导下),回抽囊液,减轻压力(慢性期难以回抽),注射局麻药和糖皮质激素,减轻疼痛和炎症后,鼓励患者活动,避免粘连形成。

3. 针刀治疗　对于有肌腱钙沉着、活动受限严重的慢性患者,可采用针刀治疗。

4. 手术治疗　极少数经上述治疗无效时可考虑滑囊摘除术。

【康复和预后】

本病预后良好,炎症消退及症状缓解后可开始进行肩关节功能的康复训练。

(傅志俭)

# 第十节 喙突下滑囊炎

**【概述】**

肩胛骨喙突上有三块肌肉附着,自内向外依次为胸小肌、喙肱肌及肱二头肌短头。喙突下滑液囊位于胸小肌附着点的下方,其下为肩关节囊,当肩关节外展上举、内收及旋转活动时,该囊可减少关节与喙突之间的摩擦作用。慢性损伤、受凉及老年退行性病变是引起喙突下滑囊炎的主要原因。

**【临床表现】**

多有受凉劳损史或外伤史。肩关节活动常无明显受限,但被动上肢后伸和上举时伴有疼痛加重。喙突处有明显压痛,有时可触及囊性肿胀物。

**【体格检查】**

1. 压痛:喙突处可有明显压痛。

2. 局部肿胀:急性期因滑囊充血水肿可触及肿胀的滑囊。

3. 抬举抗阻试验阳性:上臂向前抬举时给予一定阻力时疼痛加重,即为阳性。

**【辅助检查】**

X 线检查多无异常发现,MRI 检查可见喙突下滑囊有积液。

**【诊断与鉴别诊断】**

诊断依据:

1. 起病缓慢,有受凉、慢性损伤史。

2. 喙突局部酸痛或发作性剧痛。

3. 喙突下可触及囊性肿物、压痛。

4. 肩关节活动常无明显受限,抬举抗阻试验阳性。

喙突下滑囊炎应与以下疾病相鉴别:

1. 肩部撞击综合征 两者均有肩痛,但肩痛的部位不同。喙突下滑囊炎疼痛局限于喙突,肩部撞击综合征疼痛可扩展至肩峰下及肱骨大结节。喙突下滑囊炎虽抬举抗阻试验阳性,但肩关节活动常无明显受限,而肩部撞击综合征多表现为外展、外旋和后伸受限明显。

2. 肩周炎 肩周炎是肩肱关节囊及其周围韧带、肌腱和滑囊的退变引起的慢性非特异性炎症,多发于 50 岁,起病缓慢,无明显外伤史,女性多于男性。肩周炎病变广泛,喙突下滑囊炎病变局限,两者易于鉴别。

**【治疗方案及原则】**

1. 局部注射治疗 先触及患侧喙突,沿喙突下滑至尖部,可触及明显压痛之囊性物或条索状物,此为进针点。快速进皮,直达病变滑囊,注射局麻药和糖皮质激素混合液 5ml。

2. 针刀疗法　可在局部注射的基础上进行针刀减压治疗。

3. 药物治疗和理疗　口服非甾体抗炎药或在喙突局部外用中西药物；也可采用冲击波、红外偏振光等物理治疗。

【康复和预后】

本病预后良好。

（傅志俭）

# 第十一节　肩部撞击综合征

【概述】

肩部撞击综合征又称肩部创伤性肌腱炎，是肩关节外展活动时，肩峰下间隙内结构与喙肩穹之间反复摩擦、撞击而产生的一种慢性肩部疼痛综合征。肩袖损伤和肩峰下滑囊炎通常被认为是肩部撞击综合征最常见的致病原因。

【临床表现】

主要症状是肩痛，其次是肩活动受限、肌肉痉挛和肌肉萎缩。但症状往往因病程的早晚及发病缓急而表现程度不同。

1. 慢性　肩关节无明显自发性疼痛，只有在做某一特殊动作时才会诱发疼痛。被动上臂外展至 60°~120° 时或内外旋时可诱发疼痛，但超过 120° 或用力牵拉上臂时疼痛消失或减轻。肱骨大结节处可有压痛，肩关节外展、外旋和后伸受限，病程长者可见肌肉萎缩。

2. 急性　有明显的扭伤或运动过度病史。主要表现为急性肩峰下滑囊炎，肩部剧烈疼痛，活动受限，肩峰下可有剧烈压痛。

【体格检查】

1. 压痛　多位于肩峰下及肱骨大结节处。

2. 肩关节被动活动时可闻及破裂声或捻发音。

3. 疼痛弧征阳性（肩外展 60°~120° 时）。

4. 肩关节活动受限，多表现为外展、外旋和后伸受限。

5. 撞击试验阳性　检查者用手向下压迫患侧肩胛骨，并使患臂上举，如因肱骨大结节与肩峰撞击而出现疼痛，即为撞击试验阳性。

【辅助检查】

X 线检查可发现肩峰下缘有骨赘形成；肩关节造影有助于鉴别肩袖部分撕裂或完全撕裂。肩关节 MRI 检查可见不同程度的肩袖损伤、肌腱连续性中断、断端回缩，慢性者可见肌肉萎缩等。B 超也可发现肩袖的撕裂损伤以及肌腱断裂等表现。

【诊断与鉴别诊断】

诊断依据

1. 肩痛,且主动活动时疼痛明显。

2. 疼痛弧征阳性。

3. 撞击试验阳性。

4. 影像改变:肩峰骨赘、肩袖损伤撕裂以及肌腱断裂等。

满足以上条件即可明确诊断。

肩部撞击综合征应与以下疾病相鉴别:

1. 肩周炎 肩周炎是肩肱关节囊及其周围韧带、肌腱和滑囊的退变引起的慢性非特异性炎症,肩周炎的压痛可以与肩部撞击综合征相似,但一般更为广泛。而影像改变不及肩部撞击综合征那么具有特征性。

2. 颈椎病 也可有肩痛,但往往不伴有肩关节活动受限。另外颈椎病的其他症状体征及影像学表现均可加以鉴别。

【治疗原则】

根据病情的轻重,可用固定患肢、注射治疗、物理治疗或手术等方法处理。

1. 固定 急性炎症时疼痛剧烈,应注意休息,并将上臂外展 30° 固定,减少肌肉活动以减轻疼痛。

2. 局部注射 可在压痛点及滑囊内行局部注射治疗,局麻药和糖皮质激素局部注射可以减轻炎症,缓解疼痛,改善功能。

3. 物理治疗 如偏振光、冲击波、离子导入等治疗。

4. 手术治疗 规范的保守治疗后效果仍不理想,症状严重影响患者的生活质量可考虑手术治疗。

【康复和预后】

本病预后良好。在急性期治疗疼痛缓解后,适度进行肩关节的回环及旋转运动;慢性病例应加强三角肌及肩袖肌群的力量练习活动,改进血液循环,增加肌力,防止进一步肌萎缩。

(傅志俭)

# 第十二节 冈上、下肌损伤及肌腱炎

【概述】

冈上肌、冈下肌、肩胛下肌、小圆肌及其肌腱组成肩袖,又称肌腱袖,是维持盂肱关节稳定性的主要结构,其中冈上肌、冈下肌、小圆肌起自肩胛骨的后表面,终止于肱骨大结节。肩关节外展时,肩袖肌肉通过协同作用对肱骨头加压将其固定在关节窝内(凹面 - 压缩效应),冈上肌协助三角肌外展肩关节,冈下肌和小圆肌有助于肩关节外旋,肩胛下肌有利于肩关节内旋。肩袖损伤是引起慢性肩痛和冻结肩的主要原因,占肩关节疾患的 17%~41%。肩袖撕裂主要涉及冈上肌和冈下肌,这两者的损伤常被称为后上方肩袖损伤。冈上肌最重要又最容易损伤,其远端肌腱靠前 1/3 部分、距冈上肌止点 1cm 处的"乏血管区"是冈上肌肌腱撕裂最好发的部位。钙化性冈上肌肌腱炎的发病率为 2.7%~20%,约占肩袖肌腱钙化的 90%,好发于中青年劳动者、家庭主妇及运动员,女性多于男性。随年龄增长导致的肩袖肌腱慢性退变会逐渐引起肩袖部分撕裂。冈下肌位于三角肌和斜方肌的深面,起于冈下窝,纤维向外集中,止于肱骨大结节,受肩胛上神经冈下支的支配,主要作用是使上臂内收、外旋。冈下肌是肩关节最有力的外旋肌之一,大多由于上肢突然过度外展、内旋而使其受到过度牵拉而损伤,以冈下窝起始部损伤多见。

【临床表现】

1. 冈上肌损伤及肌腱炎表现:肩关节疼痛,活动后加重,且夜间痛明显,主要体征为肩峰下或肱骨大结节处压痛,肩关节外展力减弱。

2. 冈下肌损伤及肌腱炎表现:有频繁的过头投掷和击打等运动史,肩背痛为其主诉,冈下窝疼痛,肩部疼痛,其疼痛界限不清。疼痛严重时可沿臂外侧放射至上臂和手指,多为酸胀痛,有时为麻痛与酸痛,当肩关节外展上举或前屈位内收时疼痛加剧,大部分患者在寒冷、劳累、气候变化时加重。

【体格检查】

1. 冈上肌损伤时肩峰下或肱骨大结节处压痛。冈下肌损伤时冈下窝可触及块状或条索状结节,压痛明显;肩关节中立位外旋抗阻试验阳性。

2. 诊断冈上肌断裂或损伤除了考虑夜间痛和肩峰压痛,还可参考以下特殊试验:

(1)冈上肌试验:患者站立位,上肢外展 90°,上肢处于内旋位或中立位,检查者对抗患肢外展,疼痛或力弱为阳性;特异度和阳性似然比最高;可用于排除假阳性,提高诊断效益。

(2)疼痛弧检查:撞击诱发试验,患者肩外展 60°~120° 时,出现疼痛为阳性;灵敏度最高,可用于筛查,以便早诊断早治疗。

(3)Neer 征:检查者用手向下压迫患者患侧肩胛骨并使患臂上举,如因肱骨大结节与肩峰撞击而出现疼痛即为 Neer 征试验阳性。

(4)Hawkins 征:检查者立于患者后方,使患者肩关节内收位前屈 90°,肘关节屈曲 90°,前臂保持水平,检查者用力使患侧前臂向下致肩关节内旋,出现疼痛者为试验阳性;特异度和阳性似然比最低。

(5)坠臂试验:检查者将患者肩关节外展至 90° 以上,嘱患者自行保持肩外 90~100° 的位置,患肩无力坠落者为阳性;灵敏度最低。

【辅助检查】

1. X线 肩关节结构正常,冈上肌肌腱内有类似椭圆形或长条形的高密度钙化影,若钙化灶位于肌腱—骨止点连接处,考虑营养不良性钙化。

2. CT、MRI 可判断钙化灶大小、形态、部位、浸润范围及肩峰形态。MRI

检查诊断冈上肌断裂的灵敏度和特异度分别为 87.5% 和 90.9%，其假阳性率及阴性率分别为 9.1% 和 6.3%，约登指数为 0.784。

3. B 超 可帮助阻滞定位。

**【诊断与鉴别诊断】**

1. 冈上肌损伤和肌腱炎的诊断标准：肩关节疼痛，活动后加重，夜间痛为主；肩峰下或肱骨大结节处压痛，肩关节外展力减弱；特殊试验如冈上肌试验和疼痛弧检查阳性。

2. 冈下肌损伤和肌腱炎的诊断标准：①有急性或慢性外伤史；②冈下窝，特别是肩胛冈中点下 3~4cm 处压痛，大多有与肩胛冈平行的痛性条索状反应物或肱骨大结节处压痛，但该处病变少见；③冈下窝区酸、麻、胀痛，严重时向颈或上臂放射；④患者后伸摸背困难，疼痛。

**【治疗原则】**

治疗首要目标是减轻炎症反应、缓解疼痛、恢复患者肩关节活动度、提高肌力。

肩袖撕裂小于正常肌腱厚度 50% 时可采用保守治疗，如休息、推拿、改变活动方式、药物治疗等。保守治疗无效者或肩袖撕裂大于正常肌腱厚度 50% 者可采用手术治疗，主要包括切开修复、小切口修复及肩关节镜下治疗。

1. 药物治疗 非甾体抗炎药，肌松药，改善微循环药物等。

2. 疼痛科专科治疗 肩胛上神经阻滞、冈上肌和冈下肌阻滞或射频治疗等。

3. 物理治疗 放散式体外冲击波治疗，以病灶及其周围组织对冲击波效应性疼痛反应为指引，对冲击波探头采取直击、旋转、摇摆和侧击等不同手法交替实施。

4. 手术治疗 关节镜下治疗肩袖撕裂主要适用于肩袖部分撕裂和小到中等大小的肩袖全层撕裂，优点是可直接探查盂肱关节并处理关节内损伤、不需要分离三角肌，可靠评估肩袖撕裂的大小、肌腱质地及活动度，软组织切除较少，切口小，术后恢复快等。

**【康复和预后】**

肩袖撕裂的治疗术后并发症主要包括肩关节粘连（发生率 4.9%~32.7%）、肩袖再撕裂等，早诊断和早治疗可以获得更好的预后。对于钙化性肌腱炎，大多数患者经保守治疗效果明显，病程呈自限性，钙化灶吸收较好。

（何睿林）

# 第十三节 肩胛内侧滑囊炎

**【概述】**

本病也称为肩胛内缘综合征，常并发于肩胛内上角综合征，发病时因病变部位被背阔肌及斜方肌遮盖,且压痛较深在,因此常常被忽视。

**【临床表现】**

患者常述有肩背不适及肩胛内缘酸胀痛,活动肩颈部可以缓解不适感,劳累及受凉时疼痛可加重。

**【体格检查】**

查体可见肩胛内缘局限压痛,部分患者可触及该部位摩擦感或条索状物。红外热像检查可见局部低温改变,X 线及实验室检查无特殊意义。

**【诊断及鉴别诊断】**

根据有无局部受凉及损伤病史、疼痛主要局限于肩胛内缘、局部有明显深压痛明确诊断。注意与肌筋膜炎鉴别。

**【治疗方案及原则】**

1. 药物治疗　包括口服非甾体抗炎药(NSAIDs)及局部药物治疗(NSAIDs乳膏、贴剂及中药膏药等)。

2. 物理治疗　可改善局部血液循环,加速组织修复,如红外偏振光照射、冲击波治疗等。

3. 局部注射治疗　局部痛点阻滞,穿刺时以患者疼痛区域有胀感为佳,注射利多卡因与适量糖皮质激素和 / 或臭氧。

4. 局部针刀松解　如病变部位存在组织粘连或瘢痕挛缩,可在局部阻滞的同时行针刀松解,可起到标本兼治的作用。

5. 射频治疗　适用于上述方法治疗效果不佳的患者。常采用脉冲射频,有效可重复治疗。

**【康复和预后】**

本病预后良好。

(巨　辉)

# 第十四节　肩胛肋骨综合征

**【概述】**

肩胛肋骨综合征是由于上肢和躯干长期的不协调运动或肩部外伤,使肩胛骨内、上缘的肌肉与相邻骨膜受损,出现肩胛骨内缘与脊柱后正中线之间区域的反复疼痛,并向颈后部和同侧上肢尺侧放射的疼痛综合征。多与肩关节长期而频繁的活动、过度负重、肩部重力撞击、不良姿势如长期伏案、久坐或上臂经常外展工作,肩胛骨和胸廓之间滑膜反复活动导致炎性渗出、增生、粘连等因素有关。发病时主要涉及 1 根神经 - 肩胛背神经(支配肩胛提肌和菱形肌),2 块肌肉 - 肩胛提肌和菱形肌,2 个滑囊 - 肩胛骨下滑囊和前锯肌下滑囊(肩胛骨下角)。疼痛以肩胛骨脊柱缘 - 肩胛骨下滑囊处为诱发点,炎性反应可以影响到周围组织。波及肩胛提肌时,则可出现颈肩部放射疼痛;波及菱形肌,则出现相应节段的脊柱棘突旁放射痛;波及前锯肌下滑囊时,可出现肩胛骨下角部位的放射痛。由于肩胛提肌受颈2~5神经支配,大、小菱形肌受颈4~6神经支配,当相应神经慢性损伤或在其行程中受到卡压,也可导致肩胛肋骨综合征,出现肩胛背部肌肉痉挛疼痛。

【临床表现】

本病好发于中年人,且与天气变化无明显相关,主要表现为肩胛骨内缘和脊柱后正中线区域反复发作的疼痛,并可放射至向颈后部和同侧上肢尺侧,疼痛程度可随病程发展而逐步增加。

【体格检查】

患肩外观多无异常,站立或坐位双臂交叉,双手搭在对侧肩上,使肩胛骨向外滑动,肩胛脊柱间隙暴露时,在胸3~4平面、后正中线旁开7~8cm肋骨上,以及肩胛内、上侧缘肌肉附着处易于发现压痛点,甚或扪及条索状硬结。严重时,患侧上肢向前搭肩、后伸动作受限。

【辅助检查】

X线、CT及MRI:肩胛骨和肩关节无异常发现。

【诊断与鉴别诊断】

诊断要点:好发于中年人;表现为肩胛骨内缘与脊柱后正中线之间反复发作的疼痛,可放射至上肢尺侧;疼痛区域有多个压痛点,可伴随患侧上肢前伸或后伸轻度受限;X线没有异常发现。

肩胛肋骨综合征应与以下疾病相鉴别:

1. 肩胛提肌损伤。

2. 颈肩部肌纤维织炎 颈部僵直,无上肢放射痛,压痛点广泛且不固定,无神经系统体征。

3. 肩关节脱位 患者存在"方肩"畸形,且X线检查表现为肩关节脱位征象。

4. 胸椎结核 常伴随全身表现如发热、盗汗、乏力和贫血等;胸椎X线、CT及MRI征象包括骨质破坏、椎体畸形、椎旁脓肿等。

5. 颈椎病和肩周炎 因其疼痛范围上及颈项、枕部,下及肩背、上肢,在临床上极易被误诊为颈椎病或肩周炎,X线检查或颈椎MRI检查有助于鉴别,肩周炎患者常有肩关节功能障碍或肩部肌肉萎缩和广泛压痛;神经根型颈椎病患者还有颈部僵直、神经系统体征持续存在,神经牵拉试验阳性等表现。

6. 心绞痛 肩胛肋骨综合征患者当压痛点在提肩胛肌止点处时,疼痛可向同侧上肢、颈后、背下方及前胸部(或沿第4、第5肋间部)放射,此时可误诊为心绞痛,后者通过血清心肌酶谱、心电图检查、冠脉造影可辅助诊断,抗心绞痛常规治疗有效。

【治疗原则】

治疗肩胛肋骨综合征的目的是缓解疼痛,尽快恢复功能。急性期制动为主,后期主张积极功能锻炼,并纠正不良姿势。

1. 药物治疗包括　肌肉松弛剂、非甾体抗炎药。如疼痛明显影响睡眠时可考虑使用镇静安定剂睡前服。

2. 神经阻滞治疗　包括局部痛点和/或肩胛下滑囊阻滞、肩胛背神经阻滞或医用臭氧气(水)注射,选择性颈神经根阻滞,脉冲射频治疗等。

3. 小针刀治疗。

4. 推拿、按摩、针灸、物理治疗。

5. 手术治疗　仅限于非手术治疗无效者。

【康复和预后】

本病急性期建议多休息,并注意纠正不良姿势;发病早期推荐神经阻滞疗法以消除炎症渗出;后期可考虑小针刀松解治疗,目的是解除痉挛粘连;采用中西医结合疗法,效果更好。

(何睿林)

# 第十五节　肩胛上神经卡压综合征

【概述】

肩胛上神经属于运动和感觉的混合神经,起源于臂丛神经上干的一个分支,其纤维来自颈4~6,从上干发出后由前内向后外斜穿过颈后三角,与肩胛舌骨肌的下缘平行,沿斜方肌深面外侧走行,穿过肩胛切迹,近似贴骨面向内侧走行,进入冈上窝,并发出1~2根运动分支支配冈上肌,分出数支感觉纤维分布于肩锁关节。肩胛上神经的冈上窝段紧贴着冈上肌深面向外下走行。肩胛上神经穿过肩胛下孔并绕着冈盂切迹向内下而到冈下窝,发出2~4分支支配冈下肌,同时分出数支感觉纤维分布于盂肱关节囊的背侧。肩胛切迹上方有短而厚的肩胛横韧带覆盖,肩胛上神经于韧带下方的切迹内穿过,而肩胛血管则从韧带上方横过。由于肩胛上神经在肩胛切迹处相对固定,上肢的不断活动、肩胛骨的不断移位而使切迹处神经反复受到摩擦,导致炎性肿胀和卡压。临床上绝大多数肩胛上神经卡压位于肩胛上切迹,冈盂切迹处压迫(如:腱鞘囊肿)肩胛上神经者较少见,后者主要压迫肩胛上神经下支,临床症状不典型,主要表现为肩部无力,冈下肌疼痛不适、萎缩,冈上肌萎缩不明显,肩关节外旋、外展肌力减弱,需注意常与颈椎病、肩袖疾病、肩关节不稳鉴别。肩胛切迹的类型、肩胛切迹和冈盂切迹的厚度,肩胛上神经转折角的大小、神经主干与冈上肌支的角度以及冈下肌支的入肌点等均是肩胛上神经卡压的危险因素。肩胛上神经卡压综合征常见于外伤、劳损、肿物压迫及医源性损伤等。

【临床表现】

有直接或间接肩部外伤史,男性好发,优势手多见。最常见的症状是酸胀钝痛,可集中于肩胛部后外侧,也可向颈部、前胸壁、同侧上肢(沿肩、肱后侧,放射至肘部甚至手部)放射。患肢易疲劳,肩外展、外旋无力、上举受限。也有许多患者疼痛不明显,仅表现患肢外展外旋肌力减弱,严重者晚期可出现冈上和/或冈下肌萎缩。

**【体格检查】**

冈上窝、冈下窝处有压痛,肩部相当于肩胛切迹处压痛明显。神经受压时间长的患者,冈上肌萎缩只见于肩胛切迹部位受压,而冈下肌萎缩无论肩胛切迹或冈盂切迹部位受压均可发生。肩关节外展起始 30° 时,肌力下降最明显。

特殊体征:①前臂交叉试验阳性,即将双上肢置于伸直位、肩关节前屈 90° 位,交叉于胸前时,可诱发肩胛部疼痛。②肩胛上神经牵拉阳性,即检查者一只手使患者的头部向患肩对侧旋转,另一只手压下患侧肩部会引发患侧后肩部疼痛。

**【辅助检查】**

1. X 线 肩胛骨前后位 X 线片(射线与尾侧成 15°~30°)可清晰显示肩胛切迹,有时可见肩胛切迹变浅或狭窄,或肩胛切迹附近陈旧性骨折。

2. B 超 有助于发现腱鞘囊肿或其他肿块。

3. CT 可发现肩胛切迹的解剖变异和肩胛上横韧带的骨化情况。

4. MRI 可发现局部形态学变化并精确定位。

5. 肌电图 冈上肌、冈下肌静止时的肌电可出现正尖波或纤颤电位,或伴随肩胛上神经运动传导速度减慢。

6. 局部压痛点诊断性阻滞有效。

**【诊断与鉴别诊断】**

诊断依据包括:①肩胛部疼痛不适,有明显压痛,同侧上肢乏力。②冈上肌、冈下肌萎缩。③特殊体征:外旋、外展力弱,前臂交叉试验和肩胛上神经牵拉试验等较敏感,特异性也较高。④早期诊断性阻滞有效:于肩锁关节内侧后方及冈上窝的外上方作局部阻滞后,肩部不适立即消失,肌力也随之恢复正常。⑤肌电图检查提示肩胛上神经运动传导速度明显减慢,冈上肌、冈下肌可出现正尖波或纤颤电位,腋神经及三角肌正常。

肩胛上神经卡压应与以下疾病相鉴别:

1. 颈 5 神经根卡压 该病临床也很常见,除颈肩痛外,多同时伴随肩外侧感觉改变。而肩胛上神经无皮神经支配,因此无皮肤感觉障碍;肌电图检查时,应检测三角肌运动电位及腋神经运动传导速度,以排除颈 5 神经根卡压的可能。

2. 与肩周炎和肩关节撞击综合征相鉴别 通过检查肩关节活动度就能作出诊断。前者肩关节被动上举活动受限,而后者往往在肩外展时有一痛弧,当对肩关节周围或肩峰下进行局部阻滞后常能缓解。

【治疗原则】

治疗目的是缓解疼痛,恢复功能。

1. 保守治疗　通常包括:减少患肢向头侧的活动,理疗,加强患侧肩关节稳定性的锻炼,以及药物治疗,包括:非甾体抗炎药、肌松剂如盐酸乙哌立松、营养神经药物如甲钴胺、改善微循环药物如地巴唑等。

2. 疼痛科专科治疗　选择肩胛切迹(从肩峰角沿肩胛冈上缘水平向内约4cm,再向前约3cm处)、冈下肌压痛点局部阻滞为首选治疗方法。其他还有肩胛上神经阻滞和/或脉冲射频等。

3. 针刀松解治疗。

4. 手术治疗　适用于经过6~12个月保守治疗,仍存在明显疼痛和功能障碍者。手术方式可采用传统开放手术或经关节镜微创手术。术中找到肩胛上神经,并随其行经追踪至肩胛上切迹处,切断肩胛上横韧带或切除肩胛颈囊肿,如有韧带钙化、骨赘则一并处理,需注意小心保护肩胛上动、静脉。

【康复和预后】

肩胛上神经卡压的治疗关键在于早期明确诊断,采用非手术疗法或关节镜下微创手术松解,由于对肩关节干扰小,术后不需要特殊固定处理。也可采用局部冰敷,用特制的肩关节吊包将上肢放置于肩关节外旋0°位。术后24小时(出血期)过后,即开始肩关节被动运动,强度以不肿、不发热为限。每天冰敷4~6次,每次15~20分钟。术后6周开始主动锻炼并恢复工作。术后3个月,逐步恢复正常运动。如术前已存在冈上肌、冈下肌肌萎缩,则术后仍有继续萎缩的可能。

(何睿林)

# 第三章
# 上肢疼痛疾病

## 第一节　上臂、前臂疼痛疾病

### 一、肱二头肌长头肌腱炎

**【概述】**

肱二头肌长头肌腱炎多见于中老年人,主要与慢性劳损有关。由于肱二头肌长头腱及其腱鞘穿过狭窄的骨纤维鞘,经常在运动时发生摩擦,容易受损,产生退变、粘连,从而引起疼痛或功能障碍。

**【临床表现】**

肩关节前外侧疼痛呈间歇性或持续性,夜间更明显,肩部活动时加重,休息后好转。有时疼痛可沿肱二头肌向下放射到肘关节,亦可引起肩关节周围疼痛。持续不愈的疼痛可引起肩关节活动受限。

此外,因炎症变化可在轻微外力或无外力的情况下发生肱二头肌长头腱断裂出现特殊的临床表现。

**【体格检查】**

肱骨结节间沟处有明显压痛;有时可触及增粗的肌腱及伸、屈肘时的摩擦感。

肱二头肌抗阻试验及肩关节内旋试验阳性。

**【辅助检查】**

首选 B 超检查,X 线多无异常。

**【诊断与鉴别诊断】**

根据患者临床症状、体征及 B 超检查可明确诊断。

该病需与肩袖损伤、颈椎病、肱骨骨折、喙突骨折、肩关节结核、肩关节肿瘤疾病相鉴别。

**【治疗原则】**

1. 一般治疗　急性期应制动休息,冷敷;慢性损伤者,给予热敷、理疗,外用涂擦敷贴剂,必要时短期口服非甾体抗炎药物等。

2. 注射疗法　局部注射消炎镇痛液或臭氧,1~2 周 1 次,半年内不超过 3 次。

3. 小针刀疗法

4. 冲击波疗法。

【康复和预后】

在患病年龄、患病原因、病变程度等诸多因素影响下,患者康复时间不定,但一般预后良好。注意避免着凉、过劳、功能康复锻炼可有效预防复发。

（吴大胜）

## 二、肱三头肌肌腱炎

【概述】

肱三头肌肌腱炎主要与长期做伸肘或后伸上臂的动作所致的慢性劳损有关。

【临床表现】

肩或上臂后部疼痛,具体部位、性质患者均难明确表达。有些患者只在做某些动作时感到疼痛。

【体格检查】

盂下粗隆处可有压痛,伸肘抗阻试验阳性。

【辅助检查】

X 线片可显示盂下粗隆增生,密度增高。B 超、红外热成像检查有助于本病诊断。

【诊断和鉴别诊断】

患者肩和 / 或上臂后部疼痛,结合查体盂下粗隆压痛、伸肘抗阻试验阳性可诊断。

需与肱骨骨折、肱三头肌滑囊炎、肱三头肌肌腱断裂、肩袖损伤、肩关节结核或肿瘤、桡神经病变、肱深动脉病变等疾病相鉴别。

【治疗原则】

1. 一般治疗　急性发病期,制动休息。有出血和肿胀者,可冷敷,加压包扎。急性损伤超过 48~72 小时后,或慢性损伤者,给予热敷、理疗(如偏振光、超短波、微波、超声波治疗、中频电疗法、磁疗、蜡疗),外用涂擦剂、敷贴剂,口服非甾体抗炎药物等。

2. 注射疗法　在盂下粗隆压痛点处注射消炎镇痛液或臭氧。

3. 小针刀疗法。

4. 冲击波疗法。

【康复和预后】

疼痛控制、局部无明显肿胀后,可进行功能锻炼,做伸肘或后伸上臂的动作,运动强度以不引起疼痛及局部肿胀为标准。

在患病年龄、患病原因、病变程度等诸多因素影响下,患者康复时间不定,但一般预后良好。注意避免着凉、过劳,运动前热身,可有效预防复发。

(吴大胜)

### 三、大圆肌损伤及大圆肌下滑囊炎

【概述】

大圆肌损伤及大圆肌下滑囊炎主要是上肢运动时肌肉和滑囊的摩擦与挤压所致。

【临床表现】

肩背部牵扯样酸痛或性质难以表达的疼痛,可伴有活动受限,多表现为后伸受限。

【体格检查】

常在肩胛角到腋后线起始部之间可触及硬性条索,有深压痛。

抗阻运动试验阳性,即用拇指压住压痛点,让患者做上臂内收、内旋、后伸的抗阻运动,疼痛加重。

【辅助检查】

X线检查多无异常发现。B超、红外热成像检查有助于本病诊断。

【诊断和鉴别诊断】

患者有肩后部的疼痛,查体在肩胛角到腋后线起始部之间可触及压痛点。抗阻试验阳性,B超、红外热成像检查有阳性表现。

该病需与肩胛骨及肱骨骨折、骨结核、骨肿瘤等疾病相鉴别。

【治疗原则】

1. 一般治疗 急性发病期,制动休息。有出血和肿胀的病例,要冷敷,加压包扎。急性损伤超过48~72小时后,或慢性损伤者,给予热敷、理疗(如偏振光、超短波、微波、超声波治疗、中频电疗法、磁疗、蜡疗),外用涂擦剂、敷贴剂,口服非甾体抗炎药等。

2. 注射疗法 在大圆肌痛性条索处及大圆肌下滑囊处注射消炎镇痛液或臭氧。

3. 小针刀疗法。

4. 冲击波疗法。

5. 银质针治疗。

【康复和预后】

可进行推拿按摩及功能锻炼康复。一般预后良好。注意避免着凉、过劳,可有效预防复发。

(吴大胜)

### 四、肱骨内上髁炎

**【概述】**

肱骨内上髁炎又称高尔夫球肘,指发生于屈肌总腱附着处的部分纤维损伤及骨膜炎性反应而表现为肘内侧的急慢性疼痛。肱骨内上髁附着的肌肉有:旋前圆肌、桡侧腕屈肌、掌长肌、尺侧腕屈肌和指浅屈肌。

此病多见于长期反复肘腕部活动者,如家庭妇女、手工业者及高尔夫球运动员。

**【临床表现】**

多数发病缓慢,早期肘关节内侧酸困不适,用力时出现,休息后消失;以后发展为持续性疼痛,多为钝痛,有时伴有烧灼感,也可剧痛难忍。病情严重者,疼痛可波及前臂、上臂,甚至肩背部。

**【体格检查】**

于肱骨内上髁可触及压痛点。前臂外旋腕关节背伸时出现肱骨内侧部疼痛为阳性。

**【辅助检查】**

X 线检查多无异常发现。B 超、红外热成像检查有助于本病诊断。

**【诊断和鉴别诊断】**

有肘关节内侧疼痛病史、有肱骨内上髁压痛,B 超、红外热成像检查阳性,即可明确诊断。

该病需与肘关节炎、肘关节结核、肘关节骨折、颈椎病等疾病相鉴别。

**【治疗原则】**

1. 一般治疗　适当休息,禁止剧烈活动和重体力劳动。急性损伤 24 小时内予以冷敷,超过 24 小时后给予热敷、理疗。

2. 药物治疗　可局部外用中西药物,必要时口服非甾体抗炎药等。

3. 注射疗法　于肱骨内上髁处注射消炎镇痛液或臭氧。每 1~2 周 1 次,半年内最多不超过 3 次。

4. 小针刀疗法。

5. 冲击波治疗。

**【康复和预后】**

预后良好。避免肘部过劳和受凉,可促进康复和有效预防复发。

(吴大胜)

### 五、肱骨外上髁炎

**【概述】**

肱骨外上髁炎又称网球肘,指发生于伸肌总腱处的部分纤维损伤及骨膜炎性反应,表现为肘外侧的急慢性疼痛。肱骨外上髁附着的肌肉有:桡侧腕长伸肌、腕短伸肌,指总伸肌,小指固有伸肌和尺侧腕伸肌。此病多见于长期反复手肘腕部活动者,如家庭妇女、手工业者及网球、羽毛球运动员。

【临床表现】

发病缓慢,早期肘关节外侧酸困不适,用力时出现,休息后消失,可发展为持续性疼痛,多为钝痛,有时伴有烧灼感,也可剧痛难忍。举臂、持物、用力伸肘如端壶、扫地、拧毛巾等动作时,可诱发或加剧疼痛。病情严重者,疼痛可波及前臂、上臂,甚至肩背部。

【体格检查】

肱骨外上髁可触及压痛点。

伸肌腱牵拉试验(Mill征):肘伸直、握拳、屈腕,然后将前臂旋前,或患者前臂旋前位,作对抗外力的旋后运动,发生肘外侧疼痛为阳性。

【辅助检查】

X线检查多无异常发现。B超、红外热成像检查有助于本病诊断。

【诊断和鉴别诊断】

有肘关节外侧疼痛病史、有肱骨外上髁压痛,B超、红外热成像检查阳性,即可明确诊断。

该病需与肘关节炎、肘关节结核、肘关节骨折、颈椎病等疾病相鉴别。

【治疗原则】

1. 一般治疗　建议休息,减少患臂的伸屈活动。急性损伤24小时内予以冷敷,超过24小时后给予热敷、理疗。

2. 药物治疗　可局部外用中西药物,必要时口服非甾体抗炎药等。

3. 注射疗法　于肱骨外上髁处注射消炎镇痛液或臭氧。每1~2周1次,半年内最多不超过3次。

4. 小针刀疗法。

5. 冲击波疗法。

6. 银质针治疗。

【康复和预后】

预后良好。避免肘部过劳和受凉,可促进康复和有效预防复发。

(吴大胜)

### 六、尺骨鹰嘴滑囊炎

【概述】

尺骨鹰嘴滑囊炎俗称肘后滑囊炎,该滑囊由3个滑液囊组成,即尺骨鹰嘴皮下囊、鹰嘴腱内囊、肱骨头肌腱下囊。外伤及经常摩擦碰撞此处,易发生炎症与疼痛。

【临床表现】

患肘伸屈时肘后疼痛,局部稍肿,影响活动,但半屈状态下提物不受影响。

【体格检查】

尺骨鹰嘴后部可触及囊性肿块,有滑动及波动感,鹰嘴两旁的神经沟消失。

【辅助检查】

X线检查早期多无异常,晚期侧位片可见尺骨鹰嘴结节变尖、成角样改变。B超、红外热成像检查有助于本病诊断。

【诊断和鉴别诊断】

有肘后疼痛病史、尺骨鹰嘴处压痛,B超、红外热成像检查阳性,即可明确诊断。

该病需与肘关节骨折、肘关节结核、肘关节肿瘤、外伤后皮下血肿等疾病相鉴别。

【治疗原则】

1. 一般治疗　建议休息,减少患臂的伸屈活动。急性损伤24小时内予以冷敷,超过24小时后给予热敷、理疗。

2. 药物治疗　可局部外用中西药物,必要时口服非甾体抗炎药等。

3. 注射疗法　可在滑囊内抽取积液后注射消炎镇痛液或臭氧。每1~2周1次,半年内最多不超过3次。

4. 小针刀疗法。

5. 冲击波疗法。

【康复和预后】

预后良好。注意避免肘后部过劳和受凉,可促进康复和有效预防复发。

(吴大胜)

## 七、前臂交叉综合征

【概述】

前臂交叉综合征指前臂伸肌腱及其周围组织,特别是腱交叉摩擦处的滑膜组织的慢性劳损性无菌性炎症,产生以前臂远端1/3的肿胀、疼痛等一系列临床症状。此病多见于用前臂劳动较多或前臂受伤者。

【临床表现】

本病好发于中年以上男性,以右侧多见,前臂远端1/3及腕以上常有酸痛,此疼痛可沿前臂桡侧向上放射到肘部,向下放射到拇指。病变处可出现与肌腱走行一致的肿胀和压痛。腕关节向尺侧偏时局部常产生明显的疼痛。

【体格检查】

当腕活动时,前臂远端1/3桡伸侧出现捻发感,即嘱患者做手指伸屈动作,同时前臂旋转,则可产生捻发感,此为典型体征。

**【辅助检查】**

X线检查多无异常发现。B超和红外热成像可辅助诊断。

**【诊断和鉴别诊断】**

有手及腕部频繁活动史,有前臂远端1/3处桡侧疼痛,向肘部及拇指端放射,腕部活动时加重,结合B超、红外热成像检查阳性,即可明确诊断。

该病需与前臂骨折、前臂深浅静脉炎等疾病相鉴别。

**【治疗原则】**

1. 一般治疗　建议局部制动休息,减少腕部活动。可予以物理治疗、热敷等。

2. 药物治疗　外用涂搽剂膏贴,必要时可短期口服非甾体抗炎药。

3. 注射疗法　于前臂桡背侧伸肌群交叉处,压痛最显著、捻发音最响处及周围注射消炎镇痛液或臭氧,每1~2周1次,半年内最多不超过3次。

4. 冲击波疗法。

5. 银质针治疗。

**【康复和预后】**

一般预后良好。注意避免前臂远端1/3及腕部过劳和受凉,可促进康复和有效预防复发。

（吴大胜）

## 八、肱桡滑囊炎

**【概述】**

在尺桡关节的桡骨颈部,有环状韧带包绕,该韧带外侧有一滑囊,叫肱桡滑囊,也称肱二头肌桡骨囊,该囊具有减少肌肉与韧带之间摩擦的作用,当其过度频繁地屈伸、旋转或外伤而引起该关节滑囊的慢性炎症时,表现为肘关节外侧疼痛及肿胀。多见于从事以屈伸、旋转肘关节为主要活动的人群。

**【临床表现】**

肘关节内下侧酸软、肿胀、疼痛,夜间及休息时尤重,患者常自主或被动活动肘关节。

**【体格检查】**

在肘窝远端的偏桡侧有压痛,并可触及大小不等的囊性肿块,肘伸位时明显。

前臂旋后抗阻试验及腕背伸抗阻试验均为阳性,Mill征阴性。

**【辅助检查】**

X线检查多无异常发现。B超和红外热成像可辅助诊断。

**【诊断和鉴别诊断】**

有肘部外伤或频繁活动史,肘窝远端偏桡侧有压痛,可触及囊性肿块;伸肘位明显。前臂旋后抗阻试验及腕背伸抗阻试验阳性。结合 B 超和红外热成像检查阳性,即可明确诊断。

该病需与肱骨外上髁炎、肘关节炎、肘关节结核、肘关节骨折等疾病相鉴别。

**【治疗原则】**

1. 一般治疗 建议局部制动休息,减少肘部活动。可予以物理治疗、热敷等。

2. 药物治疗 外用涂搽剂膏贴,必要时可短期口服非甾体抗炎药。

3. 注射疗法 于压痛点处、滑囊内注射消炎镇痛液或臭氧。每 1~2 周 1 次,半年内最多不超过 3 次。

4. 小针刀疗法

5. 冲击波疗法

6. 银质针治疗

**【康复和预后】**

一般预后良好。注意避免肘关节,尤其肘桡侧过劳和受凉,可适当康复锻炼,有效预防复发。

(吴大胜)

## 九、肘部扭伤

**【概述】**

肘部扭伤多由间接外力所致,如跌倒或高处坠下时,手掌着地,肘关节处于过度外展、伸直位,造成肘部关节囊、侧副韧带、环状韧带和肌腱不同程度的损伤。肘部扭伤常损伤尺、桡侧副韧带,而以桡侧常见。年轻人多发,男性多于女性,常伴发骨折或脱位。

**【临床表现】**

以侧副韧带和肌肉扭伤为主,经常发生于肘关节的外侧和前侧,有不同程度的肿胀和疼痛,严重者皮肤表面呈青紫瘀斑,损伤部位半屈伸位,屈伸活动受限。

**【体格检查】**

肘关节的内后方和内、外侧韧带附着部位压痛阳性,肘关节屈伸活动受限,伴有骨折、脱位时可有明显畸形。

**【辅助检查】**

肘部正侧位 X 线片,排除是否有骨折或脱位。B 超检查有助于血管、韧带及其他软组织损伤的确定。红外热成像可辅助诊断。

**【诊断与鉴别诊断】**

有明显的外伤史,肘部肿痛,活动受限。X 线检查,排除骨折及脱位。但患儿的骨骺损伤会很难鉴别,需要进行健侧 X 线片对比分析或 CT 检查。

**【治疗原则】**

1. 一般处理 肘关节急性扭伤排除骨折或脱位后,也应制动,患肢屈肘 90°,

用三角巾悬吊于胸前固定肘关节或用石膏托外固定 2~3 周。

2. 药物治疗 首选外用消肿止痛等中西药物,必要时短期口服非甾体抗炎药。

3. 注射治疗 在压痛局部注射消炎镇痛液,每 1~2 周 1 次,半年内最多不超过 3 次。

4. 冲击波治疗。

5. 手术治疗 肘关节扭伤严重,侧副韧带完全断裂时需考虑外科手术治疗。

**【康复及预后】**

扭伤早期作握拳活动,中后期作肘关节的旋转活动,逐步练习肘关节的屈伸功能,应着重于主动功能锻炼。轻微扭伤的患者预后良好。严重的扭伤可能会出现关节周围软组织的钙化、骨化,从而形成骨化性肌炎,影响肘关节活动度。

（黄佑庆）

## 十、旋前圆肌综合征

**【概述】**

正中神经通过旋前圆肌或指浅屈肌时受到卡压而导致的运动和感觉障碍等一系列症状称之为旋前圆肌综合征。男性多见,好发于经常作强有力前臂旋转工作者。

**【临床表现】**

患肢前臂近端疼痛,手掌桡侧和桡侧 3 个半手指麻木。拇、示、中指屈曲无力,不能做精细动作,可见大鱼际肌萎缩。

**【体格检查】**

旋前圆肌有压痛、变硬或肥大。Tinel 征阳性。患侧拇、示、中指屈曲肌力减弱。

**【辅助检查】**

神经电生理检测有助于卡压神经的定位及定性诊断,优于肌电图检查。

B 超检查可以帮助了解神经卡压明确诊断。

**【诊断与鉴别诊断】**

结合临床表现、神经电生理检测及 B 超检查结果即可确诊。

需与臂丛神经损伤、腕管综合征、骨间前神经卡压综合征相鉴别。

**【治疗原则】**

1. 急性期患肢休息、制动,禁止前臂做过度旋前的活动。

2. 一般治疗 外用中西药物消肿止痛,短期口服非甾体抗炎药。

3. 注射治疗 局部注射消炎镇痛液或臭氧。每 1~2 周 1 次,半年内不超过 3 次。

4. 小针刀疗法。

5. 冲击波治疗。

**【康复及预后】**

经积极治疗后预后良好。

（黄佑庆）

## 十一、旋后肌综合征

**【概述】**

旋后肌综合征又称前臂骨间背侧神经卡压综合征,指桡神经骨间背侧支因牵拉、外伤、摩擦或脂肪瘤、血管瘤、腱鞘囊肿等机械性压迫受损,其支配的肌肉产生不同程度的运动功能障碍,甚至瘫痪。男性多发,病程缓慢。

**【临床表现】**

1. 患肢伸指无力,无感觉功能障碍。

2. 患肢前臂近端疼痛,休息时加重,常有夜间痛醒史,疼痛往往是瘫痪的先兆。

**【体格检查】**

1. 按压桡骨头背外侧(相当于旋后肌投影处)疼痛明显,重压可向远端放射。

2. 伸拇肌、伸指肌或外展拇指肌的肌力减弱或消失。

3. 伸腕肌的肌力桡侧正常,尺侧减弱或消失,腕部呈背伸并向桡侧倾斜。

**【辅助检查】**

神经电生理检查发现神经传导速度减慢。

**【诊断与鉴别诊断】**

根据临床表现、查体及神经电生理检测可明确诊断。

**【治疗原则】**

1. 一般治疗　休息、局部热敷、理疗。

2. 药物治疗　外用中西药物消炎止痛,可短期口服非甾体抗炎药。

3. 注射治疗　局部注射消炎镇痛液或臭氧。每1~2周1次,半年内不超过3次。

4. 冲击波治疗。

**【康复及预后】**

经积极的治疗及康复锻炼,预后良好。

（黄佑庆）

## 十二、肘管综合征

**【概述】**

肘管由肱骨内上髁后下方的尺神经沟、近端表面的 Osborne 韧带及远端表面尺侧腕屈肌两个头之间的腱膜所构成。尺神经于上臂远端通过肘管进入前臂,其在骨纤维通道的卡压称为肘管综合征。肘外翻、尺神经滑脱、肘关节陈旧性骨折、骨折复位不良、肘管内骨质增生以及过度屈伸肘关节均可使尺神经在肘管内受压导致肘管综合征。

【临床表现】

1. 肘区疼痛 表现为刺痛,向近远端放射,环指、小指多出现间歇性麻木症状,与体位有关。

2. 尺神经支配区域的感觉障碍 手尺侧及尺侧一个半手指感觉异常。

3. 肌肉萎缩,肌力减退 突出表现为小指处于外展位,内收不能,握力、捏力减弱,病程长者小鱼际肌及骨间肌萎缩,出现爪形手。

【体格检查】

1. 尺神经支配区即环指尺侧、小指、手背尺侧的感觉减退、手内肌萎缩和肌力减退、爪形手畸形。

2. 部分患者屈肘时可扪及尺神经滑脱。

3. 肘部 Tinel 征可为阳性。

4. 屈肘试验阳性 肘关节极度屈曲时出现环指、小指麻木感。

【辅助检查】

1. X 线检查多无异常。

2. 肌电图检查 肌电图检测显示尺神经支配的诸肌出现失神经支配的自发电位,经过肘部的神经传导速度减慢是最有意义的诊断依据。

3. 神经诱发电位检查 体感诱发电位丧失是较敏感的指标。

4. B 超检查 B 超对于肘管综合征具有重要的诊断参考价值,可准确发现尺神经各种病理变化。

5. MRI 检查 可用于肘管综合征诊断及预后评估。

【诊断与鉴别诊断】

根据临床表现、查体及辅助检查可明确诊断,但需与腕尺综合征相鉴别。

【治疗原则】

1. 一般处理 可采用石膏或夹板将上臂固定于伸直位,配合非甾体抗炎药及神经营养药,也可进行理疗。

2. 注射治疗 可用消炎镇痛液作肘管内注射,每 1~2 周 1 次,半年内不超过 3 次。

3. 针刀治疗。

4. 冲击波治疗。

5. 手术治疗 上述治疗不满意可考虑手术治疗。

【康复及预后】

早期诊断后经积极的治疗及康复锻炼,预后良好。

(黄佑庆)

### 十三、桡管综合征

**【概述】**

桡管是指桡神经从肱三头肌内侧头和外侧头之间入肱骨桡神经沟开始,至穿出上臂远端 1/3 水平的外侧肌间隔为止的一段骨性纤维管,桡神经在此管道内受压称之为桡管综合征。不正常的睡姿、外伤、肿瘤、骨折和脱位、类风湿关节炎、局部瘢痕、医源性损伤等原因都可导致桡管综合征。

**【临床表现】**

1. 疼痛 多为钝痛,疼痛多表现为肘外侧、前臂伸肌群近端疼痛,上肢活动时症状加重。夜间疼痛感会更加明显,严重者影响睡眠。

2. 肌力减弱 可有迟钝和麻木感,可有伸指无力、肌力减弱。晚期可导致受累肌肉萎缩。

3. 有时患者因上肢突然过度用力,发生桡神经完全性麻痹,出现垂腕、垂指、垂拇症状。

**【体格检查】**

1. 桡管附近压痛,伸肘位抗阻力伸指及前臂抗阻力旋前、旋后时疼痛明显。

2. 第 1、2 指骨间背侧桡神经分布区的皮肤出现感觉障碍。

3. 中指伸指试验阳性。

**【辅助检查】**

1. X 线检查 多无异常,需排除桡骨小头脱位及孟氏骨折。

2. 神经电生理检测 可测定桡神经传导变化。

3. B 超检查 超声可显示受卡压的桡神经及其周围的解剖结构。

4. 红外热成像可辅助诊断。

**【诊断与鉴别诊断】**

根据病史、临床表现、B 超、神经电生理及红外热成像检查可明确诊断。但需与肱骨外上髁炎相鉴别。

**【治疗原则】**

1. 一般处理 将患者前臂固定于伸腕、屈肘、前臂后旋位进行制动。可同时服用神经营养药、非甾体抗炎药或进行理疗。

2. 局部治疗 在桡管处进行神经阻滞治疗,每周 1~2 次,半年内不超过 3 次。也可加用针刀治疗或冲击波治疗。

3. 手术治疗 上述治疗效果不佳,可考虑手术治疗。

**【康复及预后】**

经积极治疗及康复理疗,预后良好。

(黄佑庆)

# 第二节　腕部、手部疼痛疾病

## 一、腕管综合征

【概述】

腕管综合征是由于各种原因导致腕管内压力增高,使正中神经通过腕管时受压而引起的相应症状。女性较多,急性腕损伤、腕部慢性劳损、糖尿病周围神经病变、黏液水肿可能是重要的易患因素。

【临床表现】

腕部疼痛,呈烧灼样或针刺样,屈腕动作时疼痛明显,劳累后疼痛加重,可放射至肘部,随后可出现拇指、示指、中指和环指桡侧感觉异常或麻木,改变上肢的姿势及甩手动作时疼痛和麻木可缓解。病情加重可出现手指感觉减退或消失,肌力减弱,肌肉萎缩,手指捏、握无力,精细动作受限。

【体格检查】

患肢桡侧三个半手指感觉减退或消失,大鱼际肌萎缩,拇对掌功能受限。腕掌屈试验(Phalen 试验)阳性。

【辅助检查】

1. 腕关节 X 线多无异常。

2. 神经电生理检查可协助诊断。

3. B 超检查可见阳性改变。

4. MRI 检查可见阳性改变。

【诊断与鉴别诊断】

根据临床症状和体征,结合辅助检查阳性结果即可明确诊断。

需与神经根型颈椎病、旋前圆肌综合征及胸廓出口综合征相鉴别。

【治疗原则】

1. 一般治疗　包括冲击波等物理治疗和以局部外用为主的中西医药物治疗。

2. 注射治疗　局部注射消炎镇痛液或臭氧。每1~2周1次,半年内不超过3次。

3. 小针刀疗法。

4. 手术治疗　上述治疗无效或症状加重或有鱼际肌萎缩者可考虑手术治疗。

【康复和预后】

一般预后良好。应注意休息、避免腕部过劳和受凉,可促进康复和有效预防复发。

(黄佑庆)

### 二、腕部尺管综合征

**【概述】**

尺管也称 Guyon 管,是一个密闭的长约 2cm 的三角形骨纤维性管道,位于腕关节的掌尺侧,主要由腕横韧带的尺侧段与腕掌侧韧带的远侧部共同构成。在尺管内,尺神经分成浅感觉支和手掌深运动支。尺神经通过尺管时受到各种因素的卡压引起尺神经感觉、运动功能障碍,称为腕部尺管综合征。

**【临床表现】**

尺管综合征可表现为单纯运动型、单纯感觉型和混合型。主要有手内肌的肌力减弱,手掌尺侧及邻近一个半指的疼痛、麻木等感觉异常。

**【体格检查】**

患手小指、环指感觉异常或麻木,可出现小鱼际肌、第一骨间肌萎缩,小指展肌肌力下降。屈腕试验与腕叩诊试验(Tinel 征)可为阳性。

**【辅助检查】**

X 线检查多无异常,B 超检查可能发现尺管内异常病变和尺神经受压程度。电生理检测可能有助于疾病的诊断。

**【诊断与鉴别诊断】**

对于症状轻微的患者,传统的检测方法难以发现异常,从而诊断困难。但症状体征典型的患者结合腕部超声及神经电生理检测可明确诊断。

需与肘管综合征、腕管综合征、颈肋、脊髓肿瘤相鉴别。

**【治疗原则】**

1. 保守治疗　局部制动休息;局部物理治疗及冲击波治疗;中西药内服外用;推拿;针灸等。

2. 神经阻滞及针刀治疗　尺管内神经阻滞治疗或臭氧注射,也可在此基础上进行针刀松解治疗。

3. 手术治疗,上述保守治疗效果不佳、反复发作且症状严重的患者,可行手术治疗。

**【康复和预后】**

一般预后较好。尺神经松解治疗后应及早开始功能锻炼。加强练习各指的伸屈活动和腕伸屈以及前臂旋转活动,防止失用性肌萎缩及粘连。

(郑　婧)

### 三、腕部腱鞘炎

**【概述】**

腕部腱鞘炎是指腕部肌腱在腱鞘长期反复过度机械性摩擦而引起的局部损伤性炎症。多见于长期频繁活动腕部者。

**【临床表现】**

起病多较缓慢,逐渐加重,局部可有肿胀,屈伸活动受限,背侧疼痛明显,屈曲时疼痛加重。

**【体格检查】**

腕关节背侧局部可有肿胀,压痛明显,腕关节屈伸活动受限。

**【辅助检查】**

X线检查多无异常。B超检查可见患腕部肌腱变性、肿胀、结节等。

**【诊断与鉴别诊断】**

根据病史,结合临床症状、体征及B超检查结果可明确诊断。

需与类风湿关节炎及桡骨茎突狭窄性腱鞘炎相鉴别。

**【治疗原则】**

1. 一般治疗　局部制动,热敷、理疗等。
2. 注射治疗　局部注射消炎镇痛液或臭氧,1~2周一次,半年内不超过3次。
3. 针刀治疗。
4. 冲击波治疗。

**【康复和预后】**

预后良好。在治疗期间应减少腕部活动,促进康复。

（于建设）

## 四、腕部腱鞘囊肿

**【概述】**

腱鞘囊肿常见于腕背部,也可见于腕关节掌侧面。腱鞘囊肿的发病机制尚不明确,腕部腱鞘囊肿可能与腕部活动较多有关,好发于20~40岁,女性多于男性。

**【临床表现】**

表现为腕部半球形的囊性肿物,表面光滑,可推动。一般生长缓慢,可无明显的临床症状。若囊性肿物较大,局部可有酸胀无力感,亦可伴酸痛及放射痛。发生于腕背者可致腕力减弱;若压迫正中神经及尺神经,可出现相应神经的感觉及运动功能障碍。

**【体格检查】**

腕部可触及表面光滑、质略韧,与皮肤无粘连,且可推动的囊性肿物,可有囊性感或波动感。可有压痛。

**【辅助检查】**

超声检查有助于明确诊断。

**【诊断与鉴别诊断】**

结合症状、体征及超声检查,腱鞘囊肿可明确诊断。

需与腱鞘巨细胞瘤、表皮样囊肿、类风湿结节、痛风石、腱鞘纤维瘤、脂肪瘤等进行鉴别诊断。

**【治疗原则】**

没有明显症状的患者,可不需处理。早期可适当休息并配合理疗。对囊液可进行抽吸后注射消炎镇痛液,也可应用针刀或冲击波治疗。

**【康复和预后】**

减少过度腕部活动,避免急慢性损伤,促进腱鞘囊肿的康复,减少复发机会。预后良好。

（郑　婧）

## 五、腕背隆突综合征

**【概述】**

手部第 2、3 掌骨基底部背侧的骨质增生导致第 2、3 腕掌关节背侧出现局限性骨性隆突,诱发局部疼痛和手腕无力等临床症状称为腕背隆突综合征。本病病因和发病机制尚不明确,大多认为是因急性或慢性劳损导致的一种创伤性骨关节病。

**【临床表现】**

临床主要表现为腕背部逐渐隆起的骨性畸形、局部疼痛,特别是手腕用力背伸时疼痛加剧,持物或劳动时手腕部酸胀无力。

**【体格检查】**

第 2、3 腕掌关节背侧可见质硬的骨性隆起,在腕掌屈时更明显,局部有压痛,腕关节活动基本正常。

**【辅助检查】**

超声检查可以鉴别局部隆起为骨性或囊性包块。X 线片可见有腕掌关节间隙变窄,毗邻骨骨质增生。茎突子骨或第 2 大多角骨子骨,偶可见骨折或脱位。

**【诊断与鉴别诊断】**

对于腕背部隆突畸形患者,有明确的职业史,包块质地坚硬,结合 B 超和 X 线检查结果即可明确诊断。

需与腕部腱鞘囊肿、腕部神经鞘瘤与腱鞘巨细胞瘤进行鉴别诊断。

**【治疗原则】**

腕背隆突综合征如无临床症状,可不需特殊处理,有症状时可局部注射治疗、冲击波治疗和其他物理治疗。

保守治疗无效或者局部隆起较大,症状明显的患者,可行手术治疗。

**【康复和预后】**

腕背隆突综合征预后良好,但劳累后易复发。

（郑　婧）

### 六、腕关节扭伤

【概述】

腕关节由桡腕关节，桡尺远端关节、尺腕关节和8块腕骨及腕骨间关节和韧带组成。腕关节可做背伸、屈曲、桡及尺侧偏斜及旋转等活动。腕关节扭伤指由直接或间接暴力所引起的腕关节周围韧带、肌腱、关节囊等软组织的损伤。

【临床表现】

腕关节扭伤可分为急性和慢性损伤。

急性损伤多有外伤史，表现为腕部肿胀、疼痛、局部有淤血，压痛明显，功能明显受限、活动时疼痛加剧。损伤韧带牵拉试验阳性。

慢性损伤多有劳损史，局部肿胀不明显，疼痛轻微或偶有疼痛，腕关节无力或不灵活，做较大幅度的活动时，则患处疼痛明显。

【体格检查】

腕关节轻、中度扭伤时可有局部肿胀和压痛，患手不能持重，腕关节活动时疼痛加重，若出现严重扭伤时甚至出现关节变形。

【辅助检查】

X线或CT检查可排除骨折和脱位，B超及MRI检查对腕关节韧带、肌腱及血管神经等软组织损伤的诊断有较大帮助。

【诊断与鉴别诊断】

根据病史、症状、体征及辅助检查可明确诊断。

需与腕掌关节炎、腕部腱鞘囊肿、腕管综合征、尺管综合征等疾病进行鉴别诊断。

【治疗原则】

1. 一般治疗　急性损伤24小时内，可采用冷敷、加压包扎。损伤24小时后可采用各种理疗；重度损伤建议由骨科处理。

2. 药物治疗　外用中西药物消肿止痛，短期口服非甾体抗炎药。

3. 注射治疗　局部痛点可注射消炎镇痛液或臭氧。

4. 针刀治疗。

5. 冲击波治疗。

6. 手术治疗　损伤较严重时需手术治疗。

【康复和预后】

腕关节复位固定的患者早期要限制腕关节的活动。手术治疗的患者行早期康复治疗有助于功能的恢复。预后总体较好。

（郑　婧）

### 七、桡骨茎突狭窄性腱鞘炎

**【概述】**

桡骨茎突狭窄性腱鞘炎是因拇指或腕部过度活动,使拇长展肌和拇短伸肌肌腱在桡骨茎突部腱鞘内长期反复过度摩擦,导致该处肌腱与腱鞘局部发生水肿、粘连、增生和无菌性炎症反应,造成肌腱在腱鞘内的滑动受阻所致。本病女性多见,好发于手工劳作者。

**【临床表现】**

多慢性起病,患侧桡骨茎突及拇指周围疼痛,拇指活动时疼痛加重,致腕部及拇指活动受限。

**【体格检查】**

患侧桡骨茎突压痛及摩擦感,可有轻微隆起的结节,局部可有轻度肿胀,握拳尺偏试验(Finkelsein 征)阳性。

**【辅助检查】**

X 线多无异常;B 超检查更有诊断意义。

**【诊断与鉴别诊断】**

根据病史、症状和体征及 B 超检查即可诊断。

需与类风湿关节炎及腕部腱鞘囊肿进行鉴别诊断。

**【治疗原则】**

1. 一般治疗　减少腕部活动,可予以热敷、理疗。
2. 药物治疗　可外用中西药物,短期口服非甾体抗炎药。
3. 注射治疗　局部注射消炎镇痛液或臭氧。每 1~2 周 1 次,半年内不超过 3 次。
4. 小针刀疗法。
5. 冲击波疗法。

**【康复和预后】**

一般预后良好。应注意休息、避免腕部过劳和受凉,可促进康复和有效预防复发。

(姚　旌)

### 八、尺骨茎突狭窄性腱鞘炎

**【概述】**

尺骨茎突狭窄性腱鞘炎又名尺侧伸腕肌腱腱鞘炎,是因腕部尺侧过度活动,使尺侧伸腕肌腱在尺骨茎突部腱鞘内长期反复过度摩擦,导致该处肌腱与腱鞘局部发生水肿、粘连、增生和无菌性炎症反应而引起的,临床上较少见,女性较男性多见。

**【临床表现】**

常有腕部外伤史,或腕关节过伸扭转劳作的工作史,主要表现为尺骨茎突疼痛,前臂旋后或腕关节过度背伸等牵拉腕伸肌的动作可使疼痛加重,疼痛可沿尺侧向肘部及手指放射,可出现捏物及端碗困难。

**【体格检查】**

患侧尺骨茎突后外侧可扪及因腱鞘增厚形成的突起,有压痛,局部可轻度肿胀。伸腕桡倾试验阳性。

**【辅助检查】**

X线多无异常;腕关节B超检查可见尺侧肌腱增厚、腱鞘积液、腱鞘狭窄等表现。

**【诊断与鉴别诊断】**

根据病史、症状和体征,不难做出诊断。

需与类风湿关节炎、腕部腱鞘囊肿、腕管综合征疾病相鉴别。

**【治疗原则】**

1. 一般治疗　减少腕部活动。局部可予以热敷、理疗。

2. 药物治疗　可外用中西药物,必要时短期口服非甾体抗炎药。

3. 注射治疗　注射消炎镇痛液或臭氧治疗。每1~2周1次,半年内不超过3次。

4. 小针刀疗法。

5. 冲击波疗法。

**【康复和预后】**

治疗效果好,但易复发,患者应注意劳逸结合,切忌骤然增加手及腕部的劳动强度,避免腕关节过度背伸或损伤。

(姚　旌)

## 九、拇指基底关节综合征

**【概述】**

拇指基底关节(第一掌骨与大多角骨间的腕掌关节)的特殊鞍状结构有利完成伸、屈、内收、外展及旋转等手部活动。由于拇指活动多,引发该关节周围退行性变而出现的一系列临床症状称之为拇指基底关节综合征。急性损伤或Bennett骨折也是引起该病的主要原因。

**【临床表现】**

患者多有外伤或劳损病史。早期表现为关节肿胀、活动后疼痛;晚期可转为持续性疼痛、活动严重受限,甚至关节畸形,出现关节不稳,握物无力等症状。

**【体格检查】**

1. 屈曲内收试验　检查者持患手第一掌骨,使之掌屈并同时向尺侧偏斜,如腕掌关节产生疼痛或发生弹响为阳性。

2. 研磨试验　将患侧拇指沿第一掌骨下压,尽量使腕掌关节间隙缩小,同时旋转第一掌骨、拇指基底关节,若出现关节疼痛则为阳性。

【辅助检查】

X 线或 CT 检查早期无明显变化,中晚期可见关节间隙变窄,关节面不光滑。超声或 MRI 也有助于诊断。

【诊断与鉴别诊断】

患者有腕部劳损或外伤史,腕掌关节部位疼痛,结合查体及影像学检查可明确诊断。

需与拇长屈肌狭窄性腱鞘炎、手部捻发音肌腱炎相鉴别。

【治疗原则】

1. 一般治疗　可采用患处制动、休息、理疗、中西药外敷和短期口服非甾体抗炎药等方法。

2. 注射治疗　局部注射消炎镇痛液或臭氧,每 1~2 周 1 次,半年内不超过 3 次。

3. 针刀治疗。

4. 冲击波治疗。

5. 手术治疗　疗效不佳并症状严重者可手术治疗。

【康复和预后】

本病一般预后良好。Bennett 骨折后导致拇指基底关节综合征的部分患者,因接受大多角骨切除术后拇指腕掌关节失稳,导致握物无力症状长期存在,需要较长时间康复。

(刘金锋)

## 十、指关节侧副韧带损伤

【概述】

手指关节侧副韧带可因手指过伸、侧屈或暴力旋转而产生损伤。根据损伤部位可分指间关节侧副韧带损伤和掌指关节侧副韧带损伤。拇指掌指关节侧副韧带损伤较多见,尺侧副韧带损伤多于桡侧。

【临床表现】

患指出现指关节局部肿胀、疼痛和手指活动无力,可能影响握、捏功能。

【体格检查】

患指关节压痛,急性损伤可见关节红肿,活动受限。

【辅助检查】

X 线片多无异常,B 超检查有助于明确诊断。

【诊断与鉴别诊断】

根据患者指间关节外伤史,局部肿胀疼痛,不难做出诊断。但应与指骨骨折、类风湿关节炎等疾病鉴别。

【治疗原则】

急性损伤应于韧带松弛位制动 3~4 周。慢性损伤可外用中西药物、理疗及局部注射治疗。

如拇指掌指关节侧副韧带完全断裂时,断裂的韧带可发生回缩卷曲,宜早期手术修复;陈旧性完全断裂者如无法手术重建韧带,可行关节融合手术。

【康复和预后】

治疗后患指的功能活动是康复的重点。在患指关节制动的同时,应主动或被动活动邻近关节,以免造成相邻指关节的活动受限。预后视损伤程度而异。

(刘金锋)

## 十一、指关节扭伤

【概述】

手指在伸直位或掌指关节在屈曲位时,遭遇顶撞、扭伤之外力,发生关节面及滑膜的损伤,出现局部疼痛、压痛和活动障碍,称指关节扭伤。在日常生活、劳动、体育锻炼中,手指受伤的机会较多,虽损伤不重,若不及时治疗,将会遗留疼痛、功能障碍等症状,对患者生活造成不便。

【临床表现】

受伤的指间关节肿胀、伤处皮肤发红、疼痛,屈伸活动时疼痛加剧。

【体格检查】

首先查看手指外形,初步确认有无骨折。无骨折后进行指间关节及掌指关节的触诊,查看压痛点的部位。伤指有明显的压痛,常处于半屈曲位,被动侧方活动时疼痛加重。如侧副韧带断裂可出现侧向活动异常。

【辅助检查】

可行 X 线或局部 CT 检查,查看是否有骨折。

【诊断与鉴别诊断】

本病诊断相对简单,一般有明显的手指关节扭挫伤史,伤指肿痛明显,可经 X 线检查排除骨折及脱位,另外需与腱鞘炎进行鉴别诊断。

【治疗原则】

1. 一般处理 先保护性制动、冷敷,伤后 24 小时后可外用中西药物,必要时短期口服非甾体抗炎药。

2. 注射治疗 必要时可行局部痛点注射治疗,给予消炎镇痛液或臭氧。

【康复和预后】

本病预后一般较好,但是如果处理不及时会容易再次扭伤。

(刘金锋)

## 十二、掌、指关节炎

### 【概述】

掌、指关节炎是指发生在掌指关节和各指间关节的慢性退行性骨关节疾病。女性多发,起病隐匿,进展缓慢。

### 【临床表现】

受累关节疼痛肿大,可为持续性隐痛、胀痛,活动劳累后加重,一般晨僵时间≤30min。症状严重时可出现关节肥大和关节畸形。

### 【体格检查】

受累关节肿胀,急性发作严重时可见皮肤红肿,伴局部皮温升高,有压痛,活动受限,严重者可见关节畸形。

### 【辅助检查】

实验室检查:血常规、类风湿因子、血沉、C反应蛋白可正常,急性发作时血沉、C反应蛋白可增高。

X线平片可显示骨质增生、关节缘骨赘形成,关节间隙狭窄、软骨下骨硬化等。

超声检查可显示滑膜炎、囊性变、关节积液、关节间隙狭窄等。

### 【诊断与鉴别诊断】

根据病史、症状体征及辅助检查,可明确诊断。

需与类风湿关节炎、痛风性关节炎、银屑病关节炎、腱鞘炎、感染性关节炎等进行鉴别诊断。

### 【治疗原则】

1. 一般治疗 建议休息,减少受累关节的活动,可予以热敷及局部理疗。急性发作可予以冷敷及理疗。

2. 药物治疗 外用中西药物消炎止痛,必要时短期口服非甾体抗炎药。

3. 注射治疗 局部注射消炎镇痛液或臭氧。每1~2周1次,半年内不超过3次。

4. 小针刀疗法。

5. 冲击波治疗。

### 【康复和预后】

大多预后良好。加强患者的自我管理和宣教,注意保暖,尽量避免过度劳损和创伤,适度功能锻炼。

(郑 婧)

## 十三、指屈肌腱鞘炎

### 【概述】

指屈肌腱鞘炎是一种临床常见的手指腱鞘疾病,又称"弹响指"或"扳机指"。

好发于长期使用手指活动的作业者。

【临床表现】

起病缓慢。早期患指晨起发僵、疼痛、活动后可减轻或消失。疼痛局限在掌指关节掌侧并放射至手掌或手指远端。多见于拇指、中指、环指。随病程延长患指出现弹响伴疼痛加重,严重者患指屈伸功能障碍。

【体格检查】

患指掌指关节掌侧端掌面局部压痛,有时可触到增厚的腱鞘,如豌豆大小的痛性结节,屈伸患指该结节随屈肌腱上、下移动或出现弹拨现象,并感到弹响。

【辅助检查】

1. X线检查多无异常。

2. 超声检查 患指肌腱变性、肿胀。

【诊断与鉴别诊断】

指屈肌腱鞘炎根据病史,结合临床症状及体征,掌指关节处逐渐发生疼痛、肿胀、弹响、活动受限及压痛,即可确诊。

指屈肌腱鞘炎应与以下疾病相鉴别:

1. 类风湿关节炎 常见有风湿或类风湿病史,除患指以外也有症状,对称性发病,相关理化检查可有异常改变。

2. 腱鞘囊肿 多见于女性,以手腕背侧及足背侧多见。局部疼痛及活动受限不明显,逐渐形成一圆形包块,表面光滑,触之囊性感轻度压痛,与皮肤不粘连,穿刺可抽出胶冻样囊液。

【治疗原则】

1. 一般治疗 局部制动、理疗等。

2. 局部注射 可在超声引导下局部腱鞘内注射局麻药糖皮质激素。

3. 小针刀疗法 有屈伸功能受限者,可用小针刀疗法切开、松解腱鞘。

4. 手术治疗 保守治疗无效可行屈指肌腱腱鞘切开手术治疗。

【康复和预后】

指屈肌腱鞘炎一般治疗有效,预后良好。注意减少患指活动可预防复发。

(于建设)

# 第四章

# 胸背部疼痛疾病

## 第一节　胸椎间盘源性疼痛

【概述】

胸椎间盘源性疼痛是指胸椎间盘退行性病变或损伤过程中产生大量炎症介质,刺激分布于腹侧硬膜、后纵韧带、纤维环背侧及髓核内的窦椎神经末梢引起神经支配范围内胸部疼痛,不伴有胸椎神经根性症状和体征,影像学上无明显的神经受压及节段失稳表现。胸椎间盘源性疼痛较椎间盘源性腰痛和颈痛发生率低,临床上易于误诊。

【临床表现】

反复发作的胸背部疼痛,劳累后、久坐或长时间站立胸痛症状加重。

【体格检查】

常见胸椎脊旁肌肉紧张,棘突旁有压痛和放射痛,叩击时疼痛加重。神经支配区内可有皮肤感觉减退及温度觉异常。

【辅助检查】

主要依靠影像学、椎间盘造影等检查。在椎间盘退变及损伤方面,椎间盘造影比 MRI 更精确和敏感,是目前椎间盘源性疼痛诊断的"金标准"。MRI 相对于椎间盘造影为非侵袭性检查,可确定病变部位,是目前比较有价值的影像诊断方法。MRI 的 T2 加权像病变椎间盘表现典型的间盘低信号(黑盘征),纤维环后部出现高信号区(HIZ),必要时可行椎间盘造影。

【诊断与鉴别诊断】

1. 诊断　主要依靠病史、症状、体格检查、影像学检查、椎间盘造影等,排除其他病变,综合评估,明确诊断。

2. 鉴别诊断

(1)硬膜外肿瘤:为椎管常见肿瘤,以淋巴瘤、转移瘤为主,常见于中老年,病情进展快,疼痛为根性剧痛,疼痛部位与肿瘤位置一致。感觉障碍自下向上发展,无明显的感觉分离。常合并 Brown-Sequard 综合征。早期出现蛛网膜下腔梗阻,晚期可出现括约肌功能障碍。脊柱 X 线片骨质有改变。脊髓造影呈杯口状充盈缺损。MRI 和 CT 片见肿瘤在脊髓外,脊髓有明显移位。

(2)心源性胸痛:主要表现为胸部不适或胸骨后痛,心血管病变于相应区域体表的传入神经进入脊髓同一节段,并在后角直接激发脊髓体表感觉神经元,引起相应体表区域的痛感。主动脉夹层动脉瘤表现为剧烈撕裂样疼痛、心绞痛表现为阵发性胸骨后痛伴左肩及左臂内侧放射痛、心肌梗死表现为持续性疼痛。根据典型胸痛症状、心电图、心肌酶谱及心脏彩超等检查结果,进一步明确心源性胸痛病因。

(3)胸椎间盘突出症:首先出现胸背痛,休息后疼痛症状可减轻,以后会出现感觉障碍,无力和大小便功能障碍。脊柱可有轻度侧弯及椎间局限性疼痛、压痛及叩击痛。MRI 检查可精确地进行定位和评估脊髓受压的程度。

【治疗原则】

1. 一般治疗　症状轻者主要以制动、物理疗法、支具疗法等保守治疗为主。

2. 药物治疗　以脱水剂、非甾体抗炎药、肌松剂、神经营养药、糖皮质激素等。

3. 神经阻滞治疗　超声引导下竖脊肌平面阻滞、胸椎椎旁神经阻滞和胸椎脊神经后支阻滞。

4. 微创介入治疗　可行经皮激光间盘减压术、射频消融术、等离子髓核成形术等。

【康复和预后】

临床上胸椎间盘源性疼痛比较少见,经保守治疗和微创治疗后症状会明显缓解或痊愈,工作中注意劳逸结合,姿势正确,不宜久坐久站,剧烈体力活动前先做准备活动,平时应加强锻炼,提高胸椎稳定性。

(王祥瑞)

## 第二节　胸椎根性神经痛

【概述】

胸椎根性神经痛(thoracic segmental neuralgia)又称胸神经痛,是指胸段脊神经前后支及分支病变或损伤所导致的沿神经走行分布的放射性疼痛综合征,常可累及胸椎旁交感神经及血管。其病因包括创伤、感染、肿瘤、退行性变等多种因素。胸椎骨与软骨及肌肉韧带的退行性病变及重度骨质疏松胸椎压缩骨折刺激胸脊神经引起神经痛。细菌感染、如脊柱结核、椎旁组织感染等均可合并胸神经痛。

【临床表现】

1. 疼痛部位　自胸背部开始沿着受侵胸脊神经至前胸、肋弓下或者前腹壁,呈半环形或者环形条带样分布的一过性的剧烈的放射性疼痛,常合并某些内脏症状如心前区疼痛、胃部不适、腹痛等。

2. 疼痛性质　临床表现复杂多样,包括自觉症状和诱发症状。疼痛部位与其受损区域一致,以牵扯样痛、电击样痛、针刺样痛、撕裂样痛、烧灼样痛、重压性痛、膨胀样痛及麻木样痛较为多见,常常伴有情感障碍,且病程较长。

3. 加重及缓解因素　变动体位、深呼吸、咳嗽、寒冷等加重疼痛;患者常常表现为小心翼翼,不敢大声说笑,带状疱疹性胸神经痛因长时间制动致脊神经血供减少,神经水肿加重,表现为夜间疼痛加重。

【体格检查】

1. 胸椎棘突、棘突旁、胸椎旁、肋骨间或肋缘有压痛。

2. 胸椎转移瘤或者胸椎终板炎及椎间盘炎时胸椎叩击痛多为阳性,往往与压痛同时存在,胸椎磁共振有助诊断。

3. 带状疱疹性胸神经痛在受损神经支配区皮肤上可见红斑、簇集样丘疹及水疱,脊柱疱疹部位在所侵犯神经节下移 1~2 个节段,轻微的刺激可引起触痛。疼痛表现为发作性的沿肋间神经走向的刺痛或灼痛。

4. 受累神经分布区常有浅感觉减退或者痛觉超敏及痛觉过敏。

【辅助检查】

1. 实验室检查　多数实验室检查无异常,但根据原发病不同可能具有相应异常的实验室检查指标。感染、疼痛剧烈者白细胞增高;带状疱疹患者免疫球蛋白及淋巴细胞亚群异常;脊柱转移瘤患者呈相应的肿瘤表现。

2. X 线检查　胸片、脊柱正侧位片可明确骨质损伤。椎体压缩骨折特征为椎体高度丧失,前低后高,楔形改变。

3. 胸椎 CT　区别良恶性椎体骨折,辨别椎体及辅属结构的异常。

4. 胸椎磁共振:明确胸椎间盘病变、黄韧带肥厚以及脊椎关节退行性变,炎性改变,神经鞘膜瘤及椎管内、髓内肿瘤。

5. 红外热成像检查　通过比较组织的热辐射反映组织代谢强度,与结构影像结合,可提示病变的部位和性质。椎体转移瘤时常表现为脊柱旁另一条与脊柱凹陷相平行的热条带改变。在带状疱疹早期疼痛皮疹未出现时及急性期,可显示脊柱区及周围神经分布区均明显高温表现。

【诊断与鉴别诊断】

1. 诊断

(1)根据临床特征,结合体格检查与辅助检查,多数容易确诊。由于不同原因所致胸神经痛治疗方法不同,需要进行病因诊断。

(2)根据病程与疼痛是否进行性加重,有无感觉、运动平面,鉴别胸神经痛是否为脊髓病变。

2. 鉴别诊断

(1)心源性胸背痛:具有心源性疼痛的特征性表现,查体无胸椎叩击痛及椎旁压痛。

(2)心因性胸背痛:精神心理因素和功能性胸背痛有关,一般通过精神心理治疗可以明显缓解。

**【治疗原则】**

明确病因,针对病因治疗,同时有效镇痛。对源于胸椎骨转移瘤、椎管内肿瘤等病因,尽早进行手术治疗。

1. 药物治疗　可选用非甾体抗炎药、离子通道调节药加巴喷丁、普瑞巴林。神经受损者应用 B 族维生素、神经妥乐平。局部应用 5% 利多卡因贴、8% 辣椒碱软膏等;地奥司明等消除水肿药物也能有效缓解神经根性疼痛。根据病情使用三环类抗抑郁药及选择性 5-羟色胺再摄取抑制剂。同时注意抑郁、焦虑等共患病的治疗。

2. 神经阻滞治疗　在排除椎管内肿瘤、感染等神经阻滞治疗禁忌证后,超声引导下神经阻滞治疗是胸椎根性神经痛治疗的常用方法,可迅速缓解疼痛症状,并有助于病因诊断和治疗。

3. 神经调控技术　包括经皮电刺激(TENS)、背根神经节脉冲射频术(PRF)、脊髓电刺激(SCS)等,可用于带状疱疹性神经痛和胸椎转移瘤引起的胸神经痛等治疗。

**【康复和预后】**

胸椎根性神经痛由于病因不同,预后差别较大。退行性病变预后良好,但是少数高龄患者并发带状疱疹后遗神经痛者病程长,部分患者疼痛控制不理想,肿瘤性疼痛首先要处理病因,然后根据患者个体情况采用不同的疼痛治疗方案。

(王祥瑞)

# 第三节　胸背部肌筋膜疼痛综合征

**【概述】**

胸背部肌筋膜疼痛综合征是由背部骨骼肌无菌性炎症导致的胸背部疼痛,其发病率随年龄而增长,近年呈年轻化趋势。其病因为风寒、疲劳、外伤或睡眠姿势不当等外界不良因素刺激,导致胸背部的肌肉、韧带、关节囊的急性或慢性的损伤、劳损,引起胸背肌筋膜纤维结缔组织水肿、血管痉挛及肌纤维收缩,大量致炎物质生成,刺激肌肉筋膜的痛觉感受器引起疼痛,形成粘连。急性期如果没有得到及时和有效治疗可转为慢性病变。

**【临床表现】**

有明显的诱因,包括局部或邻近部位的损伤或慢性劳损病史,女性发病多于男性。主要表现为胸背部慢性持续性酸胀痛或钝痛,疼痛呈紧束感、重物压迫感、麻木感,疼痛晨起加重,活动后减轻,过度活动又加重。可因局部受凉或全身疲劳等诱发疼痛或加重疼痛,遇热可减轻。重者可睡眠中痛醒,有时出现弹响。疼痛有时和情绪紧张有关。

【体格检查】

包括骨骼肌生物力学检查、神经系统检查和激痛点检查等。通过触诊确定激痛点,诊断准确性较高。

1. 激痛点　为受累肌肉上的一点或多点过度应激点,触诊时疼痛最剧烈且可引发牵涉痛,分为活跃性激痛点(Active Trigger Point)和隐性激痛点(Latent Trigger Point),其中活跃性激痛点可出现自发性疼痛,隐性激痛点则在受压下才会引起疼痛。活跃性激痛点,特别是肌肉中的痛性结节,可引起局部疼痛并放散至其他部位,一般不按神经节段分布。

2. 伴有或不伴有脊柱侧弯,相应的肌肉痉挛、活动受限。可触及局部皮肤和皮下组织增厚,可扪及条索、痛性结节。

【辅助检查】

目前尚无常规实验室和影像学检查可证实肌紧张带或激痛点的客观存在。红外热像图检查时,一般炎症或急性软组织损伤,往往局部温度升高,而长期慢性劳损时,往往局部温度降低。胸背部肌筋膜疼痛综合征患者患侧与健侧的温差明显高于正常人,但诊断价值有限。

【诊断与鉴别诊断】

1. 诊断　根据病史和体征结合以下几项可初步诊断。

(1)激痛点诊断:可触及骨骼肌压痛紧张带;紧张带上有高度敏感点;弹拨紧张带可引起局部抽搐反应;按压激痛点可使症状再现;存在自发性牵涉痛或经常引发牵涉痛。

(2)诊断性注射治疗:在激痛点注射小剂量局部麻醉药使疼痛消失。

(3)排除心肺疾病及局部占位病变。

(4)影像学与实验室检查无异常。

2. 鉴别诊断

(1)脊柱结核:临床上早期有可能误诊为胸背部肌筋膜疼痛综合征,其疼痛特点为持续性、进行性加重,无缓解期,位置较深,位于脊柱区域,有叩击痛。肌强直使局部脊柱屈伸活动受限,晚期可出现椎间隙破坏、骨破坏、病理性骨折,伴有椎旁脓肿等。

(2)胸椎小关节紊乱:该病常伴有背部肌筋膜炎,主要表现为劳动后加重,压痛点较深,局部肌肉无条索状,浅层的痛点注射局麻药物多不能缓解,与气温变化无关。

(3)脊柱的原发肿瘤和转移性肿瘤:肿瘤性胸背部疼痛多表现持续性夜间痛,胸椎 MRI 检查可帮助鉴别诊断。

## 【治疗原则】

治疗原则为减轻疼痛,缓解骨骼肌的持续收缩和改善周围的血液循环。分为药物治疗和非药物治疗。药物治疗包括口服非甾体抗炎药、肌松镇痛药、抗抑郁药及镇静催眠药等药物和激痛点注射局部麻醉药、肉毒杆菌神经毒素A(Botulinum neurotoxin A,BTXA)等,非药物治疗包括体外冲击波疗法、针灸、经皮电刺激、按摩和伸展训练等。

## 【康复和预后】

尽量在急性期进行早期治疗,避免发展为慢性疼痛。初步治疗获得好转后,应建议患者改善生活方式、工作习惯,改变坐姿,保证适当和适量的运动,避免焦虑、忧郁等负面情绪。

(王祥瑞)

# 第四节　胸椎小关节紊乱综合征

## 【概述】

胸椎小关节由关节突关节、肋椎关节和肋横突关节组成。胸椎小关节紊乱综合征是胸椎小关节因急、慢性损伤或胸椎退变等病理因素,导致关节面不对称、滑膜嵌顿、关节囊及关节周围韧带损伤,以致压迫或刺激神经,临床出现相应的背痛、胸腹放射痛或不适。是引起胸背痛的常见原因之一,多见于女性或体力工作者,好发于3~6胸椎之间,可伴有肋间神经痛或胸腹部脏器功能紊乱。根据病变节段,分为上胸椎(胸1~5)型、中胸椎(胸6~9)型和下胸椎(胸10~12)型。

## 【临床表现】

1. 急性损伤患者多有躯干用力扭转或挤压外伤史,表现为单侧或双侧背部疼痛,偶有向肋间隙、胸前部及腰腹部的相应部位放射性疼痛,患者常不能仰卧休息,深呼吸或咳嗽时引起剧烈疼痛。有些患者呈前倾强迫体位,翻身转体困难。

2. 慢性损伤患者,多有长期不良的坐姿、睡姿习惯,表现为背部酸痛及沉重感,久站、久坐、过劳或气候变化时症状加重,一般无放射性疼痛,偶伴有胸腹腔脏器功能紊乱等症状。

## 【体格检查】

1. 急性期,疼痛剧烈,痛苦面容,呈固定体位,转体困难活动受限。

2. 慢性期,椎旁局部肌肉紧张,一般无运动障碍。触诊时可发现患椎棘突偏离脊柱中心轴线,患椎棘突旁压痛;附近肌肉紧张或有硬性索条。

## 【辅助检查】

胸椎小关节紊乱属于小关节解剖位置上的细微变化,其影像学检查常无明显改变。X线、CT或MRI等辅助检查,可排除胸椎间盘突出症、胸椎肿瘤、结核、骨折等疾病。

**【诊断与鉴别诊断】**

1. 诊断

(1)病史:患者多有外伤史或劳损病史,如骤然上举、过度转体、长期伏案、坐卧姿势不当等。

(2)症状:单侧或双侧背部剧烈疼痛,疼痛可向前胸、腹部放射,患者多不能平卧,深呼吸、咳嗽、变换体位时疼痛加重。急性期多有活动受限,慢性期多有背部酸痛及沉重感,久站、久坐、过劳或气候变化时症状加重,但一般无放射性疼痛。

(3)体征:胸椎棘突间及椎旁压痛,可有患侧相应节段区域放射痛,椎旁肌肉紧张,可有局部硬性结节或条索。

2. 鉴别诊断

(1)胸背肌筋膜疼痛综合征:为局部肌筋膜性疼痛,常具有激发点,触及此激发点可引起典型的转移痛,一般无沿神经分布放射痛,无转体活动受限。临床表现为晨起症状较重,活动后减轻,过度劳累后再加重。查体受累肌肉紧张,可及压痛点和痛性结节,压迫痛性结节可向局部扩散,一般不按神经节段分布。

(2)椎间盘源性胸痛:呈反复发作的胸背部放射痛,脊柱负重或垂直压力加重症状,可有局部皮肤感觉异常。MRI 检查的"黑盘征"和 CT 下椎间盘造影试验阳性。

(3)冠心病:冠心病患者常在劳累或体力活动后,疼痛出现胸骨后,呈压榨性、闷胀性疼痛,有窒息感,疼痛可波及心前区,并向左肩、左上肢内侧放射。多在休息后或口服血管活性药物后好转,无翻身转体困难或受限,胸背部无压痛,心电图、心肌损伤标记物和冠脉 CT 或造影可辅助鉴别。

(4)其他:胸椎或椎管内肿瘤、胸椎结核、胸椎骨折等疾病,疼痛多为持续性,局部可有叩击痛,常见夜间痛和静息痛。

**【治疗原则】**

1. 药物治疗 主要为非甾体抗炎药、中枢性骨骼肌松弛剂和营养神经改善微循环药物。

2. 微创治疗 确定责任胸神经后支和肋横关节,可行神经阻滞与射频治疗。

3. 手法治疗 主要有侧搬复位法、膝顶扩胸扳法、旋转推法、双手重叠按压法、冲压法、抱胸挤压法,其中前三者针对中下段胸椎小关节紊乱疗效较好。

**【康复和预后】**

通过休息、避免过度剧烈动作、纠正不良姿势和微创治疗,大部分患者预后较好,有效的手法复位可及时缓解疼痛。对慢性的椎旁肌肉痉挛和炎症反应导致脊柱生物力学改变的病变易于反复发作,适当的肌肉拉伸锻炼、针灸、推拿按摩及理疗措施,有助于缓解症状,促进功能恢复,减少复发。

(王祥瑞)

# 第五节　胸棘间、棘上韧带炎

## 【概述】

胸棘上韧带和棘间韧带连接胸脊椎骨各棘突,防止脊柱的过度前屈。棘上韧带很长、位于浅层,胸段棘上韧带纤细,易于损伤。棘间韧带是连接两个棘突之间的腱性组织、位于深层,由三层纤维组成,其纤维之间交叉排列,易产生磨损。由于慢性劳损等原因,引起胸椎棘上韧带出现炎症反应,以至于部分地从棘突上剥脱或者分离,患者可以有局部的固定性疼痛和压痛,称为胸棘上韧带炎;长期处于弯腰、弓背工作而不注意定时改变姿势,棘间韧带出现炎症改变,导致胸棘间韧带炎。由于胸段与腰交界处的棘间韧带、棘上韧带纤细,损伤更容易发生在中下胸段及胸腰交界处。

## 【临床表现】

胸背部或是下腰部局部呈固定性疼痛和压痛,迁延不愈,以弯腰时明显,躯干过度向后仰时亦可出现疼痛。部分患者疼痛可向骶部或臀部放射。

## 【体格检查】

两棘突间有明显局限性压痛,多见于中下胸段、胸腰交界处,有时也可涉及上下多个节段。

## 【辅助检查】

X 线检查及实验室检查无特殊异常表现。

## 【诊断及鉴别诊断】

根据明确的病史、典型的症状及局部压痛的体征可明确诊断。注意与以下疾病相鉴别:胸椎结核等感染性疾病,椎体原发或转移性肿瘤,椎管内肿瘤,椎体骨折等,通过 X 线、CT 或 MRI 等检查容易鉴别。

## 【治疗方法】

适当休息,避免过度弯腰动作。局部理疗可改善血液循环,加快组织修复。药物治疗以非甾体抗炎药为主,病变处局部注射治疗及体外冲击波疗法效果较好。

## 【康复和预后】

有些患者可能复发,因此在工作和生活中要注意保持正确的姿势,避免弯腰提重物,加强背部肌肉的锻炼。

（王祥瑞）

# 第六节　剑　突　痛

## 【概述】

剑突是胸骨最下面的部分。剑突疼痛可单独出现,也可继发于内脏或代谢疾患。临床常见剑突受到外伤损害引起剑突痛。

**【临床表现】**

疼痛为剑突部位的持续性痛感,程度多不剧烈,在扭体、扩胸和剧烈咳嗽等使剑突活动时疼痛加重,有时可向胸部、腹部和内脏放射。

**【体格检查】**

剑突处压痛,严重可向心前区、肩背部等处放射。

**【诊断及鉴别诊断】**

根据有无局部外伤病史、疼痛主要位于剑突局部、局部明显压痛可明确诊断,部分患者 X 线提示剑突较长或胸骨过度成角,老年患者可见剑突增生。注意与内脏或代谢性疾病鉴别。

**【治疗原则】**

1. 本病有自愈性,通过休息、抗炎镇痛药物和局部理疗在数周至数月自愈。

2. 对于一般治疗无效或疼痛严重者可以行局部注射治疗,治疗时穿刺针触及剑突表面注射,并向剑突两侧浸润。

**【康复和预后】**

本病预后良好。

（巨 辉）

# 第七节 乳 腺 痛

**【概述】**

乳腺痛(乳房疼痛)在女性中较为常见,偶尔也发生于男性。多数属于良性病变,少数是乳腺癌的症状。70% 女性在一生中经历过乳腺痛,乳腺疼痛可能呈周期性或非周期性。周期性乳房疼痛往往与月经周期中激素水平变化有关;非周期性乳腺疼痛更可能与乳房或胸壁病变有关。最常见的危险因素为高饱和脂肪饮食、巨乳症和激素替代治疗。

**【临床表现】**

周期性乳腺疼痛通常在月经来潮前 1 周发生,并随着月经来潮而消失;通常为双侧弥漫性酸痛,伴沉重感,定位常不清晰,但乳房外上象限的疼痛最为严重。

非周期性乳腺疼痛可呈持续性或间歇性。可为单侧乳房疼痛,尖锐、烧灼样疼痛为主,定位较为清晰,位置多变。孤立性囊肿通常会引起疼痛。

**【体格检查】**

检查的要点是寻找提示乳房恶性肿瘤的其他体征,例如局部压痛、肿块、皮肤改变、血性乳头溢液、腋窝及锁骨上下淋巴结肿大等。注意识别压痛的局部区域,并将其与患者指出的疼痛区域及其他体格检查发现联系起来。

**【辅助检查】**

1. 影像学检查 对于年龄小于 30 岁且无乳腺癌高危因素的女性,靶向超声检查是最佳的检查方式。对于年龄超过 30 岁的女性,可以进行乳腺 X 线钼靶摄影检查和靶向超声检查。在有可疑表现的情况下,任何年龄的女性都应接受乳腺 X 线钼靶摄影检查。

2. 特殊检查 乳溢现象以及甲状腺功能低下患者,注意垂体瘤可能。并注意溢液细胞学检查。

3. 没有特殊发现的患者不推荐做手术活检,活检可建立在检查和造影的基础上。囊肿可经皮抽吸行诊断学检查。

**【诊断与鉴别诊断】**

1. 诊断 大而下垂的乳房牵拉 Cooper 韧带而可能造成乳房疼痛。患者可能出现颈部、背部、肩部疼痛和头痛。

接受绝经后激素替代治疗的绝经期女性中有多达 1/3 出现一定程度的非周期性乳房疼痛,疼痛可能随时间推移而自行缓解。

乳腺导管扩张的特点是炎症引起的乳晕下导管扩张。导管扩张的部位和程度与非周期性乳房疼痛的强度有关。

乳腺炎或乳房脓肿最常见于产后 1 个月的哺乳女性,但也可发生于非哺乳女性。其通常由乳腺导管堵塞引起的。

新发的炎性乳腺癌女性可能出现乳房疼痛和快速进展的乳房压痛、变硬、变大。乳房表面皮肤发热并且增厚,呈现出橘皮样外观("橘皮征"),但患者通常无发热和白细胞增多。

化脓性汗腺炎可累及乳房,并表现为乳房结节和疼痛。

其他引起乳房疼痛的原因包括妊娠、血栓性静脉炎、创伤、巨大囊肿、既往乳房手术和多种药物(激素类药物和一些抗抑郁药物、心血管类药物及抗生素)。

2. 鉴别诊断 某些乳房疼痛实际上是来源于乳房外的牵涉痛。乳房外疼痛可能为肌肉骨骼来源,例如胸壁疼痛、脊柱或脊柱旁问题、创伤或既往活检造成的瘢痕形成。创伤或创伤引起的脂肪坏死导致的胸壁疼痛、常由呼吸系统感染引起的肋间神经痛,以及潜在的胸膜炎病变可出现类似于良性乳房疾病引起的疼痛。

乳房疼痛也可能与一些躯体疾病有关,例如胆源性疾病、肺部疾病、食管疾病或心脏疾病。

**【治疗原则】**

1. 建立合理饮食和生活方式 低脂肪(15% 的卡路里)高复合碳水化合物的饮食对缓解乳房疼痛有效。戒烟可能会减少乳腺痛。对于乳房下垂和疼痛显著的女性使用带钢圈的支持胸罩可缓解乳腺痛。

2. 药物治疗 明确诊断后使用对乙酰氨基酚或非甾体抗炎药以缓解乳房疼

痛。绝经后激素治疗可引起乳房疼痛,条件许可时,需要减少或停止使用。

达那唑是美国 FDA 批准用于治疗乳腺痛的唯一药物。使用时注意痤疮、脱发、声音改变、体重增加、多毛、抑郁等副作用。有剂量依赖性。

溴隐亭和促性腺激素释放激素(gonadotropin-releasing hormone,GNRH)激动剂,但因其存在显著的副作用,人们并不提倡其用于严重乳腺痛患者。

3. 神经阻滞治疗　肋间神经阻滞等对乳腺外乳腺痛如胸壁触痛可能有效。

4. 手术　外科手术效果很小,有些巨乳患者可考虑施行乳房修复成形术。

**【康复和预后】**

饮食调节,运动时佩戴运动型胸罩。乳腺疼痛通常为良性病变,呈慢性病程,可复发。仅表现为乳房疼痛的患者存在相关乳腺癌的概率极低,但乳房疼痛也可发生在乳腺癌出现症状时,注意检查乳腺局部情况和必要的辅助检查非常重要。

(马　柯)

# 第八节　肋横突关节炎

**【概述】**

肋横突关节炎指因损伤、退行性变导致关节面不对称、关节囊充血、水肿、滑膜嵌顿,及关节周围韧带、神经组织损伤或受刺激而出现的背部、胸肋部疼痛综合征。肋小头关节和肋横突关节均为平面关节,关节囊较松弛,关节滑膜有感觉神经末梢,对痛觉敏感。在关节活动不协调、过度扭转或姿势不良时,关节受力不均,使肋小头关节与肋横突关节关节囊松弛、关节半脱位、关节滑膜嵌夹,诱发肋横突关节炎。

**【病因】**

胸段关节相对稳定,但退行性变后,减弱了椎体的稳定性。当姿势不当或过度用力急剧扭转体位时,胸椎后关节移位、肋横突关节脱位,造成胸脊神经后支刺激症状,引起慢性胸背部疼痛。

**【临床表现】**

1. 症状　突然扭转身体后,胸、背部出现剧烈疼痛,偶向前胸、腹部放射。患者常处于被动体位,不能平卧,深吸气、咳嗽、久坐、久站或变化体位时疼痛加重。急性期活动受限,慢性期可无活动障碍。患者多有受伤或劳累史。

2. 体征　肋横突关节附近、椎旁压痛明显,可向相应节段胸壁放散。椎旁肌肉紧张,可触及痛性索条。

**【诊断与鉴别诊断】**

根据临床表现、外伤或劳累史,常可明确诊断。应注意排除胸椎间盘突出症、胸椎肿瘤和结核等疾病。

【治疗原则】

1. 一般治疗 制动、理疗、针灸、推拿按摩,缓解肌肉痉挛与疼痛。

2. 药物治疗 可用非甾体类抗炎镇痛药、糖皮质激素及神经营养药等消除炎症,改善微循环。

3. 神经阻滞治疗 可行胸椎旁阻滞、胸椎脊神经后支阻滞。肋横突关节处注射治疗亦具有诊断价值。

4. 手法复位、仰卧牵引按压可收到良好效果。

5. 中医治疗:内服中药,外敷中药膏。

【康复和预后】

本病预后良好,有复发倾向。

(郭永清)

# 第九节 胸锁关节炎

【概述】

胸锁关节是由锁骨的胸骨端与胸骨的锁骨切迹及第一肋软骨的上面共同构成。胸锁关节炎是指胸锁关节的炎症病变。

【临床表现】

胸锁关节炎多位于单侧,也可同时累及双侧。胸锁关节部位肿大、疼痛,患侧上肢活动和肩关节外展时疼痛加重。

【体格检查】

胸锁关节处红肿,局部压痛明显。部分患者伴有同侧上肢和肩部活动受限、关节变形、肌肉萎缩等。

【辅助检查】

影像学和实验室检查主要用来确诊原发疾病和进行鉴别诊断。

1. 影像学检查 胸锁关节正位 X 线片、胸锁关节 CT 或 MRI、B 超。

2. 实验室检查 血常规、生化、血沉、C 反应蛋白、类风湿因子、自身抗体等。

【诊断与鉴别诊断】

1. 诊断 根据疼痛发生在胸锁关节部位、局部皮肤隆起、压痛等特征可以诊断。胸锁关节炎的致病原因很多,应根据病史、症状、体征、影像学资料和实验室检查进行病因诊断。

2. 鉴别诊断

(1)骨性关节炎:最常见,多见于女性,通常病程较长,CT 平扫可发现骨赘增生、骨端硬化。

(2)骨肿瘤:CT 平扫可诊断。

(3)痛风性关节炎:常突然发生,数天后消失,血尿酸增高可确诊。

（4）细菌感染性关节炎：包括金黄色葡萄球菌、链球菌、大肠埃希菌、结核分枝杆菌和布氏杆菌等感染。布氏杆菌性关节炎一般有家畜接触史，伴有间断发热，平板凝集试验、试管凝集试验、补体结合试验有助于鉴别诊断，细菌培养阳性为确诊本病的重要依据。

（5）免疫性疾病：类风湿关节炎、干燥综合征、附着点炎、SAPHO 综合征等。

（6）胸锁关节半脱位：胸片、CT 可见关节对合关系异常。

**【治疗】**

胸锁关节炎的保守治疗方法主要包括：休息、局部冷敷、改变活动习惯、非甾体抗炎药治疗等，如效果不佳，可采用消炎镇痛液局部注射治疗。对于非手术治疗效果欠佳患者，可采用胸锁关节切除成形术，伴或不伴胸锁韧带重建，切除锁骨内侧，一般可有效缓解疼痛并恢复正常功能。

**【康复和预后】**

避免过度活动上肢，避免重体力劳动，多休息，按医生要求按时按量用药。预后良好。

（刘广召）

# 第十节　肋间神经痛

**【概述】**

肋间神经痛是指一个或几个肋间神经支配区域的疼痛。根据病因可分为原发性和继发性两种，临床多见为继发性肋间神经痛，原发性肋间神经痛极少，其病因不明。继发性肋间神经痛根据损害部位分为根性和干性肋间神经痛两类，根性神经痛是病变累及胸部脊神经根，而干性神经痛病变只累及肋间神经。

**【病因】**

1. 感染性或非感染性炎症　感染性胸神经根炎、胸段脊膜炎、带状疱疹病毒引起的肋间神经炎等。

2. 胸椎病变　胸椎侧弯畸形、胸椎间盘突出症、胸椎骨质增生、强直性脊柱炎、胸椎结核、胸肋关节错位等。

3. 肿瘤　椎管内外原发性或转移性肿瘤，特别是髓外瘤，常因压迫神经根产生肋间神经痛。

4. 创伤　肋骨骨折、胸部手术后、胸椎损伤或手术后等。

5. 胸部软组织损害　肋间软组织的纤维织炎、胸椎周围组织病变刺激、肋间神经周围瘢痕压迫等。

6. 代谢性疾病　糖尿病性周围神经病、骨质疏松等。

7. 物理或化学性损害　乙醇中毒、对神经有害药物直接注射到神经上、意外触电和放射性损伤等。

**【临床表现】**

疼痛沿肋间神经走行方向,从背部胸椎放射至前胸或腹部,呈半环形带状。疼痛表现为阵发性或持续性针刺样、刀割样或电击样,发作时常伴有病变神经区域肌肉痉挛,深呼吸、咳嗽、打喷嚏时可加重,常有束带感。病变一般为单侧单支。

**【体格检查】**

病变的肋间神经支配区域皮肤感觉过敏和/或减退,相应节段的胸椎棘突、棘间和棘突旁压痛和叩击痛,或诱发放射性电击样疼痛,相应的肋骨下缘压痛。继发性肋间神经痛可同时合并原发疾病的体征。

**【辅助检查】**

影像学和实验室检查主要用来确诊原发疾病和进行鉴别诊断。X线检查可以显示胸椎和肋骨的改变,CT和MRI对较小的骨质破坏和椎管内病变有更好的诊断价值,特别适合X线片无改变,但根性症状显著的患者。

**【诊断与鉴别诊断】**

根据疼痛发生在肋间神经分布区域,自胸背部向胸腹部放射性的针刺样或刀割样疼痛,肋间神经分布区域皮肤感觉过敏和/或减退等特征可以诊断。肋间神经痛的致病原因很多,应根据病史、症状、体征、影像学资料和实验室检查进行病因诊断,确定原发病。应与心绞痛、心肌炎、胸膜炎、肝胆胰腺疾病进行鉴别诊断。

**【治疗原则】**

原发性肋间神经痛主要是对症治疗,而继发性肋间神经痛首先应明确病因诊断,在对病因治疗的同时,进行对症治疗。

1. 药物治疗 根据疼痛程度和疼痛性质,选用或合用非甾体类抗炎药、阿片类药物、抗癫痫类和三环类抗抑郁药物等。

2. 神经阻滞治疗 对于疼痛剧烈或慢性顽固性肋间神经痛患者,采用神经阻滞治疗非常有效。包括痛点阻滞、肋间神经阻滞、胸椎旁神经阻滞和胸部硬膜外腔阻滞等。肋间神经阻滞同时也可以作为诊断性阻滞方法,以鉴别脊髓或内脏疾病引起的疼痛。

3. 神经毁损治疗 对于慢性顽固性肋间神经痛,口服药物效果不佳,神经阻滞效果好但维持时间较短的患者,可采用射频热凝或注射无水乙醇、多柔比星等进行神经毁损治疗。包括肋间神经毁损、胸神经根或背根神经节毁损。

4. 物理治疗 经皮电刺激、激光、红外线、超声波、超短波等均有一定的镇痛效果。

**【康复和预后】**

本病预后良好,常会复发。

(刘广召)

# 第十一节 肋软骨炎

【概述】

肋软骨炎是指发生在肋软骨部位慢性非特异性炎症,青年多见,是由肋骨病变引起的以局部疼痛为主的一种常见病。目前病因不明,可能与劳损、外伤、病毒感染、肋软骨营养不良有关。

【临床表现】

1. 症状 病变多位于一侧 2~4 肋软骨处,常局限于胸骨旁,可急慢性发病,病程可持续数周或数月,有时反复出现。疼痛位置表浅,为胸前区持续性钝痛、胀痛、胸部紧缩感,疼痛持续存在、间歇性加重,可向肩、上臂、腋窝处放射,深呼吸、咳嗽及挤压胸壁或活动患侧上肢时加重。

2. 体征 病变肋软骨处局限性肿胀、隆起、压痛明显,无皮肤异常,全身状态良好。

【诊断和鉴别诊断】

根据胸前区持续性钝痛、胀痛、肋骨与肋软骨交界处局限性梭形肿胀、隆起、压痛,胸部 X 线片无异常,可明确诊断。症状不典型者应注意与胸壁结核、冠心病心绞痛、老年性肋软骨钙化鉴别。感染性肋软骨炎 X 线片显示局部软组织肿胀及骨质破坏容易鉴别。

【治疗原则】

1. 一般治疗 局部热敷、理疗、超短波、中频治疗、中药熏蒸等。

2. 药物治疗 口服非甾体类抗炎镇痛药,病毒感染急性期,可用抗病毒药,症状严重者可加用肾上腺皮质激素。

3. 局部注射治疗及肋间神经阻滞 局部注射治疗亦有诊断价值。对顽固性疼痛可采用肋间神经阻滞治疗。

4. 手术 长期药物治疗疼痛不能缓解,或不能排除恶性肿瘤者,可考虑手术切除。

【康复和预后】

本病预后良好。

(郭永清)

# 第十二节 胸部骨骼肌疼痛

【概述】

根据 ICD11 版慢性疼痛分类,慢性胸部骨骼肌疼痛归属于第七大类慢性肌肉骨骼疼痛,是侵袭胸部肌肉软组织的某一疾病过程中出现的迁延不愈、反复发作的疼痛。临床上胸部骨骼肌疼痛的常见病因有：①急性创伤与运动损伤；②原发性感染性肌炎；③炎性肌病；④肌肉能量代谢受损；⑤药物性肌痛等。

**【临床表现】**

胸部骨骼肌疼痛多呈钝痛、胀痛或隐痛，锐痛和撕裂样痛少见，可伴有敏感性触痛点并诱发出牵涉痛。

1. 胸廓前部疼痛　胸前部肌肉（胸大肌、胸小肌、斜角肌及肋间肌）疼痛，可伴皮肤麻木，夜间明显，活动时加重，可类似心绞痛症状。

2. 胸廓外侧疼痛　胸壁外侧肌肉（前锯肌、肋间肌）痛，表现为自腋窝下至第6或第7肋骨范围的深部持续性疼痛；疼痛可在肩胛下角区出现，咳嗽或深呼吸时加重。

3. 胸廓后部疼痛　根据不同受累肌肉（菱形肌、背阔肌、上后锯肌、胸髂肋肌），在背部各不同部位出现疼痛，背部肌肉活动时疼痛加重，身体活动不受限。

**【体格检查】**

局部压痛明显，常为酸痛感，无红肿，无发热，肌肉可见轻度萎缩，有时可触及筋膜结节。椎旁往往检得高度敏感压痛点，滑动按压部分压痛点可诱发出传导至疼痛区域的疼痛。

**【辅助检查】**

胸片、CT、血常规等检查常无特殊发现。MRI检查则体现出优越性，受累肌群T1WI多为低至中间强度信号，而T2WI抑脂多为异常高强度信号。

**【诊断与鉴别诊断】**

1. 与健侧对比患者胸部疼痛部位为明显的局部疼痛及压痛，小剂量局麻药注射后疼痛可缓解。通过患者的症状、体征、MRI检查和试验性肌肉压痛点阻滞可以明确诊断。

2. 导致胸部骨骼肌疼痛的病因很多，可通过实验室检查、心电图、影像学等检查排除血液病、骨质及其他疾患，特别是要注意排除急性冠脉综合征、肺栓塞、主动脉夹层、自发性气胸等危及生命的疾病。

**【治疗原则】**

胸部骨骼肌疼痛患者多原发于胸椎旁软组织损害，治疗前注意胸椎旁压痛点检查，勿遗漏胸椎旁软组织损害的治疗。

1. 药物治疗　急性发作期休息、口服非甾体抗炎药、严重者加服糖皮质激素。对于肌肉痉挛或因疼痛影响睡眠者，可睡前口服镇静催眠药物。舒筋活血、祛风散寒类中药内服或外用也有一定效果。

2. 物理治疗　热疗、电疗、超声波和离子导入能促进局部血液循环，局部推拿、体外冲击波疗法可缓解肌肉痉挛。

3. 神经阻滞治疗　在病变早期于压痛部位注射或者肋间神经阻滞含有糖皮质激素（如：地塞米松棕榈酸酯、复方倍他米松、曲安奈德等）的消炎镇痛液，但操作中应避免穿刺过深导致气胸。

4. 其他治疗　局部痛点和胸椎旁注射医用臭氧、小针刀、密集型银质针针刺、细银针针刺等均可获得较好疗效。

【康复和预后】

经过上述治疗,多数胸部骨骼肌疼痛可以有效缓解。值得注意的是,病程较长,疼痛容易复发,需要多次治疗方可消灭压痛点,达到稳定的远期疗效。

(刘荣国)

# 第十三节　菱形肌综合征

【概述】

菱形肌综合征是指位于肩胛骨内侧缘和脊柱之间的菱形肌区域的疼痛综合征。菱形肌的解剖位置处于斜方肌的深层,受肩胛背神经支配,其肌纤维起自颈6至胸4棘突,斜形向下抵止于肩胛骨内侧缘,上部为小菱形肌,下部为大菱形肌。菱形肌收缩可使颈部后伸,或上提肩胛骨,并与肩胛提肌共同作用使肩胛骨旋转。菱形肌综合征多因慢性持续性肩胛骨运动致使菱形肌劳损,或遭受风寒、睡姿不当等诱发菱形肌痉挛或炎症反应而发病。

【临床表现】

患者常有肩挑、手提、背运、伏案等长期劳损史或急性损伤病史。表现为肩胛骨内侧缘和脊柱之间有沉紧、酸胀、疼痛感,疼痛呈钝痛和隐痛,仰头、耸肩、平卧过久时疼痛明显,夜间及劳累后加剧,扩胸体位则减轻。少数患者疼痛可扩散至颈项部及前胸部,病程长的患者可出现阵发性心悸或胸闷,严重者可出现呼吸时疼痛,翻身困难,夜间不能入睡。

【体格检查】

肩胛骨内侧缘和脊柱之间有明显而深在的压痛,有时可扪及痛性条索,上胸段脊柱旁常有叩击痛,耸肩抗阻试验阳性,仰头挺胸背伸抗阻试验阳性。

【辅助检查】

1. 胸部 X 线检查　常无骨质异常,偶尔有肩胛内侧组织密度增高影。

2. 胸部 MRI 或 CT 检查　未见肿瘤等占位性病变,排除内脏病变引起的肩部牵扯痛。

3. 病程长的患者可出现阵发性心悸或胸闷,心电图检查一般无异常。

【诊断与鉴别诊断】

诊断要点:①常有急性损伤或者慢性劳损史;②在脊柱与肩胛骨内侧缘的后背部疼痛,如负重物感;③低头双手抱胸时疼痛加重,即菱形肌牵拉试验阳性;④头后伸挺胸、双上肢后伸时诱发疼痛,即菱形肌收缩试验阳性;⑤在其起止点或中点可扪及痛性结节。

菱形肌综合征应与以下疾病相鉴别。

1. 颈椎病 常表现为颈、肩、背疼痛,头痛,头晕,颈部板硬,四肢麻木等。检查颈部活动受限,可有上肢肌力减弱和肌肉萎缩,臂丛牵拉试验阳性,压头试验阳性。CT 及 MRI 检查对定性定位诊断有意义。

2. 肩周炎 病变在肩肱关节周围的软组织,特别是肩胛骨背面冈下三肌(冈下肌、大圆肌和小圆肌),主要症状和体征是肩关节的疼痛及功能受限,有自愈倾向。

【治疗原则】

治疗菱形肌综合征的目的是积极去除病因,缓解疼痛,恢复菱形肌活动功能。

1. 药物治疗 非甾体抗炎药口服、外用止痛舒筋膏药等。

2. 传统方法治疗 针灸、推拿、热敷、理疗等传统方法。

3. 胸椎旁阻滞治疗 注射药物主要包括复方倍他米松、曲安奈德、医用臭氧等。

4. 体外冲击波疗法 治疗的关键部位是菱形肌的起止点及痛性结节处,治疗风险小且疗效确切。值得注意的是,如果由于腰骶臀部或者颈肩部软组织损害引起菱形肌区域的传导痛,要针对以上部位治疗,方可达到稳定的远期疗效。

5. 若疼痛顽固、迁延不愈,可行密集型银质针松解、小针刀治疗。密集型银质针针刺或小针刀可对病变软组织进行松解、剥离,消除对神经血管的压迫或牵拉,减轻局部炎症反应,修复组织结构,从而达到其治疗效果。

6. 影像学引导下的下颈、上胸椎旁的脊神经后支射频热凝治疗有一定的疗效。

【康复与预后】

菱形肌综合征经药物、推拿、针灸、体外冲击波疗法等治疗后,多数患者疼痛可缓解。

(刘荣国)

# 第十四节 自发性胸痛

【概述】

自发性胸痛又称原发性胸痛(idiopathic chest pain)是指病因不明及辅助检查正常的胸部疼痛性疾病。该病无明显的器质性改变,大多为良性非生命危险性胸痛,多发于儿童及青少年,在儿童胸痛门诊发病率大约为 20%~45%,疼痛症状无明显特异性,随着病程延长疼痛可消失。病程持续时间差异较大,一般常达 6 个月以上。临床上,自发性胸痛极易与心因性胸痛相混淆,需与之鉴别。

**【临床表现】**

疼痛部位无明显特异性。疼痛性质多呈锐痛,无明显诱发、加重及缓解因素;疼痛发作持续时间不定,可数分钟至数小时。病程长短不一,随时间延长疼痛症状可消失或缓解。疼痛常影响患者参与一般的社会活动如上学、运动等,多数应用非甾体抗炎药治疗有效;部分可伴气促、头晕、恶心、腹痛等症状。

**【体格检查】**

胸部外观无明显异常,疼痛发作时可出现呼吸活动度增加。胸部压痛可阳性或阴性,压痛部位不规律、可广泛或局限。心肺叩诊及听诊正常。无明显其他阳性体征。

**【辅助检查】**

1. 心电图检查　心源性胸痛在青少年及儿童人群中发病率低,但后果相对严重,故对于胸痛患者不论青少年或成年,应常规心电图检查,必要时加做动态心电图或平板运动试验,可初步辅助判断是否存在心源性胸痛。

2. 心肌酶谱检查　用于鉴别心肌损伤导致的胸痛,对于青少年胸痛患者不作常规推荐,需优先排除其他病因。

3. 心脏彩超检查　可监测心脏血流动力学,鉴别诊断先天心脏病等因素导致的胸痛。

4. 胸部影像学检查:胸部 X 线、胸部 CT 或血管造影可协助病因诊断,根据患者症状选择性检查,若首次检查为阴性,但患者伴气促、气喘、咳嗽等症状时,则需密切随访,必要时复查。

5. 腹部及食管影像学检查　部分胸痛可由食管或上腹部病变引起,该项检查可作为排除性诊断原发性胸痛。可根据需要相应选择 CT、MRI、超声或消化道内镜检查。

**【诊断与鉴别诊断】**

多种病因可引起胸痛,而自发性胸痛是在排除其他病因性胸痛基础上的诊断,故其鉴别诊断具有排因性的特点。

自发性胸痛应与以下病因性胸痛相鉴别:

1. 心源性胸痛　心源性胸痛是由心脏器质性病因如冠心病、心律失常、先天性心脏病等引起的胸痛,常表现为胸前区压榨样痛,疼痛与活动、情绪变化等有关;因其可能危及生命故需优先做出鉴别诊断;行心电图、心肌酶谱、心脏彩超、冠脉造影等检查有助于鉴别。

2. 呼吸源性胸痛　胸痛可与呼吸活动相关,常伴咳嗽、咳痰、气喘等呼吸道症状,肺部听诊可有干湿啰音,胸膜增厚时可有胸膜摩擦音,行胸部影像学及血液化验检查有助于鉴别诊断。

3. 肌肉骨骼源性胸痛　多由胸部肌肉拉伤或由局部直接创伤因素导致,少数可与胸椎病变相关。疼痛多与胸部活动相关,局部存在明显的固定压痛点,胸部 X 线或 CT 可表现为阴性,必要时行 MRI 检查。

4. 消化道源性胸痛 胃食管反流性疾病、食管炎是最常见消化道因素,常表现为胸骨后烧灼样疼痛,腹压增加时疼痛加重,胃食管钡餐显影可有助于鉴别该病,必要时可行胃镜检查。

5. 心因性胸痛 此类胸痛患者常伴有抑郁、焦虑、恐慌等情绪表现;常有多部位不适症状、头痛、腹痛、乏力等,可有过度通气综合征;辅助检查均为阴性。心理因素性胸痛极易与自发性胸痛相混淆,应用心理因素评估表(如:PSC-17)评价患者行为和情绪有利于鉴别。

6. 神经源性胸痛 常见病因有水痘 - 带状疱疹病毒感染、脊神经损伤和其他原因导致的神经病理性疼痛。带状疱疹性神经痛常表现为受累神经节段皮区剧烈样疼痛、可呈烧灼感或蚂蚁咬样不适,触摸皮区可诱发疼痛,皮肤表明可出现水疱样皮疹。脊髓或脊神经受压或损伤时可伴相应神经节段疼痛及浅感觉异常等症状;脊柱 MRI 检查有助于鉴别诊断。

7. 肿瘤源性胸痛 胸部恶性肿瘤、乳腺癌、转移瘤等疾病均可导致胸痛。疼痛起病较缓慢、逐渐加重,伴随体重减轻,晚期表现为恶病质,胸部影像学检查、肿瘤活检有助于诊断。

【治疗原则】

自发性胸痛因无明确病因,目前治疗主要为对症治疗。对于轻度疼痛患者可不需药物治疗。通过密切随访,此类患者症状多可逐渐消失。对于中、重度疼痛患者可常规应用非甾体抗炎药控制症状。同时给予安慰及关注患者生活方式,行心理治疗和减少不良生活方式对本疾病的可能影响。密切随访,继续观察是否存在未知病因。

【康复和预后】

自发性胸痛多为良性胸痛,多数患者症状可逐渐消失,预后较好;对于部分病程较长患者需密切随访,关注患者生活方式,给予心理安慰,注意可能存在的病因。

(魏 俊)

# 第五章

# 腰骶部疼痛疾病

## 第一节　腰椎间盘源性疼痛

### 【概述】

腰椎间盘源性疼痛是常见病、多发病，是椎间盘内部病变（如：退变、终板损伤等）刺激椎间盘内疼痛感受器引起的功能丧失性腰痛，不伴神经根性症状，无神经根压迫和椎体节段不稳的临床体征和放射学证据，可描述为炎性介导的椎间盘源性腰痛。其临床表现无典型特征，主要表现为反复发作性腰痛。

椎间盘早期退行性病变的病理变化主要表现为纤维环内层撕裂和椎间盘炎症肉芽带的产生，这些病理变化称为椎间盘内破裂（IDD），大约 40% 的慢性腰痛患者存在 IDD。所以，IDD 是椎间盘源性腰痛的主要发病机制。

### 【临床表现】

腰椎间盘源性疼痛最重要临床特点是坐的耐受性下降，腰背痛常在坐位时加剧，患者通常只能坐 20 分钟左右，必须起立或行走以减轻疼痛。常见的加重因素是劳累后或弯腰时，有些患者在久站后出现腰痛加重，坐位疼痛症状重于站立或行走。据统计，65% 的患者也可伴有下肢膝以下非神经根性疼痛。

### 【体格检查】

常无典型的临床体征，腰椎体格检查多见棘间和棘旁压痛，常伴有腰部肌肉紧张。无下肢神经根阳性体征。

### 【辅助检查】

常规 X 线检查多呈阴性，有时可见椎间隙稍狭窄，轻度椎体骨质增生。MRI 的 T2 加权像在病变椎间盘均显示低信号改变（椎间盘黑盘征），纤维环后方出现高信号区，这被认为是 IDD 的敏感表现。椎间盘造影呈阳性表现，椎间盘造影阳性表现是在椎间盘造影时诱发和 / 或复制出腰部疼痛，并且椎间盘造影显示纤维环撕裂征象，这是诊断腰椎间盘源性疼痛的可靠手段。

### 【诊断与鉴别诊断】

1. 诊断　目前尚无诊断腰椎间盘源性疼痛的金标准，临床满足下列条件可考虑诊断腰椎间盘源性疼痛：

(1)腰痛症状反复发作,持续时间＞6个月。

(2)持续腰痛在坐位时加重,没有神经根性症状。

(3)椎间盘造影阳性和/或MRI表现典型的病变椎间盘低信号、纤维环后部出现高信号区。

2. 鉴别诊断　腰椎间盘源性疼痛属于非典型腰背痛范畴,应与以下疾病进行鉴别诊断。

(1)腰脊神经后支痛、骶髂关节痛:此两种疾病需通过腰椎小关节和骶髂关节诊断性注射治疗有助于和腰椎间盘源性疼痛进行鉴别,必要时可行腰椎间盘造影检查,脊神经后支痛和骶髂关节痛腰椎间盘造影为阴性,常可鉴别。

(2)腰椎特异性病变如腰椎结核、脊柱肿瘤、强直性脊柱炎等,这些疾病都有明确的病因,结合临床特征及影像学检查可鉴别。

(3)腰椎神经根病变:主要是腰椎间盘突出症和腰椎管狭窄症,前者有明显神经根性症状和体征;后者主要表现为间歇性跛行症状,体征常有神经功能障碍的表现;而腰椎间盘源性疼痛以上症状和体征缺如,结合影像学检查可鉴别。

【治疗原则】

腰椎间盘源性疼痛的治疗主要包括保守治疗和微创介入治疗。

1. 保守治疗　常规有物理疗法和药物疗法。物理疗法一般采用腰椎牵引和局部理疗。药物疗法一般是服用抗炎镇痛药(对乙酰氨基酚、双氯芬酸钠等)、消除水肿药物(地奥司明等)、肌松药(替扎尼定、乙哌立松等)和神经营养药(甲钴胺、牛痘疫苗接种家兔炎症皮肤提取物片或注射液)。如果经过正规保守治疗6~8周效果不佳,可以考虑微创介入治疗。

2. 微创介入治疗　常用方法主要包括臭氧溶核术、椎间盘射频热凝术、低温等离子消融术、低能量激光椎间盘修复术等,国内也有使用椎间盘臭氧溶核术联合射频热凝术的方法。

(1)适应证:①腰痛重于下肢痛,坐位时加重。②椎间盘造影阳性。③椎间盘高度＞正常75%。④MRI显示椎间盘膨出,T2加权像MRI呈现病变间盘"黑盘征"和/或纤维环后方高信号区。⑤保守治疗无效或缓解欠佳。

(2)禁忌证:①严重神经功能障碍者。②非椎间盘源性坐骨神经痛。③严重退行性腰椎间盘疾病合并椎管狭窄、侧隐窝狭窄者。④椎间盘突出伴钙化、突出物大压迫硬脊膜囊大于50%者。⑤破裂型和游离型腰椎间盘突出症。⑥合并严重椎体滑脱者。⑦合并重要器官严重疾患、手术有风险者。

【康复及预后】

微创介入治疗后应绝对卧床24小时,少部分患者术后1~2周会出现症状的反跳,可使用镇痛剂、脱水剂等对症处理。疗效评价依据治疗后的疼痛评分和功能恢复状况。椎间盘源性腰痛,严重影响患者的工作和生活。经过临床有效治疗和康复后,一般预后较好。

(刘延青　刘堂华)

# 第二节　腰椎间盘突出症

**【概述】**

腰椎间盘突出症多发生于腰椎间盘退变的基础上,纤维环破裂导致的髓核组织突出引发无菌性和免疫性炎症,突出的髓核组织可机械性压迫引起脊神经根病变,从而导致腰痛伴单侧或双侧下肢放射性疼痛,可伴有神经功能障碍。马尾神经受损的患者可出现会阴区感觉异常、大小便及性功能障碍等马尾神经损伤症状。

**【临床表现】**

腰椎间盘突出症的主要临床表现为腰痛和 / 或下肢痛,常伴有下肢神经功能障碍,严重者可发生马尾综合征表现。患者可有腰部慢性损伤史(如从事重体力劳动、腰部扭伤等)。该病易反复发作,不及时治疗常使疾病迁延不愈。

1. 腰痛　临床所见分两种类型:①广泛的钝痛,起病缓慢,活动后或持续一个姿势较长时间后疼痛加重,休息或卧床后可缓解。②腰背痛发病急骤,疼痛剧烈,腰背部肌肉痉挛,活动受限,严重影响生活工作。

2. 下肢放射痛　腰椎间盘突出症多见于腰 4/5 和腰 5/ 骶 1 两个节段,故下肢痛症状常见,疼痛可伴随腰背痛发作或单独发作。常呈典型的坐骨神经痛,疼痛可由臀部沿大腿后外侧放射至小腿或足背。腰椎间盘突出症引起的坐骨神经痛多为单侧,中央型常引起双侧坐骨神经痛,坐骨神经痛可因活动或腹压增加时加重或突发触电般放射痛。

3. 下腹或大腿前侧痛　在高位腰椎间盘突出时,腰 1~3 神经根受累可出现相应神经分布区域如腹股沟区痛或大腿内侧疼痛。另有部分低位腰椎间盘突出,亦可出现腹股沟区痛或下腹部疼痛。腹股沟区外侧疼痛多为腰 4~5 椎间盘突出,腹股沟区内侧和会阴区疼痛为腰 5~ 骶 1 椎间盘突出,这种疼痛多为牵涉痛,并非神经根性刺激症状。

4. 间歇性跛行　行走一定距离后感腰腿痛、麻木加重。取蹲位或坐位后症状缓解或消失。这种患者多伴发腰椎管狭窄症,麻木和疼痛并发。

5. 马尾综合征　早期表现为双侧严重的坐骨神经痛,会阴部麻木,排便排尿无力。病情加重后可出现下肢不全瘫痪,如不能伸趾或足下垂。同时并发大小便功能障碍,多为急性尿潴留和排便失禁。女性患者可有假性尿失禁,男性患者可出现阳痿。

6. 其他临床表现有患肢发凉,小腿肿胀等。

**【体格检查】**

一般体征:①步态:症状轻者无异常,症状明显者姿态拘谨,症状严重者可为强迫弯腰,臀部凸向一侧的姿态跛行。②脊柱形态及活动度:症状重者腰椎生理性前凸变浅或消失,脊柱侧弯。各方向的活动度都会不同程度的受影响。③压痛点:多在病变间隙的棘突旁有深压痛。④下肢肌肉萎缩及肌力减弱。⑤患肢浅感觉减退。⑥反射改变:患侧的膝、跟腱反射可减弱或消失。

专科体格检查:①直腿抬高试验。② Laseque 拉塞克征。③健肢抬高试验。④直腿抬高加强试验(Bragard 征)。⑤仰卧挺腹试验。⑥屈颈试验。⑦腘神经压迫试验。⑧弓弦试验。⑨股神经牵拉试验。⑩坐骨神经牵拉试验。⑪ 俯卧屈曲激发试验。以上专科体征可出现阳性表现。

**【辅助检查】**

腰椎间盘突出症常用的辅助检查主要包括 X 线片、特殊造影、CT、MRI 等。

1. MRI 可显示脊髓内病变和椎间盘退变、脱水情况的明显影像,对于确诊该病和指导微创介入治疗有重要价值;

2. CT 对椎间盘突出的部位、大小、形态、黄韧带、后纵韧带钙化等情况可清楚显示。临床上在除外椎管狭窄和评估椎间盘突出钙化情况时优选;

3. X 线片对观察脊椎形态,间隙宽度,除外脊柱特殊病变如结核和肿瘤时选用;

4. 近年也选用红外热图像检查来评估腰脊神经根病变和治疗效果。

**【诊断与鉴别诊断】**

1. 诊断　临床上结合临床表现、体征及影像学检查进行诊断腰椎间盘突出症。诊断标准如下:

(1)反复发作腰腿痛或单纯腿痛,呈典型的坐骨神经分布区域的疼痛。

(2)按神经分布区域的皮肤浅感觉减退。

(3)专科体格检查至少有一项阳性体征,临床上以直腿抬高试验阳性为常用指征。

(4)可出现神经功能障碍的表现如:肌无力、肌肉萎缩、反射减弱或消失。

(5)临床检查定位诊断与影像学检查相一致,包括 X 线片、CT、MRI 等。

2. 鉴别诊断　腰椎间盘突出症应与以下疾病相鉴别:

(1)腰骶部发育异常(腰骶椎隐裂、移形椎、腰椎峡部裂)以腰背痛为主要症状,X 线检查与 CT 检查易于鉴别。

(2)非典型腰背痛:主要以腰背痛为主,不伴有神经根放射痛、神经根体征常为阴性,结合影像学检查常可鉴别。

(3)退变性腰椎不稳:临床上主要表现为下肢麻木,腰椎轴性痛常见,神经根性痛少见。结合影像学检查可鉴别。

(4)腰椎特殊性疾病:如脊柱结核、强直性脊柱炎、粘连性蛛网膜炎,结合原发病临床表现特征和辅助检查可鉴别。

（5）腰椎管狭窄症：主要症状为腰腿痛、间歇性跛行。影像学检查提示关节突关节增生肥大,关节间距和椎管内径缩小。CT可明确狭窄征象。

（6）梨状肌综合征：可见臀肌萎缩,坐骨大切迹区压痛,直肠指诊可触及肿胀变粗的梨状肌。梨状肌诊断性治疗可帮助鉴别。

（7）代谢性疾病：骨质疏松症,痛风症等疾病临床症状多有典型特征,不伴有神经根性疼痛。常伴有生化指标的改变和其他系统器官的变化,多可鉴别。

**【治疗原则和方法】**

腰椎间盘突出症的治疗方法主要包含保守治疗、微创介入治疗和外科手术治疗。治疗方法的选择主要取决于临床表现和影像学检查,临床上多采用阶梯性治疗原则。

1. 保守治疗适应证

（1）患者初发,病程较短。

（2）病程长,但症状与体征较轻。

（3）影像学检查椎间盘突出较小

（4）全身性疾病或局部皮肤疾病,不能手术者。

2. 保守治疗方法　药物治疗、牵引治疗、物理治疗、神经阻滞治疗、推拿按摩等。

3. 微创介入治疗方法　包括射频热凝或低温等离子消融术、臭氧髓核溶解术、胶原酶髓核化学溶解术、低能量激光修复术、经皮腰椎间盘切吸术等。

（1）适应证：保守治疗效果不佳,无明确外科手术适应证者,可选择微创介入治疗,具体方法结合患者临床表现和各种介入治疗特点选择。

（2）禁忌证：对于巨大突出物脱出、游离型椎间盘突出、突出物严重钙化、合并腰椎管狭窄和脊柱不稳等。

4. 经皮椎间孔镜技术　近年来经皮椎间孔镜技术发展迅速,适应证主要以腰椎间盘突出症为主,尤其适用于极外侧型椎间盘突出,对于巨大突出、脱出的髓核组织伴神经根压迫的患者,减压效果亦很明显,临床上要正确的选择适用类型的腰椎间盘突出症。

**【康复与预后】**

腰椎间盘突出症是复发性疾病,经规范化阶梯治疗后,康复对促进症状缓解、巩固远期疗效和预防复发均具有重要作用。根据患者的实际情况,有选择的进行适当的康复治疗,尽快的消除肌肉的紧张状态,改善受累神经根的功能恢复,对改善预后有很大帮助。

对治疗恢复期患者以减轻腰椎负荷、防止过劳、不加重腰痛为原则。适当进行下肢肌肉的功能锻炼(屈髋肌锻炼、股四头肌锻炼、腘绳肌锻炼、小腿三头肌锻炼)、腰背肌功能锻炼、躯干侧方肌肉锻炼、腹肌功能锻炼等都有助于恢复期患者的病情改善和预防复发。

总之,腰椎间盘突出症治疗主张预防、治疗、康复三位一体,贯彻始终,相互促进。只有做好了本病的全程预防、治疗、康复措施,方可使本病治愈和预防复发做到理想的状态。

(刘延青　李勇杰　王　文)

## 第三节　腰椎管狭窄症

### 【概述】

腰椎管狭窄是老年人的常见病,在 65 岁以上的老年人中,椎管狭窄是进行腰椎手术最常见的原因。1803 年,Antoine Portal 首次描述该疾病,随后 Verbiest 正式提出了椎管狭窄的这一名词。椎管狭窄是一解剖学诊断,可发生在中央管、侧隐窝或椎间孔中,不同位置的神经压迫所产生的症状各不相同。

### 【临床表现】

腰椎管狭窄常见症状包括神经源性跛行和神经根性疼痛。神经源性跛行的患者可出现腰腿部疼痛,表现为发沉、无力、肌肉紧束缚感,多为双侧受累,疼痛部位往往与神经皮节分布区域不一致;长时间行走或者站立时症状加重,短暂休息后症状可减轻。脊柱屈曲类动作,如弯腰、坐着时,症状可以减轻,患者常常描述弯腰椎车、骑自行车、上坡、开车时疼痛可减轻;脊柱后伸动作症状会加重,腰椎管狭窄的患者往往抱怨上坡容易,而下坡困难。

### 【体格检查】

腰椎管狭窄患者初期常没有神经系统阳性体征,可以通过让患者行走,直到出现症状时再查体就可能发现力弱、感觉缺失以及腱反射的体征。侧隐窝狭窄的患者会有神经根性的症状改变。一般情况下神经根症状不会那么明显,但是当神经受压程度加重,患者的神经根症状就会出现。

### 【辅助检查】

1. 平片检查　除了正侧位片外,也要考虑检查腰椎过伸过屈位和斜位片。通过 X 线检查可排除脊柱侧弯和脊柱滑脱,同时可观察脊柱有无动态不稳。

2. CT 检查和 CT 椎管造影检查　CT 平扫能够很好的显示椎管骨性结构,对软组织的病理改变略逊于 MRI。

CT 椎管造影检查可以提高 CT 平扫的敏感性,它可以更清晰的比较硬膜囊和周围软组织、骨性病变,不过其有一定侵袭性。

3. MRI　MRI 的准确性和 CT 椎管造影相当,同时具有辐射低、无创的优点。MRI 检查可以提供脊柱在冠状面、横断面和矢状面的图像,不仅可以看到骨性结构,还能更好的观察脊柱软组织。它能够显示出不同类型的椎管狭窄及狭窄程度。

【诊断及鉴别诊断】

1. 诊断　椎管狭窄临床表现复杂多变,需要综合症状、体征和MRI判定患者是否为椎管狭窄。医生只有通过详细的病史、体格检查以及与症状体征对应的影像学结果才能进行明确诊断。

2. 鉴别诊断　腰椎管狭窄患者需要鉴别间歇性跛行的病因,是神经源性或血管源性。神经源性的间歇性跛行是由近端向远端发展,而血管源性的间歇性跛行是由远端向近端发展。血管源性间歇性跛行的患者症状与腰椎姿势关系不大,推车、骑车或者上坡行走不能延长患者移动距离。

【治疗原则】

腰椎管狭窄治疗的目的在于缓解疼痛、维持或改善日常活动能力。对一些患者,非手术治疗可以很好的改善症状;非手术治疗包括:卧床休息、非甾体抗炎镇痛药物、牵引和腰背部肌群的功能锻炼;而对另一些患者,经过非手术治疗仍然不能从事日常活动或工作,则应选择微创介入治疗或外科手术治疗。

1. 硬膜外注射治疗　硬膜外激素注射最理想的适应证是患者有急性神经根症状或神经源性间歇性跛行,且常用的物理治疗或药物治疗均无满意疗效,已对日常生活产生显著影响。

2. 微创内镜手术治疗　得益于不断发展的计算机设备、内镜下冲洗灌注系统,腰椎管狭窄症的手术治疗愈加趋向于微创化,微创内镜手术方兴未艾。目前用于治疗腰椎管狭窄的内镜减压技术主要包括:通道辅助显微内镜下腰椎椎板切除椎管成形术(micro-endoscopic discectomy,MED)和经皮穿刺内镜下腰椎椎板切除椎管成形术(percutaneous endoscopic lumbar discectomy,PELD)。

(1)通道辅助内镜下腰椎椎板切除减压术:1997年,美国的Foley和Smith发明通道辅助内镜下腰椎椎板切除椎管成形术。该技术通过一系列同心扩张套管,建立管状工作通道,在显微镜或内镜下切除椎板、增生的关节突、骨赘,钙化肥厚的韧带及突出椎间盘组织,解决椎管及侧隐窝狭窄问题。该技术工作通道仅1.8cm,MED减少了手术对脊柱结构的破坏,减少了软组织的损伤。缺点是空气介质,视野不够清楚。

(2)经皮穿刺内镜下腰椎椎板切除椎管成形术:经皮穿刺内镜技术的优势在于它的全内镜技术:集图像传感器、光学镜头、光源照明、机械装置为一体的管装通道。以长度仅为7~8mm的小切口,从人体天然的骨性结构间隙中置入工作管道,减少了对腰椎结构破坏及肌肉的损伤,最大限度的保持纤维环的完整性和脊柱的稳定性。

经椎间孔入路的经皮穿刺内镜技术可以很好的解决神经根管型的腰椎管狭窄,但对于中央型狭窄,椎间孔入路技术在实施操作时,难度很大,经椎板间入路的Delta技术的出现解决了这一难题。Delta技术是以经椎板间入路,以1cm的小切口建立工作通道,镜下磨钻清除阻挡手术视野的骨性结构以及去除导致狭窄的骨性增生,同时配有镜下冲洗系统,保证了清晰的术中视野,实现腰椎管狭窄的单侧入路双侧减压。该技术已经可以处理各种类型的腰椎间盘突出引起的继发性椎管狭窄,以及腰椎退行性病变引起的全方位的椎管狭窄;对于传统开放手术的复发病例,也达到了非常好的效果。

3. 外科手术 腰椎管狭窄手术的原则是对马尾及硬膜囊充分减压,同时尽可能保护脊柱的稳定性。长期随访表明,外科手术比保守疗效更好。需要注意单纯的影像学检查结果不能作为判断是否手术的标准,症状、体征和影像学检查应相一致。

【康复与预后】

退变性腰椎管狭窄症状进展缓慢,不会危及生命,即使近期出现膀胱功能障碍或显著的进行性下肢无力等表现,及时行神经组织减压后,预后良好。

(李勇杰)

# 第四节 腰背肌筋膜疼痛综合征

【概述】

腰背肌筋膜疼痛综合征(myofascial pain syndrome,MPS),一般是指由于多种原因导致的腰背部骨骼肌及筋膜等组织的无菌性炎症、激痛点(Myofascial Trigger Point,MTrP)形成及其功能失调,且以疼痛为特征的综合征,也称腰背部肌肉劳损、腰背部肌筋膜炎、腰背肌纤维织炎。其病因不明,可能的发生机制有"能量代谢危机"学说和"肌梭异常电位学说"等。软组织的退行性变、长期固定于一个姿势工作造成肌群过劳、潮湿、寒冷环境等因素可导致肌纤维收缩,引起局部缺氧缺血,释放大量致痛物质,诱发或加重疼痛。该病虽然临床非常常见,但往往被忽视。

【临床表现】

临床表现较为多样,疼痛程度不一。可表现为腰背部酸痛、胀痛等,有的范围较为局限,有的则较弥漫,边界不清。当周围神经受到卡压后可出现牵涉痛,疼痛范围扩大甚至出现下肢、腹部等部位疼痛,常常伴随着麻木、感觉过敏、刺痛感和抽搐等。可伴随自主神经功能障碍症状,包括出汗异常、怕冷、皮肤划纹症、立毛肌障碍和体温改变等。疼痛常因寒冷等天气变化或较长时间固定一个姿势而加重。病程长短不一,发作后易反复发生,严重者可影响工作及生活甚至产生心理障碍。

【体格检查】

神经系统体检对诊断帮助有限,主要目的是鉴别排除其他病变。多数患者能扪到痛性结节或痛性条索、压痛、牵涉痛,这在俯卧位检查时更为清晰。痛性结节或痛性条索常在胸椎椎旁、腰椎椎旁、第三腰椎横突、髂嵴部和髂后上棘处等部位,压痛性结节可引起局部疼痛并放散至其他部位,如引起下肢牵涉痛。因肌肉保护性痉挛患者可出现侧弯和运动受限,甚至出现强迫体位。

【辅助检查】

1. 实验室检查　慢性腰背部 MPS 的患者,三大常规、血沉、C 反应蛋白等均可在正常范围。

2. 放射学检查　排除是否有骨性关节炎、椎间盘疾患、神经根病变和其他的机械性病变。

3. B 超和 MRI 等可见受累肌筋膜炎性改变、局部增厚、肌肉痉挛萎缩等表现。

4. 肌电图　在静息状态下,肌电图上可记录到激痛点处的自发性电位等。

5. 红外热像图　能够发现活跃的激痛点及隐性激痛点,但是目前缺乏调查评估红外热成像法诊断 MPS 的准确性和可靠性。

【诊断与鉴别诊断】

首先要排除神经疾病、内脏疾病、感染性疾病、肿瘤和精神心理原因导致的疼痛,尤其是临床症状不典型的患者。无特异性的血清学、影像学以及活检病理能够确诊,2015 年 David 等提出 MPS 诊断标准,目前较为公认,具体包括:

1. 触诊确定 MTrP,表现为有或无放散性疼痛。

2. 触诊患者的 MTrP,表现为疼痛,并至少满足下列条件中的 3 个:①肌肉僵硬或痉挛。②相关关节活动受限。③按压后疼痛加剧。④紧绷肌带或压痛小结。

注意事项:①排除其他局部肌肉压痛的疾病,并考虑到这些疾病可能与 MPS 同时存在。②存在局限或牵涉性疼痛。③ MPS 的症状需至少存在 3 个月。

腰背部 MPS 需要与以下疾病鉴别:

1. 纤维肌痛综合征　多见于女性,25~45 岁。全身广泛性疼痛,常伴睡眠障碍、疲劳、晨僵等不适。触诊可及广泛性压痛点,常以对称性分布,以中轴骨骼、肩胛带、骨盆带等部位多见。

2. 椎间盘疾病　尤其是盘源性腰痛,多为椎间盘退变,有的伴肢体放散性疼痛,棘突间和棘突旁有明显压痛,直腿抬高试验阴性。X 线、CT 及 MRI 等可进一步鉴别诊断。尤其是 MRI 提示椎间盘信号改变,伴随着纤维环后缘高信号的特征性改变。

3. 椎体感染性疾病　尤其是椎体结核,患者常常伴随着低热,消瘦等全身症状。PPD、T-SPOT 等结核特异性检查及椎体 MRI 等可鉴别诊断。

4. 肿瘤　尤其是多发性骨髓瘤,常以腰背痛为首发症状。血常规、生化筛查、血尿轻链、血清蛋白电泳、免疫固定电泳及骨髓穿刺等可做鉴别指标。

【治疗原则】

腰背部 MPS 治疗方法较多,先以保守治疗为主;若疼痛明显,病程较长,保守治疗无明显改善者,可以考虑行射频术和松解术等微创治疗。

1. 药物治疗　应用非甾体抗炎药、抗抑郁药物、肌肉松弛药等对症治疗。非甾体抗炎药虽能减轻疼痛，但长期治疗存在胃肠道风险，因此，在临床中应用该类药物不应时间过长。

2. 物理治疗和传统中医中药治疗　物理治疗包括超短波、红外线、激光治疗、超声波或者经皮电刺激疗法等。传统的中医中药，采用中药内服外敷促进肿胀及炎症消散。根据病变部位循经取穴，对选定的穴位进行针刺或艾灸以减轻症状。

3. 手法治疗　深部重度按压、喷雾和拉伸、应变和抗拉力、肌肉能量技术、触发点按压、横向摩擦按摩等，有一定的疗效。

4. 冲击波疗法　通过改善局部微循环，抑制炎性介质、松解肌肉粘连和硬结等作用进而达到缓解疼痛目的。

5. 注射治疗　应用局麻药及糖皮质激素、肉毒素、臭氧等反复多次 MTrP 注射，间隔时间不一，可以取得一定的疗效。

6. MTrP 针刺治疗　针灸、浅针、深针、干针、湿针、浮针、银质针和小针刀等治疗，对肌筋膜疼痛的缓解是有效的。在针刺之前，必须仔细确定 MTrP 的精确位置以进针。

7. 迁延或顽固者，在综合上述治疗手段的同时，可进行交感神经阻滞、脊神经后支射频治疗（包括脉冲射频和标准射频等）、鞘内镇痛、脊髓电刺激或者外周神经电刺激等治疗，以改善患者症状和生活质量。

【康复和预后】

大多数患者预后良好。需注意日常保暖以防止受凉加重肌肉痉挛等，可局部热敷，加强户外活动和腰背部肌肉锻炼，避免加重 MPS 的姿势和运动等。

（冯智英）

# 第五节　第三腰椎横突综合征

【概述】

第三腰椎横突综合征，亦称作第三腰椎横突周围炎，好发于青壮年，特别是体力劳动或久坐的人群，此病多因慢性劳损所致，腰痛是其主要症状。

【临床表现】

患者多为青壮年，男性多见，腰痛是该病的主要症状，好发于一侧，也可两侧同时发生。腰痛多呈持续性，弯腰及旋转腰部时疼痛加重，严重时翻身起卧困难，症状重者疼痛可放射至大腿后侧，极少数病例可放射至下腹部。

【体格检查】

脊柱检查时可见以第三腰椎横突尖部为中心的明显压痛，可触及条索状硬结，但脊柱其他节段未见明显压痛及叩击痛。直腿抬高试验为阴性。

【辅助检查】

X 线检查可发现患侧第三腰椎横突肥大或横突偏长,但腰椎椎体及间隙一般无异常改变。若仅发现第三腰椎横突肥大或偏长却无相应症状及体征,不能确诊为第三腰椎横突综合征,此检查可作鉴别诊断之用。

【诊断与鉴别诊断】

根据以上病史、症状和体征多能诊断。

第三腰椎横突综合征应与以下疾病相鉴别:

1. 腰椎间盘突出症　患者除腰痛外伴患肢坐骨神经痛,呈阵发性加剧,直腿抬高试验阳性,加强试验多阳性,棘旁压痛伴患肢放射痛等。CT 或 MRI 可鉴别诊断。

2. 盘源性腰痛　患者表现为腰痛和非根性下肢痛,一般痛不过膝,少数患者可到膝关节以下,多在咳嗽、喷嚏等腹压增加时疼痛加重,腰椎前屈和负重时也可加重,平卧休息腰痛缓解。椎间盘造影的敏感性和特异性比较高,可鉴别诊断。

3. 腰椎肿瘤　中年以上患者,腰痛呈进行性加重,有夜痛症状,经过对症处理又不能缓解其疼痛者,应高度警惕。若属脊髓、马尾部肿瘤,可伴有大小便失禁、马鞍区(即会阴部)麻木刺痛、双下肢瘫痪等伴随症状。血液相关检查、CT 或 MRI 可鉴别诊断。

4. 脊神经后支卡压综合征　是脊神经后支及其分出的内、外侧支行走过程中因受到局部组织的压迫,从而引起不过膝关节的腰腿痛,部分患者的疼痛可达小腿,但体格检查直腿抬高及加强试验阴性,可与腰椎横突综合征鉴别。

5. 腰椎结核　患者出现腰痛伴低热、贫血、消瘦等症状,可有血沉增快及拾物试验阳性,X 线检查可见有骨质破坏,腰大肌脓肿。结核菌素试验,CT 或 MRI 可有助于鉴别诊断。

6. 肾周围炎　患者出现腰痛伴发热、血白细胞数增高、尿常规检查白细胞异常增多、肾区叩击痛等表现有助于鉴别诊断。

7. 妇科疾病　女性腰痛呈周期性改变者。盆腔彩超等检查有助于鉴别诊断。

【治疗原则】

第三腰椎横突综合征的治疗目的是缓解疼痛,改善生活质量。

1. 药物治疗　非甾体抗炎药,可缓解疼痛,活血化瘀的中成药内服或中草药外敷、熏洗、浸泡等可以缓解症状。其他药物包括乙哌立松、替扎尼定等。

2. 疼痛专科治疗　以第三腰椎横突为中心的冲击波治疗、经皮电刺激、局部神经阻滞、臭氧注射治疗、局部针刀松解、银质针治疗、局部射频治疗等。

3. 手术治疗　极少数病例,经保守治疗无效且反复发作,长期不愈。可考虑横突部分行局部粘连松解术等。

## 【康复和预后】

第三腰椎横突综合征症状缓解较为容易,但易于复发,平时劳动或工作中要注意纠正不良姿势,养成良好的生活习惯,适当行腰背肌肉锻炼,注意保暖,避免疲劳。

（王礼彬）

# 第六节　腰椎棘间、棘上韧带炎

## 【概述】

腰椎棘间韧带纤维之间交叉排列,因其特殊的解剖结构易产生慢性损伤,而腰段棘上韧带与颈段和胸段比较更宽,临床损伤则相对少见。这两种韧带的主要作用均为防止脊柱的过度前屈,故往往同时发生损伤。由于腰 5~ 骶 1 处无棘上韧带,且处于活动的腰椎和固定的骶椎之间受力最大,故此处棘间韧带损伤机会也最多。

## 【临床表现】

患者多为青壮年,有慢性腰背痛病史,以酸痛为主。棘上韧带炎多位于腰背部,而棘间韧带炎的位置较低,多位于下腰部,弯腰时因牵拉损伤的韧带使疼痛症状加重,伸腰时疼痛缓解,局部受压时症状亦加重。

## 【体格检查】

腰部活动明显受限,尤以前侧弯曲及旋转受限为显著。在棘间韧带损伤处有明显压痛及叩击痛,压痛甚于叩击痛;对体瘦患者进行检查时,如触及断裂的棘间隙时,可有凹陷感或韧带弹响。

## 【辅助检查】

棘上韧带损伤放射学检查多无阳性发现,即使韧带断裂,磁共振也很难清晰地显示韧带断裂的部位及程度。棘间韧带损伤可通过超声或 MRI 证实。

## 【诊断与鉴别诊断】

棘上韧带炎在棘突上的压痛局限而表浅,多见一个棘突,偶见两个及以上棘突。棘间韧带炎在棘突和棘突间均可有压痛,普通 X 线片等无阳性发现,超声及 MRI 有助于诊断。诊断性治疗如局部神经阻滞试验,使用 1% 利多卡因 3~6ml 对痛点行注射后,上述症状迅速消失者为阳性。

腰椎棘间、棘上韧带炎应与以下疾病相鉴别:

1. 腰椎间盘突出症　患者除腰痛外伴患肢坐骨神经痛,呈阵发性加剧,直腿抬高试验阳性,加强试验多阳性,棘旁压痛伴患肢放射痛等。CT 或 MRI 可鉴别诊断。

2. 腰椎肿瘤　中年以上患者,腰痛呈进行性加重,有夜痛症状,经过对症处理又不能缓解其疼痛者,应高度警惕。若为脊髓、马尾部肿瘤,可伴有大小便失禁、马鞍区（即会阴部）麻木刺痛、双下肢瘫痪等伴随症状。血液相关检查、CT 或 MRI 可鉴别诊断。

3. 腰椎结核　患者出现腰痛伴低热、贫血、消瘦等症状，可有血沉增快及拾物试验阳性，X 线检查可见有骨质破坏，腰大肌脓肿。结核菌素试验，CT 或 MRI 可有助于鉴别诊断。

4. 第三腰椎横突综合征　患者多为青壮年男性，腰痛多发于一侧，也可两侧同时发病。腰部疼痛多呈持续性，腰部活动，尤其是弯腰、旋转腰部时疼痛加重，严重时翻身起卧困难，症状重疼痛可放散至大腿后侧，极少数病例可放散至下腹部。最突出的体征是以腰 3 横突尖部为中心的明显压痛，多数患者可合并患侧椎旁肌紧张。

5. 腰部肌筋膜炎　患者主要表现为腰椎两侧酸胀不适，一般受凉或劳累后出现，疼痛多出现在夜间或晨起前，活动后缓解，白天多无症状，局部热敷或热浴后疼痛明显缓解，触诊局部可见肌肉明显僵硬，痉挛。影像学多无阳性发现。

【治疗原则】

棘间棘上韧带炎的治疗目的是缓解患者疼痛，改善生活质量。绝大多数患者可经非手术治疗治愈。

1. 药物治疗包括　非甾体抗炎药可以缓解疼痛，活血化瘀的中成药内服或中草药外敷、熏洗、浸泡等可以缓解症状。

2. 疼痛专科治疗　主要包括疼痛部位的棘间棘上韧带局部神经阻滞或臭氧注射治疗、局部针刀松解、冲击波治疗等。

3. 手术治疗　极少数病例，经保守治疗无效且反复发作，长期不愈，可考虑将韧带切除、棘突融合等。

【康复和预后】

腰椎棘间、棘上韧带炎是否复发或何时复发是难以预料的。在日常生活中应尽可能避免做诱发疼痛的机械动作，如避免过长时间低头弯腰、久坐、平时避免腰背部受凉等。药物治疗不能预防疾病复发或改变自然病程。

（王礼彬）

# 第七节　急性腰扭伤

【概述】

急性腰扭伤是指腰部肌肉、筋膜、韧带等软组织因外力作用受到过度牵拉而引起的急性撕裂伤，常发生于搬抬重物及腰部肌肉强力收缩时。急性腰扭伤可使腰骶部肌肉的附着点、骨膜、筋膜和韧带等组织撕裂。

【临床表现】

青壮年多见。患者伤后立即出现腰部疼痛，呈持续性剧痛，腰部活动受限，不能挺直,俯、仰、扭转感困难,咳嗽、喷嚏、大小便时可使疼痛加剧。站立时往往需用手扶住腰部,坐位时用双手撑于椅子,以减轻疼痛。腰肌扭伤后一侧或两侧当即发生疼痛,有时受伤后半天或隔夜才出现疼痛。检查时局部肌肉紧张、压痛及牵引痛明显,但无淤血现象。

【体格检查】

腰部触诊有"扳机点"或"触发点"。局部肌肉紧张,压痛及叩击痛可阳性,疼痛位于脊柱两侧,棘突间一般无明显压痛。直腿抬高试验可阳性,加强试验阴性。

【辅助检查】

本病的辅助检查方法主要是 X 线检查。急性腰扭伤损伤较轻者,X 线片无异常表现。损伤严重者,X 线表现可见腰椎生理前突消失。棘上和棘间韧带断裂者,侧位片表现棘突间距离增大或合并棘突及关节突骨折。CT 或 MRI 一般无阳性发现。

【诊断与鉴别诊断】

患者有搬抬重物史,有的患者主诉听到清脆的响声。伤后重者疼痛剧烈,当即不能活动。轻者尚能工作,但休息后或次日疼痛加重,甚至不能起床。检查时见患者腰部僵硬,腰椎前凸消失,可有脊柱侧弯及骶棘肌痉挛。在损伤部位可找到明显压痛点。可借助影像学检查排除其他疾病及诊断。

急性腰扭伤应与以下疾病相鉴别:

1. 腰椎间盘突出症 患者除腰痛外伴患肢坐骨神经痛,呈阵发性加剧,直腿抬高试验阳性,加强试验多阳性,棘旁压痛伴患肢放射痛等。CT 或 MRI 可鉴别诊断。

2. 椎体压缩性骨折 该病多见于老年性骨质疏松症患者,常因负重或外伤后出现腰部疼痛及活动受限,直立行走多困难,平卧症状缓解。体格检查腰椎叩击痛明显。X 线片可显示相应椎体高度下降。MRI 检查敏感性更高。

3. 第三腰椎横突综合征 患者多为青壮年男性,腰痛多发于一侧,也可两侧同时发病。腰部疼痛多呈持续性,腰部活动,尤其是弯腰、旋转腰部时疼痛加重,严重时翻身起卧困难,症状重疼痛者可放射至大腿后侧,极少数病例可放射至下腹部。最突出的体征是以 L3 横突尖部为中心的明显压痛,多数患者可合并患侧椎旁肌紧张。

4. 腰椎小关节紊乱 腰椎均有四个后滑膜关节和一个前椎间盘关节。当腰部突然过度前屈并向一侧旋转时,可使关节突关节间隙变大,滑膜进入关节间隙,直腰时将滑膜嵌住,发生急性腰痛。腰椎小关节紊乱一般在改变体位时明显,动作完成后可自行缓解,很少出现持续性的疼痛。局部小关节阻滞可鉴别诊断。

5. 棘间、棘上韧带炎 患者多为青壮年,有慢性腰背痛病史,以酸痛为主。棘上韧带炎多位于腰背部,而棘间韧带炎的位置较低,多位于下腰部。患者弯腰时因牵拉损伤的韧带使疼痛症状明显,伸腰时疼痛明显缓解。局部受压时症状较重。一般活动受限明显。

**【治疗原则】**

急性腰扭伤的治疗目的是缓解疼痛,改善活动度,恢复腰椎功能,预防复发和避免向慢性转归。本病一般不需要手术。

1. 药物治疗　包括:非甾体抗炎药可以缓解疼痛,活血化瘀的中成药内服或中草药外敷、熏洗、浸泡等可以缓解症状。

2. 疼痛专科治疗　主要包括疼痛部位局部经皮电刺激、冲击波、神经阻滞或臭氧注射治疗、局部针刀或银质针松解等。

3. 手术治疗　极少数病例,经保守治疗无效且反复发作,长期不愈,可考虑手术治疗等。

**【康复和预后】**

急性腰扭伤多数经保守治疗可以缓解。预防主要为尽可能改善劳动条件,掌握正确的劳动姿势,如扛抬重物时要尽量让胸腰部挺直,髋膝部屈曲,起身应以下肢用力为主,站稳后再迈步,搬提重物时应取半蹲位,使物体尽量贴近身体。加强劳动保护,进行扛、抬、搬、提等重体力劳动时应使用护腰带,以协助稳定腰部脊柱,增强腹压,提高肌肉工作效能。尽量避免弯腰性强迫姿势工作时间过长。

（王礼彬）

# 第八节　腰椎滑脱

**【概述】**

滑脱是指一个椎体在另一个椎体上部分或完全的滑移。按 Witlse 的方法,腰椎可分为 6 种类型:①先天性滑脱:腰 5~骶 1 后方的骨钩先天性发育不良,关节突的关节面呈不稳定的方向并多伴有腰 5~骶 1 的脊柱裂。②峡性滑脱:关节突之间部分的缺损,椎体前滑而后部结构大致保持在正常位置。③退变性滑脱:常见于中老年女性,好发于腰 4~5 节段由椎间盘退变引起,常伴有椎管狭窄。④创伤后滑脱:继发于急性创伤后所致的骨性钩部区而非峡部的骨折。⑤病理性滑脱:继发于全身性疾病如成骨不全,软骨发育不全等疾病。⑥外科治疗后滑脱:外科治疗后失去支持结构而产生滑脱。

根据 Meyerding 的分度法,按照椎体在下位椎体上滑移的程度将滑脱分为四度:Ⅰ度.向前滑脱 25% 以内;Ⅱ度.向前滑脱 25%~50%;Ⅲ度.向前滑脱 50%~75%;Ⅳ度.向前滑脱大于 75%。

**【临床表现】**

1. 长期反复发作的腰背痛,行走、弯腰后加重,卧床休息后可减轻。继发的椎管狭窄可引起间歇性跛行。

2. 坐骨神经痛且伴有脊神经受压导致相应支配区域麻木和疼痛甚至反射异

常。可放射至臀部及股部。

3. 疼痛程度随体位改变而改变。腰后伸时腰腿疼痛可加重。严重患者马尾受压,可出现大小便功能失调。

【体格检查】

患者腰骶部有压痛,腰后伸活动明显受限,可出现下肢感觉、运动、反射异常改变,无下肢缺血的阳性体征。

【辅助检查】

1. X线检查　正位片一般不易显示滑脱,但可揭示有无滑脱、水平椎体的旋转、关节面方向的异常以及脊柱裂、脊柱侧弯。侧位片可出现滑移,反复愈合的细微应力骨折,峡部变细且拉长。

2. 脊髓造影和CT检查对于了解脊髓和神经根受压的部位和程度及压迫原因有很大帮助,MRI检查可观察神经根受压和椎间盘退变以及椎管狭窄程度,有助于确定融合节段范围。

【诊断与鉴别诊断】

临床诊断可以通过临床体征、体格检查及影像学检查确诊。

该疾病应与以下疾病相鉴别:

1. 强直性脊柱炎　此病进展缓慢,临床表现双髋关节对称性疼痛,活动受限,可有下背痛和晨起僵硬,活动后可减轻,影像学检查结合HLA-B27有助于鉴别诊断。

2. 腰椎间盘突出症　腰椎间盘突出压迫相应神经根,引起腰部局部疼痛并放射至相应支配区域。MRI有助于确定病变椎间盘节段而与腰椎滑脱相鉴别。

3. 慢性腰部劳损　此病病程较长,有长期劳动或久坐后逐渐发病的病史,活动多或劳累后疼痛加重,休息后减轻。可在腰部有不同程度的压痛。无脊神经受压的相应症状。

【治疗原则】

1. 一般治疗　主要方法有卧床、牵引、理疗、腰部肌肉锻炼、药物消炎止痛和软组织松解,以达到缓解局部肌肉紧张,改善局部血液循环,促进炎症、水肿吸收的目的。保守治疗症状缓解后,如平时不注意加强功能锻炼,做好自我保护,容易出现症状反复。

2. 神经阻滞治疗　Ⅱ度及以内或症状较重且一般治疗无效的患者可采用痛点阻滞、脊神经后支注射或射频、小关节注射、硬膜外或骶管阻滞治疗以及盘内低能量激光治疗等以缓解症状。

3. 手术治疗　手术治疗的目的是解除神经压迫,矫正脊柱畸形,增强腰椎的稳定性。适用于以下情况:①持续加重的腰背痛、腿痛,保守或微创治疗无效者。②X线片提示滑脱椎骨不稳定或患者有进行性加重者。③有椎管狭窄根性疼痛症状者。④出现马尾神经受压症状。⑤不能持续站立或正常行走者。手术治疗手段主要包括椎管减压、滑脱复位、内固定及植骨融合。

**【康复与预后】**

应纠正不良姿势,减少脊柱承重。可佩戴腰围,增加脊柱的稳定性,减轻腰椎负荷。同时增强腰背肌力量锻炼,防止肌肉萎缩。可让患者行仰卧屈膝、屈髋滚床起坐锻炼,有利于腰椎滑脱病理变化及椎管内血液循环的改善。

(李荣春　周 伶)

# 第九节　骶髂关节炎

**【概述】**

骶髂关节炎分为原发性骶髂关节炎和继发性骶髂关节炎。原发性骶髂关节炎是骶髂关节的无菌性炎症、各种脊柱关节病或未分化脊柱关节病的早期病症。疼痛是主要症状,慢性起病,以夜间或晨起较重,活动后多可减轻。继发性骶髂关节炎常继发于强直性脊柱炎、股骨头病变、医源性损伤、髋关节受损、内分泌失调和代谢功能障碍、髋关节结核等。

**【临床表现】**

疼痛是骶髂关节炎的主要症状。表现为腰骶部疼痛及僵硬,严重时可放射至臀髋部、腹股沟甚至大腿内侧。特点为隐匿发作、持续性钝痛,夜间休息时明显,影响睡眠。体位改变时加重,翻身困难,需双手从双侧髂部固定协助翻转。活动后可缓解。随着病情进展,可出现关节不稳定、负重时疼痛加重,发生功能障碍等。

**【体格检查】**

骶髂关节区叩击痛、压痛明显。屈髋屈膝分腿加压试验可引发腰骶痛,"4"字征试验阳性。

**【辅助检查】**

1. 影像学检查　在 X 线片上可有骶髂关节致密性改变,CT 对骶髂关节早期骨质病变更为敏感。活动性骶髂关节炎 MRI 可见骨髓水肿 / 骨炎、滑膜炎、附着点炎、滑囊炎等特征性表现。

2. 实验室检查　血沉、CRP 可有升高表现。自身免疫全套、HLA-B27、RF、布鲁氏杆菌抗体等实验室检查,有助于进一步明确病因。

**【诊断与鉴别诊断】**

主要依据以下几个要点:①腰骶部疼痛及僵硬;②骶髂关节区叩痛、压痛;③骶髂关节 MRI 示炎症性改变。本病诊断多无困难,在诊断骶髂关节炎的基础上,更应积极去寻找原发和继发因素。

骶髂关节炎应与以下疾病相鉴别:

1. 腰椎间盘突出症　表现为腰痛伴有明显的神经根性症状,及腰椎旁软组织明显压痛、叩击痛,CT、MRI 等影像学检查有助于进一步鉴别。

2. 纤维肌痛症 是一种非关节性风湿病,表现为慢性广泛的肌肉和关节疼痛,伴有疲劳、抑郁、焦虑、睡眠障碍和多发性压痛点,多见于 35~55 岁的女性,与该病鉴别特点在于无明显影像学改变及全身征象较多。

3. 风湿性多肌痛 是一种病因不明,持续性颈肩胛带或骨盆带肌疼痛、僵硬感为特征的临床综合征,常伴血沉明显增快(>40mm/h),CRP 升高,影像检查有助于进一步鉴别诊断。

【治疗原则】

治疗骶髂关节的目的是缓解疼痛、增强免疫力、减少或者延缓复发。

1. 口服、外用非甾体抗炎药等消炎镇痛药缓解疼痛。

2. 施行针灸、热疗、牵引和体外冲击波等多种治疗方法。

3. 局部消炎镇痛液注射疗法 骶髂关节腔内可注入消炎镇痛液(含有地塞米松棕榈酸酯、复方倍他米松、曲安奈德等糖皮质激素)、臭氧治疗。

4. 介入治疗 对于症状较重,反复发作,保守治疗症状缓解不明显者,可采用骶髂关节的射频热凝治疗。

5. 银质针疗法 根据宣蛰人软组织外科学理论,压痛点检查(腰部、骶髂关节区、大腿根部内收肌群、髋臀部等)后,行密集型银质针针刺导热治疗。

6. 手术治疗 对于个别严重的病例可考虑外科行骶髂关节融合术,手术治疗较保守治疗更直接、更显著地缓解疼痛,但对功能的破坏也较大,应在权衡利弊后实施。

【康复与预后】

部分患者经药物镇痛、骶髂关节射频热凝、关节腔内臭氧或消炎镇痛液注射、密集型银质针针刺等方法治疗后,疼痛可获得缓解。但对于腰骶僵硬、骶髂关节破坏融合者,远期疗效常不理想。

(刘荣国)

# 第十节 骶髂关节错位

【概述】

骶髂关节错位(Sacroiliac Joint Dislocation):骶骨与髂骨的耳状关节在外力和其他致病因素的作用下周围韧带、肌肉损伤和超出生理活动范围使耳状关节面产生微小移动(最微小者只有 1~2mm 的错移)而不能自行复位,导致该关节内外力学环境失衡和相关软组织损伤,并出现临床症状者,即骶髂关节面的对应关系发生轻微改变而导致局部疼痛与功能障碍者。

【临床表现】

1. 疼痛部位 腰正中、单侧或双侧骶髂关节处,臀上方、梨状肌处、股后外侧、腹股沟部疼痛。在病史较长的患者中,疼痛部位多变,界限模糊不清。

2. 疼痛性质　可呈现持续性钝痛或针刺痛,也可有酸胀沉重感,偶向下肢窜痛或有麻木感。患者疼痛发作时呈屈髋屈膝状,坐卧不安。

3. 消化功能障碍　腹胀、腹痛、腹泻、便秘等。

4. 其他症状　慢性盆腔炎,外阴增生、瘙痒、营养不良性萎缩、痛经等妇科病症。

【体格检查】

患侧骶髂关节处压痛,两侧髂后上棘不等高、两侧髂嵴不等高,双下肢不等长,腰椎侧弯,骨盆分离试验阳性,"4"字试验及床边试验阳性。

【辅助检查】

1. 实验室检查　γ球蛋白、血沉(ESR)、C反应球蛋白(CRP)、碱性磷酸酶(ALP)升高。

2. 骨盆正位相是骶髂关节X线检查的首选,也是最佳检查位置。骨盆错位主要是以骶骨为轴心的髂骨运动,临床上多将本病分为前错位与后错位两型。

3. 骶髂关节CT或MRI,用于炎性、结核性、创伤性、肿瘤性所致的骶髂关节病变中诊断。

【诊断与鉴别诊断】

临床上引起腰骶部出现类似骶髂关节错位的疾病有很多,按照发病高低依次主要为:臀中肌筋膜炎、强直性脊柱炎、致密性骨关节炎和腰椎间盘突出症等。此外,还有骶髂关节结核、肿瘤以及少数原因不明的骶髂关节损伤或病变等。临床上出现以顽固性腰骶部疼痛为主,骶髂关节部位有局部明显的压痛及叩击痛,两侧髂后上棘不等高、"4"字试验、骨盆挤压或分离试验阳性等,排除其他可以确诊。

骶髂关节错位应与以下疾病相鉴别:

1. 腰部慢性软组织损伤　腰痛是这类疾病共有的症状,疼痛可以放射到腹壁、臀部或下肢,出现牵涉痛或感应痛,腰部慢性软组织损伤大多有固定的明显压痛点,患者在俯卧位,放松肌肉后较容易找准压痛点,不同部位的损伤都有其特定的部位,用利多卡因做压痛点局部阻滞后疼痛可立刻减轻或消失。

2. 炎性腰骶痛　如结核性脊椎炎、类风湿关节炎、炎性肠病关节炎、Reiter综合征和银屑病关节炎、肿瘤等疾病引起的腰骶痛。

3. 椎间盘源性腰痛　包括椎间盘退变、纤维环内裂、椎间盘炎等刺激椎间盘内疼痛感受器引起的慢性腰背痛,不伴根性症状,无神经根受压或椎体节段过度移位的放射学证据。

4. 退行性骨关节病　以中老年多见,是关节软骨发生变性后,继而邻近软骨增生、增厚,血管增生并侵入软骨细胞退变区,形成新骨,关节软骨不断增生,骨化不断进展,因而关节增大,关节骨皮质致密硬化,关节边缘软骨增生形成骨赘,预后良好。

5. 骶髂关节致密性骨炎 以髂骨或骶骨骨质硬化为特点的非特异性炎症，尤以髂骨下 2/3 更为明显，出现高度致密的骨硬化现象，但关节间隙无改变，预后良好。

6. 强直性脊柱炎：本病起病隐袭，进展缓慢，全身症状较轻。早期常有腰背痛和晨起僵硬，活动后减轻，早期骶髂关节 MRI 结合 HLA-B27 检验有助于鉴别诊断。

上述经药物和手术治疗后疗效不佳时，应建议考虑骶髂关节错位的因素。

【治疗原则】

治疗骶髂关节错位的目的是缓解疼痛，使错位关节复位，恢复患者日常活动。

1. 手法复位，包括手法整复、中医手法、中医推拿等。

2. 康复理疗。

3. 药物治疗 可选用非甾体抗炎药，必要时加用阿片类药物。

4. 疼痛专科治疗 包括外周神经阻滞、骶髂关节微创治疗（药物注射、臭氧、射频等）、银质针、冲击波治疗等。

5. 手术治疗。

【康复和预后】

骶髂关节错位的康复和预后主要取决于早期诊断与治疗，关键是判断骶髂关节的错位程度、类型及方向，然后早期康复治疗使其恢复正常解剖位置，再辅以对应的疼痛治疗。一般预后良好。临床中多根据患者主观症状的改善程度进行疗效评估，缺乏客观标准。

1. 治愈 骶髂关节疼痛及腰腿痛消失，行走等活动功能恢复正常，"4"字试验（-）。

2. 好转 骶髂关节疼痛及腰腿痛减轻，行走等活动功能改善，"4"字试验（±）。

3. 无效 骶髂关节疼痛及腰腿痛无减轻或加重，活动功能及体征无改善。

（鲍文强）

# 第十一节 骶尾部痛

【概述】

骶尾部痛包括骶骨下部、尾骨及其周围部位的疼痛，常由急性外伤、慢性劳损及局部炎症引起。成年人的骶椎和尾椎形成骶尾关节，无椎间盘结构，呈缝隙性结合，尾椎有 3~5 个，由纤维软骨连接，由于骶尾椎之间连接薄弱，在日常生活中和体育活动中骶尾部易受损伤，出现骶尾部关节错位和尾骨脱位，甚至尾骨骨折，从而引起骶尾部疼痛。女性尾骨伸入产道，故产后女性发病较多。

【临床表现】

急性发病患者常有创伤史,主要表现为尾骨部持续性钝痛、隐痛或烧灼痛,有时可向臀部及腰骶部扩散。行走,起身,咳嗽、性交、排便时以及尾骨尖端受压可加重,仰卧时疼痛可减轻。部分患者可有骶尾部异样感,如肛门内有棍顶压感、异物存在感以及里急后重感。

【体格检查】

骶尾关节处压痛,影响日常坐位。

肛门指诊捏住尾骨有晃动感,且可加剧或诱发疼痛。

【辅助检查】

影像学检查 影像学可有或无骶尾部外伤史、骨折或脱位病史。

【诊断与鉴别诊断】

肛周脓肿:脓肿扩散可引起骶尾部及周围软组织疼痛,患者常伴有发热、炎症等全身感染症状,血常规检查可确诊。

带状疱疹性神经痛:带状疱疹病毒感染腰骶部脊神经可引起相应节段疼痛,主要为电击样、针刺样疼痛。检查皮肤带状疱疹瘢痕或询问带状疱疹发病史可确诊。

骶尾部肿瘤转移:骨核素扫描可发现全身有病变的骨骼,PET 检查能观察到一般影像学检查手段难以发现的微小病变,可以此进行鉴别诊断。

【治疗原则】

卧床休息,减少行走、咳嗽等刺激因素,改变坐姿,减少臀部承重。

一般治疗包括局部理疗、温水坐浴、红外线或冲击波,目的是促进局部血液循环,消除炎症及水肿。

口服消炎镇痛药物,也可酌情使用神经病理性痛指南药物如离子通道调节剂、抗癫痫类及抗焦虑抑郁类药物。

一般治疗不能控制症状的患者可行痛点阻滞或硬膜外腔注射治疗。

长期正规保守治疗不能缓解症状或严重影响坐位的患者,在排除脊神经受压症状后,可行尾骨切除术。

【康复与预后】

本疾病预后良好,通过改变日常坐姿,减少尾骨压力,配合保守治疗可缓解症状。

(李荣春 周 伶)

# 第十二节 骶 管 囊 肿

【概述】

骶管囊肿(Tarlov 囊肿)是神经根周围囊肿、神经根憩室、脑膜囊肿、蛛网膜囊肿、蛛网膜袋形成的总称。均有以下共同点:①囊肿发生于腰骶部一侧或双侧相关神经根的周围;②囊肿的囊壁表面或囊腔内有神经根纤维的存在;③影像学检查、术中肉眼观察多可见囊肿与蛛网膜下腔有潜在交通;④囊壁组织病理学检查发现神经纤维存在的证据;⑤囊肿进展可引起腰骶部疼痛、周围骶骨骨质破坏及神经根受压的相关症状。单侧多见,常多发,大多数无症状,可发生于任何年龄段,有研究报道了该病的发生率为 1%~5%。

**【临床表现】**

1. 大多数骶管囊肿无症状。腰部及腰骶部疼痛是该病首发症状,疼痛与体位有关,站立弯腰等易诱发。

2. 可伴有马尾神经压迫症状,表现为排尿功能、性功能障碍以及肛门烧灼样疼痛、会阴部不适等。

3. 囊肿较大时,可压迫坐骨神经,伴有大腿后侧疼痛甚至神经源性跛行。

4. 腰骶部有压痛或叩击痛,但腰部活动正常。

**【体格检查】**

骶管囊肿症状轻者腰部活动不受限,腰骶部可有压痛或叩击痛,直腿抬高试验及加强试验一般为阴性。伴有马尾神经压迫症状者可有会阴区感觉异常。有坐骨神经压迫症状者,直腿抬高试验可为阳性,可伴有下肢肌力减退,膝腱、跟腱反射减弱,步态不稳。

**【辅助检查】**

1. MRI 检查是诊断椎管内脊膜囊肿最可靠的首选检查方法,囊肿呈条状、囊袋形、卵圆形和不规则形等,囊液信号与脑脊液信号相似,T1WI 呈低信号,T2WI 呈高信号。

2. Kinematic MRI 是一项新技术,能够动态观察到液体与组织之间的变化,目前这项技术可以用来检测引起囊肿与硬膜囊向交通的硬膜缺损,显示随动脉搏动的混乱流空影。

3. CT 检查可清楚显示骨质破坏和占位病变,尤其对骶骨显示清晰。

4. X 线检查可以发现骶骨骨质的侵蚀,主要表现为骶管扩大,椎体后缘骨质侵蚀呈扇状花边样改变。

**【诊断与鉴别诊断】**

大多数骶管囊肿是在 MRI 检查时被发现,骶管囊肿的诊断特别值得注意的是症状是否为骶管囊肿所引起的,临床上首先应该排除椎间盘源性的神经根性疼痛症状,排除腰椎椎管狭窄马尾综合征等引起的症状,以及其他神经内科方面的疾病。

骶管囊肿应与以下疾病相鉴别:

1. 腰椎间盘突出症 表现为腰腿部疼痛,一侧下肢或双下肢麻木等一系列临床症状。CT 及 MRI 可以鉴别诊断。

2. 腰椎管狭窄症　腰椎管狭窄症是指因原发或继发因素造成椎管结构异常,椎管腔内变窄,出现以间歇性跛行为主要特征的病症。椎管内造影、CT、MRI检查,可帮助明确诊断。

3. 骶管肿瘤　肿瘤多为实质性,MRI 增强扫描可见肿瘤强化。

【治疗原则】

对于囊肿较小、神经症状较轻或无症状者无需治疗,可随访观察;囊肿较小但神经症状较重者可选择保守治疗,如药物治疗、理疗等;如囊肿大压迫周围组织且伴有神经症状重者可选择微创治疗和手术治疗。

1. 保守治疗,包括药物治疗(非甾体抗炎药及肌肉松弛剂)和理疗(如经皮电刺激等),应作为骶管囊肿首选的治疗措施。

2. 微创治疗

(1)神经根周围囊肿的患者可在 C 臂或 CT 引导下经皮穿刺囊壁表面激素或臭氧注射治疗。

(2)CT 引导下囊肿穿刺术:CT 引导下向囊腔内注入纤维蛋白凝胶,通过抽吸囊肿,然后将纤维蛋白胶注射进囊肿。有学者认为可作为首选治疗方法,但有报道部分患者出现无菌性脑膜炎的并发症。

3. 传统外科手术,开放性手术治疗只适用于有穿刺禁忌或注射凝胶后症状无法改善的患者。

(1)腰池 - 腹腔置管分流用于缓冲脊髓蛛网膜下腔内脑脊液流体静压波动,避免囊肿内容物随脑脊液流体静压升高而持续增加。

(2)显微镜下骶椎椎板切除(或成形)同时囊壁切除,现已被提出作为一种可供选择的式式。

【康复和预后】

随着 MRI 广泛应用于临床,临床医师对骶管囊肿的认识及诊断水平均有很大提高。根据患者的病情选择适合的治疗手段,大部分预后良好,也有一部分反复迁延复发。

（林　建）

# 第十三节　马尾神经损伤综合征

【概述】

马尾神经损伤综合征,简称马尾综合征(cauda equine syndrome),是一种不常见但病情严重的神经系统急症,指由于外力或内在病因的机械性压迫和 / 或血运阻断对腰骶部马尾神经丛造成病理性损伤导致的一系列症状,包括腰骶神经痛、下肢运动与感觉障碍、鞍区感觉障碍、膀胱与肛门括约肌麻痹及性功能障碍等。其常见的病因有急性椎间盘突出、椎管狭窄、脊椎骨折脱位、不当外力或手术创伤、椎管肿瘤或血管畸形、脊髓炎症、腰硬麻醉损伤或化学药物神经毒性等。

【临床表现】

马尾神经损伤综合征主要表现为以下症状或体征的多种组合:腰背痛和/或下肢神经根性疼痛、下肢肌力减退、鞍区与下肢感觉障碍、无痛性尿潴留与尿失禁、排便无力或大便失禁,以及性功能障碍等。临床起病可有急性发作和慢性进展两种方式;根据临床表现常有三种主要类型:突然发病且既往无腰背痛病史(Ⅰ型)、在下背部疼痛和/或下肢神经根性疼痛基础上出现急性膀胱功能障碍(Ⅱ型)、慢性下背部疼痛和/或下肢神经根性疼痛并发缓慢且隐匿的内脏功能损害(Ⅲ型)。

【体格检查】

1. 鞍区感觉麻木是本病的特征性体征之一,即骶3~5皮节支配范围的感觉减退或丧失,包括会阴、外阴及肛门,伴随球-肛门反射的减退或消失,以及男性阴茎勃起障碍,肛门指诊提示肛门括约肌张力降低。因膀胱逼尿肌无力,导致排尿困难及尿潴留体征,晚期因尿失禁可见被迫穿戴纸尿裤。

2. 神经根性疼痛程度较重,腰背痛范围以下腰痛为主,下肢疼痛为坐骨神经分布区放射性疼痛,多为双侧或先单侧后双侧,可伴随肌力下降,双侧跟腱反射下降或消失。

【辅助检查】

1. 大部分患者可通过CT及MRI扫描,发现硬膜囊及马尾神经受压、脑脊液循环中断的影像学特征,腰椎间盘突出以中央型或旁中央型为主,或大型游离型,椎管狭窄以多节段韧带增生及关节、骨赘增生为主。对于硬膜内、外的肿瘤或血管畸形MRI检查多可见腰骶段椎管内占位性病变。

2. 脑脊液检查对于排除脊髓蛛网膜炎、脊髓种植转移性肿瘤等病变有意义。

3. 阴部诱发电位及球海绵体肌诱发电位等神经电生理监测技术,对于疾病诊断与严重程度评估有协助作用。

【诊断与鉴别诊断】

临床表现与体征的特征性,结合CT与MRI影像学检查,多可明确诊断。在腰背痛及下肢反射痛的基础上,新发膀胱功能障碍的患者,急诊MRI和/或CT检查是必要的。应将双侧严重的坐骨神经痛、膀胱或直肠括约肌主动舒缩功能障碍以及鞍区感觉障碍作为诊断的警示体征,当鞍区感觉减退、丧失或排尿异常出现,则应考虑病情进展及马尾神经不可逆性损伤出现的可能。

马尾神经损伤综合征的鉴别诊断主要是病因和定位上的鉴别诊断。病因上主要依据其特征性的临床表现与体征,如鞍区回避是髓外硬膜下肿瘤病情进展的特征性表现,间歇性跛行及下肢感觉减退、鞍区感觉异常是椎管狭窄的表现,结合发病和病情进展的诱因等,必要时可结合影像学进行鉴别诊断。定位上主要是与圆锥综合征的鉴别,圆锥综合征也同样可以有鞍区感觉异常、直肠失禁及弛缓性膀胱伴尿失禁、勃起功能障碍、球 - 肛门反射消失等表现,但其病情早期这些表现(骶 3~5)更重,且多无下肢瘫痪且跟腱反射(腰 5~ 骶 2)存在,MRI 影像学检查提示病变位于脊髓圆锥部水平。

**【治疗原则】**

马尾神经损伤综合征是神经急症,因此早期诊断与及时手术减压是其最主要的治疗原则。对于椎间盘突出及椎管狭窄等病情急性加重的患者,急诊手术是必要且必需的。手术方式主要是致压物的摘除与椎管扩容减压,显微镜下的精细操作有助于神经根的辨别和保护,必要时需在显微镜下切开硬膜囊进行硬膜下探查,发现离断的马尾神经,条件允许,应予以解剖性缝合。是否进行稳定性重建,需要结合术前及术中的脊柱稳定性评估而定。对于病情早期,突出物体积较小的椎间盘突出症患者,微创内镜下的减压操作,在诊断明确且技术条件充足的情况下,可酌情采用。错过急性期手术时机的患者,手术减压仍有可能对于神经功能的恢复有所帮助。

药物可作为辅助性治疗,主要是改善微循环药物及维生素 $B_1$ 等。脱水性利尿剂的使用应审慎而适量,特别是对于急性椎间盘突出的病例。冲击量糖皮质激素的应用目前尚有争议。

**【康复和预后】**

马尾神经损伤综合征的预后与手术前神经功能的状态以及手术干预的及时性直接相关。出现不可逆性马尾神经损伤的体征时,神经功能恢复的预后较差,多数遗留有膀胱、直肠功能障碍及性功能障碍。功能性的康复训练及无创神经调控治疗可以作为康复期治疗的选择。

(林章雅)

# 第六章

# 下肢疼痛疾病

## 第一节　髋部疼痛疾病

### 一、髋骨关节炎

【概述】

随着年龄的增加,各种关节都可发生退行性改变。当髋关节出现退行性改变如关节骨质增生、间隙狭窄时,可出现一系列症状,包括髋关节活动性疼痛伴关节功能受限,在老年人以及 50 岁以上的肥胖患者更易发生,称之为髋骨性关节炎,又称为老年退行性髋骨关节炎,增生性髋骨关节炎。其发生常由于衰老,肥胖,遗传因素,先天性关节发育异常和创伤等引起。病理变化以关节软骨破坏,关节表面软骨磨损,关节面硬化,滑膜增厚,关节间隙变窄及髋臼边缘骨质增生为特征,是导致髋关节疼痛伴功能受限的一类骨关节炎性疾病。

【临床表现】

疼痛是髋骨关节炎的早期症状,最初并不严重,在活动多发时发生,休息后好转,严重者休息时也会疼痛。可受寒冷、潮湿及负重的影响而加重,疼痛常伴跛行。疼痛部位长位于腹股沟、大腿前面、侧方或内侧,以及臀部,可伴随着膝关节疼痛。当病情发展严重时,髋关节屈曲内收,代偿性腰椎前凸,此时可有严重的下背部疼痛,甚至不能行走。

【体格检查】

腹股沟中点(股骨头)压痛,"4"字试验阳性,叩击痛阳性,大腿滚动试验阳性,可有髂腰肌及股四头肌萎缩无力。

【辅助检查】

X 线检查:关节间隙变窄,关节面硬化,髋臼边缘骨质增生、关节周围软组织影增大等变化。

髋关节 MRI 检查:关节腔积液,滑膜增生,软骨破坏,以及软骨下有无囊性变等改变。

**【诊断与鉴别诊断】**

根据髋部、腹股沟及大腿区域疼痛,伴跛行及功能受限,结合体征及影像学变化可诊断此症,但须与下列疾病相鉴别:

1. 股骨头坏死　具有股骨头坏死的高危因素,短缩跛行步态,X 线片、CT 及 MRI 可发现股骨头坏死征象。

2. 高位腰椎间盘突出症　腰 1~2,腰 2~3 及腰 3~4 的椎间盘突出可表现与髋骨性关节炎相似部位的疼痛,但膝腱反射减弱、股神经牵拉试验阳性,伴神经分布区感觉减退和 / 或痛觉异常,而"4"字试验为阴性。

3. 盘源性腰痛　表现为腰骶部、腹股沟及大腿区域疼痛,坐位加重,MRI 可见腰椎间盘纤维环内撕裂的征象,即退变椎间盘的后缘有高信号区(HIZ),股神经牵拉试验阴性,膝腱反射正常,"4"字试验阴性。椎间盘造影诱发试验可确诊此病。

4. 腰椎小关节紊乱及腰脊神经后支卡压综合征　表现为腰痛及膝关节以上区域疼痛,腰椎活动及翻身时疼痛加重,影像学检查可见腰椎小关节增生模糊,查体腰椎小关节及臀上皮神经压痛可向膝关节以上区域放射,无神经反射异常,"4"字试验阴性,行小关节诊断性阻滞可鉴别。

5. 髂胫束摩擦综合征　表现为大腿外侧、膝部以上外侧区域疼痛,屈髋屈膝可诱发疼痛,多见于长期长距离慢跑或慢走人员和特殊职业人员。查体股骨粗隆及胫骨髁压痛,髂胫束肥厚紧张。

**【治疗原则】**

1. 一般治疗　包括患者的健康教育、关节活动度训练、肌力训练、助行工具的使用及关节保护等,亦可行局部物理治疗如冲击波、激光等。

2. 口服药物治疗　非甾体抗炎药或氨基葡萄糖可用来缓解关节疼痛;补充钙剂及促进钙吸收的药物及中药治疗。

3. 髋关节腔穿刺注射　给予局麻药加少量激素或臭氧注射,亦可关节腔注射玻璃酸钠或几丁糖等。

4. 手术治疗　关节炎症状十分严重、保守治疗无效的,且影响患者的日常生活,就应该考虑手术干预。

**【康复和预后】**

髋骨关节炎经过休息、综合治疗,症状可得到显著改善;平时注意关节保暖并避免负重或剧烈活动。

(张挺杰)

## 二、大转子疼痛综合征

**【概述】**

大转子疼痛综合征又称股骨大转子综合征、大粗隆疼痛综合征。是以股骨大转子区域疼痛或明显压痛为主要临床表现的综合征。常因大转子附近软组织受到长期反复的过度牵拉而发生慢性损伤及继发性无菌性炎症所致。

【临床表现】

髋部疼痛,尤其是髋关节外侧面疼痛,疼痛可向下扩展至膝关节。患者在长距离行走、负重、侧卧(患侧髋部受压)体位时疼痛可加重,部分患者因疼痛出现跛行、跌倒。

【体格检查】

患者侧卧位,患侧在上,在股骨大转子周围有局部压痛点。当患侧髋关节旋转时,由于附着于大转子的肌肉、肌腱等受累,压痛点可变化。患侧髋关节对抗阻力外展时出现疼痛,患侧髋关节旋转、外展或内收时疼痛加重,"4"字试验阳性。

【辅助检查】

血常规、血沉、C反应蛋白检查可帮助排除其他髋关节疾病的可能。

X线往往有阳性表现,大转子顶端上方有软组织钙化影或大转子皮质出现不规则改变,MRI可见臀中肌和臀小肌远端附着点肌腱的撕裂或变质等改变。

【诊断与鉴别诊断】

1. 髋关节外侧酸痛。

2. 股骨大转子周围压痛。

3. 髋关节旋转、外展或内收时疼痛加重,"4字试验"阳性。

4. 关节抗阻力外展时诱发疼痛。

5. 疼痛放散至大腿外侧。

符合以上1、2项,并同时具备其他3项中任何一项即可确诊。

大转子疼痛综合征应与以下疾病相鉴别:

1. 梨状肌综合征 其典型的症状是臀髋部疼痛,常伴随有向下肢后外侧放射痛以及小腿的后外侧和足底部感觉异常或麻木感。

2. 骶髂关节炎 多数患者为双侧疼痛,疼痛多表现在病变的骶髂局部,部分患者疼痛可放射至同侧的股骨外侧及大腿上1/3,查体局部可有压痛及叩击痛,多数患者X线片或CT可见骶髂关节异常。

3. 股外侧皮神经炎 多见于20~50岁较肥胖的男性。常为单侧受累,表现为股前外侧下2/3区域感觉异常,体力劳动、站立过久时可加剧,休息后症状可缓解。查体可有程度不等的浅感觉减退或缺失,主要是痛觉与温度觉减退而触压觉存在。皮节刺激体感诱发电位检查阳性。

【治疗原则】

1. 一般治疗 适当休息,热敷或中药贴敷等,可改善局部血液循环,减轻症状,促进炎症消退。

2. 局部物理治疗,如超激光,微波或冲击波等在早期也可取得较为满意的疗效。

3. 疼痛严重时给予非甾体抗炎药。

4. 类固醇激素复合低浓度局麻药局部注射常能使症状明显缓解。超声等影像引导下穿刺可以提高注射的准确性和安全性。在注射药物治疗过程中,应注意休息制动。

5. 肌肉训练:臀中肌无力是造成大转子部位疼痛的常见病因,针对性的臀中肌激活力量训练及动作模式纠正训练是缓解疼痛的方案之一。

6. 顽固性疼痛患者,可银质针或外科手术使紧张的筋膜松解。

**【康复和预后】**

大转子疼痛综合征常因患者体位、活动不当而发生症状迁延、反复。疾病确诊后应尽可能避免做诱发疼痛的动作。注意患处保暖、避免局部受凉。该病预后良好,但对部分活动不便,尤其老年患者,患病后应特别注意预防活动时因突发髋部疼痛而跌倒而造成其他严重损伤。

(王宏沛)

## 三、梨状肌综合征

**【概述】**

梨状肌综合征又称梨状肌卡压综合征,由于梨状肌充血、炎症、水肿、痉挛、肥厚等刺激或压迫坐骨神经,引起以一侧或双侧臀部酸胀、疼痛,伴大腿后侧或小腿后外侧放射性疼痛,甚至活动功能受限的临床综合征。

**【临床表现】**

常有过度旋转髋关节病史或夜间受凉病史,臀部疼痛,可向小腹部,或沿大腿后侧和小腿外侧放射;增加梨状肌压力的动作(如排便、咳嗽、髋关节内旋、内收)时疼痛加重;严重者自觉臀部、下肢有"刀割样"或"烧灼样"疼痛。

**【体格检查】**

1. 查体臀髋部、梨状肌体表投影区有深压痛,可触及痉挛的肌肉,或条索状隆起的坚韧肌束,臀部可有萎缩,坐骨神经体表投影区可有深压痛。

2. 直腿抬高试验　直腿抬高试验可为阳性,但与椎间盘突出症的检查不同,梨状肌综合征在下肢内旋位抬高时出现疼痛,因这个体位时,出现梨状肌紧张。

3. 梨状肌紧张试验　是检查梨状肌损伤的一种方法,具体步骤如下:患者仰卧位于检查床上,患肢伸直,做内收、内旋动作,如坐骨神经有放射性疼痛,再迅速将患肢外展外旋,疼痛随即缓解,即为梨状肌紧张试验阳性。

**【辅助检查】**

1. B超检查　提示梨状肌横径增大、外膜增厚、回声不均匀,梨状肌下孔狭窄或消失,坐骨神经变异或显示不清。

2. X 线检查　排除局部畸形、骶髂关节及髋关节病变、骨折、结核、肿瘤骨质增生明显压迫坐骨神经者。

3. MRI 检查　急性期患者梨状肌较对侧肥大,并呈炎性改变($T_2WI$ 及 STIR 呈高信号改变),周边可见肌间积液、筋膜炎性改变。

**【诊断与鉴别诊断】**

根据上述临床表现、体格检查及辅助检查,梨状肌综合征不难诊断。其常见四个特征为:①臀部疼痛;②坐位加重;③坐骨大切迹附近压痛,增加梨状肌压力的动作导致疼痛发作或加重;④直腿抬高受限。

梨状肌综合征时需要与其他原因引起的根性神经痛相鉴别。

1. 腰椎间盘突出症　突出的椎间盘组织刺激或压迫神经根的起始段会引起臀部、大腿后侧或小腿的放射痛,脊椎旁或椎间隙可有压痛,严重者脊柱有侧弯,X 线常有椎间隙变窄表现。CT 和 MRI 检查可明确诊断。梨状肌的局部注射治疗不能缓解神经根疼痛。

2. 坐骨神经炎　坐骨神经炎多由细菌、病毒、真菌等的感染,维生素 B 族的缺乏(如维生素 $B_1$、$B_{12}$)而使神经产生炎症水肿所致,除有坐骨神经痛的体征外,以有沿坐骨神经径路的压痛为其特点。

**【治疗原则】**

梨状肌综合征的治疗原则是去除病因、有效镇痛、稳定疗效、避免复发。

1. 非手术疗法　包括口服非甾体抗炎药镇痛、手法、针灸、理疗、体外冲击波疗法、含有糖皮质激素(地塞米松棕榈酸酯、复方倍他米松、曲安奈德等)和臭氧等的臀部注射治疗或者 B 超引导下的坐骨神经阻滞治疗。

2. 微创治疗　反复发作者,可行密集型银质针进行臀髋部的针刺导热治疗。

3. 手术　以上方法失败者,可以选择包含梨状肌在内的臀部软组织松解手术。

**【康复与预后】**

大部分梨状肌综合征患者经推拿、针灸、放散式体外冲击波疗法、局部注射消炎镇痛液等治疗后,疼痛可有效缓解。

(刘荣国)

## 四、股外侧皮神经卡压综合征

**【概述】**

股外侧皮神经来自第 2~4 腰神经前支,在髂前上棘内侧穿腹股沟韧带下方至股部,负责股前区及外侧至膝关节外侧的皮肤感觉。股外侧皮神经卡压综合征是指股外侧皮神经在穿出腹股沟韧带的纤维性管道时受到周围组织卡压导致的大腿前部的感觉异常和疼痛。外伤、姿势不良、骨盆骨折、肿瘤等因素均可能导致股外侧皮神经持续性卡压或炎症,从而产生一系列临床症状。

【临床表现】

多数为一侧发病,股前外侧皮肤疼痛,针刺样或烧灼样疼痛,间歇性或持续性发作。可伴有麻木等感觉异常及皮肤出汗,甚至皮肤萎缩。久站、久行、衣物摩擦、大腿过度伸展等动作可加重疼痛。

【体格检查】

1. 髂前上棘内下各约 2cm 处(股外侧皮神经投影处)可有局限性压痛点,Tinel 征阳性。

2. 股前外侧皮肤可有局限性感觉减退或过敏。

3. 膝腱反射存在,不伴有股四头肌萎缩。

【辅助检查】

根据临床症状和体征不难做出诊断,需行 X 线、CT、MRI、B 超等检查排除肿瘤、结核及炎症等继发性因素。

【诊断与鉴别诊断】

股外侧皮神经卡压综合征根据患者的症状体征即可做出诊断。

鉴别诊断:

腰椎疾病引起的根性痛及梨状肌卡压综合征:典型坐骨神经痛或根性痛可从下腰部向臀部、下肢后外侧放射至足部,喷嚏和咳嗽等腹压增高时,可加重疼痛。而股外侧皮神经卡压综合征的疼痛部位在股前外侧,可以此鉴别。腰椎间盘突出症等腰椎疾病引起的根性痛可通过腰椎 CT 及 MRI 明确诊断。

【治疗原则】

1. 病因治疗 去除致病因素或进行病因治疗,如避免腰带、紧裤等各种物理因素刺激,改变生活习惯,矫正脊柱畸形。

2. 药物治疗 首先局部给予外用药,必要时口服非甾体抗炎药。

3. 物理治疗 红外偏振光照射、TENS 或冲击波治疗等。

4. 神经阻滞治疗 在髂前上棘内下方压痛点注射局麻药加糖皮质激素注射液均有较好疗效。

5. 针刀治疗:对于病程较长者,可在神经阻滞的基础上加用针刀治疗,以松解神经周围的软组织。

【康复和预后】

本病预后较好。一般不造成严重后果。

(傅志俭)

## 五、臀上皮神经卡压综合征

【概述】

臀上皮神经卡压综合征是指臀上皮神经经过臀部骨纤维性管道过程中,由于各种原因引起管道变形、缩窄,而压迫神经引起的一系列症状。本病多见于青壮年体力劳动者。

臀上皮神经为感觉神经,由胸12、腰1~3脊神经后外侧支发出,跨越髂骨嵴进入臀部时,被骶棘肌和腰背筋膜在髂嵴上缘附着处形成的扁圆形骨纤维管固定,神经由此隧道穿过,骨纤维管有保护神经的作用,但此管由于损伤病变而狭窄,压迫神经,或在急性腰扭伤时,神经受到牵拉,可出现臀部疼痛。臀上皮神经入臀后继续在浅筋膜中行走,可达到腘窝,因此疼痛可牵涉腘窝。

【临床表现】

常为一侧腰臀部弥漫性疼痛,疼痛位置较深,呈钝痛、酸痛或刺痛,向臀部下方及腘窝放射;行走、站立均痛,起坐困难,感觉腰部无法用力,需扶物或由人帮助,腰部功能活动受限。急性期疼痛较剧烈,向大腿后外侧放射,一般不超过膝关节;慢性期可见臀部麻木,但无下肢麻木。

【体格检查】

体检时可触及病变侧髂后上棘的外下方有一索状物,按压时有胀痛或麻木感,并向大腿后下方放射。直腿抬高试验大部分阴性,但有10%的患者可出现直腿抬高试验阳性,加强试验阴性,屈髋屈膝试验阳性,腱反射正常。

【辅助检查】

X线、CT、MRI检查均无明显异常。

【诊断和鉴别诊断】

根据患者的工作性质及存在的腰肌扭伤史,以及典型的临床症状和体征,可确定诊断。

臀上皮神经卡压综合征应与以下疾病相鉴别:

1. 腰椎间盘突出症 患者常有腰部疼痛及压痛,可放射至下肢,且在腹压增加时症状加重,直腿抬高试验及加强试验均阳性,结合CT、MRI检查可明确鉴别。

2. 梨状肌综合征 在臀中部可触及条索状的病变,并有明显压痛,髋关节内收和内旋受限并加重疼痛。

3. 第三腰椎横突综合征 该病有特征性压痛点,腰三横突尖部压痛阳性可作鉴别。

4. 腰椎管狭窄症 有典型的间歇性跛行,神经反射异常的体征,腰后伸试验阳性,结合CT和MRI检查可明确鉴别。

【治疗原则】

1. 一般治疗 多数患者采用休息,理疗,针灸,按摩等治疗能缓解症状。

2. 药物治疗 非甾体抗炎药、甲钴胺、维生素 $B_1$、维生素 $B_6$ 等营养神经性药物。

3. 臀上皮神经阻滞 臀上部压痛点为穿刺点,多位于髂嵴中点下方2~3横指处,或在超声引导下注射局麻药加甾体类激素等镇痛液,大部分患者均能明显好转。

4. 针刀治疗　对局部可能触及明显条索状物,并疑有粘连者可行针刀松解术,效果明显。

5. 手术　对顽固性疼痛,经非手术治疗无效者,可予银质针松解、手术松解或神经切断术。

(马民玉)

### 六、股骨头缺血性坏死

**【概述】**

股骨头缺血坏死是股骨头静脉淤滞、动脉血供受损或中断使骨细胞及骨髓成分部分死亡及发生随后的修复,继而引起骨组织坏死,导致股骨头结构改变及塌陷,引起髋关节疼痛及功能障碍的疾病。

股骨头缺血坏死可分为创伤性和非创伤性两大类。创伤性股骨头缺血坏死的常见因素包括股骨头颈骨折、髋臼骨折、髋关节脱位、髋部严重扭伤或挫伤;非创伤性股骨头缺血的患者大都有皮质类固醇类药物大量应用、长期饮酒过量、减压病、血红蛋白病、自身免疫病等病史。目前研究发现,吸烟、肥胖等增加了发生股骨头缺血坏死的风险,与股骨头缺血坏死有一定的相关性。

股骨头缺血性坏死的病理形态学上分为四期:坏死期;修复期;坏死骨组织主要修复期;股骨头塌陷、髋关节骨性关节炎期。

**【临床表现】**

1. 髋部疼痛　多为刺痛、钝痛或酸胀不适等,呈间歇性、持续性或交替性进行性加重,典型的股骨头缺血性坏死常表现为髋部疼痛且疼痛常局限于髋关节周围,偶可放射至膝关节。

2. 跛行　早期为疼痛性跛行,中期为进行性缩短性跛行,晚期为永久性跛行。

3. 髋关节活动受限　早期为轻度受限,随着病情进展,髋关节外展、内旋及外旋出现明显受限。

4. 极小病灶的股骨头缺血性坏死可无任何症状。

**【体格检查】**

髋关节周围压痛、叩痛,压痛部位一般位于腹股沟、内收肌止点及臀部,叩击大转子及足跟可引起髋部疼痛。可伴下肢短缩畸形、骨盆代偿性倾斜。早期Thomas征及"4"字试验阳性。晚期由于股骨头塌陷、髋关节半脱位,Allis征及单腿独立试验(Trendelenburg)征阳性。

**【辅助检查】**

1. 骨盆正位和蛙式位X线,早期股骨头缺血坏死　可见股骨头内密度不均匀,硬化骨和囊性变同时存在;可进展为股骨头下新月征;晚期可见股骨头塌陷、扁平,直至髋关节间隙狭窄、髋臼累及等典型特征。

2. CT 对股骨头缺血坏死的的诊断和鉴别诊断也具有重要价值。

3. MRI 是早期股骨头缺血坏死诊断的金标准,早期可见股骨头内骨髓水肿信号。

4. 骨扫描、超声检查等影像学也有一定的参考价值。

【诊断与鉴别诊断】

根据患者的创伤史、激素使用史、饮酒史等病史,结合典型的临床表现及体格检查,再加上相应的影像学检查可明确诊断。

股骨头缺血性坏死应与以下疾病相鉴别:

1. 髋关节骨性关节炎 多见于中老年患者,常有轻微扭伤或遭受风寒的病史,经对症治疗疼痛消失,可恢复正常活动。X 线检查示:髋关节有增生变化,关节间隙狭窄,关节软骨面不光滑,软骨下有小的囊性样变,其周围骨质硬化。

2. 类风湿关节炎 为全身性疾病,临床表现为多发对称性小关节疼痛、肿胀。髋关节病变是类风湿关节炎的局部表现,一般累及双侧髋关节。X 射线表现可有关节间隙狭窄和消失,髋臼突出,股骨头骨质疏松、萎缩、闭孔缩小、关节强直。实验室检查血沉增快、类风湿因子及 CCP 阳性。

3. 强直性脊柱炎 常见于青年男性。最多见于骶髂关节和腰椎,其次为髋、膝、胸椎和颈椎。临床表现双髋关节对称性疼痛,活动受限,甚至强直。实验室检查可有 HLA-B27 阳性,血沉快,C 反应蛋白增高。骶髂关节炎是其典型的临床及影像学表现。

4. 髋关节结核 患者多为儿童和青壮年。发病部位以髋臼最常见,股骨颈次之,股骨头最少。患者有消瘦、低热、盗汗等全身症状。结核菌素试验适用于 4 岁以下的儿童,髋关节穿刺液做涂片检查和化脓菌及结核菌培养对本病诊断有一定价值。

【治疗原则】

1. 一般治疗 保护性负重,避免撞击性和对抗性运动,扶双拐走路可有效减轻疼痛,不主张使用轮椅,必要时患肢制动或牵引。

2. 药物治疗 抗凝扩血管及扩容药物,如低分子肝素、前列地尔、华法林与降脂药物的联合应用等。也可联合应用抑制破骨和增加成骨的药物,如磷酸盐类药物(阿仑磷酸钠、唑来磷酸或利塞磷酸钠等)。

3. 中医治疗 以中医整体观为指导,遵循"动静结合、筋骨并重、内外兼治、医患合作"的基本原则,强调早期诊断、病证结合、早期规范治疗。对高危人群及早期无痛患者以活血化瘀为主、辅以祛痰化湿、补肾健骨等中药,具有促进坏死修复、预防塌陷的作用;对早期出现疼痛等症状的股骨头坏死,在保护性负重的基础上应用活血化瘀、利水化湿的中药,能缓解疼痛、改善关节功能;对中晚期股骨头坏死,应用活血化瘀、利水化湿中药配合外科修复。

4. 局部或神经阻滞治疗　可行髋关节腔及周围臭氧注射治疗;也可行腰交感神经节阻滞和硬膜外腔阻滞治疗。

5. 针刀治疗

(1)关节囊内减压:采用后方入路,局麻下进行,针刀平行于股骨颈垂直刺入,深达关节囊,切开关节囊减压。一般每周1次,重者需2~4次。

(2)骨髓腔内减压:在大转子处采用多点横向钻孔,用金针或直径2mm的克氏钢针刺入大转子皮质处均匀减压。

6. 手术治疗　对股骨头坏死期,表现为关节间隙变窄和典型的骨关节炎时宜手术治疗较为适宜。

7. 其他治疗　如理疗、推拿、针灸、银质针、介入治疗及高压氧治疗。

【康复和预后】

股骨头缺血性坏死预后与坏死的分期和早期积极治疗有关,建立患者病例档案,评价不同病因、坏死时期、年龄、治疗方法的疗效,有助于规范股骨头缺血性坏死的治疗,提高患者的预后。康复锻炼可防止股骨头缺血性坏死患者失用性肌肉萎缩,是促使其早日恢复功能的有效手段。功能锻炼应以主动活动为主,被动活动为辅,由小到大,由少到多,逐渐增加;并根据股骨头坏死的分期、治疗方式、髋关节功能选择适宜的锻炼方法。

(马民玉)

## 七、臀肌筋膜疼痛综合征

【概述】

臀肌筋膜疼痛综合征是由臀肌筋膜的急、慢性损伤引起的臀部疼痛、痛性结节、肌肉僵硬和痉挛的病症。其实质是肌肉、韧带、腱膜以及神经纤维鞘的一种无菌性的炎症。本病常见于中老年人,女性发病多于男性。

【临床表现】

1. 臀部疼痛　呈持续性酸胀痛或钝痛,紧束感或重物压迫感,不能久坐、下蹲,改变姿势困难,天气变化、劳累后加重。

2. 疼痛一般局限在臀部,严重时可牵涉膝以上及大腿后外侧。

3. 极少数患者可伴有臀及大腿的麻木,酸胀及发凉等感觉。

【体格检查】

体检时发现臀部有固定压痛点　常固定在肌肉的起止点附近或两组不同方向的肌肉交接处,压痛点深部可摸到痛性硬结或痛性条索。

【辅助检查】

影像学检查无特征性,可行B超和红外热像扫描检查。

【诊断与鉴别诊断】

根据上述典型的临床表现及体格检查,即可做出诊断。

臀肌筋膜综合征应与以下疾病相鉴别：

1. 腰椎间盘突出症 患者腰部常有疼痛及压痛点，可放射至下肢，直腿抬高及加强试验阳性，一般不受环境变化的影响。

2. 腰椎管狭窄症 有典型的间歇性跛行、神经反射异常的体征，一般影像学检查可确诊。

**【治疗原则】**

1. 一般治疗 局部物理治疗，每日 1 次，5~7 天为一个疗程。

2. 局部阻滞治疗 局部注射局麻药及甾体类激素等镇痛液或局部注射臭氧治疗。

3. 针刀、内热针或银质针等传统治疗 对于病史长、症状重，痛点阻滞效果不明显可用此类方法治疗。

4. 手术治疗 对非手术治疗无效或经常复发、疼痛严重影响工作者，可行软组织松解术。

（马民玉）

## 八、股神经卡压综合征

**【概述】**

股神经是腰丛最大的分支，源于腰 2~4 脊神经前支的后股，自腰大肌背面外缘穿出，沿髂肌前方下降，经腹股沟韧带中点外侧进入股三角。在股三角内发出诸分支，支配缝匠肌、耻骨肌和股四头肌，骨前皮神经分布于股下 2/3 前内侧皮肤。股神经卡压综合征指股神经各行经处卡压或炎症导致的股神经支配区的感觉异常和疼痛等综合征。外伤、髂腰肌出血痉挛、肿瘤、结核等原因均可能导致股神经各走行节段炎症或卡压而引起相应的症状。

**【临床表现】**

1. 常伴有外伤史、手术史、感染史及其他疾病症状，发病突然且逐渐加重。

2. 股前侧至小腿内侧放射性疼痛麻木。髂腰肌病变的患者可伴有患侧髂窝部疼痛，髋关节活动受限。也可伴有腰丛神经损伤或股外侧皮神经卡压的症状。

3. 伸膝力量减弱，股四头肌紧张、肌束颤动、肌力减弱，晚期可出现股四头肌无力、萎缩。

**【体格检查】**

1. 腹股沟韧带中点、股动脉外侧可有局限性压痛点。Tinel 征阳性。

2. 股四头肌肌力减弱，膝腱反射减弱或消失。晚期可出现股四头肌萎缩。

3. 股神经牵拉试验阳性。

**【辅助检查】**

肌电图可见股神经电位异常。X 线片常无阳性发现，B 超、CT、MRI 检查有助于排除器质性疾病。血友病患者需排除股神经鞘内出血的可能。

**【诊断与鉴别诊断】**

股神经卡压综合征根据患者的症状体征不难做出诊断。

鉴别诊断：

1. 梨状肌综合征　梨状肌综合征疼痛可从臀部向下肢后外侧放射至足部，喷嚏和咳嗽等腹压增高时，可加重疼痛。而股神经卡压综合征的疼痛部位在股前侧至小腿内侧，股神经压痛明显，以此可鉴别。

2. 髂胫束综合征　多有膝部外伤史，疼痛多位于膝部外侧，屈伸膝关节时可诱发或加重疼痛，压痛位于股骨外上髁部位。而股神经卡压综合征的疼痛及压痛部位不同，以此可鉴别。

3. 股外侧皮神经炎　疼痛部位以前外侧为主，股神经卡压则以前内侧为主，后者可以合并前者。前者多不伴有股四头肌无力和萎缩。

**【治疗原则】**

1. 有明显外伤史，突然出现股神经卡压症状，在除外血友病后，尽快行手术减压，有利于神经功能的恢复。对手术或外伤后瘢痕引起的卡压症状，也可以手术松解。对于血友病患者，首先给予止血治疗，输注新鲜血液或成分输注凝血因子。

2. 急性期局部冷敷，压迫止血，及抬高患肢等对症治疗措施。

3. 药物治疗　可给予口服非甾体抗炎药缓解疼痛，同时给予营养神经等药物以恢复神经损伤，还可局部外用中西药物。

4. 股神经阻滞及针刀松解　在腹股沟韧带下方，股动脉搏动处外侧，注射消炎镇痛液或同时进行股神经周围软组织松解，可减轻水肿，消除疼痛，有利于神经功能恢复。

5. 物理疗法、针灸和康复治疗　有助于神经损伤后的恢复。

**【康复和预后】**

神经功能的恢复与手术减压迟早有密切关系。及时彻底的减压可使神经功能获完全恢复；若减压不及时，神经受压时间长，则功能恢复不全或不能恢复，可能引起不易恢复的股四头肌麻痹。

（傅志俭）

## 九、闭孔神经卡压综合征

**【概述】**

闭孔神经卡压综合征是由于闭孔神经在通过闭孔管时受压而引起的一系列闭孔神经支配区损伤的症状和体征。

闭孔管是闭孔上外侧的一个骨 - 纤维管道，从盆腔内向前向内斜行而出，长1~2cm，宽 1cm，管顶为耻骨的闭孔骨沟，管底为闭孔膜和闭孔内、外肌。闭孔膜的纤维缘和纤维包膜是卡压闭孔神经的主要部位。

造成闭孔神经受压的原因有:①闭孔神经本身的病变。②闭孔神经周围组织结构的病变,如盆腔炎及耻骨炎等周围炎症刺激,闭孔管狭窄、骨盆骨折畸形挤压以及疝等物的卡压,髋关节前脱位、股骨头缺血坏死等引起闭孔神经损伤。

【临床表现】

闭孔神经所支配区域的肌肉持续性疼痛、无力,髋关节活动时加重;闭孔处有深压痛并向下肢内侧放射,腹压增高时加重;晚期可有相应区域的皮肤感觉减退及肌萎缩,股内收肌肌力下降。随着病情的进展,部分患者出现间歇性跛行,也可出现髋关节疼痛、酸沉,髋关节内收和外旋无力,坐姿时患侧小腿不能盘腿等症状。

【体格检查】

耻骨结节下方 1~2cm 处有明显压痛,向股内侧放射。髋关节"4"字试验阳性,可诱发大腿内侧部疼痛。

【辅助检查】

1. MRI 检查可有助于诊断。

2. 肌电图检查提示闭孔神经损伤。

【诊断和鉴别诊断】

根据髋关节有扭伤史或会阴部有直接外伤史等发病原因;加上临床症状和体检的阳性体征;并结合 MRI 和肌电图检查结果及诊断性闭孔神经阻滞,可以明确诊断。

闭孔神经卡压综合征应与以下疾病相鉴别:

1. 股神经卡压综合征 表现为髂窝部疼痛,患髋不能伸直,股四头肌萎缩、无力,大腿前内侧直至膝及小腿前内侧麻木、感觉减退,膝反射减弱、消失。腰骶部 CT、MRI、B 超等检查可明确诊断。

2. 股骨头缺血坏死 表现为髋部疼痛并常局限于髋关节周围,无放射痛、夜间痛等特点,根据 X 射线、CT、MRI 等检查可明确诊断。

3. 耻骨炎 表现为耻骨联合处局限性压痛,沿两侧腹直肌向外下方放射,影响行走,甚至出现跛行,骨盆分离试验和"4"字试验均呈阳性。

4. 骨盆骨折 常表现为活动障碍,骨盆及会阴区肿胀,局部皮下淤血,骨盆分离试验和挤压试验均呈阳性。

【治疗原则】

1. 一般治疗 非甾体抗炎药、理疗和针灸等治疗。

2. 闭孔神经阻滞 药物为局麻药和甾体类激素等镇痛液。

3. 针刀疗法 仰卧位,皮肤常规消毒,耻骨结节下压痛点为进针点。刀口线与肌纤维走行方向平行,深达骨面,纵行剥离。

4. 手术疗法 长期非手术治疗无效,考虑做闭孔神经松解术。

(马民玉)

# 第二节　膝部疼痛疾病

## 一、髌骨软化症

### 【概述】

髌骨软化症是膝关节外伤或劳损导致髌股关节的生物力学关系紊乱,髌骨向外侧倾斜或半脱位,导致髌骨下软骨的损伤。是引起膝前疼痛的常见原因之一,女性发病率高于男性,病因尚不完全清楚,可能与运动、职业疲劳、创伤、肿瘤等多种因素有关。

### 【临床表现】

表现为膝关节前面疼痛或髌骨疼痛,又称"前膝疼"、"髌股疼"及"髌后痛",以上下楼、爬坡、下蹲、下跪及久坐后疼痛明显,剧烈运动后加重。

### 【体格检查】

髌骨、髌周、髌骨缘以及髌骨后方压痛明显,可有关节积液。髌骨碾磨试验阳性,有摩擦音,严重者膝关节伸屈活动受限,不能单腿站立。下蹲试验阳性。少数有膝关节"假交锁"及"打软腿"症状,后期可出现髌骨摩擦音及跛行。

### 【辅助检查】

1. X线　早期无明显异常,后期有不同程度骨质增生,轴位可见髌骨侧倾或半脱位,外侧间隙变窄。髌骨切线位X线片对诊断髌股排列错乱及股骨髁发育不良具有十分重要的诊断价值,是髌骨软化症病因诊断较为可靠的方法。

2. CT　对诊断髌骨排列错乱及股骨髁发育不良有诊断价值,可作为X线片诊断的补充手段。

3. MRI　对髌骨软化症有较大的诊断价值。可以发现早期髌骨软骨改变,早期MRI表现有软骨内局限性低信号,软骨变薄或轻度不规则,软骨毛刷样变或软骨缺损,软骨下骨质硬化和囊变。

4. 关节镜　关节镜是一种微创技术,可以仔细的观察关节内的情况,直接准确的发现病变部位,清理软骨碎片和滑膜碎屑,是髌骨软化症确诊与治疗的有效手段之一。

### 【诊断与鉴别诊断】

依靠临床症状加上典型的膝关节轴位检查见髌骨侧倾或半脱位,外侧间隙变窄来诊断此病。

鉴别诊断应与以下疾病相鉴别:

1. 半月板损伤　多数有明显外伤史;回旋挤压试验阳性,强力过伸或过屈试验阳性,常有关节交锁现象,活动受限,走路跛行。

2. 膝骨性关节炎　主要表现是疼痛、肿胀、僵硬、畸形及功能障碍,僵硬感在晨起床时明显,活动后减轻,活动多时又加重,休息后症状缓解,后期疼痛持续存在,关节积液,出现畸形等。年龄常大于 40 岁,膝关节骨端肥大伴骨质增生。

【治疗原则】

1. 药物治疗　非甾体抗炎药的应用如依托考昔、西乐葆、双氯芬酸等。
2. 微创治疗　针对膝关节周围去神经治疗。
3. 银质针治疗、冲击波治疗。
4. 理疗、休息、热敷和股四头肌肉力量的训练。
5. 手术治疗　目的是改善髌骨向外侧倾或半脱位,解除病因。

【康复和预后】

髌骨软化症是个较难治愈的疾病,应尽早治疗,单一疗法很难奏效,综合治疗可以取得较好的疗效。避免剧烈运动,适当休息,保持合适的体重,减少上下蹲、上下楼、长期屈膝坐;骑自行车、蹲马步等动作增强股四头肌功能锻炼能显著提高疗效。

（姚　旌）

## 二、髌腱损伤

【概述】

髌腱起于髌骨下极,远端止于胫骨结节,于膝关节伸直位最松弛。髌腱损伤通常发生在 40 岁以下,主要见于运动员,但非运动员外伤性、病理性及医源性损伤也日渐增多。通常在猝然猛伸膝关节或外力强制屈曲膝关节时,因股四头肌急剧收缩,强作用力牵拉髌腱,从而髌腱被动拉长超过其载荷导致损伤;或由于运动时反复牵拉引起损伤。髌腱损伤多为骨性交接处部分纤维撕脱或撕裂伤,或髌腱起止两侧的部分纤维和血管受损,导致伸膝功能紊乱。损伤通常发生在髌骨下极腱-骨交接处,亦可见于髌腱远端的胫骨结节处,髌腱中部断裂较少。一般分为急性损伤和慢性损伤。急性损伤是由于髌腱受到单次偏心超负荷或直接打击,慢性损伤则多发生于髌腱长期受到伤害刺激,导致反复微小创伤造成的慢性肌腱变性的结果。

【临床表现】

损伤后患者出现典型的伸膝功能障碍,膝关节肿胀,不能负重,损伤处疼痛、积液。主要表现为:①多有跳跃、下蹲、跌倒等股四头肌强力收缩拉伤史。②髌腱附着点、胫骨粗隆处疼痛。③股四头肌收缩可引起疼痛,下楼困难。④伸膝力弱,伸直受限或完全不能伸直,走路可有跛行。如膝关节活动时可以完全伸直,仅出现无力和疼痛时,表明为髌腱纤维部分损伤。长期病情加重后可能发生髌骨应力骨折或髌腱断裂。

Ferretti 等根据症状将髌腱损伤分类改良为 6 期:0 期无疼痛;1 期剧烈运动后疼痛,无功能障碍;2 期活动初始及活动后疼痛,关节功能可满足剧烈运动要求;3 期运动全程疼痛,剧烈运动疼痛加剧;4 期运动全程疼痛,关节功能不能满足剧烈运动要求;5 期日常活动即疼痛,不能参加任何级别的运动。

**【体格检查】**

患者髌骨下极髌腱起、止点处有压痛,伴髌骨轨道异常,或下肢力线异常。严重者膝前区弥漫性肿胀并伴有瘀斑,关节血肿,还可见高位髌骨。膝前区肿胀不明显时,通常髌腱出现不连续的空虚,甚至可直接触及髌腱的的缺损。

**【辅助检查】**

1. 双侧 X 线片可出现明显的髌骨前表面的骨膜反应("齿状征")和肌腱钙化。侧位有助于确定是否发生了髌骨破裂,通常可见髌骨上移。

2. MRI 是目前最有价值的辅助检查。急性完全性髌腱断裂的 MRI 表现为髌腱连续性中断,呈波浪状改变,压脂像呈明显的高信号。慢性髌腱损伤表现为髌腱局限性变薄,腱内见条索状中等信号,髌腱近 1/3 部有异常的信号增强。

3. 高分辨率超声检查也可用于髌腱损伤的诊断。

**【诊断与鉴别诊断】**

大多数情况下,有外伤病史,根据体格检查和标准 X 线片或 MRI 或超声检查可以作出髌腱损伤的诊断。

本病应与髌骨骨折、胫骨平台骨折、交叉韧带损伤、膝关节脱位等关节疾病相鉴别。

**【治疗方案及原则】**

治疗的基本原则为根据髌腱损伤分期,0~4 期保守及疼痛专科治疗为主,5期手术治疗为主。

1. 局部物理治疗　临床阶段 0~4 期患者和确定为髌腱部分损伤患者的保守治疗效果良好。完全伸膝位制动 3~6 周,在症状缓解后可应用功能性物理治疗,包括休息,适当限制活动,冰敷,局部激光或冲击波等治疗。

2. 局部用非甾体抗炎药膏或口服非甾体抗炎药。

3. 保守治疗无效者,可考虑患者行局部注射治疗或小针刀治疗;银质针或内热针等传统方法也有助于恢复。

4. 手术治疗　临床阶段 5 期患者及保守治疗后症状不能缓解的 4 期患者,还有急性完全性髌腱断裂患者需要手术治疗。

**【康复与预防】**

重视后期的康复治疗,以达到膝关节最大的活动度和肌力的恢复,防止关节粘连,则预后良好。功能性恢复训练应从术后至少 3 个月开始,在指导下进行循序渐进的运动训练,或膝关节的功能锻炼。

（黄东　胡蓉）

### 三、髌前滑囊炎

**【概述】**

髌骨前方的滑囊有髌前皮下滑囊(在皮下与深筋膜之间)、髌前筋膜下滑囊(在阔筋膜与股四头肌腱之间)及髌前肌腱下滑囊(在股四头肌与髌骨之间)。长时间不适当的运动、外伤、炎症、化学物质刺激等因素都可以导致髌骨滑囊炎的发生。髌骨滑囊炎又分为髌前滑囊炎、髌上滑囊炎和髌下滑囊炎。本节主要介绍临床上最常见的髌前滑囊炎。常因创伤或感染以及膝关节剧烈运动、摩擦或压迫刺激而引起。前者有感染与非感染之别,后者多与从事职业有关。慢性滑囊炎常由慢性损伤所引起,多见于长期跪位工作者,起病缓慢。

**【临床表现】**

患者有膝部受伤史或长期劳损史。主要表现为髌前局限性肿块,触之有波动感,柔软,界限清楚。有轻度疼痛或无痛,膝关节功能不受限。

感染性滑囊炎与非感染性滑囊炎相比,疼痛更剧烈,且肿块表面皮肤有红肿热表现,往往伴有滑囊周围软组织炎,穿刺可抽出脓液。有的伴有邻近关节或筋膜间隙的无菌性渗出。

**【体格检查】**

髌骨前可触及包块,有触痛感,皮温可增高,创面严重者可有囊内积血,可伴有软组织挫伤和皮下淤血。局部压痛较重,并可触及波动感或囊性感。抽屉试验阴性。

**【辅助检查】**

影像学检查,髌前滑囊炎严重时 X 线可见软组织影肿胀;彩超及 MRI 检查时能明确诊断。

穿刺检查:创伤引起的急性髌前滑囊炎,滑囊穿刺可得血性或棕黄色滑液;急性化脓性髌前滑囊炎,滑液为脓性,培养常有细菌生长。损伤或劳损性滑囊炎的血液学及关节液化验均无异常。

**【诊断】**

1. 患者有膝部受伤史或长期劳损病史。
2. 髌前疼痛,有肿块,位于髌骨周围。
3. 压痛明显,肿块有波动感或囊性感。
4. X 线摄片示骨关节无异常改变。高频彩色多普勒和 MRI 可协助本病诊断。

**【鉴别诊断】**

1. 感染性滑囊炎,疼痛剧烈,且肿块表面皮肤有红肿热痛表现,往往伴有滑囊周围软组织炎,穿刺可抽出脓液,血液学检查炎性指标高。

关节内积液病变:髌前滑囊炎应与关节内积液肿胀相鉴别。

2. 结核性滑膜炎:膝关节结核性滑膜炎较常见,须与感染性滑囊炎相鉴别。

二者皆可形成于关节外或关节内,以致疼痛、肿胀,但前者囊肿为寒性脓肿,后者为热性脓肿。另外还可通过穿刺液常规检查、化验室检查、X线片检查明确区别。

【治疗原则】

髌前滑囊炎的治疗以非手术治疗为主。具体治疗方案则主要根据滑囊内容物的性质。

1. 保守治疗 如疼痛剧烈可以局部或口服非甾体抗炎药,症状不重可采用局部物理治疗,急性损伤24小时之内冷敷,加压包扎,36小时后热敷。超短波治疗、冲击波及tens治疗对缓解关节压痛很明显,其他包括推拿、针灸、中药治疗等。

2. 微创治疗 关节内积液较多、肿胀严重者可在超声引导穿刺抽液,注射消炎镇痛液,并加压包扎。也可局部注射臭氧治疗。

3. 手术治疗 保守治疗无效,疼痛加重,影响活动或丧失关节功能。

【康复与预后】

急性期的髌前滑囊炎能及时采用常规治疗其预后较好。如果患者习惯不好容易反复发作。

(黄 东 阎雪彬)

### 四、髌下脂肪垫炎

【概述】

髌下脂肪垫炎又称髌下脂肪垫夹挤综合征或Hoffa病,是引起膝关节疼痛的常见疾病。由于急性损伤、慢性劳损等因素导致炎症造成脂肪垫增生、肥大、变硬。脂肪垫位于胫股关节前方和髌骨下方,受到夹挤和撞击后将后方的滑膜向关节内推挤,突入髌股关节内的滑膜绒毛或滑膜边缘受到挤夹造成膝痛。

【临床表现】

1. 多样性 该病起病缓慢,时轻时重,初为膝部不适、酸胀、凉感及隐痛,最后发展为持续性膝前痛,关节不稳,运动无力易跌跤。膝前痛尤其在上下楼梯时突出,严重者膝关节不能伸屈,静息时也痛,夜间更甚,以致影响睡眠。

2. 传导痛 注意此病可引起膝关节五个方向传导痛。①向前上方传导,引起股四头肌不适、酸胀感;②向前下方传导,引起沿胫骨起直至足背和第2~4趾背面酸痛、麻木、麻刺感等不适;③向后传导,引起腘窝不适、酸痛、吊紧感等,影响行走;④腘窝征象可向后上方传导,引起大腿后方酸胀不适感;⑤腘窝征象向后下方传导,引起腓肠肌不适、酸胀、吊紧感、跟腱痛、后跟痛、跟底痛等。

【体格检查】

检查时令患者仰卧,放松股四头肌,检查者站于患者右侧,左手拇、示指分别按住髌骨的内外缘并将髌骨推向远侧,使髌骨尖向前突出,右拇指掌面向上,用指尖按压髌骨粗面,其压痛点多位于髌骨下缘,而不是在髌韧带的两侧;滑动按压髌骨尖时,可引出髌尖部难忍之剧痛。

**【辅助检查】**

1. 普通 X 线及 CT 　对于诊断髌下脂肪垫损伤的程度、范围及其他并发症存在很大的局限性。

2. 膝关节 MRI 　可清晰显示正常髌下脂肪垫的形状、大小、信号变化,T1WI、T2WI 及 T2WSPAIR 矢状序列为常规序列,必要时可加横断位及冠状位压脂进行观察。膝关节 MRI 检查对髌下脂肪垫损伤以及合并韧带、关节囊、骨髓的病变显示清楚,有利于鉴别诊断。髌下脂肪垫损伤程度轻者,形态正常,边缘规整,T1WI 及 T2WI 序列见条片状、斑片状低信号,T2WSPAIR 序列呈条片状、斑片状高信号,边缘模糊,以后下缘多见。损伤程度重者,明显变形,边缘可见撕裂征,以后缘明显。损伤后期,可见囊性变,部分与关节腔相通。

3. 膝关节镜对于髌下脂肪垫的后缘撕裂观察较为明确,而对于损伤的全局性观察不理想。

**【诊断与鉴别诊断】**

髌下脂肪垫炎主要是根据临床症状及体征进行诊断,一般局部可检得高度敏感压痛点。由于髌下脂肪垫的解剖学特点,许多累及到膝关节的病变,如退行性骨关节炎和髌骨软化症等,也会出现髌下脂肪垫炎的临床表现。实际上,单纯的髌下脂肪垫炎为少见,常合并有其他膝关节病变或继发于其他部位病变。故需注意与关节损伤、韧带损伤、滑膜炎、类风湿关节炎、痛风、结核及肿瘤等症相鉴别。

**【治疗原则】**

对于早期、病变较轻,病损仅限于炎症反应与炎症粘连时,以非手术疗法为主。

1. 药物治疗 　非甾体抗炎药,口服或外用,如吲哚美辛、双氯芬酸等。

2. 物理疗法、针刺疗法、推拿等方法,可暂时缓解症状和控制病情发展;体外冲击波疗法有一定帮助。

3. 局部注射疗法 　通过髌下病灶局部注射包含糖皮质激素的消炎镇痛液可消除炎症、松解粘连、解除对神经末梢的炎症刺激阻断疼痛,症状得以改善。

4. 银质针疗法 　此法对部分病例可代替手术疗法。具体操作是用 8-15 支银质针分别沿髌骨下 1/2 段边缘,针尖到达髌尖粗面后,针尾呈扇形刺入,后用艾球或导热巡检仪导热治疗。绝大多数病例经 2~3 次治疗能够治愈。

5. 手术疗法 　少数顽固病例,应考虑施行髌下脂肪垫松解术。

**【康复与预后】**

一般的髌下脂肪垫炎的保守治疗预后较佳。顽固的经非手术疗法不佳者,应考虑髌下脂肪垫松解术,可获稳定远期疗效。

（刘荣国）

### 五、髌尖末端病

**【概述】**

髌尖末端病又称为"跳跃膝"、"篮球膝",是指髌尖下端髌腱附着点处及周围组织的创伤性或劳损性病变。长期反复伸膝运动引起的髌腱附着点处血供不足及增生变性是髌尖末端病的主要发病机制。其病理改变包括正常的髌腱组织被波浪状无血管的腱组织取代,髌腱玻变,肉芽增生,潮线上涨是其典型的改变,随着钙化软骨范围的扩大,出现骨刺,腱周围组织炎性水肿,并逐渐瘢痕化。

**【临床表现】**

其主要症状表现为逐渐加重的与跳跃、下蹲等动作相关的疼痛,严重时在行走、跑步时也出现疼痛,疼痛部位可伴肿胀。

**【体格检查】**

体格检查时可见股四头肌萎缩、髌尖变长以及髌骨下极压痛,抗阻伸膝疼痛,下蹲试验出现疼痛。

**【辅助检查】**

X 线检查多数患者正常,可见髌尖延长、脱钙;超声检查有利于疾病的早期诊断,可以观察到髌腱末端回声增强,腱周毛糙,分界不清;MRI 检查亦可见髌腱局部异常信号。

**【诊断及鉴别诊断】**

该病的临床表现较为典型,结合疼痛性质、部位及 X 线改变基本可以确诊,痛点局部注射麻醉药物若症状体征消失可进一步明确。

主要与髌下脂肪垫炎、髌骨软骨病等其他膝痛疾病相鉴别。髌下脂肪垫炎的疼痛部位位于髌腱后方及两侧;髌骨软骨病的疼痛位于髌骨后方,髌骨软骨出现影像学改变。

**【治疗原则】**

以保守治疗为主,对于长期保守治疗无效者可考虑外科手术治疗方式。

1. 物理治疗 如激光、微波、针灸、电刺激、冲击波等物理治疗有一定效果。

2. 局部外用消炎镇痛药或口服非甾体抗炎药。

3. 局部注射类固醇激素药,但时应当注射至肌腱周围,以免引起肌腱萎缩;也可使用小针刀对髌腱附着点周围进行松解;富血小板血浆疗法可以促进髌腱愈合,并且可以改善疼痛及功能;银质针或内热针也有一定帮助。

4. 保守治疗无效,可考虑外科手术治疗。

**【康复及预后】**

通过调整运动时长以及运动强度,减少负荷因素,多数患者可以经保守治疗恢复,恢复期应当循序渐进地进行运动。

(黄东 廖琴)

### 六、剥脱性骨软骨病

【概述】

剥脱性骨软骨病(OCD)是指各种致病因素引起的局部性关节软骨及其软骨下骨病变,并且逐渐与周围正常骨组织分离的一种关节疾病。1887 年 Konig 首次描述该病,该病好发于青年男性,尤其是运动量较大的人群,最常见的发病部位是膝关节,其次是踝关节、肘关节。OCD 发病原因尚不清楚,目前认为反复的慢性损伤引起骨软骨变性、剥离导致发病,内分泌及遗传因素也与其相关。Cahill 根据病理改变将之分为 4 级:Ⅰ级:关节软骨软化,软骨下骨水肿,但关节面尚完整;Ⅱ级:骨软骨部分分离,部分与周围骨相连;Ⅲ级:骨软骨分离,但还位于火山口缺损内;Ⅳ级:骨软骨分离脱落合并游离体形成。

【临床表现】

其症状表现为单个关节的钝痛,在疾病早期可能无症状或者活动后出现疼痛,休息后减轻,随着疾病进展,关节疼痛明显并伴有关节肿胀、积液及关节内骨软骨碎片(游离体),关节僵硬,以及血肿。

【体格检查】

发生于膝关节者查体时有步态改变,时间较长者可有股四头肌萎缩,可见 Axhausen's 征阳性(膝关节屈曲时触及股骨髁的局限性压痛),部分患者 Wilson 征阳性(屈膝 90° 到伸直的过程中在约 30° 时出现疼痛)

【辅助检查】

X 线、CT 检查:疾病早期无明显改变,有时可见关节面局部密度增高。疾病进展期可以看到关节面剥离的小骨块,密度高,完全剥离时可见关节面下的透亮缺损区,关节腔内见游离体。

MRI 检查:可以直接显示软骨组织,便于发现早期微小病变,准确显示剥离的软骨片与骨床的关系,而且还可以显示关节积液以及半月板改变。

关节镜检查:可以直接镜下观察损伤程度,有利于明确诊断及疾病分级。

【诊断与鉴别诊断】

诊断:根据病史、体格检查以及影像学检查明确诊断剥脱性骨软骨病。X 线及 CT 检查可以观察到进展期的改变,MRI 检查则对于早期微小病变比较敏感且有助于疾病分级,关节镜检查是 OCD 诊断的金指标。鉴别诊断:撕脱性骨折:往往有明确的外伤史,局部肿胀及活动受限明显,撕脱的骨片较为锐利。

退行性骨关节病:多发于中老年患者,休息时出现疼痛,活动后可减轻,但活动量较大时疼痛加剧,影像学可见关节间隙缩窄、软骨下骨硬化、骨赘生成等表现。

【治疗原则】

治疗原则:对于稳定型剥脱性骨软骨病首选非手术治疗。不稳定型剥脱性骨软骨病而且非手术治疗效果不佳者建议早期手术治疗。

疼痛专科治疗：口服非甾体抗炎药及局部或关节腔内注射治疗有助于疼痛缓解。关节镜下钻孔术适用于Ⅰ级及早期Ⅱ级损伤。

**【康复及预后】**

OCD 经早期治疗预后较好,年龄较大者 OCD 预后较差,预后受损伤程度、部位及关节的力学稳定性等因素影响,手术治疗后的康复训练应当在术后 6 周之后。

(黄　东　廖　琴)

## 七、膝关节内侧副韧带损伤

**【概述】**

膝关节内侧副韧带损伤是指膝关节过度外翻时,内侧副韧带发生撕裂、断裂等损伤,导致膝关节出现肿胀,疼痛,功能障碍等临床表现的一种疾病多见于伴有跳跃动作的运动员。根据韧带损伤程度将其分为三度:Ⅰ度损伤为少量韧带纤维撕裂伴局部压痛,但无关节不稳;Ⅱ度损伤为较多的韧带纤维断裂并伴有较严重的功能丧失和关节反应有轻到中度的关节不稳;Ⅲ度损伤为韧带的完全断裂,并因此产生明显的关节不稳定。膝关节内侧副韧带损伤多由于膝关节轻度屈曲位时,小腿强力外展所引起。单一的内侧副韧带损伤较少见,往往是复合伤,常常伴随伤有半月板损伤、前交叉韧带损伤,如同时损伤侧称为膝关节三联症。

**【临床表现】**

本病一般都有明显外伤史。膝部伤侧局部疼痛、肿胀、皮下淤血、青紫等。如果损伤严重,膝关节内侧副韧带完全断裂时,患肢无力不能负重。膝活动障碍常见于韧带完全断裂合并内侧半月板撕裂引起的膝交锁,有时也因韧带深层的断端嵌入关节内而发生。

**【体格检查】**

一般体检:

关节肿胀,活动受限,膝关节内侧压痛。

特殊检查:

1. 分离试验　使膝关节处于轻度屈曲位,检查者轻轻用力外展小腿。如内侧副韧带部分损伤,外展时因牵扯损伤的韧带引起疼痛;如完全断裂,则有异常外展活动度。

2. 抽屉试验　前移增加表示前交叉韧带断裂,后移增加表示后交叉韧带断裂。应与对侧做比较。

**【辅助检查】**

1. X 线检查对诊断韧带损伤作用不大。

2. B 超及磁共振有助于明确诊断。

**【诊断与鉴别诊断】**

根据病因、临床表现、查体及影像学检查即可做出诊断。注意与后交叉韧带损伤的鉴别。

**【治疗原则】**

膝关节内侧副韧带损伤的治疗主要以损伤的时间及分型作为依据。

1. 新鲜内侧副韧带损伤　受伤在 1~2 周以内的损伤属于新鲜损伤。

(1)部分断裂　将膝置于 150°~160° 屈曲位,用直夹板将膝关节固定(不包括足踝部),可带夹板下地行走,6 周后去除夹板,练习膝关节屈伸活动。固定期间注意锻炼股四头肌。

(2)完全断裂　内侧副韧带对膝关节的稳定有着重要作用。韧带完全断裂应该行手术治疗,修复断裂的韧带,同时探查半月板及十字韧带。术后用直夹板固定 6 周。如合并十字韧带损伤,应同期修复十字韧带和内侧副韧带;如合并半月板损伤,应先切除损伤的半月板,然后修损伤的韧带。

2. 陈旧性内侧副韧带损伤　韧带损伤超过 2~3 周,属于陈旧性损伤。陈旧性内侧副韧带损伤的疼痛治疗可分为无创和有创两种方法。

急性轻度膝关节内侧副韧带损伤主要为冰敷、患肢制动并包扎固定。后期或慢性期行物理治疗或局部外用药物。

保守治疗无效可考虑局注射消炎镇痛液或臭氧治疗、银质针和射频治疗。同时,应加强股四头肌锻炼,以增强膝关节的稳定性,如膝关节开口征阳性,则应行内侧副韧带修复手术。

**【康复及预后】**

膝关节内侧副韧带损伤经过保守治疗其预后较好;如果运动方式或生活习惯不良容易反复发作。

(朱 谦)

## 八、膝关节滑膜皱襞综合征

**【概述】**

膝关节滑膜皱襞反复受到损伤、炎症或刺激后,出现滑膜皱襞增生、肥厚而引起的一系列膝关节功能障碍、弹响、疼痛等病变,称为膝关节滑膜皱襞综合征。膝关节滑膜皱襞综合征主要是由于膝关节反复大运动量训练、外伤、半月板损伤,滑膜炎等原因,刺激滑膜皱襞使之水肿,增生、肥厚,从而挤压、摩擦关节面软骨所引起的。常见于青少年。

**【临床表现】**

表现为膝前部疼痛,尤其以膝关节上内侧间隙疼痛为主,多为钝痛,久坐后站起疼痛明显。部分有膝部外伤史。跳跃、上下楼梯,由蹲位骤然站起时疼痛加重,甚至蹲下后不能站起。部分患者伸屈膝关节有交锁现象。膝关节活动时,可触摸到滑膜皱襞滑过股骨内侧髁及髌骨一过性抖动,伴低弱的弹响声,活动后好转。病程较长时,可出现膝周肌肉、韧带萎缩,膝关节发软无力及交锁,少数患者关节腔内有积液。单膝受累常见。

【体格检查】

通常为非特异性,髌骨缘内侧肿胀,股骨内侧髁或髌骨内侧关节面可有压痛,屈曲时疼痛,后期有股四头肌萎缩。伸膝、屈膝时疼痛的股骨内侧髁处可触及纤维化皱襞或条索带。

【诊断与鉴别诊断】

1. 外伤、劳损病史。

2. 膝关节疼痛反复发作,有弹响声和关节摩擦感,膝关节周围肌肉萎缩变松弛。

3. 髌骨上方压痛,以内侧多见,有时膝关节活动时,可在髌骨内侧缘摸到在股骨关节面上滑动的痛性条索物。

4. 由外向内推动或下压髌骨,可诱发疼痛或摩擦感。

5. B超诊断帮助较大,关节造影可见皱襞异常。

6. 关节镜检查可确诊。

需与膝内侧副韧带损伤、骨关节炎、内侧半月板撕裂等进行鉴别。

【治疗原则】

1. 控制疼痛可选用非甾体抗炎药或关节内注射治疗。

2. 康复及功能锻炼。

3. 必要时行关节镜下切除和松解。

(朱 谦)

## 九、隐神经痛综合征

【概述】

隐神经痛综合征是指疼痛及感觉异常的范围局限于隐神经分布区域,无其他下肢病变的症状和体征的一种疾病。隐神经区域的疼痛常常伴发于其他疾病,自发性隐神经痛非常少见。因此,诊断隐神经痛综合征应比较慎重,仔细检查,排除如膝关节、大隐静脉等部位的病变。

【临床表现】

主要表现为膝关节内侧或小腿内侧的疼痛,疼痛性质为烧灼样、酸胀样等。可伴有隐神经分布区域皮肤的痛觉过敏。

【体格检查】

大腿内侧或小腿内侧皮肤有时有触诱发痛,膝关节内侧有时有压痛。

【诊断与鉴别诊断】

隐神经痛的诊断主要依据患者的临床表现及查体,同时排除引起隐神经支配区域疼痛的其他疾病。肌电图检查有助于诊断。

【治疗原则】

隐神经痛的治疗可分为无创和有创两种治疗方法。无创治疗方法包括药物治疗、中医中药、针灸疗法、理疗等。适用于病程短、疼痛较轻的患者，也可作为有创治疗方法的补充治疗。有创治疗方法包括注射治疗和射频治疗。

（朱　谦）

## 十、脂膜炎

【概述】

脂膜炎是指一种特发性的主要累及躯干和大腿皮下脂肪组织的炎性疾病。皮下脂肪层由脂肪细胞所构成的小叶及小叶间的结缔组织间隔所组成。局部因素如外伤、寒冷，全身因素如结核感染、扁桃体炎、系统性红斑狼疮、硬皮病、皮下脂肪血管的病变等均可导致脂膜炎。本病好发于女性，以 30~50 岁最为多见。

【临床表现】

脂膜炎临床上呈急性或亚急性经过，以反复全身不适、关节疼痛、发热、皮下结节为特征。脂膜炎根据受累部位，可分为皮肤型和系统型。

1. 皮肤型

(1)发热：在皮损出现数天后就开始发热，体温逐渐上升，有时可高达40℃以上，呈弛张热，持续1、2周后，体温开始下降。除弛张热外，还可为间歇热和不规则热。

(2)皮损：好发于四肢和躯干，以臀部和股部最多见。皮损为成批发生的坚实皮下结节，大小不一。皮下结节经数天或数周后可逐渐消失，患处皮肤略凹陷或有褐色素沉着。

(3)关节疼痛：呈对称性、持续性或反复性，关节局部可红肿，但不出现关节畸形。以双膝关节疼痛最常见，其次为腕关节、踝关节，也可表现为游走性关节疼痛。

2. 系统型　除具有上述皮肤型表现外，还有内脏受累。各种脏器均可受累，包括肝、小肠、肠系膜、大网膜、腹膜后脂肪组织、骨髓、肺、胸膜、心肌、心包、脾、肾和肾上腺等。

(1)呼吸系统：患者有胸痛、呼吸困难症状。查体可闻及水泡音、胸膜摩擦音。

(2)消化系统：可出现厌食、恶心、腹痛、腹泻、黄疸、消化道出血及肝、脾大。病变如累及肠系膜、网膜、后腹膜和骨盆脂肪组织，可引起上腹部疼痛、触痛和肠蠕动不良，听诊示肠鸣音减弱。

(3)心血管系统：可表现心肌炎、心肌肥大、心动过速，病程后期可发生心力衰竭。

(4)中枢神经系统：可表现为精神障碍、意识障碍、昏迷、脑膜炎症状和颅内高压征。

**【体格检查】**

常见有溃疡形成,肢体萎缩,皮肤硬化或葡萄状青斑,不同部位有不同表现,譬如小腿伸侧有结节性红斑,而小腿屈侧为硬红斑。

**【诊断与鉴别诊断】**

1. 临床特征

(1)好发于青壮年女性。

(2)以反复发作与成批出现的皮下结节为特征,结节消退后局部皮肤出现程度不等的凹陷和色素沉着。

(3)常伴发热、关节痛与肌痛等全身症状。

(4)当病变侵犯内脏脂肪组织,视受累部位不同,出现不同症状。

2. 病理诊断

皮肤结节活检,其组织病理学改变是诊断的主要依据,它可分为三期:

(1)第一期(急性炎症期)在小叶内脂肪组织变性坏死,有中性粒细胞、淋巴细胞和组织细胞浸润,部分伴有血管炎改变。

(2)第二期(吞噬期)在变性坏死的脂肪组织中有大量巨噬细胞浸润,吞噬变性的脂肪细胞,形成具有特征性的"泡沫细胞"。

(3)第三期(纤维化期)泡沫细胞大量减少或消失,被成纤维细胞取代;炎症反应被纤维组织取代,最后形成纤维化。

根据受累区域的体格检查通常很难诊断具体的脂膜炎类型。需结合全身的系统性表现及病理检查来明确诊断。

本病需与红节性红斑,硬红斑,结节性多动脉炎,组织细胞吞噬性脂膜炎及冷性脂膜炎等疾病鉴别。

**【治疗原则】**

本病尚无特效治疗。纤维蛋白溶解药、氯化奎宁,硫唑嘌呤,环磷酰胺等有一定疗效。在急性炎症期或有高热等情况下,糖皮质激素和非甾体抗炎药有明显效果。如膝关节疼痛明显,可行关节腔内注射治疗。如果患者还有其他自身免疫病,首先应积极正确治疗已有的免疫病,可以用激素控制急性症状。

(朱　谦)

## 十一、髂胫束摩擦综合征

**【概述】**

髂胫束起自髂嵴前外侧,远端止于胫骨外侧结节。髂胫束摩擦综合征(ITBFS)是由于不正确的运动方式或解剖上的结构异常,引起膝关节外侧疼痛或不适,多见于长跑、橄榄球、自行车等运动者及军人。其发病机制最初解释为髂胫束与股骨外上髁的反复过度摩擦,导致韧带或滑囊炎症的发生,从而引起膝关节外侧疼痛。臀部外展肌群力量薄弱、关节间隙狭窄及骨刺形成等在髂胫束摩擦综合征的发病中均有一定作用。

【临床表现】

1. 多有膝部外伤史。

2. 膝关节外侧股骨外上髁处或其周围组织肿胀、疼痛,以刺痛为主,膝关节屈曲 20~30° 时或伸直时疼痛最明显,通过反复屈伸膝关节(如跑步)、单腿站立或下坡时可引起疼痛加重,疼痛可从膝关节向近端或远端放射,休息时缓解。

3. 局部充血或后期髂胫束变性,伸屈膝关节时常伴有摩擦感或弹响。

4. 髋关节外展肌力不足,表现臀中肌步态。

5. 一般疼痛只出现在运动期间,但随着疾病进展,可能出现步行疼痛,病程较长者甚至出现股四头肌萎缩。

【体格检查】

体格检查常见外侧膝关节的局部压痛,髋关节处也可能有疼痛。压痛主要是股骨外侧髁处(关节线上约 1~2cm),有时可触及硬结。出现髋关节内收限制,则表明髂胫束和阔筋膜张肌紧张。髋外展肌无力,特别是臀中肌。Ober 试验、Noble 压迫试验、Thomas 试验等均可帮助诊断,如 Ober 试验阳性则说明髂胫束挛缩。

【辅助检查】

X 线片有时可见股骨外上髁处软组织肿胀影,目前应用较少。

如诊断不明确或保守治疗失败,则考虑 MRI 检查。其 MRI 表现包括:①股骨外侧髁侧方、近侧或远侧的境界不清的异常信号;②髂胫束表面或深部的异常信号;③髂胫束与股骨外侧髁侧方、近侧或远侧之间局限性积液;④髂胫束位于股骨外髁水平的部分增厚、呈波浪状或连续性中断,常伴有胫骨 Gerdy 结节撕脱骨折和髂胫束附着处水肿;⑤关节腔积液;⑥其他异常(如半月板撕裂),其中①~③最具特征性。

超声检查可用于评估外侧滑膜凹陷中的囊性肿块和液体,外侧滑膜凹陷的组织可表现出增生和炎症。它通过膝关节屈曲和伸展可有效显示髂胫束的动态运动。

【诊断与鉴别诊断】

通常运动史和体格检查足以作出髂胫束摩擦综合征的诊断。但 MRI 和超声检查有助于鉴别邻近的其他结构的损伤。

应与外侧副韧带、半月板、股二头肌腱、腘肌腱等的损伤疾病相鉴别。

【治疗原则】

治疗的基本原则包括控制炎症,减轻疼痛。治疗方案如下:

1. 保守治疗 急性阶段以休息、消炎、消肿、减轻疼痛为主。限制活动并局部固定,在损伤 24~48 小时内冰敷;用弹力绷带加压;口服非甾体抗炎药,可用于有功能障碍的患者。当口服药物疗效不佳时,可使用偏振光照射、红外线、超声波等辅助理疗。

2. 微创治疗　也可以使用糖皮质激素局部注射或超声透药。顽固性疼痛病例还可在局麻下行小针刀松解术或银质针等。

3. 手术治疗　如果保守治疗 3 个月以上仍效果不好,就要考虑手术治疗。

【康复与预防】

大多数患者应用保守治疗即可有良好的预后。亚急性和慢性阶段,可行髂胫带和相关结构(髂胫束,侧筋膜,臀中肌等)的拉伸等康复训练。

（黄　东　胡　蓉）

## 十二、膝关节外侧副韧带损伤

【概述】

膝关节外侧副韧带起于股骨外侧髁粗隆,下端与股二头肌腱联合,呈"V"字形排列于腓骨小头。功能是防止膝关节内翻呈角,限制内旋,是膝关节对抗过度内翻及过伸的结构,伸直时紧张,屈曲时松弛。膝关节外侧副韧带损伤是由于膝关节过度内翻及前伸时,被牵拉的韧带超出生理负荷而发生撕裂、断裂等损伤,以膝关节肿胀、疼痛、功能障碍等为主要表现的疾病。单纯的外侧副韧带损伤较少见,常合并膝后外侧结构损伤,前后交叉韧带损伤。常见的损伤包括对膝关节内侧方向的暴力打击,使膝关节突然内翻,倒地摔倒,膝关节外侧副韧带过度拉伸致损伤、断裂。多半是由于外伤或姿势不良使外侧副韧带过度拉伸而劳损形成。

【临床表现】

1. 一般都有明显外伤史,多数伴有腓骨小头撕脱骨折。

2. 膝关节外侧局限性疼痛,肿胀,压痛明显。

3. 膝关节活动受限。

【体格检查】

1. 一般检查　膝关节外侧、腓骨小头附近肿胀及压痛。

2. 特殊检查　内翻应力试验,当伸直位试验阴性,屈曲 30° 位阳性者,表示膝关节外侧副韧带断裂合并外侧关节囊韧带的后 1/3、弓形韧带、腘肌腱损伤;当伸直位和屈曲 30° 位均为阳性者,表示膝关节外侧副韧带断裂同时合并交叉韧带断裂;当伸直位阳性,屈曲 30° 为阴性者,表示单纯膝关节外侧副韧带断裂或松弛。

【辅助检查】

1. X 线检查可排除骨折。

2. 磁共振可明确诊断。

3. B 超诊断外侧副韧带拉伤有一定价值。

【诊断】

1. 膝关节受伤史。

2. 膝关节外侧肿胀、疼痛、瘀斑和腓骨小头附近压痛、活动受限。

3. 内翻应力试验阳性。

4. MRI 等影像学检查有助于诊断。

【鉴别诊断】

1. 内侧副韧带损伤表现为膝关节内侧部疼痛,局部有轻微肿胀和明显压痛。压痛点在股骨内上髁。浮髌试验阳性,韧带紧张试验阳性,膝关节外翻应力试验阳性。

2. 后交叉韧带损伤 往往严重的外侧副韧带损伤合并后交叉韧带损伤。检查后抽屉和 Lachman 试验均为阳性。在诊断外侧副韧带损伤时一定要检查交叉韧带,以免漏诊。

【治疗原则】

1. 轻度膝关节外侧副韧带损伤通常可以通过非手术治疗和微创方法进行治疗。非手术治疗包括以下几种方式:

(1)制动:适用于损伤较轻的单纯膝关节外侧副韧带损伤者。

(2)理疗:急性期后可用热敷、偏振红外光等物理治疗。

(3)药物治疗:非甾体抗炎药治疗。

(4)局部注射治疗及小针刀治疗。

2. 严重膝关节外侧韧带损伤较为罕见,常为合并损伤,应尽早行手术治疗。

【康复和预后】

多数膝关节外侧副韧带损伤经过保守治疗并康复训练预后良好。

(黄东 胡蓉)

## 十三、腘肌腱滑脱与腘肌腱炎

【概述】

腘肌腱是膝关节后外侧复合体的重要组成部分。腘肌腱起自股骨外侧髁压迹,腓侧副韧带是从股骨附着处的前下方,斜向内下方穿股二头肌腱和 FCL 深面,并有纤维与外侧半月板相连形成腘半月板纤维束,抵于胫骨平台下与腘肌肌腹连接。腘肌腱位于关节囊内,它是人体仅有的位于关节囊内的两个肌腱之一(另一个是肱二头肌长腱)。作为膝关节的"第五韧带",其重要性不亚于交叉韧带和侧副韧带。其主要功能是牵拉股骨及半月板外旋,或使胫骨内旋,具有限制膝关节内翻、胫骨外旋及胫骨前、后移动的功能。腘肌腱沟浅,或因外伤等原因使腘肌腱相对松弛,当膝关节屈曲,股骨外旋位时再突然伸膝就有可能使腘肌腱从沟内滑脱。反复滑脱、损伤未愈或劳损,使腘肌腱与外侧副韧带相互摩擦,均可导致腘肌腱炎性改变。

【临床表现】

腘肌腱损伤分为急性和慢性两种。腘肌腱的股骨附着点和肌腱结合部均易发生撕裂伤,临床所见腘肌腱的断裂大部分都在腘肌腱沟。腘肌及腘肌腱在屈膝开始阶段主要使胫骨内旋,为股骨在胫骨上的滑动提供旋转稳定性,并协同后交叉韧带防止股骨前脱位。在膝关节处于半屈位,小腿固定并大腿外旋时,腘肌负荷最大,这种情况在跳跃、登山、上楼等运动中常出现,使腘肌损伤的机会较多。腘肌腱滑脱常发生于屈膝深蹲小腿外展位时,可见膝关节活动时有弹响,伴有明显不适,甚至不敢活动,而后可自行恢复活动,重复发生者,发生前患者常有预兆而感到恐惧。股骨外髁下缘有压痛,在滑脱瞬间或可触及肌腱滑动。被动内旋股骨或外旋胫骨、膝关节重复屈伸等活动,可引起膝外后方、关节间隙稍上方疼痛。

【体格检查】

1. 患者膝关节僵硬,活动度差。

2. 患侧膝关节股骨外髁下缘有压痛。

3. 腘肌腱滑脱可出现膝关节滑动弹响。

【辅助检查】

常规 X 线及 CT 检查均不能显示肌肉损伤。磁共振可帮助确定肌腱损伤的严重程度,且在肌腱完全撕裂时能够准确地显示出来。

【诊断】

1. 慢性腘肌及腘肌腱损伤临床上很难做出初始诊断。慢性损伤的患者往往以膝关节后部疼痛为主诉,其临床表现又较隐蔽,因此容易误诊或漏诊。在急性外伤中,患者表现为膝关节后部剧烈撕裂样疼痛或牵扯样疼痛,由于常合并其他后外侧结构的损伤,易忽视腘肌及腘肌腱的损伤。

2. 超声及 MRI 检查对软组织损伤的诊断有很大的帮助。

【鉴别诊断】

1. 半月板损伤　多由暴力突然扭转所致,伤后关节疼痛、肿胀,关节侧方间隙压痛明显,麦氏征阳性,半月板挤压阳性。

2. 创伤性膝关节炎　膝关节受伤后立即发生关节内积血,但无关节不稳定,侧副韧带分离试验阳性。

3. 创伤性滑膜炎　膝关节受伤几个小时后发生关节积液,疼痛较轻,无关节失稳现象。

【治疗原则】

1. 适当休息,避免患膝深蹲收展活动。

2. 口服非甾体抗炎药。

3. 疼痛专科治疗

1)理疗:TENS 治疗、仿生物理贴等。

2)局部注射:局部可注射镇痛液或臭氧治疗。

**【康复及预后】**

主要多伸展和适量放松肌肉,可佩戴护膝保护肌肉和肌腱免受损伤。

(黄 东 阎雪彬)

## 十四、股二头肌腱腱鞘炎

**【概述】**

股二头肌腱有长短两个头,近端长头附着于坐骨结节,短头附着于股骨嵴。远端长头在膝关节分为两个主要部分,前臂和直臂。股二头肌肌腱由于长期反复摩擦或牵拉损伤等原因引起的腱鞘发生充血、水肿、增厚,造成腱鞘的滑膜层发生急性水肿或慢性损伤性炎症,从而导致股二头肌在腱鞘内的滑动功能发生障碍,从而出现临床症状。股二头肌腱鞘炎在临床中较少见,主要原因是股二头肌肌腱老化或损伤、长短头肌腱附着异常、腓骨头畸形(如外生骨疣)等。由于长期深蹲或过度屈屈膝关节的高强度训练,使得运动员发生率较高。

**【临床表现】**

1. 膝关节外侧疼痛,位于腓骨小头上方,疼痛沿股二头肌腱呈纵行放射,屈膝(如跑跳及足用力后蹬地)时疼痛明显,沿股二头肌腱压痛,并有轻度肿胀。检查压痛时压痛点可随膝的伸屈、股二头肌腱的移动而前后变化,伸膝时向前,屈膝时股二头肌腱移向腓骨小头后面,压痛点也相应移动。疼痛的程度与肌腱损伤的程度有关。

2. 创伤性肌腱半脱位,或肌腱附着点异常,或附近有外生骨疣时,肌腱在其上面越过,可产生弹响。

**【体格检查】**

膝关节外侧稍肿胀,局部有压痛,有时可触及包块,包块可移动。

**【辅助检查】**

1. X线检查 一般不作为常规检查。常规膝关节正侧位常无明显异常。部分患者可见膝关节外侧骨刺形成。

2. 磁共振MRI检查 易分辨肌腱血肿、炎症、脱位、半脱位以及肌腱断裂等病理性改变,肌腱组织可见增粗,周围可伴有水信号强度异常信号灶。

3. 超声检查 超声具有较高的特异性与敏感性,尤其是对肌腱病变,有实时动态、无创、费用低等优点。

**【诊断】**

可根据患者临床症状、体征及辅助检查协助本病诊断。

**【鉴别诊断】**

1. 膝外侧副韧带损伤 有膝关节内翻受伤史,膝关节外侧疼痛、肿胀及皮下淤血和局限性压痛,在腓骨小头附近明显,膝关节内翻应力试验阳性。膝关节内收正位 X 线显示膝外侧副韧带间隙明显增宽。

2. 髂胫束摩擦综合征　多有膝部外伤史,早期膝关节外侧疼痛,伸膝时发生,伸直行走后疼痛消失,单腿站立、屈伸膝关节可诱发疼痛,伸屈膝关节时常伴有局部摩擦感或弹响,于股骨外上髁有明显肿痛,膝关节无积液体征。

【治疗原则】

股二头肌腱鞘炎引起膝关节疼痛并不常见,较难诊断,易误诊,常常导致治疗效果不佳。

1. 一般治疗　休息制动,减少膝关节活动、外敷药物治疗、口服非甾体抗炎药。

2. 手法治疗　可用揉、弹拨、推捋、一指禅推法、摇膝搬牵、摩擦法等。

3. 理疗　微波治疗、超短波治疗、低频脉冲电刺激疗法、冲击波等。

4. 疼痛专科治疗　针刀疗法、痛点阻滞、超声介入下精准注射治疗、臭氧治疗等。

5. 手术治疗　非手术治疗无效,建议尽早修复肌腱,防止肌腱断裂。

【康复及预防】

健康宣教,适当运动、健康营养的正确生活方式,减少运动的强度,避免过屈及长时间下蹲,控制体重。

（黄　东　倪云成）

## 十五、膝关节外侧滑囊炎

【概述】

膝关节外侧滑囊包括股二头肌与腓肠肌之间的滑囊、腓肠肌外侧滑囊、腘肌腱与外侧副韧带间滑囊、腘肌滑囊。正常情况下只有腘肌滑囊、腓肠肌滑囊与关节腔直接连通。膝关节外侧滑囊炎常因急性损伤、感染、慢性损伤(如长期摩擦、挤压、碰撞等)、关节炎、化学物质刺激等直接或间接使滑膜囊受损,滑囊壁发生轻度的炎症反应,滑液分泌增多,同时液体渗出,甚至出现囊壁水肿、肥厚或纤维化,引起膝关节外侧肿胀、疼痛,影响膝关节活动。亦可由类风湿关节炎、痛风性关节炎引起。可分为感染性滑囊炎和非感染性滑囊炎。膝关节外侧滑囊炎常见于经常暴露在下跪、蹲姿、从事重体力劳动的职业中的患者,长跑运动员,类风湿关节炎患者,痛风性关节炎患者及长期血液透析患者。中年男性发病率较高。

【临床表现】

1. 症状　膝关节外侧疼痛伴肿胀,活动时加重,休息可缓解。

2. 体征　局部可触及囊肿,有波动感、压痛感或局部隆起有小结节,膝关节伸屈抗阻力试验阳性。腓肠肌外侧头滑囊炎,在股骨外髁部膝关节囊股骨髁止点稍上有压痛,在屈膝活动时可加重疼痛。腘肌腱与外侧副韧带之间的滑囊炎,在膝关节外侧略偏后有压痛,易与外侧半月板后角损伤混淆,但后者有半月板损伤的特有体征,并经常伴有膝关节内的肿胀或积液。有时滑囊炎会被膝内半月板损伤体征掩盖。腘肌滑囊炎,在膝关节偏下之腓骨小头内上缘处有压痛,由蹲位站起时出现疼痛,或当膝过伸时自诉膝后外侧疼痛。

【体格检查】

膝关节外侧肿胀,活动受限,局部有压痛,如囊液较多可有波动感,皮温可增高。

【辅助检查】

1. X 线检查　偶可见骨质改变、骨髓炎或局部骨刺。

2. MRI 检查　可帮助明确诊断滑囊炎,但不能明确是否存在感染。

3. 超声检查　敏感性较 MRI 低,但可快速诊断,费用低,也可用于禁忌 MRI 检查的患者。

4. 穿刺　肿胀部位穿刺可抽取液体进行生化检查,可鉴别感染性和非感染性滑囊炎。

【诊断】

根据临床症状、体征及辅助检查可协助诊断。

【鉴别诊断】

1. 膝外侧副韧带损伤　有膝关节内翻受伤史,膝关节外侧疼痛、肿胀及皮下淤血和局限性压痛,在腓骨小头附近明显,膝关节内翻应力试验阳性。

2. 髌前滑囊炎　患者有膝部受伤史或长期劳损病史。髌前疼痛,有肿块,位于髌骨周围。压痛明显,肿块有波动感或囊性感。X 线摄片示骨关节无异常改变。高频彩色多普勒和 MRI 可协助本病诊断。

【治疗】

1. 保守治疗

(1)制动　减少膝关节活动。对于症状较重者,在治疗期间石膏或夹板外固定限制膝关节活动。

(2)穿刺抽液及加压包扎　适用于非化脓性急发病或病程短者。

(3)口服非甾类消炎镇痛药镇痛　对于化脓性滑囊炎患者,可复合口服抗生素抗感染。

2. 疼痛专科治疗

(1)局部理疗　如超声波法、中医定向透药或冲击波治疗。

(2)B 超引导下介入治疗　针对非化脓性滑囊炎,在 B 超引导下局部注射类固醇激素及注射臭氧治疗;

(3)小针刀疗法　对于慢性滑囊炎可行小针刀疗法。一般消毒后痛点进针,在囊壁上作切开,剥离 2~3 刀,覆盖好无菌纱布,用拇指按压针孔,使积液囊平复,即可起到治疗性作用。

3. 手术治疗 保守治疗效果不佳者,可考虑行内镜或手术治疗。

【预后】

多数膝关节外侧滑囊炎经过保守治疗预后良好。

(黄 东 倪云成)

## 十六、腓总神经卡压综合征

【概述】

腓总神经卡压综合征是指腓总神经及其主要分支在腘窝至腓骨颈段受压而引起的一系列症状和体征,约占急性周围神经损伤的 15%。常见的卡压因素包括:①外伤:腓骨头颈处骨折、胫骨上端骨折、足内翻、腘窝外侧软组织损伤等并发腓总神经损伤。②体位因素:习惯性交叉腿、长时间蹲位、跪地足内翻畸形等固定性体位压迫腓总神经。③医源性因素:如石膏、夹板过紧压迫腓总神经,少数患者手术后神经受压或神经周围组织水肿、炎症反应继发瘢痕挛缩压迫神经,引起神经缺血与变性。④肿物:腓骨头颈处的肿瘤,股二头肌肌腱、腓骨长肌起始部的腱鞘囊肿。⑤其他不明原因的卡压。

【临床表现】

疼痛多为轻度,部分患者可有膝关节外侧疼痛,行走时加重,休息后减轻;逐渐出现小腿酸胀无力、易疲劳,小腿外侧及足背麻木、感觉减退或消失,胫骨前肌、趾长伸肌、拇长伸肌以及腓骨长、短肌不同程度的麻痹,可引起足下垂并且轻度内翻。腓总神经完全性损伤的患者足下垂行走时呈跨越步,小腿外侧及足背感觉障碍,伸踇、伸趾、足背伸、足内外翻障碍,小腿前外侧肌群萎缩。

【体格检查】

腓总神经支配区感觉减退,腓骨小头周围压痛,伸足踇、趾肌的肌力弱,重者小腿前、外侧肌萎缩,出现足下垂。腓骨颈部叩击时有放射痛,即 Tinel 征阳性。

【辅助检查】

肌电图:肌电图是诊断腓总神经卡压的重要检查,帮助确定神经损伤的部位、严重程度、范围和预后,并可以监测神经恢复情况。

X 线可排除骨骼病变。B 超有助于诊断软组织引起卡压,如腱鞘囊肿,软组织肿瘤,骨软骨瘤,膝关节周围包块等;磁共振能明确神经周围的软组织损伤程度。

【诊断】

根据病史、体格检查及肌电图等可明确诊断腓总神经卡压综合征,X 线、B 超及磁共振可进一步明确病因。

【鉴别诊断】

腰椎间盘突出症:好发于中老年人,多出现腰痛伴一侧下肢麻木、疼痛,小腿及足背症状部位与腓总神经卡压类似,但其无膝部外伤史,足下垂少见,腰椎 CT 或 MRI 检查可鉴别。

脊髓灰质炎:好发于 1~6 岁儿童,主要表现为发热、肢体疼痛、全身不适,由于脊髓前角运动神经元受损,发生分布不规则和轻重不等的弛缓性瘫痪,足下垂、肌肉萎缩,脑脊液检查及病毒分离可鉴别。

【治疗原则】

对于腓总神经卡压综合征的治疗,关键在于早期诊断,症状较轻者去除外因(解除导致腓总神经麻痹的致病原因,如蹲、交叉腿等),部分患者常可自行恢复。

疼痛科专科治疗:

物理治疗:冲击波、低频脉冲电刺激、按摩推拿及中医针灸治疗。

药物治疗:口服或局部外用非甾体抗炎药物。

局部注射、针刀或内热针治疗:根据患者的条件选择相应的有创治疗。

手术治疗:当保守治疗不佳时可考虑手术探查和减压。

【康复及预后】

预后主要取决于腓总神经的受损程度及解除压迫是否彻底,受压时间越长预后则越差。

(黄 东 廖 琴)

## 十七、腘绳肌综合征

【概述】

腘绳肌综合征,是指起源于坐骨结节的肌肉群(腘绳肌),包括半腱肌、半膜肌、股二头肌长头,发生扭伤、撕裂等形式的损伤,引起疼痛为主要特征的一类疾病。慢性损伤则多见于运动量较大,反复牵拉劳损后,以及急性损伤未处理正常,反复发作。

【临床表现】

运动时腿部后方突然出现剧痛;有时可闻及响声。局部出现肿胀和瘀青。如果发生较严重的撕裂,肌腹上可以摸到一个局部凹陷。

腘绳肌损伤按程度严重可分 3 度。Ⅰ度损伤包括轻微的肌肉撕裂;Ⅱ度损伤是肌肉纤维部分撕裂;Ⅲ度则是肌纤维发生完全断裂。

Ⅰ度损伤表现:局部轻微肿胀,大腿后方有紧绷感。俯卧平躺时,抗阻屈曲。膝关节会有不适感,但不一定会引起较强的疼痛。一般不影响工作。

Ⅱ度损伤表现:活动时偶尔会突发刺痛,严重时会出现跛行。可伴局部肿胀,局部按压加重疼痛。抗阻屈曲膝关节引起疼痛,无法完全伸直膝关节。

Ⅲ度损伤表现:局部明显肿胀,行走活动严重受限,甚至需要拐杖帮助下行走;活动时,特别在屈膝过程中出现剧烈疼痛。

【体格检查】

1. 可在坐骨结节的腘绳肌附着区扪及压痛点。

2. 被动做患侧髋关节的极度屈伸活动时,可诱发疼痛或使原有疼痛明显加剧。

3. 患肢外展疼痛加剧。

4. 屈膝抗阻试验阳性。

【辅助检查】

1. B超下可以看见肌肉损伤的部位,明确诊断。

2. 磁共振(MRI)可以看见腘绳肌的形态,明确损伤的部位和损伤的程度,明确诊断。

【诊断与鉴别诊断】

根据外伤史,临床表现、体征及影像学检查可明确诊断。

1. 腓肠肌痉挛　是痛性痉挛中最常见的一种,其特点是腓肠肌突然发作的强直性痛性痉挛,持续数十秒至数分钟或更久,影像学检查可鉴别。

2. 腘窝组织损伤　是指腘窝软组织或骨骼肌肉受到直接或间接暴力,或长期慢性劳损引起的一大类创伤综合征。组织受伤后局部肿胀疼痛。伸膝时疼痛加重,屈膝时疼痛减轻,影像学检查可鉴别。

【治疗原则】

腘绳肌损伤后早期即开始治疗非常重要。最佳的治疗时机是在损伤后48小时内进行。此时患者可根据如下方案进行自我康复:

1. 使用冷疗法RICE(即休息、冰敷、加压包扎、抬高患肢)技术。

2. 使用加压绷带减小肌肉内部出血。

3. 症状严重的患者需要使用助步工具,如:拐杖。

4. 局部外用或口服非甾体抗炎药。

5. 局部物理治疗及手法治疗:适用于慢性劳损性病变患者。局部消炎镇痛液或臭氧注射治疗,银质针或内热针治疗。

6. 严重的腘绳肌断裂需要进行外科手术治疗。

【康复和预后】

1. 预防腘绳肌损伤较为重要的方法之一是在运动前正确的热身。

2. 轻、中度腘绳肌损伤经治疗并短期康复训练预后良好,严重损伤手术后需经过长期康复训练才能恢复。

(占恭豪)

## 十八、腘窝脂肪组织损伤

【概述】

腘窝脂肪组织损伤是指腘窝软组织或脂肪组织受到直接或间接暴力,或长期慢性劳损引起脂肪组织损伤,使脂肪充血、肥厚或者是无菌性炎症及周围组织的粘连导致伸膝受限、疼痛为主的一类疾病。组织受创后主要表现为微循环障碍、无菌性炎症,致使局部肿胀疼痛。

【临床表现】

1. 多有突然伸膝受伤史。

2. 腘窝疼痛,可见局部肿胀、皮下淤血、瘀斑、局部压痛,但是比较表浅,急性期,局部渗血、水肿,疼痛剧烈,晚期可能出现肌肉、肌腱的粘连、缺血性挛缩,关节周围炎,甚至引起关节僵直。

3. 多有急慢性病史。

【体格检查】

1. 仔细触摸可在腘窝的脂肪组织中触到凹痕。

2. 伸膝时疼痛加重,屈膝时疼痛减轻。

【辅助检查】

1. 损伤可出现一过性的中性粒细胞增多、贫血、血沉增快及肝肾功能轻度障碍。

2. X检查　可见脂肪组织肿胀的X线征。

3. MRI　可明确诊断。

【诊断与鉴别诊断】

腘窝囊肿:腘窝深部滑囊肿大或膝关节滑膜囊向后膨出,引起膝后部疼痛和发胀,并可触及有弹性软组织肿块。X线和B超可以确诊。

【治疗原则】

1. 休息,减少膝部活动。

2. 急性期应行局部冷敷,压迫包扎或中药外敷。

3. 被动及主动伸膝练习,也可用揉、捻、散、按、推、拿、铲、刮等手法按摩治疗。但应注意腘窝皮肤薄,易损伤,手法不可过重。

4. 局部注射治疗,0.5%~1%利多卡因复合适量的复方倍他米松2mg,可取得良好的治疗效果。

（占恭豪）

### 十九、腘窝滑囊炎

【概述】

腘窝内滑囊炎也称腘窝囊肿(Baker囊肿),是泛指由于膝关节积液,屈膝时腔内压力增高,迫使滑液后移,引起膝后部疼痛和发胀,导致机械性伸膝和屈膝受限,分为原发性与继发性二种。前者多见于儿童,多为双侧,但不一定同时发生,囊肿起源于关节腔,而关节本身并无病变。真正的发病原因不清。后者多见于成人,常继发于骨关节炎,半月板病变及类风湿关节炎等。其发病与关节内压力增高,关节内液体经关节与滑囊间的孔道溢出而形成囊肿。

【临床表现】

腘窝滑囊炎初期症状不明显,仅有腘窝部不适或胀感。当囊肿增大时,则在膝关节后方出现肿块,屈膝不便。肿块呈圆形或椭圆形,表面光滑有弹性无压痛或仅有轻压痛,伸膝时肿块明显且变硬,屈膝时肿块不明显且较软,严重时可妨碍膝关节的伸屈活动,甚至可影响腘窝的静脉回流,出现局部或膝关节以下部位水肿。但大多数患者自觉症状不多。

【体格检查】

1. 在腘窝部可触及有弹性的波动性肿物,表面光滑,质地较软,压痛不明显,和皮肤或其他组织不粘连。

2. 膝关节最大限度伸直时肿胀最明显,张力增高而变硬,屈曲时缩小或不见,张力减低而变软。

【辅助检查】

1. 血尿常规和血沉正常。合并感染者可见体温升高,白细胞增多。

2. X 线检查:将空气注入囊内拍摄 X 线片,可发现滑囊与关节相通,以此则可确定诊断。

3. 超声检查:可发现滑囊液性暗区,边界清晰,以此可确定诊断。

【诊断与鉴别诊断】

腘窝滑囊炎应与下列的疾病相鉴别:

1. 腘动脉瘤　腘动脉瘤是周围血管动脉瘤中比较常见的动脉瘤之一,由腘动脉扩张后形成。常双侧发病,且多同时合并其他动脉瘤。B 超、双源 CT 或 MRI 检查有助于诊断。

2. 腘窝肿瘤　多为较硬的肿物,无囊性感,膝关节屈伸肿物无改变,肿瘤标志物偏高,B 超及 MRI 检查可以鉴别诊断。

【治疗原则】

1. 早期可局部物理治疗,如微波,激光等。

2. 局部外用药物或口服消炎镇痛药物治疗。

3. 穿刺抽取囊液后向囊内注入消炎镇痛液。

4. 手术治疗:囊肿较大者应手术切除囊肿。

【康复和预后】

腘窝滑囊炎经常规治疗预后良好。

(占恭豪)

## 二十、膝骨关节炎

【概述】

膝骨关节炎是由于关节软骨退化变性损伤、关节边缘和软骨下骨反应性增生为特征的一种关节性疾病。本病多见于中老年患者,女性多于男性。其发病机制尚不完全清楚,一般认为发病危险因素包括年龄、性别、遗传、肥胖、既往创伤史等。

【临床表现】

膝骨关节炎主要表现为病变膝关节的疼痛、肿胀、僵硬、关节积液及骨性肥大,活动受限并伴有骨擦音、功能障碍或关节畸形。

1. 关节疼痛　关节疼痛是本病最主要表现和首要症状,常发生于晨起时,疼痛常与天气变化有关。早期表现为轻、中度间断性隐痛,休息时明显,活动时疼痛反而减轻。随着病情发展,疼痛逐步加重,活动严重受限,甚至伴有肌肉萎缩及关节畸形。

2. 关节僵硬　晨起时膝关节僵硬并有发紧感,活动后缓解。同时也出现在长时间膝关节保持某一姿势时,在天气变冷或湿度增加时尤为明显,可持续几分钟至十几分钟不等,一般不超过 30 分钟。

3. 关节肿胀　以骨赘形成或关节积液时明显,往往伴有活动受限或关节畸形。

4. 骨摩擦音或摩擦感　当关节软骨破坏、骨反应性增生、关节平面不平整时,膝关节活动时可出现。

【体格检查】

膝关节局部的压痛,多见于髌骨及髌骨上方,尤以关节肿胀时明显。活动功能障碍时主动伸屈功能受限,并伴有局部疼痛,单足半蹲试验、髌骨研磨试验可呈阳性。合并中等量关节腔积液时,浮髌试验阳性。部分患者可见膝关节内翻或外翻畸形,以内翻为多见。

【辅助检查】

1. 实验室检查　膝骨关节炎的实验室检查多无明显异常,部分急性发作期伴关节肿胀患者可见 CRP、ESR 增高。

2. 影像学检查　X 线检查:非对称性关节间隙变窄,软骨下骨硬化和 / 或囊性变,关节边缘增生和骨赘形成或伴有不同程度的关节积液,部分关节内可见游离体或关节变形。MRI 检查:对于膝关节半月板、交叉韧带等软组织损伤或关节积液等,MRI 能提供清晰的影像资料,有助于诊断。

【诊断与鉴别诊断】

根据膝关节慢性疼痛病史、临床表现、实验室检查和 X 线所见,膝部骨关节炎的诊断比较容易,膝部骨关节炎临床诊断标准包括:

1. 近 1 个月反复膝关节疼痛。

2. X 线片(站立或负重位)提示关节间隙变窄、软骨下骨硬化和 / 或囊性变、关节缘骨赘形成。

3. 关节液(至少 2 次)清亮、黏稠,WBC<2 000 个 /ml。

4. 患者年龄≥50 岁。

5. 晨僵≤30 分钟。

6. 活动时有骨摩擦音(感)。

综合临床、实验室及 X 线检查,符合 1+2 条或 1+3+5+6 条或 1+4+5+6 条,可诊断膝骨关节炎。

膝骨关节炎应与以下疾病相鉴别:

1. 类风湿关节炎　多发在 20~50 岁。有大于半小时以上的晨僵史,一般以小关节多发,常累及多个关节并有对称性发作,不侵犯远端指间关节。关节早期肿胀呈梭形,晚期功能障碍及强直畸形。X 线检查可见软组织肿胀、骨质疏松及病情进展后的关节面囊性变、侵袭性骨破坏、关节面模糊、关节间隙狭窄、关节融合及脱位。实验室检查血沉增快、C 反应蛋白升高类风湿因子阳性。

2. 强直性脊柱炎　多发于 15~30 岁男性青壮年。以脊柱受累为主,有时伴有单关节炎,有晨僵,发病缓慢。X 线检查骶髂关节间隙狭窄模糊,脊柱韧带钙化,呈竹节状改变。实验室检查血沉增快或正常,HLA-B27 为阳性。类风湿因子多属阴性。

【治疗原则】

膝骨关节炎总体治疗原则是非药物与药物治疗相结合,必要时手术治疗。治疗应个体化,结合患者自身情况,选择合适的治疗方案。

1. 非药物治疗　非药物治疗是药物治疗及手术治疗等的基础,是首诊轻、中度膝骨关节炎患者首选的治疗方式。

(1)患者教育:自我行为疗法(避免或减少不合理的运动,适量活动,避免不良姿势等),减重,有氧锻炼,关节功能训练和肌力训练等。

(2)物理治疗:主要增加局部血液循环、减轻炎症反应。行动支持:主要减少受累关节负重,可采用手杖、拐杖、助行器等。

(3)改变负重力线:根据伴发的内翻或外翻畸形情况,采用相应的矫形支具或矫形鞋,以平衡各关节面的负荷。

2. 药物治疗

(1)局部用药:对于轻、中度的膝部骨关节炎,可局部应用各种贴剂、膏剂等。

(2)全身用药:根据患者个体情况,尽量使用最低有效剂量。对乙酰氨基酚为首选药物,非选择性非甾体抗炎药及 COX-2 抑制剂可作为次选药物,阿片类药物为三线治疗药物。含软骨素或氨基葡萄糖的药物可长期服用。

(3)关节腔内用药:关节腔内注射消炎镇痛液、玻璃酸钠、臭氧等也有一定效果。

3. 微创及外科治疗　对于经保守治疗无明显疗效,病变严重及关节功能明显障碍的患者可以考虑射频或外科治疗。膝关节射频术是针对支配膝关节的关节支(隐神经,股神经或腓总神经分支)进行射频热凝或脉冲射频治疗。外科手术主要包括关节镜手术及膝关节置换手术等。

**【康复和预后】**

膝骨关节炎早期预后良好,后期注重减轻膝关节负担,加强股四头肌康复训练。

(陆丽娟)

## 二十一、膝关节交叉韧带损伤

**【概述】**

交叉韧带是膝关节重要的稳定韧带,是运动员和创伤受害者常常发生损伤的部位,一旦损伤后引起膝关节稳定性下降,影响膝关节功能。前交叉韧带的主要功能是控制胫骨向前移位。后交叉韧带是限制膝关节处胫骨后移位的主要结构。前交叉韧带损伤是临床较为常见,而单纯的后交叉韧带损伤少见。交叉韧带的损伤常见于青壮年。

**【临床表现】**

患者在运动过程中突然会感觉到膝关节"砰"地一声后出现急性肿胀并疼痛,同时感到膝关节不稳定或"腿软"。几乎所有急性损伤的患者都表现出因关节积血导致的膝关节积液。急性损伤期间常会伤及其他结构,常会受到损伤的相关结构包括半月板、关节囊、关节软骨、软骨下骨(骨挫伤)和其他韧带。

交叉韧带慢性损伤时也可出现膝关节疼痛、轻度至中度的膝关节积液、轻度跛行、膝部后方疼痛以及无法完全屈膝。

**【体格检查】**

1. 一般检查 受累关节可出现瘀斑或肿胀、活动受限,站姿和步态不稳,力线不良(如内翻或外翻)等。

2. 特殊检查

前交叉韧带损伤:Lachman 试验、轴移试验和前抽屉试验这三种试验阳性。

后交叉韧带损伤:后抽屉试验、后沉征和股四头肌主动收缩试验阳性。

**【辅助检查】**

1. X 线片检查来排除骨折。

2. MRI 检查对完全性交叉韧带损伤有高度敏感性和特异性。

3. 关节镜检查是金标准。

4. 超声检查常用于辅助诊断。

5. 膝关节造影仅用于有 MRI 禁忌证且体格检查结果不确定的患者。

**【诊断与鉴别诊断】**

根据患者的外伤史,临床表现、体格检查及影像学检查可明确诊断。

交叉韧带损伤应与以下疾病鉴别:

1. 外侧副韧带和后外侧角损伤 内翻应力试验显示外侧关节线异常增宽伴

疼痛;而在单纯后交叉韧带损伤中,该试验不会引起这些现象。MRI 可鉴别诊断。

2. 半月板损伤(外侧和内侧)　半月板损伤中常见关节线压痛、McMurray 和 Thessaly 试验阳性。而后沉征和后抽屉试验在 PCL 损伤中为阳性但在单纯半月板损伤中为阴性。可能需要诊断性影像学检查来区分这两种损伤。

3. 胫骨近端骨折　胫骨骨折表现为关节积血(比后交叉韧带损伤中常见的积液量更大)和严重的疼痛。

【治疗原则】

急性损伤的紧急处理包括休息、冰敷、加压包扎膝关节,抬高患肢;如果膝关节交叉韧带损伤不严重或不完全撕裂的患者可以采用非手术的保守治疗,如口服非甾体抗炎药,关节内注射甾体类消炎镇痛液或臭氧治疗;如果损伤严重或完全撕裂则应考虑手术治疗。

【康复和预后】

轻度损伤经常规治疗后预后良好,重度损伤手术后需经过较长期康复训练,目前尚无充分的高质量证据可以确定真正的预后。

(陆丽娟)

## 二十二、膝关节滑囊炎

【概述】

膝关节周围有多处滑囊,膝关节滑囊炎通常发生于鹅足囊、髌前囊两处。最常见的病因是反复下跪造成的直接压力和摩擦(“女仆膝”),尿酸盐结晶也可导致髌前滑囊炎。鹅足囊位于内侧膝关节线下约 6cm,在内侧胫骨平台的内侧副韧带附着点与股薄肌、缝匠肌和半腱肌肌腱形成的联合腱之间。鹅足滑囊炎多半是异常步态或外伤等引起,膝关节骨关节炎也是病因之一。

【临床表现】

髌前滑囊炎患者的膝前区存在膝关节肿胀和疼痛。鹅足滑囊炎患者的胫骨上端膝内侧区发生疼痛(尤其是夜间疼痛)。疼痛常为双侧,局限于膝关节内侧一个界限明确的区域内。

【体格检查】

膝关节可见肿胀,有时皮温稍高,膝关节活动受限。髌前滑囊炎患者髌骨正上方可触及有波动感的囊性积液。局部有压痛。

鹅足滑囊炎患者内侧胫骨平台处有压痛。同时观察患者步态是否异常。

【辅助检查】

X 线检查未见特异性改变。MRI 检查可明确的鹅足滑囊炎。超声检查也有助于鹅足囊病变的诊断。

【诊断与鉴别诊断】

髌前滑囊炎诊断:可通过针对膝前结构的简单视诊和触诊,再结合 X 线、B

超或 MRI 检查有助于明确诊断。

鹅足滑囊炎的诊断:根据病史及体格检查,结合 X 线及 MRI 等影像学检查可确诊。

【治疗原则】

急性髌前滑囊炎的首选疗法包括穿刺抽液并用护膝保护,联合糖皮质激素局部治疗,治疗无效者可行手术治疗。

急性鹅足滑囊炎首选冰敷、膝关节保护、活动限制疗法。鹅足滑囊炎是膝关节疼痛的基础病因时,优选糖皮质激素注射行初始治疗。滑囊炎伴有膝关节或踝关节疾病时,应针对基础疾病进行治疗。

【康复和预后】

识别滑囊肿胀原因,减轻肿胀和炎症以促进滑囊壁重新修复,预防慢性滑囊增厚。

(陆丽娟)

## 二十三、膝关节半月板损伤

【概述】

关节半月板是胫骨和股骨之间的 C 型软骨结构,通过增加关节的接触面积来保护关节面软骨,防止应力的局部集中,防止膝关节过伸与过屈。半月板损伤是指半月板组织的连续性和完整性被破坏。半月板撕裂是半月板损伤最常见的原因,同时半月板损伤与骨关节炎的早期发病有关。

【临床表现】

关节疼痛是半月板损伤最典型的的临床表现,疼痛常局限于撕裂侧。其他常见的临床表现包括交锁现象、关节弹响、关节肿胀、跛行、打软腿以及膝关节活动受限等。随着病情的发展,可出现骨性关节炎、股四头肌萎缩、滑膜炎等退行性病变。

【体格检查】

关节腔间隙固定性压痛是半月板损伤最常见的体征,同时可有不同程度的膝关节肿胀伴活动障碍,被动过伸、过屈试验、McMurray 征、研磨试验阳性。

【辅助检查】

MRI 对半月板损伤有较高诊断价值,半月板撕裂后可出现异常高信号区,同时伴有半月板形态改变。半月板损伤临床表现明显但 MRI 等其他辅助检查诊断不明确,可行膝关节镜检查明确诊断。正侧位 X 线片和关节造影诊断价值较低。

【诊断与鉴别诊断】

1. 髌骨软化 常有髌前区疼痛,髌下压痛,髌骨外缘压痛,研髌试验阳性,MRI 表现有软骨内局限性低信号或软骨不规则改变。

2. 髌前滑囊炎　髌骨前可触及包块,界限清晰,有触痛感,伴红肿热感。严重者可有囊内积血,可伴有软组织挫伤和皮下淤血。

3. 膝外侧副韧带损伤　一般都有外伤史,多数伴有腓骨小头撕脱骨折。MRI 可明确诊断。

### 【治疗原则】

1. 保守治疗　不完全半月板撕裂或稳定的边缘撕裂,膝关节稳定,可采用保守治疗。可采用石膏或器械制动 4~6 周,同时加强膝关节周围肌肉的功能锻炼。应用非甾体抗炎药如塞来昔布、洛索洛芬钠等药物可有效缓解疼痛。

2. 手术治疗　保守治疗疼痛无法缓解或功能受限者可行半月板切除、半月板缝合修复或半月板移植手术。

### 【康复与预后】

半月板因其血供特点,无血供区域受损后将难以愈合,如不及时处理可使受损区域扩大。适当活动增强膝关节各肌肉的力量,减轻半月板负荷,但应避免负重。

（陆丽娟）

# 第三节　踝部疼痛疾病

## 一、踝部腱鞘炎

### 【概述】

踝部腱鞘炎是踝部常见病之一。其常见病因为外伤、慢性劳损及退行性改变,多见于经常运动或长途行走者。由于经常跑跳、长距离行走或踝部受寒湿的刺激,引起肌腱与腱鞘过度摩擦而发生充血、水肿、炎性渗出,继之腱鞘机化、鞘壁肥厚,管腔狭窄。肿胀的肌腱在狭窄腱鞘内滑动时则发生疼痛。任何年龄均可发病。

### 【临床表现】

起病多较缓慢,早期在跖趾关节掌侧局限性酸痛,晨起或工作劳累后、用凉水后加重,活动或热敷后症状减轻,活动稍受限。随后疼痛可向踝及足趾远侧放散。随着腱鞘狭窄和肌腱变性增粗的发展,肌腱滑动越来越困难,并可扪及硬结,足趾屈伸时可感到结节状物滑动及弹跳感,产生扳机样动作及弹响,又称"扳机趾"。可有急性发作,严重时足趾不能主动屈曲或交锁在屈曲位不能伸直。

### 【体格检查】

肌腱触诊:触诊包括踝前的胫前肌腱、姆长伸肌腱和趾长伸肌腱,以及外踝后侧的腓骨长、短肌腱等,注意其肌张力有无变化,有无触痛,运动有无障碍。

**【辅助检查】**

1. 影像检查 X线正位片可明确趾屈肌腱腱鞘炎的部位、性质,但无骨及骨关节结构改变。有时可见肌腱及其腱鞘有钙质沉积,有助于本病的诊断。

2. 超声检查 探头按压肌腱肿胀部位患者触痛明显,肌腱体积增大、增厚,呈"梭形"改变,肌腱与周围组织粘连,肌腱纤维之间的低回声间隙增宽,肌腱回声减弱,轮廓模糊,边缘不光滑。

**【诊断与鉴别诊断】**

结合踝部劳损病史,临床症状体征及辅助检查可诊断。

**【鉴别诊断】**

1. 腓骨长、短肌腱滑脱 有较明显的外伤史,外踝后下方可见肿胀,踝关节活动时有疼痛、可触及滑移的肌腱。一般不难鉴别。

2. 跖管综合征 一般在外伤后或长时间活动后发生,常见于内踝后下方的疼痛,并伴有局部麻木感,严重者可出现足底皮肤干燥及肌肉萎缩等。

3. 踝关节扭伤 具有活动史或外伤史,局部水肿严重,疼痛显著,主要集中在内外踝前下部,可见皮下淤血,严重时伴有活动困难。

**【治疗原则】**

1. 非手术治疗

(1)物理治疗。

(2)冲击波治疗。

(3)局部注射治疗:推荐超声引导下腱鞘内注射消炎镇痛液。

2. 手术治疗 腱鞘切开松解术。

**【康复和预后】**

治疗后当日或次日即可开始相应肌腱的屈伸活动,活动幅度不宜过大;逐步加大练习的程度和运动幅度,直至恢复正常的肌腱功能。腱鞘炎急性期的治疗往往效果较好,但对于病史较长,甚至有钙化的腱鞘炎,治疗效果欠理想,最好的治疗还是预防。

(刘传圣)

## 二、胫后神经痛

**【概述】**

胫后神经痛是胫后神经分布区域的疼痛。胫后神经于踝关节平面穿过伞状韧带内的纤维骨管后,分为足底内侧神经、足底外侧神经和跟支,支配足第1~5趾以及足跟,当相应神经因不同原因发生病理性改变时,可引起相应支配区域疼痛,导致胫后神经痛。

**【临床表现】**

主要表现为踝内、踝关节周围、足底(常扩展到足趾)烧灼或针刺样锐痛。活动时(如行走、穿鞋等)疼痛加重,休息后可减轻。

【体格检查】

轻叩或触诊胫后神经在内踝下侧受压或外伤的部位时,常产生远端的刺麻感(Tinel 征)。

【辅助检查】

神经电生理检查,如肌电图、神经传导速度等,可提示胫后神经相应部位的神经源性损害。

【诊断与鉴别诊断】

本病的特征性表现即:轻叩或触诊胫后神经在内踝下侧受压或外伤的部位常产生远端的刺麻感(Tinel 征),电生理检查有助于明确诊断。

鉴别诊断包括:痛性周围神经病、腓总神经痛、神经根性疼痛等,电生理检查有助于鉴别诊断。

【治疗原则】

1. 保守治疗　包括固定患足于自然位置或轻度内翻、足部矫治器保持足部轻度内翻。

2. 药物治疗　非甾体抗炎药、神经病理痛药物。

3. 局部注射治疗　注射消炎镇痛液(应排除外部肿物压迫等原因)。

4. 手术治疗　神经减压手术,主要适用于其他治疗效果欠佳的患者。

【康复和预后】

胫后神经痛的治疗效果尚可,多无复发,复发的患者多为存在卡压的情况,解除卡压后,疼痛往往能很快缓解,预后较好。

(刘传圣)

### 三、踝关节滑膜炎

【概述】

踝关节滑膜炎即踝关节周围滑膜的无菌性炎症。踝关节直接受到暴力打击,长期负重慢性劳损,间接踝关节扭伤,不正确的习惯动作,关节本身退变,甚至穿鞋不当均可引起。创伤后滑膜充血水胀,产生大量炎症介质,长期炎症刺激反应,促使滑膜逐渐增厚、纤维化,引起粘连,影响关节正常活动。主要表现为关节肿胀,疼痛,功能障碍。也可说关节腔有积液,就有滑膜炎症。

【临床表现】

多数踝关节滑膜炎,是在上述各种踝关节损伤等情况下并发的。老年人发病多继发于踝关节骨关节炎,青壮年人发病多有急性踝关节外伤史。临床上慢性损伤性滑膜炎,可能无明显外伤史,主要表现踝关节发软及活动受限,肿胀持续不退,不敢下蹲;活动增多时加重,休息后减轻;久病者,可扪到踝关节囊肥厚感。对于急性发病者,外伤初期可有轻度水肿、疼痛、活动受限及跛行,伤后 6~8 小时出现滑膜反应性积液,踝关节明显肿胀、发热。

**【体格检查】**

检查发现踝关节屈伸活动受限,下蹲困难并伴有疼痛,常有功能受限,关节周围局限性压痛点,可有滑膜积液,严重时出现"关节积水"。

**【辅助检查】**

踝关节 X 线平扫能提示滑囊的钙化和肌腱相关结构存在的慢性炎症。如果怀疑有占位,可做 MRI 成像检查。必要时可行关节腔抽液行常规、生化、细菌培养等检查。

**【诊断与鉴别诊断】**

根据患者的病史、体征及相应的辅助检查,踝关节滑膜炎诊断不难做出。但具体到炎症的性质,往往需要进一步的辅助检查。

**【治疗原则】**

1. 药物治疗 治疗滑膜炎的药物主要分为口服与外用两大类。外用药物均为非甾体抗炎药,可通过消除炎症来缓解症状,对滑膜劳损或创伤有改善作用。口服药部分同外用药作用机制相同,临床主要是用非甾体抗炎药。

2. 固定与康复疗法 早期应卧床休息,抬高患肢,可用弹力绷带加压包扎,并禁止负重。治疗期间可作腓肠肌舒缩活动锻炼,后期应加强踝关节的屈伸锻炼,这对消除关节积液,预防滑膜炎反复发作,恢复踝关节伸屈功能有积极作用。

3. 穿刺疗法 关节腔内穿刺注入是一种最直接有效的疗法,根据患者不同病情,通过关节腔穿刺将不同浓度的臭氧注射到病灶处,以达到治疗的目的:

(1)关节腔内穿刺,用生理盐水反复多次冲洗病变关节腔,以利将原病变关节液中的炎性渗出物和脱落的细小病变组织碎屑排除,减少致炎物质。

(2)通过在关节周围和关节腔内注入消炎镇痛液,消除关节滑膜的炎症和渗出。

(3)根据病情可酌情配合药物同时注射,向关节腔内给予适当补充机体内生理需要物质,如透明质酸钠,增加其润滑和抵抗机械力作用的生物学功能。

**【康复和预后】**

踝关节滑膜炎易反复发作,预后主要依赖日常良好生活习惯,首先应避免引起创伤或劳损的运动,减少踝关节负重及过度活动;其次,要改变过量饮酒等不良生活习惯,注意合理饮食。

(刘传圣)

## 四、踝骨关节炎

**【概述】**

足踝关节发生骨关节炎时,称为踝骨关节炎。主要是以软骨退行性变、关节边缘骨赘形成、关节畸形、软骨下骨质硬化为特征的慢性关节疾病。踝关节骨关节炎在临床中是很常见的慢性退行性疾病,临床发病患者数在逐年增多,但其发病率要低于膝关节骨关节炎与髋关节骨关节炎。

【临床表现】

踝部僵硬,但持续时间一般在 30 分钟以内,多与天气变化有关;疼痛主要为休息痛,稍微活动后可有好转;可伴有关节肿胀和积液,严重时候可有跛行症状(急促、步幅小、平足趋进)。

【辅助检查】

X 线检查:一般建议拍摄负重位踝关节的正、侧与踝穴位。主要阳性征象为关节间隙变窄(非对称性)、软骨下骨硬化及囊性变、骨赘形成、关节游离体、力线改变等。

【诊断与鉴别诊断】

临床表现结合影像学检查,即可作出诊断。症状与 X 线片表现不呈正相关。当足踝部合并有其他病变时,也可能引起疼痛;可行诊断性踝关节内注射局麻药进行鉴别,如果疼痛消失,则疼痛应归咎于踝关节的病变。经典的注射方法为采用前外侧(第 3 腓骨肌外侧)或前内侧(胫前肌腱内侧)入路。

【治疗原则】

1. 非手术治疗　主要目的是消除或减轻疼痛,改善关节活动,增加关节稳定性,防止畸形的发生。

(1)休息:关节急性炎症发作时,应卧床休息。

(2)减轻负重:使用助步器、支具、减肥。

(3)牵引、加强关节周围肌力练习。

(4)理疗、热敷、按摩。

(5)药物:镇痛药主要采用非甾体抗炎药,其他药物包括氨基葡萄糖、硫酸软骨素等。

2. 关节腔内注射治疗:药物治疗无效、持续疼痛、炎症明显者,可行关节腔内注射治疗。当有明显滑膜炎、关节积液肿胀时,关节腔内注射玻璃酸钠、几丁糖及长效糖皮质激素可迅速缓解疼痛、减少渗出,疗效持续数周至数月。

3. 手术治疗　Takakura 分级 2 级以上,经系统保守治疗无效,疼痛症状日渐加重,活动障碍、畸形和关节紊乱严重影响关节功能时,建议行手术治疗。

【康复和预后】

一般保守治疗和注射治疗有效的患者,术后恢复时间短,注意保持良好生活习惯,避免劳累,一般无明显复发;对于手术治疗的患者,常需要较长时间恢复,早期正常工作强度有限。

(刘传圣)

# 第四节 足跟疼痛疾病

## 一、跟骨骨刺

### 【概述】

跟骨是人体足部最大的一块跗骨,形态不规则,有三个关节面,即前距、中距、后距关节面。三者分别与距骨的前跟、中跟、后跟关节面组成距下关节。跟骨骨刺又称足跟骨刺,其形成的原因与足跟长期负重和磨损有关,大多认为是趾长韧带和跖腱膜挛缩引起跟骨附着点处持续性牵拉损伤,进一步造成软骨的磨损、破坏,并促成跟骨本身的修补、硬化与增生,从而形成足跟骨刺,也是一种自然的老化现象。多发于中老年,多数人因跟骨骨刺,引起滑囊无菌性炎症造成疼痛。

### 【临床表现】

临床表现与骨刺的大小、病发时间的长短、有无炎症等有关系。一般起病缓慢,老年人多发,可伴有平足畸形。常表现为足跟部疼痛,晨起较重,起床或久坐后因疼痛明显不敢踩地,活动后可减轻。骨刺在早期形成阶段即可引起疼痛,此时骨刺很小,甚至 X 线检查也不能发现。足跟痛有间断性加重或减轻的特点,可能与足跟的适应性变化有关。

### 【体格检查】

压痛点:足跟中央可有明确压痛点。

### 【辅助检查】

X 线上发现有骨刺可做出诊断,但早期跟骨骨刺 X 线检不明显或表现为绒毛状新骨形成影像。

### 【诊断与鉴别诊断】

依据上述临床表现及 X 线检查排除其他原因引起的足跟痛即可确诊。

鉴别诊断:类风湿关节炎、强直性脊柱炎、痛风、跟骨骨髓炎、根骨结核等疾病。

### 【治疗原则】

1. 药物疗法 口服非甾体抗炎药,局部消痛贴膏等外用药。
2. 物理疗法 按摩等。
3. 冲击波。
4. 局部阻滞 消炎镇痛液,每 1~2 周 1 次,3~4 次为 1 疗程。
5. 针刀治疗 患者俯卧于治疗床上,踝关节前方垫一小枕头或沙袋,足跟朝上,在压痛点最明显处进针刀,即在骨刺的尖部,可结合 X 线片,刀口线与足纵轴垂直,针体与足跟底平面呈 60°~80° 角刺入,深达骨刺尖部,作横行切开 3~4 次,稍加剥离即可出针,术后用创可贴包扎伤口。术者一手握住患者患足跟部,另一手握住足前部,用力被动背伸 3~5 次即可,可在治疗前注射适量局麻药。

【康复和预后】

1. 合适鞋子　避免鞋跟过高。软底宽松的鞋子利于康复。

2. 减少足的剧烈运动,跑跳等是诱发足跟疼痛的因素。可多做跖屈运动使跖腱膜张力减小,减轻骨刺对周围组织的刺激和损伤,促进无菌性炎症消退,减轻疼痛。

3. 科学饮食,保持适当的体重,避免肥胖、减轻体重防止骨质增生。

(王锁良)

## 二、跟腱周围炎

【概述】

跟腱为人体最大的肌腱之一,由连接小腿后方肌群与跟骨的带状肌腱纤维组成。腓肠肌和比目鱼肌向下走行合并为跟腱,止于跟骨结节的后上方,在人体直立行走功能上起重要作用。跟腱炎是由急、慢性劳损引起跟腱的无菌性炎症,多由剧烈运动损伤、锻炼过度、外伤等引起。此外,扁平足也是跟腱炎易发原因之一。

【临床表现】

主要是跟腱的疼痛,行走、跑步或上台阶等运动加重。跟腱局部可有肿胀、皮肤发红等改变。

【体格检查】

1. 压痛点　沿跟腱周围有压痛,若周围组织增生粘连,可扪及跟腱增粗。

2. 摩擦感　手握跟腱两侧,患者踝关节过度伸屈,可感到跟腱周围有摩擦感。过度伸屈疼痛加重。

【辅助检查】

1. X 线,足踝正侧位 X 线片,可以发现跟腱硬化,跟骨增生等。

2. 磁共振(MRI)扫描,对判断跟腱断裂或增粗有帮助。

【诊断与鉴别诊断】

根据病史和临床表现及体征可诊断。

【治疗原则】

1. 休息制动　穿宽松舒适休闲鞋,减少运动,热水泡脚。

2. 药物治疗　口服非甾体类抗炎药及舒筋活血药物。

3. 药物外贴或外敷。

4. 物理疗法　可选用偏振光照射、红外线、电磁灯、中药离子导入、超短波等治疗。

5. 局部阻滞　痛点周围消炎镇痛液注射,避免跟腱内注射。

6. 冲击波治疗。

7. 手术治疗 必要时跟腱粘连松解。

【康复和预后】

1. 预防措施

(1)运动前热身,运动后做放松活动。

(2)注意休息,避免负重,合理运动。

(3)选择合适的鞋子。

2. 使用支撑垫 跟腱断裂或病情严重者可选用支撑垫或步行靴,以利跟腱修复。

3. 坚持热水泡脚和自我进行局部按摩,对预防跟腱周围炎的发生有很好作用。

(王锁良)

## 三、跟骨滑囊炎

【概述】

跟骨滑囊炎是指跟骨滑囊的急性或慢性炎症。滑囊是结缔组织中的囊状间隙,是由内皮细胞组成的封闭性囊,内壁为滑膜,有少许滑液,起到润滑减少摩擦的作用。足跟部共有三个滑囊:一个位于皮肤与跟腱之间,叫跟腱后滑囊;一个位于跟腱与跟骨后上角之间,称跟骨后滑囊;另外一个位于跟骨结节下方,称跟下滑囊。跟骨滑囊炎与直接压迫、摩擦有关。过量运动是造成滑囊炎直接原因,鞋帮过硬、过紧可加重滑囊的损伤。

【临床表现】

跟骨后上缘疼痛,活动时疼痛加重,休息可减轻。早期在足跟的后上方可见到一个小的微红发硬压痛区,患者常在此处贴上胶布以减轻压迫。当发炎的滑囊增大时,在跟腱部的皮肤就会出现红肿疼痛,有时肿胀扩展到跟腱的两侧。慢性病例的滑囊可形成永久性纤维化。

【体格检查】

跟骨后上方肿胀、压痛。局部皮色正常或潮红,皮温可略增高。反复发作的慢性患者,有发生跟腱滑囊钙化或骨化的可能。

【辅助检查】

X线早期无改变,晚期可有跟骨结节脱钙、囊样变,也可有骨质增生。

【诊断与鉴别诊断】

根据病史、临床症状和体征,排除其他可能引起跟骨疼痛的疾病可以诊断。

【治疗原则】

1. 休息 急性疼痛期要注意休息和局部保护。

2. 冰敷 如果局部皮肤红热,可以使用冰敷的方法。以10分钟冰敷,10分钟休息的方式交替。

3. 外敷　中药和西药外用。

4. 药物治疗　口服非甾体抗炎药及活血化瘀药物。

5. 物理疗法　可选用偏振光照射、红外线、电磁波谱、中药离子导入和超短波等治疗。

6. 冲击波治疗。

7. 局部阻滞　消炎镇痛液每 1~2 周 1 次,3~4 次为 1 疗程。

【康复和预后】

1. 休息制动,避免剧烈运动。

2. 选择合适鞋子,坚持热水泡脚。

3. 适当的防护措施以及功能锻炼。

（王锁良）

## 四、跖腱膜炎

【概述】

跖腱膜是足底的深筋膜,起自跟骨结节,向远端行至各足趾的近节趾骨,由纵行的纤维组成,分为中间束、外侧束和内侧束,可保护足底的肌肉、肌腱、血管、神经和关节,并提供足底某些内在肌的附着点,同时帮助维持足纵弓。

跖腱膜炎又称足底筋膜炎、跟痛症等,是足底筋膜的无菌性炎症。大多是运动引起的慢性损伤,是跑步及跳跃运动常见的损伤,长时间走路包括登山健身、徒步旅行等容易引起足底筋膜损伤,导致足底筋膜炎发生。另外,鞋跟太硬或经常穿高跟鞋也会加重足底的损伤。一般是由于跖腱膜连接跟骨的部分受到重复的创伤,导致细微撕裂引起。

【临床表现】

最常见的症状就是足跟的疼痛与不适。多为单侧发病,部分双侧发病。疼痛多发生于足跟的足底内侧面,不伴有远端放射痛及感觉异常。晨起时疼痛尤其剧烈,当患者开始行走及牵伸足底后,疼痛常常减轻。部分患者疼痛随活动的增多而加重,部分患者久坐后站起时突然出现疼痛。有相当一部分患者长期疼痛,给生活和工作带来了很大困难,严重者站立甚至休息时也会有疼痛感。

【体格检查】

1. 压痛点常在足底近足跟处,大多压痛较明显,可沿足底内侧向前放散。将足趾背屈往往可加重疼痛。

2. 注意是否有足踝畸形、扁平足、膝关节内翻和外翻等。这些都是慢性损伤的重要诱发因素。

【辅助检查】

1. X 线检查　站立负重位跟骨 X 线片可用于帮助判断足弓情况以及是否存

在跟骨骨刺。有无跟骨骨刺,不影响对足底筋膜炎的诊断。

2. 超声波检查 检查足底筋膜跟骨止点厚度,正常小于 4mm,超过 4~5mm,回声减低,有筋膜周围渗出为跖腱膜炎。足底筋膜炎急性期,筋膜及周围软组织的血管过度形成可在彩色超声上显示。

3. 磁共振 可表现为足底腱膜增厚。MRI 检查有助于将显著的解剖学异常与体格检查及病史相结合而做出诊断。

**【诊断与鉴别诊断】**

根据病史和临床表现及体征可诊断。应与足底胼胝体、"鸡眼"、冻疮、屈趾腱鞘炎等相鉴别。

**【治疗原则】**

1. 药物治疗 非甾体抗炎药、肌松药如替扎尼定片等。

2. 物理治疗 包括冰敷、热疗、按摩、超声、药物透入治疗等

3. 冲击波治疗 痛点及周围冲击波治疗,每周 1~2 次。

4. 局部阻滞 消炎镇痛液局部痛点阻滞,每 1~2 周 1 次,3~4 次为 1 疗程。

5. 手术治疗 保守治疗无效,可考虑局部筋膜松解术。

**【康复和预后】**

1. 穿软底、平底鞋。

2. 避免跑步及跳跃运动,减少长时间走路包括登山健身、徒步旅行等。

3. 坚持热水泡脚,自我足底按摩。

(王锁良　姚本礼)

## 五、跖管综合征

**【概述】**

跖管(又称踝管)位于内踝后下方,起于小腿后内侧,行经内踝后方。其前壁为胫骨远端,后壁为距骨及跟骨后部。屈肌支持带覆盖踝管表面,深面为距骨、跟骨及关节囊组成的弓状面。在管内由前向后排列有胫骨后肌腱、趾长屈肌腱、胫后血管、胫后神经及拇长屈肌腱通过。跖管狭窄致使管内的胫后神经和血管受压,引起以足底麻木、疼痛为主要症状,称为跖管综合征。多发于青壮年、从事强体力劳动者或长跑运动爱好者。

**【临床表现】**

足底的疼痛和麻木感是主要症状,足跖面的灼痛可放射到小腿内侧及膝,久行或活动后加重,休息可缓解。随着病情的进展,疼痛常逐渐加重,感觉异常也逐步加重,进一步可出现足底内侧神经及足底外侧神经分布区感觉丧失,远侧足趾的背面感觉丧失,而足背则正常,跖管部或足的内侧缘压痛。重者可出现足趾皮肤发亮、汗毛脱落、少汗等自主神经功能紊乱征象,个别有足内在肌萎缩表现。

【体格检查】

1. 感觉异常 可发现足底内侧神经及足底外侧神经分布区的皮肤感觉减退,足趾背侧感觉减退,足背部皮肤感觉正常。

2. 压痛点 在跗管部位或足跟内侧可发现压痛点。在内踝处压迫可触发症状。足过度背伸或足外翻、外旋时可诱发疼痛,症状加重。

3. 叩击内踝后方,足底疼痛加重,Tinel 试验阳性。

4. 充气止血带试验呈阳性。

5. 两点间距离辨别力消失是早期诊断的重要依据。

【辅助检查】

1. 电生理检查 诊断跗管综合征有很高的准确度。早期患者,即可有足底内侧和 / 或足底外侧神经传导速度变慢。完整的电生理检查包括运动和感觉神经传导检查以及肌电检查。阳性表现为踝管内或远端的传导减慢以及内在肌纤颤电位。与异常末端运动延迟的敏感性相比,异常感觉传导速率的敏感性更高。因此,电生理检查可用于确诊可疑的临床诊断,或用来排除并发的近端神经损伤。

2. X 线检查 可发现及了解踝关节及跟骨骨折愈合情况以及距骨增生等。

3. CT 检查 双侧对比有助于发现跗管内的囊肿及肿瘤等。

【诊断与鉴别诊断】

依据病史、临床表现、电生理检查、X 线检查及 CT 检查即可诊断。需与以下几种疾病鉴别:

1. 糖尿病足 患者有糖尿病病史,足趾缺血性疼痛,以小趾为多见,足部的振动觉、痛温觉消失,足内在肌萎缩,严重者可有小趾坏死、感染。X 线片可见跗部血管钙化阴影,足部骨质溶解疏松。

2. 类风湿关节炎 足趾关节疼痛,肿胀,变形,对称性关节发病,免疫学检查可鉴别。

3. 痛风性关节炎 多见于男性,第 1 跖趾关节多发,疼痛剧烈,压痛明显,局部皮肤有红肿,发作时疼痛可持续几天到几周,常反复发作,间歇期无任何症状,血尿酸增高,关节穿刺液中如找到尿酸钙结晶可明确诊断,慢性患者 X 线片可见关节面虫蚀样阴影。

【治疗原则】

1. 休息制动 保持足内翻位可使屈肌支持带松弛、压迫减轻可缓解疼痛。

2. 药物治疗 口服非甾类抗炎药物、维生素 B 等药物。

3. 神经阻滞 跗管内胫后神经阻滞术,于内踝下方跗管部位为穿刺点,用 7 号针头垂直刺入皮下后,稍斜向远端进针,穿过分裂韧带出现放射样异感后,退针少许,回抽无血液后注入消炎镇痛液。

4. 手术治疗 对保守治疗无效、神经卡压症状明显者,可做跗管切开减压术。

**【康复和预后】**

首先去除病因,穿宽松的鞋子,症状可减轻。自己可以做热敷、按摩等促进腿部和足部血液循环。

（王锁良）

### 六、趾间神经瘤

**【概述】**

趾间神经瘤亦称莫顿（Morton）综合征,也称跖骨痛、趾神经痛、跖骨间神经瘤等。最早于 1876 年由 Morton 所描述,故又称之为"Morton 神经瘤"。系由跖神经的趾间分支发生局限性退行性变及其周围纤维结缔组织增生所致的足底疼痛。认为趾间神经瘤是趾总神经的反应性退行性变。在 4 个足趾间隙均有发生,但更多发生在第 3、4 足趾间,约占 80%~95%,第 2、3 足趾间的发生率为 15%~20%。单发居多,极少出现多个趾间神经瘤。流行病学研究显示,患者中年女性患病高达 90%,好发于 40~60 岁之间。

**【临床表现】**

趾间神经瘤是导致前足疼痛的常见原因,尽管临床上多使用趾间神经瘤这一诊断,但多认为它属于神经卡压综合征的范畴。

早期仅穿鞋时出现症状,脱鞋后疼痛程度减轻。表现为以跖骨头部为中心的足前部相应跖间隙不适,轻微疼痛,足前部不能负重。疼痛可沿着一支或多支足部神经向足趾放射痛。最常见的部位为第 3、4 跖骨头区,其次是第 2、3 跖骨头区。

患者可呈针刺感、烧灼感或刀割样痛,以致疼痛难忍。有的夜间疼痛,有的安静时疼痛。有的发展为长期疼痛、趾间麻木或感觉异常。

患者如合并有踇外翻者则有畸形、滑囊炎等相应表现。

**【体格检查】**

患者穿鞋时疼痛,行走跛行,足前部相应跖间隙压痛,尤其是前足横向挤压疼痛,前足部分皮肤感觉异常。当横向挤压跖骨头时,偶尔听到一声弹响称 Mulder 征阳性。

**【辅助检查】**

1. B 超检查　见足前部趾间非赘生性软组织包块 3~8mm 不等,①近跖骨头处椭圆形低回声结节,结节边界清晰,不伴后方回声增强。②病变处常表现为血流信号增多。③横向挤压时低回声结节（瘤体）可随挤压而呈上下移动。

2. X 线片检查　除外骨骼疾病。

3. CT 检查　对软组织病变的分辨率较高,容易发现包块。

4. MRI 检查　MRI 检查趾间神经瘤时包块清晰可见。

**【诊断与鉴别诊断】**

1. 行走时前足疼痛,足前部趾间压痛,感觉异常。

2. B 超检查结果阳性可作为可靠的诊断依据,但 B 超检查存在较高的假阴性率,故结果阴性者不能除外趾间神经瘤。

3. 趾间神经瘤应注意与弓形足、腱鞘炎、滑囊炎、踇外翻等鉴别诊断。

【治疗原则】

1. 综合治疗　穿舒适鞋,能有效缓解症状。

2. 药物　非甾体抗炎药,辅助用肌松药如盐酸替扎尼定片等。

3. 神经阻滞疗法　用消炎镇痛液(局麻药加糖皮质激素)1~1.5ml,神经瘤内阻滞,每周 1 次,共 3~7 次,70% 以上的患者症状缓解。

4. 冲击波疗法　每周 1~2 次。

5. 手术治疗

(1) 神经松解术:对慢性神经卡压综合征者神经松解术为首选。

(2) 神经瘤切除术:对严重者经保守治疗或神经松解术无效时,选择神经瘤切除术,该手术有可能发生神经功能缺失。

【康复和预后】

对早期轻微疼痛患者施行保守治疗预后是好的。对手术松解或神经瘤切除的患者亦应改变原有穿戴习惯才能保证术后疗效。

改变或调节足部活动条件:对后天性神经瘤患者或有穿高跟鞋习惯的中年女性,应改变穿戴时间和机会,平时尽量穿戴中跟鞋或平跟鞋。对先天发育不良者应更换鞋及鞋垫,用护具支撑跖趾关节,预防足趾背屈,用护具和衬垫沿跖骨横向支撑和矫正足前部内翻。

(姚本礼)

# 第七章

# 脊神经后内侧支综合征

## 第一节　颈脊神经后内侧支综合征

【概述】

颈脊神经后内侧支综合征是指因颈脊神经后内侧支受累导致的以头、颈、肩及邻近上肢等区域内定位不清的牵扯性钝痛为特征的一组症状与体征的总称。小关节退行性病变或小关节囊内炎性刺激及后内侧支走行区软组织病变是其常见病因，也称为颈椎小关节紊乱或颈神经后内侧支卡压综合征。颈脊神经后内侧支属于混合性神经，穿行于椎板和上下关节突关节形成的骨纤维管内，而关节突关节活动度最大，容易退变或受伤，这些损害导致滑膜关节炎和关节粘连，同时后内侧支走行区的肌肉劳损、撕裂、肌纤维、腱纤维或韧带的肿胀出血等原因都可以使颈脊神经后内侧支受到卡压，引发疼痛。

【临床表现】

颈脊神经后内侧支综合征的主要临床表现为头、颈、肩部的疼痛与不适感，疼痛性质大多为酸麻、胀痛，属于牵扯性疼痛，并非根性痛，疼痛可以因颈椎的屈、伸、侧屈加剧。一般无感觉异常，无肌力减弱或肌肉萎缩，无反射异常。疼痛定位困难，但患者可明确疼痛最突出的区域。多为单侧受累，疼痛可放散至肩、背部。颈 1~2 小关节受累，疼痛会放散至耳后部和枕部。颈 2~3 小关节受累，疼痛会放散到前额和眼部。颈 3~4 小关节引起的疼痛会向上放散到枕部下方，向下放散到颈部后外侧。颈 4~5 小关节引起的疼痛会放散到颈根部。颈 5~6 小关节引起的疼痛可以放散到肩部和肩胛间区域。颈 6~7 引起的疼痛可以放散到冈上窝和冈下窝区域。

颈 2 脊神经后内侧支受到激惹时可出现枕大神经痛，主要表现为枕部闪电样疼痛，向头顶部放散，有时伴有视力模糊、恶心等症状出现，见有关章节。

【体格检查】

患者主诉疼痛区可有或无局部压痛，大多会有相应的脊神经根部、椎间孔附近压痛，局部肌紧张。常有颈椎活动范围受限，在颈椎前屈、后伸、侧屈、旋转时感到疼痛。一般不伴有上肢的感觉和运动神经功能障碍。

尽管颈椎体格检查尚不能成为诊断颈脊神经后内侧支综合征的依据。但完整的体格检查有助于鉴别其他疾病，包括神经根病、脊髓损伤、臂丛神经损伤或肩关节损伤等。

【辅助检查】

1. 影像学检查，几乎所有五十岁左右的人在颈椎 X 线片上都会表现出小关节的异常。病史较久或年龄较大者 CT、MRI 检查常可见关节突关节增生等特征性改变。

2. 神经肌电图检查多数患者为正常，并无特异性变化。

【诊断与鉴别诊断】

颈脊神经后内侧支综合征属于排除性诊断，需要结合病史、查体、影像学检查以及诊断性阻滞等。

颈脊神经后内侧支综合征应与以下疾病相鉴别：

1. 颈椎间盘突出症　有慢性劳损或外伤史，颈，肩背疼痛，头痛，头晕，颈部僵硬，上肢麻木。颈部活动功能受限，可有上肢肌力减弱和肌肉萎缩，臂丛神经牵拉试验阳性，X 线、CT 及 MRI 等检查可明确颈椎间盘突出症。

2. 颈型颈椎病　一般无外伤史，多因睡眠姿势不良或颈部受凉所致。颈部疼痛，酸胀，活动不利，在肌肉紧张处可触及肿块和条索状物，X 线检查示颈椎退行性病变。

3. 强直性脊柱炎　强直性脊柱炎早期会表现相似的症状，晨起颈部疼痛，活动范围受限，结合骶髂关节 X 线、CT、MRI 特征性改变及相关实验室检查可以鉴别。

4. 与颈脊神经后内侧支综合征症状相似的疾病还包括颈部软组织疼痛、颈部滑囊炎等。

【治疗原则】

治疗颈脊神经后内侧支综合征的目的是解除颈部肌肉痉挛，减轻后内侧支的水肿及炎性刺激。如病因明确且能去除者，应先去除病因。现列出颈脊神经后内侧支综合征临床治疗流程图如下：确诊为颈脊神经后内侧支综合征的患者→保守治疗（包括休息、药物、物理疗法）→神经阻滞或小关节内注射治疗（无效或疗效无法持久者）→颈脊神经后内侧支射频热凝术。

1. 一般治疗　休息，物理治疗或适度的运动可通过放松颈部肌肉来缓解疼痛。

2. 药物治疗包括　非甾体抗炎药，肌肉松弛药，有睡眠障碍和抑郁的患者可使用苯二氮䓬类、三环类抗抑郁药及度洛西汀、文拉法辛等药物。

3. 微创介入治疗　包括颈脊神经后内侧支阻滞、颈椎小关节内注射治疗、颈脊神经后内侧支射频热凝术。

**【康复和预后】**

颈脊神经后内侧支综合征是否复发或何时复发取决于患者的生活习惯以及是否有不良姿势。受凉、长期低头工作或睡姿不良是疼痛的诱发因素,年龄越大越容易发病。颈脊神经后内侧支综合征一般预后良好,如果能坚持正确的颈部康复训练则不易复发。

(肖礼祖)

# 第二节　胸脊神经后内侧支综合征

**【概述】**

胸脊神经后内侧支综合征是指因胸脊神经后内侧支受累导致的以胸背部定位不清的牵扯性钝痛为特征的一组症状与体征的总称,也称为胸椎小关节紊乱综合征。小关节退行性变、小关节囊内炎性刺激以及后内侧支走行区软组织病变是其常见病因。胸脊神经后内侧支属于混合性神经,穿行于椎板和上下关节突关节形成的骨性纤维管内,胸椎的关节突关节退变、炎症或旋转等损伤,都会损害到关节,从而引起关节滑膜炎和关节粘连,同时后内侧支走行区的肌肉劳损、撕裂、肌纤维、腱纤维或韧带的肿胀出血等原因都可以使胸脊神经后内侧支受到卡压,引发疼痛。

**【临床表现】**

胸脊神经后内侧支综合征的主要临床表现为胸背部的疼痛与不适感,部分患者以胸肋痛、呼吸痛为主诉,疼痛性质大多为酸麻、胀痛,属于牵扯性疼痛,并非根性疼痛,疼痛可因胸椎伸展时疼痛加剧,屈曲时缓解。在咳嗽、喷嚏、深呼吸时可加剧。有时可出现胆囊、阑尾、胃区的疼痛,一般无感觉、肌力及反射的异常。

**【体格检查】**

患者主诉胸背部疼痛区可有局部压痛,大多会有相应的脊神经根部、椎旁深压痛,局部肌紧张,竖脊肌处可有压痛。常有胸椎活动明显受限,一般不伴有上肢的感觉和运动神经功能障碍。

**【辅助检查】**

1. 影像学检查　胸椎 X 线片一般无异常发现,或发现胸椎轻度侧弯。胸椎 CT 或 MRI 检查常无明显异常,或出现关节突关节退变的改变。

2. 神经肌电图检查　多数患者为正常肌电图,并无特异性变化。

**【诊断与鉴别诊断】**

胸脊神经后内侧支综合征属于排除性诊断,需要结合病史、查体、影像学检查以及诊断性阻滞等。

胸脊神经后内侧支综合征应与以下疾病相鉴别：

1. 胸椎间盘突出症　有慢性劳损或外伤史，胸、肩背疼痛，胸部僵硬，可伴下肢症状。胸部活动功能受限，X线检查胸椎退行性病变；胸椎CT或MRI检查可明确诊断胸椎间盘突出症。

2. 肋间神经痛　疼痛沿肋间神经分布区出现，疼痛性质为针刺样、刀割样，疼痛发作不固定，伴有胸部挫伤者多见。

3. 肋间关节或胸肋关节半脱位　主要表现局部明显肿胀，呼吸受限，强迫体位，疼痛连胸肋，呈放射状。

4. 强直性脊柱炎　强直性脊柱炎早期会表现相似的症状，晨起背部疼痛，活动范围受限；结合骶髂关节X线、CT、MRI特征性改变及相关实验室检查可以鉴别。

【治疗原则】

治疗胸脊神经后内侧支综合征的目的是解除胸背部肌肉痉挛，减轻后内侧支的水肿及炎性刺激。如病因明确且能去除者，应先去除病因。现列出胸脊神经后内侧支综合征临床治疗流程图如下：确诊为胸脊神经后内侧支综合征的患者→保守治疗（包括休息、药物、物理疗法）→神经阻滞或小关节内注射治疗（无效或疗效无法持久者）→胸脊神经后内侧支射频热凝术。

1. 一般治疗　休息，物理治疗或适度的运动可通过放松胸背部肌肉来缓解疼痛。

2. 药物治疗包括　非甾体抗炎药，肌肉松弛药，有睡眠障碍和抑郁的患者可使用苯二氮䓬类、三环类抗抑郁药及度洛西汀、文拉法辛等药物。

3. 微创介入治疗　包括胸脊神经后内侧支阻滞、胸椎小关节内注射治疗、胸脊神经后内侧支射频热凝术，效果良好。

【康复和预后】

胸脊神经后内侧支综合征治疗后是否复发或何时复发取决于患者的生活习惯。只要患者在临床治疗后能改变不良习惯，能做到劳逸结合，适当锻炼，一般胸脊神经后内侧支综合征预后良好。

（肖礼祖）

# 第三节　腰脊神经后内侧支综合征

【概述】

腰脊神经后内侧支综合征是指因腰脊神经后内侧支受累导致的以腰、腹股沟及邻近下肢等区域内定位不清的牵扯性钝痛为特征的一组症状与体征的总称。小关节退变或小关节囊内炎性刺激是其常见病因，因此，这一综合征又称为腰椎小关节紊乱综合征。每个腰椎小关节由上、下二支内侧支支配。因腰椎关节突关节的前屈、后伸运动等活动幅度大，容易退变或外伤，从而引起关节囊内滑膜嵌顿，同时后内侧支走行区的肌肉劳损、撕裂、肌纤维、腱纤维或韧带的肿胀出血等原因都可以使腰脊神经后内侧支受到卡压，引发疼痛。

【临床表现】

腰脊神经后内侧支综合征以中老年人多见，常有慢性腰腿痛病史。主要临床表现为腰痛伴或不伴有腹股沟区以及大腿的疼痛，偶尔出现超过膝关节的下肢放射痛。疼痛性质为钝痛，属于牵扯性疼痛，并非根性疼痛，咳嗽、弯腰拾物、抬重物或久坐起身时突然发作，疼痛非常剧烈，腰部活动明显受限，翻身起床困难，不能站立或行走。一般无感觉、肌力或反射的异常。由于疼痛，多数患者腰椎变直或侧弯畸形。

【体格检查】

腰脊神经后内侧支综合征患者可有或无局部压痛，腰椎活动度受限，椎旁或腰椎小关节处深压痛，一般不伴有下肢的感觉和运动神经功能障碍，无神经定位体征，直腿抬高时，腰部疼痛加重，但基本可达到正常范围。在腰椎前屈、后伸、旋转等体位变化时可诱发疼痛。

【辅助检查】

1. 影像学检查，多数患者 X 线片无明显改变，部分患者可见小关节不对称、关节间隙前宽后窄、重叠、退变增生等。CT 上可见关节突增生，关节突关节退变等，但小关节疼痛与 CT 上可见的骨关节表现无明显关系。MRI 的 T2 压脂像上偶尔可见腰椎小关节的炎症改变。

2. 神经肌电图检测无异常，多数患者为正常肌电图。

【诊断与鉴别诊断】

腰脊神经后内侧支综合征属于排除性诊断，需要结合病史、查体、影像学检查以及诊断性阻滞等。

腰脊神经后内侧支综合征应与以下疾病相鉴别：

1. 椎间盘源性腰痛　单纯小关节紊乱复位后疼痛消失快、不易复发。椎间盘源性腰痛多不能久坐、难以彻底缓解，在 MRI 上可见 HIZ、终板炎等改变，行椎间盘造影可确定责任椎间盘。

2. 腰肌劳损　慢性腰痛，无急性外伤史。酸胀痛、休息后减轻，反复发作。肌肉起止点附近较固定压痛点。

3. 棘上、棘间韧带炎　慢性腰痛，一般局限于腰后正中区。压痛点位于棘突和棘间，一般无放射性或牵涉性疼痛。

【治疗原则】

腰脊神经后内侧支综合征的治疗原则是如病因明确且能去除者，应先去除病因，病因不明的则通过解除腰部肌肉痉挛，减轻后内侧支的水肿及炎性刺激，从而缓解疼痛。腰脊神经后内侧支综合征临床治疗流程图如下：确诊为腰脊神经后内侧支综合征的患者→保守治疗（包括休息、药物及物理疗法）→神经阻滞或小关节内注射治疗（无效或疗效无法持久者）→腰脊神经后内侧支射频热凝术治疗。

1. 一般治疗 休息，物理治疗或适度的运动可通过放松腰部肌肉来缓解疼痛。

2. 药物治疗 包括：非甾体抗炎药，肌肉松弛药，有睡眠障碍和抑郁的患者可使用三环类抗抑郁药及度洛西汀、文拉法辛等药物。

3. 微创介入治疗 包括腰脊神经后内侧支阻滞、小关节内注射治疗、腰脊神经后内侧支射频热凝术。

腰脊神经后内侧支射频热凝术是治疗腰椎后内侧支综合征引发的疼痛和功能障碍的一种长期有效方法。

【康复和预后】

腰脊神经后内侧支综合征是否复发或何时复发是难以预料的，与患者的生活习惯有很大的关系。在发作后如果能积极处理很快就能恢复，预后也很好。保持良好的坐姿和适度锻炼能降低复发率。

（肖礼祖）

# 第四节 骶神经后内侧支综合征

【概述】

骶神经后内侧支综合征是指因骶神经后内侧支受累导致的以腰骶部或臀部区域内定位不清的牵扯性钝痛为特征的一组症状与体征的总称。腰骶或骶髂关节退变或囊内炎性刺激是其常见病因。骶髂小关节呈斜位，即介于冠状和矢状位之间，关节囊较为松弛，可做屈伸和旋转各种运动。腰骶关节是先天性生理变异的好发部位。关节退变、炎症、外伤，可引起滑膜嵌压，造成骶神经后内侧支卡压而产生疼痛。

【临床表现】

骶神经后内侧支综合征大部分患者有慢性腰骶部疼痛病史，主要临床表现为腰骶部疼痛伴或不伴有臀部区域的疼痛，疼痛偶尔可放散至臀部，疼痛性质为钝痛，属于牵扯性疼痛，并非根性疼痛，一般无感觉、肌力及反射的异常。疼痛定位不清晰。在咳嗽、弯腰拾物、抬重物或久坐起身时突然发病。任何体位变化会诱发出骶尾部的剧烈疼痛。骶尾部活动明显受限，翻身起床困难。

【体格检查】

骶神经后内侧支综合征患者主诉疼痛区可有或无局部压痛,腰骶部活动范围受限,椎旁压痛、骶髂关节处深压痛,一般不伴有下肢的感觉和运动神经功能障碍,无神经定位体征。在腰椎前屈、后伸、旋转时可感到疼痛。腰骶部的体格检查有助于诊断关节突关节疼痛。

【辅助检查】

1. 影像学检查,大部分患者 X 线无何改变,部分患者可见骶髂关节不对称或先天畸形等。MRI 的 T2 压脂像上偶尔可见骶髂关节的炎症改变。

2. 神经肌电检查多数患者为正常肌电图。

【诊断与鉴别诊断】

骶神经后内侧支综合征属于排除性诊断,需要结合病史、查体、影像学检查以及诊断性阻滞等。诊断性阻滞对骶神经后内侧支综合征有较高的确诊率。

骶神经后内侧支综合征应与以下疾病相鉴别:

1. 腰脊神经后内侧支综合征 腰部疼痛常常在腰 1~5 椎体附近及其分布区域,一般不会在腰 5 椎体以下,可利用腰椎小关节内注射局麻药加以鉴别。

2. 强直性脊柱炎 骶神经后内侧支综合征需与早期强直性脊柱炎鉴别,早期强直性脊柱炎患者一般无驼背畸形,无明显晨僵表现,影像学也可无竹节样改变。但疼痛可在活动后减轻,可利用诊断性阻滞加以鉴别。早期强直性脊柱炎可行骶髂关节 CT 或 MRI 检查,CT 示骶髂关节有囊泡或边缘不规则,MRI 示骶髂关节水肿等变现。

3. 致密性髂骨炎 常见于女性患者,多于产后发病,主要表现为腰骶部疼痛。CT 检查可显示骶髂关节髂骨侧骨质硬化,硬化区域局限于髂骨侧,骶骨侧改变轻微,关节面没有骨腐蚀。

【治疗原则】

治疗骶神经后内侧支综合征的原则是如病因明确且能去除者,应先去除病因,其次就是解除骶尾部肌肉痉挛,减轻后内侧支的水肿及炎性刺激,从而解除疼痛。现列出骶神经后内侧支综合征临床治疗流程图如下:确诊为骶神经后内侧支综合征的患者→口服药物、物理疗法→骶神经后内侧支神经阻滞→骶神经后内侧支射频热凝术。

1. 一般治疗 休息,物理治疗或适度的运动可通过放松腰骶部肌肉来缓解疼痛。

2. 药物治疗包括 非甾体抗炎药,肌肉松弛药,有睡眠障碍和抑郁的患者可使用三环类抗抑郁药及度洛西汀、文拉法辛等药物。

3. 微创介入治疗 包括:骶神经后内侧支阻滞、骶髂关节内注射治疗、骶神经后内侧支射频热凝术。

**【康复和预后】**

骶脊神经后内侧支综合征经治疗后恢复较快,预后良好。是否复发或何时复发与患者的生活习惯密切相关。

（肖礼祖）

# 第八章

# 周围神经病理性疼痛

## 第一节　带状疱疹后神经痛

【概述】

带状疱疹后神经痛（postherpetic neuralgia，PHN）是指带状疱疹特征性皮疹愈合后，产生沿神经走行分布的疼痛，通常持续存在 1 个月及以上，是带状疱疹最常见的并发症。可表现为持续性或发作性剧烈疼痛，也可表现为缓解后再次出现的疼痛，严重影响患者的生活质量。带状疱疹和 PHN 的发病率及患病率均有随年龄增加而逐渐升高的趋势。PHN 是典型的神经病理性疼痛，其发病机制不明。神经可塑性是 PHN 产生的基础，其机制可能涉及：①外周敏化：感觉神经损伤诱导初级感觉神经元发生神经化学、生理学和解剖学的变化，引起外周伤害性感受器敏化；②中枢敏化：中枢敏化是指脊髓及脊髓以上痛觉相关神经元的兴奋性异常升高或突触传递增强；③炎性反应：水痘 - 带状疱疹病毒的表达通过继发的炎性反应导致周围神经兴奋性及敏感性增加；④去传入：初级传入纤维广泛变性坏死，中枢神经元去传入，引起继发性中枢神经元兴奋性升高，另外，还涉及交感神经功能异常等。

【临床表现】

受累神经分布区（通常比疱疹区域有所扩大）出现剧烈疼痛，性质多样，如针刺样、烧灼样、刀割样、电击样、撕裂样或紧缩样等。可以一种疼痛为主，也可以多样疼痛并存。

疼痛特征：①自发痛：在没有任何刺激情况下，在皮疹分布区及附近区域出现的疼痛。②痛觉过敏：对伤害性刺激的反应增强或延长。③痛觉超敏：非伤害性刺激引起的疼痛，如衣服或床单等轻微触碰或温度的微小变化而诱发疼痛，发生在头面部的患者，往往不敢洗脸、洗头、梳理头发。④感觉异常：疼痛部位常伴有一些感觉异常，如紧束样感觉、麻木、蚁行感或瘙痒感，也可出现客观感觉异常，如温度觉和振动觉异常，感觉迟钝或减退。

PHN 患者常伴情感、睡眠及生活质量的损害。患者还常出现多种全身症状，如慢性疲乏、厌食、体重下降、缺乏活动等。患者疼痛程度越重,活力、睡眠和总体生活质量所受影响越严重。此外,患者的家属也易出现疲乏、应激、失眠以及情感困扰。

**【体格检查】**

在皮肤损害区域,可见皮疹遗留的瘢痕、色素沉着或色素脱落;皮损区可有痛觉超敏、痛觉过敏或痛觉减退;局部可有多汗等自主神经功能紊乱的表现。

**【辅助检查】**

1. 一般不需要特殊的实验室检查或其他辅助检查。

2. 检查主要用于区分其他的可治愈的共存的疾病,如椎体压缩性骨折;或排除潜在的免疫系统疾病,以及导致免疫功能低下的肿瘤等疾病。

3. 皮肤活检可有利于确诊以前是否存在带状疱疹的感染。

**【诊断与鉴别诊断】**

PHN 的诊断主要依据带状疱疹病史和临床表现,一般不需要特殊的实验室检查或其他辅助检查。

需要鉴别诊断的疾病包括原发性三叉神经痛、舌咽神经痛、颈神经痛、肋间神经痛、脊柱源性胸痛、椎体压缩骨折所致神经痛、脊神经根性疼痛和椎体肿瘤所致疼痛等。

**【治疗原则】**

PHN 治疗目的:尽早有效地控制疼痛,缓解伴随的睡眠和情感障碍,提高生活质量。PHN 的治疗原则:尽早、足量、足疗程及联合治疗,药物联合微创介入治疗可有效缓解疼痛并减少药物用量及不良反应,减少后神经痛的发生率。

1. 药物治疗　治疗 PHN 的一线药物包括钙离子通道调节剂(普瑞巴林和加巴喷丁)、抗抑郁药(阿米替林、度洛西汀、文拉法辛)和 5% 利多卡因贴剂,二线药物包括阿片类药物和曲马多。

(1)钙通道调节剂(普瑞巴林、加巴喷丁):加巴喷丁和普瑞巴林可与电压门控钙离子通道(VGCC)的 α2-δ 亚基结合,减少兴奋性神经递质的过度释放,抑制痛觉过敏和中枢敏化。

(2)抗抑郁药(TCAs):三环类抗抑郁药通过阻断突触前膜去甲肾上腺素和 5-羟色胺的再摄取,阻断电压门控钠离子通道和 α 肾上腺素受体,调节疼痛传导下行通路,发挥镇痛作用。最常用的药物为阿米替林,首剂应睡前服用,每次 12.5~25 mg,根据患者反应可逐渐增加剂量,每日最大剂量 150 mg。应注意其副作用,使用过程中要加强监测。

5-羟色胺和去甲肾上腺素再摄取抑制药(SNRIs)也可用于治疗 PHN,代表药物有文拉法辛和度洛西汀。

(3)5% 利多卡因贴剂:利多卡因阻断电压门控钠离子通道,减少损伤后初级传入神经的异位冲动,从而减少 PHN 患者疼痛。

(4)曲马多:曲马多具有双重作用机制,可同时作用于 μ- 阿片受体和去甲肾上腺素 /5- 羟色胺受体以达到镇痛效果。

(5)阿片类镇痛药:阿片类镇痛药可以有效缓解 PHN 的烧灼痛、针刺痛及痛觉超敏,考虑到误用和滥用的风险及耐药的产生,推荐阿片类镇痛药作为二线治疗药物。常用药物有吗啡、羟考酮和芬太尼等。

(6)其他药物:牛痘疫苗接种家兔炎症皮肤提取物、局部辣椒碱、其他抗癫痫药(拉莫三嗪、丙戊酸钠、托吡酯)及草乌甲素(胶丸、片剂)也可被用来治疗PHN。

2. 微创介入治疗

(1)神经介入技术

1)神经阻滞:在疾病早期,背根神经节内病毒感染导致的炎性反应与随后发生的外周敏化、中枢敏化密切相关。在背根神经节周围注射消炎镇痛液可起到较好的治疗效果。

2)神经毁损:应慎用神经毁损的方法。

3)鞘内药物输注治疗:对部分顽固性 PHN 患者有效。

(2)神经调控技术

1)脉冲射频技术:通过电脉冲刺激产生疼痛的目标背根神经节或神经干,反馈性调控神经元的兴奋性来缓解疼痛。最大化脉冲射频的场效应是提高治疗效果的关键。

2)脊髓电刺激术:在带状疱疹的急性期及亚急性期(最好是发病 3 个月内),使用脊髓电刺激术 1~2 周往往可以取得较好的疗效,并不需要植入刺激发生器。一旦进入后神经痛期则脊髓电刺激术效果有限。

(3)功能神经外科手术治疗:脊髓背根入髓区(DREZ)对 PHN 疼痛的治疗效果确切,可以完全消除疼痛。但 DREZ 手术应该是 PHN 治疗的最后选择。

3. 其他治疗　包括:超激光、高能量激光照射等辅助物理治疗;对长期慢性疼痛患者应给予足够的心理辅助治疗。

【康复和预后】

PHN 的早期治疗十分重要,病程越长治疗越困难,30%~50% 患者的疼痛持续超过 1 年,部分病程可达 10 年或更久。

(梁立双)

# 第二节　糖尿病周围神经病

【概述】

糖尿病周围神经病(diabetic peripheral neuropathy,DPN),是晚期糖尿病常见

的并发症之一,以周围神经功能障碍或病变为主要临床表现,常以肢体麻木、自发痛、痛觉过敏和触诱发痛为特征,严重影响糖尿病患者的生活质量。

【临床表现】

DPN 主要表现为疼痛、肢体麻木等感觉异常,疼痛包括自发性疼痛和诱发性疼痛。自发性疼痛常表现为持续性或间歇性的刺痛、跳痛、烧灼样痛、刀割样痛、闪电样痛、锐痛、酸痛、压迫样痛等。诱发性疼痛包括:痛觉过敏、痛觉超敏、感觉异常等。疼痛可导致患者的日常行为如行走、持物等能力下降,且疼痛以夜间为甚,严重影响患者的睡眠质量,容易出现焦虑、抑郁、恐惧等精神障碍,导致患者生活质量显著下降。临床上可以表现为远端对称性多发性神经病变、糖尿病单神经病或多发单神经病、神经根及神经丛病变等类型。

【体格检查】

1. 感觉障碍　分为浅感觉障碍和深感觉障碍,其中浅感觉障碍(感觉异常和疼痛、感觉过敏、感觉减退或消失)更为突出。

2. 运动功能障碍　主要表现为肌无力、肌肉萎缩、肌束颤动和痉挛。

3. 腱反射异常　周围神经损伤时会出现腱反射减弱或消失,特别是跟腱反射变化更显著。

4. 自主神经功能障碍　主要包括皮肤发凉、干燥无汗和体位改变时血压及心率的变化。

【辅助检查】

1. 实验室检查

(1)糖尿病相关检查:血糖、糖耐量和糖化血红蛋白。

(2)根据患者临床表现的不同,可选择不同的化验进行鉴别,如:血尿常规、血沉、肝肾功能、肿瘤筛查、免疫指标、风湿指标、免疫球蛋白电泳等,必要时可进行毒物筛查、腰穿脑脊液检查等。

2. 神经电生理检查

(1)神经传导测定:通过感觉和运动神经传导的检测有助于判断临床类型,但并非为特异性诊断方法。

(2)肌电图检查:主要检测运动神经轴索功能,有利于病变的定位。

(3)皮肤交感反应:有助于发现糖尿病的自主神经损害。

(4)定量感觉测定:可以定量评估深感觉和痛温觉的异常,有助于小纤维神经病变的判断。

3. 影像学检查　对于神经根或丛病变者,可选择影像学检查排除脊柱、椎管内病变和盆腔内占位性病变。MRI 对于某些肥大性神经病、神经根压迫或周围神经肿瘤有重要意义。超声检查对于周围神经嵌压、外伤等有辅助诊断意义,红外热像仪有助于早期发现糖尿病性血管、神经功能异常。

4. 组织活检　必要时行组织活检(包括皮肤、腓肠神经),有助于与其他感觉性周围神经病进行鉴别。

5. 其他自主神经功能的测定 对伴有自主神经系统症状的 DPN,可选择相应的检测方法,常见的有卧立位血压变化试验、发汗试验和 Valsalva 试验等。

【诊断与鉴别诊断】

DPN 的诊断为排除性诊断,诊断标准:

1. 明确患有糖尿病。

2. 存在周围神经病变的临床和/或电生理的相关证据。

3. 排除其他导致周围神经病变的原因。

DPN 应与以下疾病相鉴别:

1. 慢性炎性脱髓鞘性多发性神经根周围神经病 一种由免疫介导的运动感觉周围神经病,大部分患者表现为四肢麻木、疼痛伴有手套、袜套样感觉减退,易与 DPN 相混淆。免疫指标、免疫球蛋白电泳等有助于诊断。

2. 营养缺乏性周围神经病变 营养缺乏所致,通过补偿相应的维生素后,病情即可明显改善。

3. 血管性周围神经病变 由血管系统引起的周围神经病变,可通过超声多普勒、血管造影等相关检查协助确诊。

4. 酒精中毒周围神经病变 由于酒精中毒引起的周围神经病变,这种疼痛的部位、性质与 DPN 相似,根据患者长期大量饮酒史,结合典型临床表现及肌电图传导速度减慢和神经源性损害,可鉴别诊断。

【治疗原则】

糖尿病周围神经病的治疗原则是缓解疼痛,改善躯体功能,尽量减少并发症,提高患者生活质量。主要采取控制血糖、缓解疼痛及改善循环等综合性治疗。

1. 病因治疗 有效控制血糖是防治 DPN 的基础,通过口服降糖药和胰岛素治疗积极控制血糖、糖化血红蛋白的水平,建议目标是将空腹血糖控制在 7.0mmol/L 以下,糖化血红蛋白控制在 7% 以内,但具体控制程度应遵循个体化原则。

2. 药物治疗

(1)改善代谢循环类:醛糖还原酶抑制剂(如菲达瑞斯)。

(2)抗氧化应激类:α-硫辛酸是一种抗氧化剂,可显著改善患者的疼痛症状。

(3)神经营养修复类:多种维生素类(如甲钴胺)、神经生长因子、牛痘疫苗接种家兔炎症皮肤提取物注射液等。

(4)对症治疗

1)抗惊厥类:普瑞巴林、加巴喷丁等。

2)抗抑郁类:阿米替林、文拉法辛、度洛西汀。

3)阿片类:曲马多、吗啡、羟考酮、右美沙芬等,使用时应注意不良反应,且不建议长期使用。

4)局部及其他药物：辣椒碱、利多卡因贴片、硝酸异山梨酯喷雾剂,因辣椒碱会引起局部的烧灼样疼痛,可先局部应用局麻药利多卡因贴剂或乳膏后再用辣椒碱,使得患者更能耐受。

3. 微创介入治疗　包括外周神经阻滞、交感神经阻滞和射频调节或毁损,经皮神经电刺激,脊髓电刺激等。对于顽固性 DPN 患者,在应用药物治疗同时,可根据个体化原则联合使用微创技术进行治疗,脊髓电刺激术治疗难治性下肢疼痛有一定的效果。

4. 外科治疗　痛觉传导路径破坏术和伽马刀治疗,有确切周围神经嵌压的可行嵌压部位的神经松解术。

**【康复和预后】**

加强糖尿病健康教育,应严格控制血糖、改变生活方式、尽可能避免吸烟和过度饮酒等不良行为。对于不同类型的糖尿病周围神经病,预后也不相同,通常合并自主神经病的患者有较高的致残率和死亡危险。

(李亦梅)

# 第三节　交感神经相关性疼痛

**【概述】**

交感神经相关性疼痛是指由交感神经介导、与交感神经功能障碍或受损有关,继发于外伤、医源性损伤或全身疾病,以疼痛和痛觉超敏、自主神经功能紊乱、运动功能障碍以及营养异常等为特征的临床综合征。根据对交感神经阻滞的反应性,把阻滞后疼痛缓解的称为交感神经维持性疼痛(sympathetically maintained pain,SMP)、疼痛无缓解的称为交感神经无关性疼痛(sympathetically independent pain,SIP)、阻滞后疼痛反而加重的称为 ABC 综合征(Angry Backfiring C-nociceptor syndrome),此三种表现可在同一患者病程发展的不同阶段出现。与 SMP 密切相关的疼痛主要有三大类:神经源性疼痛(如复杂性区域疼痛综合征);缺血性疼痛(周围血管舒缩功能障碍、血栓、栓塞、硬化);内脏痛(胸腹盆腔脏器的肿瘤、炎症、缺血)。复杂性区域疼痛综合征、带状疱疹后神经痛、血栓闭塞性脉管炎等疾病见相关章节介绍,本节仅阐释 SMP 共性问题。

**【临床表现】**

1. 疼痛　为主要症状,多为突发的自发性疼痛,呈灼痛、电击痛、针刺痛等多种性质,可因机械、冷热、精神、情感等刺激而诱发异样疼痛,常有痛觉过敏及痛觉超敏。疼痛可局限于损伤部位亦可弥漫扩散,但大多不沿神经走行。疼痛程度常与损伤或基础疾病的程度不一致。

2. 皮肤营养障碍　在损伤部位及其周围组织可出现水肿或肿胀感,随疾病进展,毛发、指甲生长速度减慢并出现皮肤菲薄、指甲卷曲且失去光泽。

3. 血管舒缩功能障碍　血管收缩占优势时,皮肤湿冷、苍白;当血管扩张占优势时,皮肤温暖、潮红。皮肤温度可高可低,后期缺血性改变则皮温降低、动脉搏动减弱,有时可见发汗异常。

4. 运动功能障碍　早期即可出现握力下降和精巧运动功能障碍。后期韧带和周围组织纤维化可致关节挛缩、骨质疏松,进一步加重运动功能障碍。

【体格检查】

可有皮肤痛觉过敏、痛觉超敏。组织水肿,皮肤菲薄,皮肤温暖、干燥或湿冷、苍白、低温,出汗异常,毛发脱落,指甲卷曲无光泽,肢体动脉搏动减弱或消失。皮下及肌肉组织萎缩,肌肉僵硬,肌力减退,关节挛缩等。其他体格检查包括:

1. 眼心反射　与压眼球检查前的脉搏数相比,减少 12 次 / 分以上者为阳性,说明迷走神经张力增高,若脉搏数反而增加则认为有交感神经张力增高。

2. 皮肤划纹症(白色与红色)　通过观察局部毛细血管对刺激的反应,可初步判断局部交感及副交感神经兴奋性。皮肤划纹症在正常人也可出现,只有在持续时间过长或无论轻重划法均出现一种反应时,才有临床参考意义。

3. 卧立试验　由卧位到立位脉搏增加 10~20 次提示交感神经兴奋性增强;由立位到卧位脉搏减少 10~20 次则为副交感神经兴奋性增强。

【辅助检查】

X 线、CT、MRI 以及超声等影像检查可了解内脏、血管的病变以及患肢骨质疏松情况,同时可排除肿瘤等潜在疾病。常用的自主神经功能检查方法有:

1. 微小神经电极法　采用硅碳微小神经电极插入单个神经细胞,在铜网屏蔽环境下,直接引出交感神经的冲动发放。这是目前判断交感神经功能最直接的方法。

2. 诊断性交感神经阻滞　选择性阻滞支配病变部位的交感神经,观察阻滞后的效果。若患者主诉疼痛缓解,病变区域由多汗、潮湿、发凉转为一种舒适的温暖感、发汗减少,则表明该痛症的发生与交感神经高度相关。

3. 其他　竖毛反射、微量发汗测定法、红外热成像、心电图 R-R 间期法、血中激素浓度测定以及酚妥拉明试验等。

【诊断与鉴别诊断】

SMP 可能有上述一项或多项辅助检查为阳性,但不能作为诊断标准,对交感神经阻滞有效才是诊断 SMP 的临床标准。

诊断要点:

1. 可有外伤、感染、手术或内脏相关疾病等病史。

2. 可呈烧灼样痛、针刺样痛,或伴有痛觉过敏、痛觉超敏和自发痛等症状。

3. 血管舒缩和出汗功能异常,肢体水肿或脱水,喜暖怕凉,遇冷加重。

4. 皮肤、指甲、肌肉、骨关节等部位营养障碍。

5. 早期关节周围水肿,晚期肌肉萎缩和韧带纤维化致运动功能障碍。

6. X 线图像可见患肢骨萎缩、骨吸收。

7. 诊断性交感神经阻滞试验多为阳性。

**【治疗原则】**

应强调早期预防与治疗。首要原则是预防本病的发生,有效治疗原发病,受伤早期妥善处理创面以及充分的镇痛。

1. 药物治疗　抗癫痫药卡马西平、加巴喷丁、普瑞巴林、苯妥英钠等对电击样疼痛有效,但需注意卡马西平严重的不良反应。抗抑郁药常用阿米替林、去甲替林、丙米嗪,应从小剂量开始、睡前顿服。其他如 NSAIDS、神经妥乐平、前列腺素制剂、激素、阿片类等药物可根据情况使用。

2. 交感神经阻滞 / 毁损治疗　起效迅速、疗效确切,可扩张血管、解除肌痉挛、阻断疼痛的恶性循环。视疼痛与病变的部位,可选择星状神经节阻滞、胸交感神经阻滞、腰交感神经阻滞等,多可取得较好的中长期疗效。值得注意的是,应根据病变范围、性质、病情及病程选择局麻药、神经破坏药(无水乙醇、酚甘油等)或标准 / 脉冲射频进行交感神经阻滞或毁损。此外,有时需要反复多次交感神经阻滞以获得最佳疗效。

3. 局部阻滞治疗　在疼痛触发点行局部浸润阻滞,有时也能获得较好效果。

4. 脊髓电刺激　其他方法治疗无效的难治性疼痛,可以考虑脊髓电刺激术治疗,多可取得满意的效果,且无严重的并发症。

5. 鞘内药物输注镇痛　可用于难治性 SMP。

6. 交感神经切除术　对病情严重或晚期患者,在其他治疗无效时,可行交感神经切断术,但需警惕出现交感神经切除术后疼痛。

7. 心理治疗　罹患本症的患者,大多伴有不同程度的精神、心理障碍,应采取一些心理治疗,如认知疗法、生物反馈疗法、催眠疗法等。

**【康复和预后】**

戒烟、防止受寒、适度锻炼可减缓病情进展,针灸,经颅磁刺激、经皮电刺激、电脑中频等物理治疗具有一定镇痛效果、预防肌肉与关节萎缩及痉挛、保护受伤肢体功能,促进康复的效果。

(杨晓秋)

# 第四节　复杂性区域疼痛综合征

**【概述】**

复杂性区域疼痛综合征(complex regional pain syndrome,CRPS)是一种身体局部(通常为肢体)创伤后发生的少见的慢性疼痛疾病。主要表现为患肢疼痛、肿胀、皮肤改变、相应区域痛觉过敏及营养性变化。临床主要分二类:即 CRPS- I 型(又称反射性交感营养不良),不伴相关周围神经损伤,和 CRPS-II 型

（又称灼性神经痛），此型存在相关周围神经损伤。

CRPS 的发生机制尚不清楚。90% 左右的病例中存在软组织损伤、骨折等诱因，可能的机制：损伤初期缺氧和各种炎性因子、神经肽、细胞因子的释放导致的中枢神经系统异常过度反应（神经源性炎症），周围神经系统异常过度反应（痛觉过敏或超敏）及交感神经系统异常反应（血管舒缩功能异常）。

【临床表现】

患病率约 5~25/10 万。常见诱发事件：软组织损伤、骨折、心肌梗死、脑血管意外、膝关节镜操作等。上肢较下肢多见。风险因素中最重要的为创伤的严重程度，其次为女性，再次为吸烟。CRPS-Ⅰ 型多见，CRPS-Ⅱ 型预后较 CRPS-Ⅰ 型差。

CRPS 可以分为三期：

1 期：损伤部位（往往为一个肢体）灼痛或搏动性疼痛，疼痛分布与单一的外周神经、神经干或神经根损害不相符，对触摸或寒冷敏感，局部水肿，肌肉痉挛，关节僵硬，局部毛发和指趾甲快速生长，皮肤颜色和温度改变。

2 期：该期特点是进行性的软组织水肿，皮肤、关节、软组织增厚，肌肉萎缩和皮肤变硬，毛发生长减慢，指甲脆裂，严重时局部骨质疏松。

3 期：该期的特征是运动受限同时伴重度肢体疼痛，肌肉萎缩，手指（足趾）挛缩、皮肤变薄，细长条状突起的指（趾）甲且易断。该期常被认为不可逆性改变。

一般认为受累肢体温度升高，预后良好。受累肢体温度降低预示病程慢性化和预后较差。

【体格检查】

患肢痛觉过敏，严重时皮肤触痛明显，患肢皮肤温度早期升高、晚期降低，伴肢体水肿，局部皮肤变薄，关节附近肌肉僵硬，关节活动度明显受限。

【辅助检查】

1. 损伤后 2 周的 X 线和 / 或骨扫描可以显示：局限性骨质疏松。

2. 异常的肌电图和 / 或神经传导速度检查有助于鉴别 CRPS Ⅰ 和 Ⅱ 型。

【诊断与鉴别诊断】

主要系排他性诊断，临床中 CRPS 的诊断标准，即在下述四项中至少有三项中的 1 个症状：

1. 感觉 痛觉过敏和 / 或痛觉超敏。

2. 血管舒缩功能 体温不对称，皮肤颜色改变和 / 或皮肤不对称。

3. 运动 / 水肿 水肿、水肿改变和 / 或水肿不对称。

4. 运动 / 萎缩 运动功能障碍和 / 或肌肉萎缩改变。

上述标准中首要条件是必须存在持续性疼痛，并可被任何刺激性事件诱发。影像检查可辅助诊断。

鉴别诊断主要包括糖尿病性神经病、神经卡压综合征、雷诺病和手足发绀症。

【治疗原则】

治疗的目的是减慢病程,减轻疼痛。

1. 物理治疗 基本治疗,一旦考虑 CRPS 诊断就要尽快实施。

2. 药物治疗 常用,但没有循证证据支持。

(1)非甾体抗炎药:常用于 CRPS 早期的治疗。

(2)糖皮质激素:在 CRPS 早期/急性期有益,对慢性 CRPS 的作用不详。

(3)抗癫痫药物:加巴喷丁、普瑞巴林。

(4)抗抑郁药物:可试用阿米替林,联合使用加巴喷丁和去甲替林比单药治疗更好。

(5)肌松剂:巴氯芬是治疗变形性肌张力不全或肌痉挛的有效药物。

(6)阿片类:曲马多对神经病理性痛有效。强阿片对这类患者无效,亦无证据需长期使用。

(7)二磷酸盐:对于骨扫描显示异常吸收的早期 CRPS 患者,双磷酸盐可有效减轻疼痛,长期使用需权衡效益和风险。

3. 介入技术

(1)交感神经阻滞:长期治疗效果尚没有证据,联合物理治疗有助于功能恢复,亦可帮助诊断继发性 CRPS。

(2)神经调控治疗:脊髓电刺激和周围神经电刺激可有效减轻疼痛和改善生活质量。近年来随着新的刺激技术的出现如背根神经节电刺激,神经调控治疗已成为治疗 CRPS 的有力武器。

(3)鞘内注射:鞘内注射巴氯芬有助于改善继发于 CRPS 的肌痉挛。

【康复和预后】

必须为患者制订个体化的康复方案,从小量运动开始,逐渐增加运动量,配合肢体止痛,达到有效缓解症状,恢复肢体功能。早期诊断和治疗对患者的预后至关重要。

(万 琪)

# 第五节 放、化疗后疼痛

【概述】

疼痛是癌症患者最常发生的症状之一,癌痛最常见的原因除肿瘤本身以外,外科手术、放疗、化疗等也可导致疼痛。

放疗后疼痛包括放射性周围神经病、脊髓病变、辐射诱发的周围神经肿瘤、黏膜炎症等所致的疼痛,其中最常见的是放射性周围神经病,该病的发生与照射部位及照射剂量有密切关系,常发生的部位是臂丛、腰骶丛和舌咽神经等。

化疗后疼痛除化疗药物直接刺激局部组织外,还可与化疗诱发的痛性周围神经病、骨无菌性坏死等有关。可诱发痛性周围神经病的临床常用化疗药包括:长春碱类、紫杉醇类、铂类化合物、沙利度胺等,其危险因素包括并存疾病(如糖尿病和酒精中毒)、化疗药物剂量和化疗间隔、同时合用两种或多种不同化疗药、一些遗传疾病等。

【临床表现】

放射性周围神经病患者的疼痛多缓慢起病,少数病例可在放疗后数天或数月突然起病。临床主要表现为进行性加重的感觉障碍、肌肉萎缩、肢体无力、腱反射减低、疼痛、肢体水肿等。放射性臂丛神经及腰骶丛神经损伤性疼痛多见于乳腺癌、颈部肿瘤、睾丸肿瘤和淋巴瘤患者放疗后,臂丛神经损伤首先表现为手指感觉减退或感觉异常,部分可同时伴有手指无力,随病情进展可逐渐出现受累肢体疼痛,少数患者以突发的运动障碍起病;舌咽神经痛多由鼻咽部肿瘤的放疗造成,视神经和视交叉损伤后疼痛可发生于垂体瘤和颅咽管瘤放疗后。

化疗诱发的痛性周围神经病一般在治疗早期出现,疼痛的最高峰发生在化疗后 3 个月。临床表现主要有感觉异常、麻木、针刺感、疼痛;以肩部和椎旁肌肉为中心的痛性痉挛和肌痛最为常见;运动神经受累表现为末梢神经支配区的乏力感;自主神经病变表现为麻痹性肠梗阻、心律失常和体位性低血压等。

【体格检查】

放射性周围神经病查体可见运动感觉均有异常,腱反射减弱。早期往往以臂丛损害为主,极少数患者累及膈神经引起膈肌麻痹。

化疗诱发的痛性周围神经病体征表现为四肢感觉异常呈袜套和手套样分布;在化疗早期即可出现肢端深部腱反射消失,最常见的是跟腱反射消失。

【辅助检查】

1. 实验室检测 用于排除其他原因导致的痛性周围神经病。如血糖、电解质的异常对于系统性疾病并发周围神经病有提示意义,相关血清抗体对于原发病的诊断有重要意义。血清的毒物筛查有助于中毒性周围神经病的诊断。感染性疾病可检查相应病原体抗体。血清免疫球蛋白的异常可提示单克隆球蛋白病或副蛋白血症。血维生素水平检测可提示营养障碍性神经病变。血清中特异抗体的测定能辅助诊断免疫相关性周围神经病。

2. 神经电生理检查 包括:肌电图、感觉神经和运动神经传导速度、感觉定量检测等,是诊断周围神经病的常规检查方法,可以判定轴索损害和脱髓鞘病变,有助于单神经病及多发性周围神经病、嵌压性周围神经病、神经根和神经丛病变的鉴别诊断。

3. 神经病理学检查 化疗诱发的痛性周围神经病病理学检查可见大纤维缺失、轴索萎缩、继发性脱髓鞘、有髓鞘纤维数量下降及轴突和线粒体水肿;放射性周围神经病病理学检查可见神经丛脱髓鞘和纤维化。

4. 影像学检查 MRI 和 PET 检查有助于鉴别是肿瘤复发转移侵犯神经,还是放疗后周围神经病导致的疼痛。

**【诊断与鉴别诊断】**

诊断主要依靠病史和临床表现。

鉴别诊断包括:

1. 肿瘤复发或转移侵犯神经导致的疼痛,影像学检查有助于鉴别诊断,必要时可行穿刺活检明确诊断。

2. 其他原因所致痛性周围神经病,例如糖尿病性周围神经病、吉兰 - 巴雷综合征等,相关实验室检查和神经专科检查有助于鉴别诊断。

**【治疗原则】**

1. 药物治疗 治疗目的是缓解疼痛,提高患者生活质量。应遵循个体化原则,寻求有效的药物剂量及可耐受的药物不良反应。当单药控制欠佳,增加剂量又出现无法耐受的不良反应时,可考虑换药或联合用药,可选用不同机制的药物。常用的药物有:①抗癫痫药:加巴喷丁、普瑞巴林、卡马西平、奥卡西平等;②抗抑郁药:三环类抗抑郁药(阿米替林)、5- 羟色胺和去甲肾上腺素再摄取抑制剂(度洛西汀和文拉法辛);③阿片类镇痛药:曲马多、吗啡、羟考酮;④局部用药:5% 利多卡因贴剂、辣椒碱等;⑤神经营养药物(牛痘疫苗接种家兔炎症皮肤提取物注射液等)。

2. 神经阻滞 可对受累的外周神经进行阻滞,如臂丛神经阻滞。

3. 神经调控 对感觉没有缺失的患者可进行神经调控治疗,包括脉冲射频、周围神经电刺激、脊髓电刺激等。

4. 神经减压和松解 适用于放射性周围神经病,目的是阻止病情发展。尽早手术,在刚出现感觉异常但尚未有疼痛时是手术的最佳时期。

5. 功能神经外科手术 对感觉缺失并伴有疼痛的患者可行脊髓背根入髓区毁损术。

**【预防】**

主要是原发病的防治以及严格掌握放、化疗适应证;对于化疗诱发的痛性周围神经病,可预防性应用神经生长因子、抗氧化剂、乙酰左旋肉碱等。

(梁立双)

# 第六节 残肢痛和幻肢痛

**【概述】**

残肢痛是指截肢后所产生局限于残端部位的疼痛。残肢痛属于外周神经病理性疼痛。幻肢痛(phantom limb pain)是指患者肢体被截除后,仍感觉到被截除的肢体所发生的疼痛,常与残肢痛或幻肢感并存,其发生率通常在 50%~80%。

幻肢痛不仅仅发生在四肢,身体的其他部位如舌、牙齿、阴茎、乳房、膀胱、直肠等切除后也会发生,但最常见于截肢术后,是截肢后常见并发症之一。残肢痛和幻肢痛是截肢患者最常见的并发症。

**【临床表现】**

残肢痛多发生于高位截肢或肩关节、髋关节离断术后。主要表现为已被截除的肢体局部疼痛,疼痛范围较弥散,可累及整个残端并向身体其他部位放射。上肢多于下肢,近端(高位)疼痛程度明显重于远端(低位)。疼痛性质多呈跳痛、刺痛、灼痛,常有蚁爬感,少有烧灼感、瘙痒感、紧束感、胀痛、电击痛、挤压痛。

幻肢痛表现为主观感觉已被切除的肢体仍然存在并且有不同程度、不同性质疼痛。程度为中到重度,5%~10% 表现为重度痛。疼痛频率 0~9 次 / 天至数十次 / 天不等,有的表现为持续疼痛。幻肢痛疼痛性质表现为多种多样:针刺样、麻刺样、烧灼样、跳痛、胀痛、瘙痒痛及麻木痛等。少数表现为:绞榨样痛及箍压痛。

除疼痛以外,残肢痛及幻肢痛容易合并抑郁,表现为:抑郁、焦虑、少言、失眠、强迫症、自我怜悯、自我隔离、失去信心等。

**【体格检查】**

残肢痛患者截肢残端皮肤感觉异常,可有痛觉过敏、痛觉超敏、自发痛、触诱发痛等。残肢痛常伴有异常出汗或异常血管舒缩。

**【辅助检查】**

残端影像学检查,如 X 线检查可发现截肢残端骨刺形成,MRI 及超声检查可发现残端神经瘤。

**【诊断与鉴别诊断】**

有截肢病史,术后残端出现疼痛可诊断残肢痛,难以诊断时可行诊断性神经阻滞。根据截肢病史及临床表现已截除的肢体仍然存在且感觉疼痛,可诊断幻肢痛。

残肢痛和幻肢痛可能同时存在,诊断时应与牵涉痛、残端缺陷、假肢相关性疼痛、神经瘤、压力相关性疼痛及感染等相鉴别。

**【治疗原则】**

残肢痛与幻肢痛的治疗是综合性治疗,包括药物治疗、心理行为治疗、神经阻滞与神经调控治疗、物理治疗、手术治疗等治疗。

药物治疗中,常用的药物有抗抑郁药、抗惊厥药、甲基 -D 天冬氨酸(NMDA)受体拮抗剂、镇痛药、麻醉药等。

神经阻滞治疗包括残端痛点阻滞,交感神经阻滞、星状神经节阻滞、外周神经阻滞、硬膜外神经阻滞及蛛网膜下腔阻滞等,主要用于残肢痛的治疗。近年来发展的超声引导下残端局部神经阻滞以及残端局部神经瘤无水乙醇注射等治疗,报道对顽固性残端痛有一定的效果。

截肢后的患者多有沮丧、悲观、消沉、逃避等心理反应,以至于难以回归社会。因此,生物、心理、社会因素对残肢痛与幻肢痛有重要的调节作用。对患者在截肢后早期对大脑起生物反馈作用的行为进行干预,例如术后及时安装假肢,并有针对性地进行假肢功能训练,从而改变大脑皮质对疼痛的记忆,对预防及治疗残肢痛与幻肢痛有一定的效果。

神经调控治疗,如脊髓电刺激(SCS)、深部脑刺激术(DBS)、运动皮层电刺激(MCS)等,多用于治疗顽固性幻肢痛及残肢痛。

脊髓背根入髓区毁损术(DREZ)多用于治疗顽固性残肢痛。

物理治疗包括经皮电刺激、脉冲电极无痛性刺激、热生物反馈治疗等,对缓解残肢痛与幻肢痛有一定作用。

【康复和预后】

预防措施包括:术前、术后予神经周围或硬膜外局麻药;术中预防性保护相关周围神经;重视早期康复治疗,术后尽早安装假肢、加强心理干预治疗。

(刘 慧)

# 第七节 臂丛神经损伤后疼痛

【概述】

臂丛神经主要支配上肢和肩背、胸部的感觉和运动。臂丛神经损伤是由于挤压、挫裂、牵拉、撕脱或锐器、枪弹、缺血、电烧伤、放射性烧伤,产伤、放化疗等医源性损伤所致的一种周围神经损伤。臂丛神经损伤后,该神经支配区的运动、感觉和营养均将发生障碍,大多数患者会出现上肢功能部分或完全丧失,特别是神经支配区常出现剧烈的顽固性疼痛,治疗困难。

【临床表现】

1. 疼痛 主要表现为患侧臂丛神经支配区域自发性疼痛,可为持续性或间歇性疼痛,多为刀割样、过电样、烧灼样、痉挛样疼痛,部位固定,一般向上不超过肩部,向下不超过腋窝,疼痛程度剧烈,且与情绪、气候变化、疲劳等相关。

2. 感觉功能障碍 臂丛神经支配区出现感觉减退或消失、感觉异常、幻肢觉、痛觉过敏、痛觉超敏等。

3. 运动功能障碍 臂丛神经支配区肌力减弱或消失,肌肉萎缩,肌张力降低,腱反射减弱或消失。

【体格检查】

1. 伤部检查 检查有无伤口,如有伤口,应检查其范围和深度、软组织损伤情况以及有无感染。查明枪弹伤或弹片伤的径路,有无血管伤、骨折或脱臼等。如伤口已愈合,观察瘢痕情况和有无动脉瘤或动静脉瘘形成等。

2. 感觉功能的检查 检查痛觉、触觉、温觉、两点辨别觉及其改变范围,判断神经损伤程度。

3. 运动功能的检查 根据肢体瘫痪和腱反射情况判断神经损伤及其程度。

4. 神经干叩击试验(Tinel 征) 轻叩臂丛神经损伤的部位或远端出现该神经支配区放射性麻痛,称 Tinel 征阳性。在神经机械性损伤时,可有 Tinel 征阳性。甚至 Horner 综合征等。

【辅助检查】

1. 脊髓造影后 CT 薄层扫描(CTM)或高分辨 CT(HRCT),及四肢磁共振神经成像(MRN)或高场强 MRN,能显示出神经损伤部位及程度。

2. 神经电生理检查 肌电图(EMG)及神经传导速度(NCV)对有无神经损伤及损伤的程度有重要参考价值,感觉神经动作电位(SNAP)和体感诱发电位(SEP)有助于节前节后损伤的鉴别。损伤神经支配区出现自发性疼痛、感觉和运动功能障碍等。神经电生理检查可帮助明确神经损伤部位。

【诊断与鉴别诊断】

臂丛神经损伤后疼痛常有明确上肢、肩部、锁骨的暴力外伤史,一般为单侧;或颈肩部放疗史;肿瘤侵犯等。结合臂丛神经支配区出现自发性疼痛、感觉和运动功能障碍等可以诊断。神经电生理检查可帮助明确神经损伤部位。

臂丛神经损伤后疼痛应与以下疾病相鉴别:

1. 周围神经病 多表现为肢体远端对称的多发性周围神经病,多起病隐匿,累及肢体远端自下向上进展,出现手套样或袜套样的感觉减退或缺失,肌腱反射减退或消失。细有髓纤维受累时表现为痛性周围神经病,常表现为发自肢体深部的钝痛、刺痛或烧灼样痛,夜间尤甚。

2. 臂丛神经附近原发性或转移性肿瘤 臂丛神经原发性肿瘤较少见,一般较难发现,临床表现可有类似神经损伤表现,可行臂丛神经 CTM 或 MRN 等检查明确肿瘤,必要时可活检明确病理情况;而转移性肿瘤患者多有肿瘤病史,影像学检查可资鉴别。

3. 神经根型颈椎病 表现为颈肩及上肢部位的酸胀或放射痛等,压颈试验,颈椎磁共振检查可鉴别。

【治疗原则】

臂丛神经损伤后疼痛的治疗原则为早期发现,早期治疗,早期康复。首先是病因治疗;其次给予对症支持处理,及康复治疗。

1. 药物治疗 首选抗惊厥药如卡马西平、加巴喷丁、普瑞巴林等,其他止痛药物如非甾体抗炎药、弱阿片类药物、阿片类镇痛药物等对部分患者有一定效果。营养神经药物如维生素 $B_1$,甲钴胺,牛痘疫苗接种家兔炎症皮肤提取物注射液等对部分患者有效。

2. 神经调控治疗 包括:脊髓电刺激、周围神经电刺激、脉冲射频等,当疼痛区域感觉没有完全消失时,疗效较好。

3. 功能神经外科手术治疗 主要为脊髓背根入髓区毁损术,在严格把握适应证的前提下,会收到良好的疗效。

4. 其他治疗 针灸,按摩,干扰电疗法、超声波疗法、磁疗、激光照射、直流电药物离子导入疗法等康复性治疗,有助于保持肌肉张力,减轻肌萎缩及纤维化。

【康复和预后】

臂丛神经损伤后疼痛康复需要解决的主要问题:康复锻炼,保持肌肉质量,恢复神经再支配,促进运动功能与感觉功能的恢复,防治并发症,包括肢体发生挛缩畸形等,提高生活质量,解除心理障碍等。预后与神经损伤程度密切相关。

(陶 蔚)

# 第八节 甲减性周围神经病

【概述】

甲状腺功能减低(简称甲减)是最常见的内分泌疾病之一,甲减可引起多种症状的周围神经病变。一些回顾性研究显示,甲减性周围神经病在甲减患者中的发生率约为10%~70%。临床上将甲减性周围神经病分为单周围神经病和多发性周围神经病,其发病机制尚未完全清楚,目前研究认为与甲减引起 Schwann 细胞病变导致的神经脱髓鞘改变和神经传导速度(NCV)减慢有关。

【临床表现】

1. 单周围神经病 甲减性周围神经病中以单周围神经病多见,其中正中神经损害最为常见,主要表现为手部正中神经支配区域发生麻木、针刺感、灼痛或刀割样疼痛,约1/3患者有拇短展肌和对掌肌萎缩,呈典型腕管综合征表现,且多为双侧同时受累。有少数患者可发生踝管综合征,表现为足底和内踝针刺感、麻木感及烧灼样疼痛,并向足趾或腓肠肌放射,可有足底感觉缺失及足底屈肌萎缩等症状。

2. 多发性周围神经病 患者首发症状多为肢体远端感觉异常,常表现为手足麻木及烧灼样、刀割样疼痛,可有手套袜套样感觉障碍。同时可出现四肢近端对称性肌无力及肌萎缩,肌腱反射减弱或消失,踝反射最常受累。

【体格检查】

查体可见患者出现以四肢麻木疼痛为主的感觉异常,以肢体远端最为明显。病情较重者可出现肢体远端肌力下降及肌肉萎缩而呈垂足。腱反射减弱或消失,尤其易见于踝反射。部分患者可因足部位置觉缺失而呈感觉性共济失调性步态。

【辅助检查】

1. 肌电图和神经传导速度(NCV)可作为确诊甲减性周围神经病的依据,并且可在一般神经系统检查异常前,显示出潜在的神经损伤。在单周围神经病患者中,NCV 显示运动传导潜伏期和 / 或感觉传导潜伏期延长而速度减慢,F 波潜伏期延长,提示有脱髓鞘性损害,肌电图显示受损肌肉动作电位波幅降低。在多发性周围神经病变患者中,NCV 显示尺神经、正中神经及腓肠神经感觉电位波幅降低,运动传导速度减慢,末端潜伏期明显延长,可见混合肌肉动作电位显著离散。

2. 定量感觉检测(QST)是诊断疼痛相关感觉异常的敏感指标,可发现甲减性神经病变患者的热感觉阈值增加,反映出外周神经受损情况。

3. 皮肤活检 甲减性周围神经病患者的皮肤活检可见表皮内神经纤维(IENF)密度降低,能够提示小神经纤维的早期损害,且与神经失能分数呈负相关性。

【诊断与鉴别诊断】

甲减性周围神经病是甲减全身病变表现的一部分,尽管临床症状多种多样,但均无特异性,多种疾病均有类似症状,因此诊断甲减性周围神经病前首先要肯定甲减的诊断,再排除其他代谢性疾病引起的周围神经病变后,同时结合神经电生理检查结果可诊断为甲减性周围神经病。

甲减性周围神经系统疾病需与以下疾病相鉴别:

1. 其他代谢性疾病引起的周围神经病 如:糖尿病、甲亢、尿毒症、肝脏疾病等,均可出现周围神经损害症状,进一步完善生化等相关检查可加以鉴别。

2. 坐骨神经痛 该病主要症状有下肢麻木、疼痛、腱反射减退或消失及肌力减弱等,但症状主要局限于坐骨神经所支配区域,可有直腿抬高试验阳性,影像学检查往往可发现坐骨神经受压征象。

3. 吉兰 - 巴雷综合征 是常见的脊神经和周围神经的脱髓鞘疾病。临床上表现为进行性上升性对称性麻痹,四肢软瘫,腱反射减弱或消失,以及不同程度的感觉障碍,可呈手套袜套样感觉障碍。该病起病较急,进行性加重,脑脊液检查可呈"蛋白 - 细胞分离"。

4. 多发性肌炎 是一种以肌无力、肌痛为主要表现的自身免疫性疾病。以肢体近端进行性肌无力为主要表现,一般无感觉障碍,可有肌痛、肌酶增高。

5. 中毒性周围神经病 以对称性远端感觉障碍为主要表现,多有药物及毒物接触史,需结合病史鉴别诊断。

6. 副肿瘤综合征 该病临床表现复杂,可表现为肢体感觉和运动障碍、肌肉无力和萎缩,可有感觉神经传导速度减慢,该病可有其他肿瘤疾病表现。

7. 血管炎性周围神经病 该病可表现为受累肢体剧烈的灼烧样疼痛伴感觉异常,此外还可以有肌无力、肌萎缩和感觉性共济失调,除了周围神经受累的临床表现外,往往还同时伴有其他系统的表现,如全身乏力、关节疼痛、皮肤损害以及多脏器受累的临床症状。

**【治疗原则】**

甲减性周围神经病应主要治疗原发病,甲减的治疗目标是症状和体征消失,TSH、$TT_4$、$FT_4$ 值维持在正常范围内。左甲状腺素是本病的主要替代治疗药物,一般需终身服药。

原发疾病有效控制后疼痛持续存在,则和外周神经和中枢神经的敏化有关,可选用治疗神经病理性疼痛药物进行治疗。

**【康复及预后】**

早期确诊甲减并予以激素替代治疗,不但使甲减逐渐改善,并可防治周围神经损害,预后良好。对于亚临床甲减,应及时调整激素,如:左甲状腺素的剂量,以防出现神经肌肉损害。对长期需要替代治疗的患者,密切观察临床及血清甲状腺功能的变化非常重要。

(王立奎)

# 第九节　尿毒症性周围神经病

**【概述】**

尿毒症性周围神经病变好发于慢性肾衰竭期,是尿毒症最常见的并发症之一,约 75% 的尿毒症患者会发生尿毒症神经炎性病变。男性多见,常于患者 GFR 低于 12~20ml/min 或尿毒症持续 6 个月后出现。炎性病变以肢体远端为主,具有双侧对称性、混合性和多发性的特点,同时出现感觉和运动神经障碍等一系列周围神经病变的临床症状,严重者可导致瘫痪。

该病的发病机制尚不明确。可能与尿毒症神经毒素在体内大量蓄积有关,如甲状腺激素(PTH)、$\beta_2$- 微球蛋白($\beta_2$-MG)、瘦素(LP)、高钾血症、游离酚、神经氨酸酶抑制(如同型半胱氨酸 Hcy)等物质对周围神经有毒性损伤。同时,炎症因子如肿瘤坏死因子 -$\alpha$(TNF-$\alpha$)、血清 C 反应蛋白(CRP)、白介素 -6(IL-6)和 IL-8 的增高亦可刺激尿毒症周围神经炎性病变的发生发展。

尿毒症性周围神经病为轴索型广泛神经病变,神经元代谢障碍导致了远端轴索的变性,出现广泛的运动神经和感觉神经传导速度的减慢。

**【临床表现】**

慢性肾衰竭 6 个月后即可发生本病,尿毒症性神经病表现为肢体远端对称性、多发性神经病变,尤其以下肢的疼痛、麻木、无力及感觉减退等感觉障碍为主要表现。病变早期临床表现为有髓感觉神经纤维受累引起感觉异常和麻木,患者肢体远端出现灼痛、刺痛,同时伴有感觉缺失、痛觉过敏和麻木,少数患者并发不宁腿综合征。后期出现痛觉、轻触觉、振动觉及按压感觉的消失。部分患者脑神经受损,通常为轻度暂时性,嗅觉、视觉障碍较多见,可见瞳孔改变、隐性斜视及眼震等。

【体格检查】

查体可见患者包括触觉、痛觉、振动觉、温度觉等在内的感觉受损,肢体远端最为明显。腱反射减退或消失,通常跟腱反射最早受累。病情严重者可有肌肉萎缩,肢体力量减弱。肢体单神经病变者(以正中神经损害最多)可出现腕管综合征,肘部尺神经、腓骨小头部腓总神经及桡神经的损伤和麻痹等体征。若患者合并有中枢神经长束变性,在周围神经病损恢复过程中可出现痉挛及共济失调。

【辅助检查】

1. 脑脊液检测　提示脑脊液蛋白质轻度升高,其他生化检测指标检查正常。

2. 神经电生理学检查　最显著的改变是胫后神经和腓神经诱发的感觉和运动电位推迟,波幅降低,而运动神经传导速度相对不受影响;电生理学改变符合轴索神经病的特点。

3. 肌电图检查　可见感觉神经传导速度(SCV)、运动神经传导速度(MCV)及末端潜伏期(ML)发生明显变化,提示感觉和运动神经传导速度延迟。

【诊断与鉴别诊断】

尿毒症性周围神经病是尿毒症全身病变表现的一部分,尽管临床症状多种多样,但均无特异性,多种疾病均有类似症状,因此诊断尿毒症性周围神经病前首先要肯定尿毒症的诊断,再排除其他代谢性疾病引起的周围神经病变后,可诊断为尿毒症性周围神经病变。

尿毒症性周围神经病变应与以下疾病相鉴别:

1. 糖尿病性周围神经痛　糖尿病性神经痛是糖尿病在神经系统发生的多种病变的一种并发症。可累及周围神经系统任何部分,包括感觉神经、运动神经和自主神经。

2. 不宁腿综合征　临床表现为双腿不适,迫使患者走动,走动后不适感缓解。

3. 血栓闭塞性脉管炎　病变主要累及四肢远端的中、小动静脉,患肢发凉、怕冷是常见的早期症状。

4. 中毒性末梢神经痛　表现为肢体远端对称性感觉、运动和自主神经功能障碍,故亦称多发性神经炎或多发性周围神经炎。

5. 复杂性区域疼痛综合征　是指继发于意外损伤、医源性损伤或全身性疾病之后出现的,以严重顽固性、多发性疼痛及营养不良和功能障碍为特征的临床综合征。

6. 吉兰-巴雷综合征(Guillain-Barrés syndrome,GBS)又称急性感染性多发性神经根炎,是由病毒感染以及其他原因导致的一种自身免疫性疾病。

【治疗原则】

尿毒症性周围神经病的治疗原则是积极治疗基础疾病,延缓病情进展,减少并发症,缓解疼痛。现通常在内科药物辅助治疗的同时,结合血液透析滤过或血液灌流治疗。穴位注射治疗也可减轻尿毒症神经痛反应。肾移植是目前唯一能治愈尿毒症性神经病的方法。

1. 内科药物辅助治疗　可服用三环类抗抑郁药(如阿米替林),或抗惊厥药(如丙戊酸钠或加巴喷丁)等,补充维生素 B$_6$、甲钴胺和牛痘疫苗接种家兔炎症皮肤提取物对神经痛亦有益。运用神经营养药物治疗,活血化瘀的中药等改善血管微循环,促红细胞生成素(EPO)治疗有利于改善尿毒症及其他原因所致的神经病变,EPO 治疗可改善尿毒症患者的运动神经传导速度,但对感觉功能无影响。

2. 血液净化治疗　采用血液透析滤过或血液灌流治疗。通过增加透析次数及延长透析时间与增加透析膜面积,提高对尿毒症毒素,特别是中分子物质等的消除。

3. 穴位治疗　在血液净化的基础上,同时辅助穴位治疗。上肢取曲池穴、合谷穴、外关穴,下肢取足三里穴、丰隆穴、环跳穴、昆仑穴和阳陵泉穴等。

4. 肾移植是现唯一能治愈尿毒症神经痛的方法。肾移植后感觉功能迅速改善,即使是严重的神经病变,移植 1 个月后症状和体征也可得到改善,尿毒症性周围神经病变在肾移植后 6~12 个月可完全恢复正常。肾移植因各种原因难成为多数尿毒症患者的选择,所以仍需要血液净化治疗方法。

【康复和预后】

尿毒症性周围神经病在肾移植后 6~12 个月可完全恢复正常。

(王立奎)

# 第十节　周围神经病

【概述】

周围神经病包括多发性周围神经病、多发性单神经病、单神经病及神经根病等。通常所说的周围神经病常被用作多发性周围神经病的同义词,本文所论述的周围神经病亦特指多发性周围神经病,是指周围神经的结构或功能受到广泛且相同性质的损害,通常远端神经受累最突出。其病因复杂,可能与营养代谢、药物及中毒、血管炎、肿瘤、遗传、外伤或机械压迫等原因相关。其病理改变主要为周围神经轴索变性、节段性脱髓鞘及神经元变性。

【临床表现】

临床表现为四肢远端对称性感觉、运动障碍和自主神经功能障碍。

1. 感觉障碍　多发性周围神经病的典型特征为受累肢体远端早期出现感觉异常如针刺、蚁走、烧灼、触痛等刺激性症状,随后出现深浅感觉减退或缺失。有些患者症状非常轻微或无症状,偶尔在接受详细感觉检查时被发现。或者,患者可能会因其他问题(如腕管综合征)接受神经电生理检查时提示轻度异常。疼痛可伴有焦虑、抑郁状态和睡眠障碍。

2. 运动障碍 肢体呈下运动神经元性瘫痪，远端对称性肌无力，可伴肌萎缩，肌束颤动等。

3. 自主神经功能障碍 肢体末端皮肤干燥、苍白、变冷、发绀，指甲粗糙。

【体格检查】

1. 感觉障碍 初期常以指（或趾）端烧灼、疼痛、发麻等感觉异常或感觉过敏等刺激症状为著，逐渐出现感觉减退乃至消失。感觉障碍的分布呈手套或袜套式。

2. 运动障碍 表现为肌力减退、肌张力低下、腱反射减弱或消失，久病后可有肌萎缩。

3. 自主神经功能障碍 肢端皮肤发凉、苍白、潮红或轻度发绀，少汗或多汗，皮肤变干变薄，指（趾）甲失去正常光泽、角化增强等。

依据病理分型（轴索性或脱髓鞘性）的不同，其体格检查亦有差异：

轴索性多发性周围神经病患者，运动检查可以发现足或小腿肌萎缩；在更严重的病例中，手部也会有明显的类似发现。还可能出现针刺、轻触、振动、寒冷及本体感受方面的远端感觉缺失。远端反射减退或缺失通常始于踝部。

脱髓鞘性多发性周围神经病患者，通常都会出现广泛的肌无力。该病主要累及远端肌肉，但在某些病例中，肌无力也可能会更广泛地影响近端肌肉。因损害大多发生于有髓鞘的大纤维，导致振动觉检查及本体感觉检查异常，程度常与针刺或温度觉丧失情况不相称。反射呈广泛性减弱且常常消失。

【辅助检查】

1. 脑脊液检查 一般正常，少数可见蛋白增高。

2. 神经电生理学检测 肌电图（electromyogram，EMG）和神经传导速度测定 ①鉴别神经源性损害和肌源性损害；②鉴别轴索损害和髓鞘损害，前者 EMG 表现神经源性损害，神经传导速度正常或轻度减慢，但波幅降低；后者表现为传导速度减慢。

3. 神经和皮肤组织活检 腓肠神经为最常选择的神经。对某些特殊的周围神经病可以明确病因诊断。

4. MRI 检查 磁共振作为一种影像学检查方法，能直观显示神经及其周围组织，多用于臂丛、腰丛等粗大神经的检查，而且有助于排除类似于周围神经病的脊髓病变如脊髓空洞症，多发性硬化等。

周围神经病变可出现在临床发现肿瘤前，系副肿瘤性神经病，多为纯感觉性或感觉运动性改变。感觉症状明显，可出现感觉性共济失调，血及脑脊液抗 Hu 抗体、抗 Yo 抗体及抗 Ri 抗体测定有助于早期诊断。

【诊断与鉴别诊断】

根据临床症状、神经系统体征（踝反射的减退或缺失、远端感觉的减退、远端肌无力或萎缩）及神经电生理检查结果可以判断是否为周围神经病；依据体格检查可以发现受累神经的分布，并确定为多发性周围神经病和多发性单神经病等。

鉴别诊断：

多发性单神经病是指不相邻的神经干同时或先后受累。也可指多发性压迫性单神经病。包括累及神经滋养血管的系统性血管炎所致的多发性神经病变。

单神经病是指单根神经局灶性受累，通常由创伤、压迫或卡压等局部因素所致。腕管综合征就是一种常见的单神经病。

中枢神经系统疾病，如脑部肿瘤、脑卒中或脊髓病变，偶尔可出现难以与多发性神经病相鉴别的表现。

脊髓病变，临床表现可类似多发性周围神经病变，如运动神经元病、脊髓灰质炎、脊髓空洞症等，可出现下运动神经元受累的体征，但详细的病史、仔细的体格检查明确病变的分布特点以及肌电图检查有助于鉴别。

神经根或神经丛病变　通常有神经根的刺激症状，运动及感觉症状按根性或神经丛性分布，EMG 检查对于协助判断受累神经的分布和明确诊断有重要价值。

神经肌肉接头病变，如重症肌无力（MG），临床上表现为易疲劳和波动性肌肉无力，无感觉障碍。肌电图（EMG）通常正常，而重复神经电刺激（RNS）通常异常，全身型者 RNS 阳性率较高。

肌肉疾病，临床也可表现为肌肉无力、萎缩以及腱反射减低等。但肌肉无力以近端为主，无感觉障碍，大多数人伴有肌酶谱增高。肌电图（EMG）为肌源性损害可明确诊断，必要时可行肌活检。

【治疗原则】

周围神经病的治疗包括：基础疾病的治疗和疾病相关症状的缓解。

减少可能引起周围神经病的内源性或外源性毒素暴露，是治疗及预防轴索性周围神经病最重要的一步。例如，由酒精或药物引起的周围神经病，避免这些致病因素是极其重要的。中毒引起者应立即阻止毒物进入人体，脱离中毒环境及毒性物质。由药物引起者，原则上应尽快停药。总之应积极采取措施去除病因。

远端多发性神经病患者发生足部溃疡的风险增高，适当的足部及指（趾）甲护理对这一人群十分重要。

对于有明显肌无力的患者，物理治疗很重要。合理使用踝 - 足矫形器、夹板以及辅助行走设备可有显著效果。

药物治疗：遵循个体化治疗原则，首推联合用药。常用治疗药物包括抗惊厥药（加巴喷丁、普瑞巴林、卡马西平），抗抑郁药（阿米替林），阿片类镇痛药（曲马多、羟考酮、吗啡），局部用药（局部辣椒碱、局部利多卡因）。

微创介入治疗：神经阻滞、脊髓电刺激术等。

## 【康复和预后】

通过详细的病史采集和体格检查,可以初步判断神经受损的部位和程度。为了进一步确定神经受损的性质、做出预后判断以及制订康复计划、评价康复效果,还必须进行一系列的功能检查和评定。例如运动功能的检查与评定和感觉功能的检查与评定。周围神经病引发的肢体运动障碍包括肌肉萎缩、肌束震颤及痉挛等,康复治疗的重点在于恢复肌力、关节活动度、肌张力及拮抗之间协调性。同时理疗、针灸、按摩等均有助于康复。

(林学武)

# 第十一节　会阴部疼痛

## 【概述】

会阴区疼痛综合征是指无器质性病变,病因不明的外生殖器周围组织(包括尿道口、阴蒂根部、阴唇、肛周)剧烈疼痛的一组综合征。可能的原因为创伤后(手术、骨折)神经卡压综合征,慢性会阴部疾病,阴部赘生物和先天畸形,阴道分娩,脊柱相关疾病(骶管囊肿、椎间盘突出)等,也可无明确原因。它是一种诊断困难,治疗棘手的慢性、顽固性痛症。会阴区疼痛以女性多见,青年人好发,20~45 岁患者常见。负性生活事件(如:感染、手术、劳累)是诱发会阴痛的主要因素,而肿瘤诱发的会阴区疼痛与年龄呈正相关。该疼痛部位的特殊性使患者易出现紧张、害羞、自卑、对疗效个体化要求高等心理反应,三分之二的慢性会阴区疼痛患者合并抑郁症状,而抑郁症状又会进一步影响会阴区疼痛患者的生活质量。

## 【临床表现】

典型的临床表现为会阴区疼痛,包括男性阴茎、阴囊以及女性的大小阴唇、会阴区和肛门直肠区的疼痛。疼痛可随着体位改变而加重或缓解。疼痛性质表现为烧灼痛、胀痛或者是比较少见的麻木、针刺痛以及电击痛,有三分之一的会阴区疼痛会向其他位置放射,放射的部位主要为大腿和小腹,大腿根部和臀部内侧肌肉可出现胀痛及里急后重感。会阴区疼痛加重因素为久坐、久站、情绪波动、劳累。病程长的患者可产生抑郁或焦虑等伴随症状。

## 【体格检查】

检查局部确定有无器质性病变如赘生物和先天畸形,创伤后如手术骨折。局部触诊可有触发痛,压痛。阴部神经卡压者可经阴道或直肠触及坐骨棘压痛。内诊会阴区域也可无任何异常。

## 【辅助检查】

1. 专科辅助检查及影像学检查(CT、MRI)评估有无先天性畸形,手术后和骨折后改变。

2. 实验室检查 以了解炎症因素。

3. 阴部神经检查 CT 三维重建,阴部神经 MRI 成像,明确有无神经卡压或神经病变。

4. 阴部神经电生理测试。

【诊断与鉴别诊断】

1. 诊断 典型的临床表现是阴部区域疼痛,直肠区域疼痛;会阴区局部触诊可有触发痛,压痛;阴部神经诊断性阻滞有效,根据上述情况则可以诊断为会阴痛。

2. 鉴别诊断 要鉴别疼痛来源于神经(躯体神经或内脏神经)、盆底肌肉、血管、骨膜滑囊、皮肤、相关脏器(直肠、肛管、膀胱、尿道、子宫、阴道、前列腺、睾丸和外生殖器等)或者心理因素导致的疼痛。

【治疗原则】

1. 药物治疗 常联合使用钙离子通道调节药物、三环类抗抑郁药、非甾体抗炎药、局部肌肉松弛剂药物等进行治疗。

2. 神经阻滞 诊断性阴部神经阻滞可作为阴部神经痛的诊断依据,同时也是一种治疗方法的;奇神经阻滞通过对盆底交感神经的调节发挥治疗作用。

3. 微创介入治疗

(1)神经射频技术 是目前用于治疗会阴神经性疼痛的一种有效的治疗方法。阴部神经脉冲射频及奇神经射频治疗取得一定疗效。

(2)周围神经电刺激。

(3)脊髓电刺激(spinal cord stimulation,SCS)。

(4)骶神经电刺激。

4. 心理治疗 心理治疗对长期慢性疼痛患者可有明显改善情绪及缓解疼痛的效果。

5. 物理治疗可采取冲击波治疗、局部肌肉训练、有氧运动疗法等方法进行辅助治疗。

【康复和预后】

规范诊疗可使慢性会阴痛这类诊断困难、病因不明、疗效有限的患者得到更多的有效治疗,达到缓解患者疼痛并提高生活质量的目的。但是会阴区疼痛综合征病因复杂,也有不少患者仍然治疗效果不佳,有时即使治疗有效,可能需要长期服药或仍有反复发作,所以康复锻炼及树立积极的生活态度均对本病的预后发挥重要作用。

(吴玉莲)

# 第十二节 腹壁前皮神经卡压综合征

## 【概述】

约 30% 左右的慢性腹痛源自于腹壁的疼痛,一般包含腹壁前皮神经卡压综合征(abdominal cutaneous nerve entrapment syndrome,ACNES)(也称腹壁皮下神经卡压综合征)、腹壁肌筋膜痛、滑脱性肋骨综合征和胸神经根病。腹壁的感觉供应来自 $T_{7-12}$ 的前皮支,其分布到前腹壁前在腹直肌外侧缘通过一纤维环通道穿出腹壁筋膜,此通道易受损导致神经卡压,造成 ACNES。可能的原因包括手术导致的损伤或瘢痕、腹直肌劳损、肥胖、妊娠和体育活动等因素导致的腹内压增加,或肿瘤等原因引起的外源性压迫。很多患者往往多个医院多个科室就诊却得不到确诊。

## 【临床表现】

多见于女性,常表现为单侧腹部疼痛甚至剧烈刀割样疼痛,可向内放射至腹白线,但大多数不超过腹壁中线;部分患者可放射至腰背部。受累皮神经分布区有触诱发痛;常伴麻木、感觉减弱或痛觉过敏。腹壁肌肉收缩或腹内压增加可使得疼痛发作或者加重。

## 【体格检查】

1. 触诊可以在疼痛相应区域触及触发点,然后让患者抬起头和肩或让腿伸直离开床面,此时腹部肌肉紧张,若压痛会增加,即卡奈特征(Carnett 征)阳性;腹直肌的收缩进一步压迫神经血管通道导致症状加重。

2. 局部皮肤感觉障碍;用酒精棉球检测到冷痛敏感性增加。

3. 在疼痛区域用拇指和示指挤压包含患者皮肤和皮下脂肪的褶皱,与对侧相比,患者更为疼痛,即 pinch 征阳性。

4. 嘱患者坐起或做 Valsalva 动作(深吸气后屏气,再用力呼气)也可诱发疼痛。

## 【辅助检查】

1. 实验室三大常规、血沉、大便潜血检查、结核、抗核抗体检测等以排除肿瘤、感染等相关性疾病。血糖或者糖化血红蛋白等检查以排除糖尿病神经病变等可能。

2. X 线片排除肋骨骨折、肿瘤等骨骼病变。

3. B 超、CT 等检查排除消化系统和泌尿生殖系统病变,包括盆腔疾病等。

4. 胃镜、肠镜等检查以排除消化道疾病等。

5. 胸椎 MRI 等检查以排除脊髓、神经根病变等。

6. 心理评估等排除躯体形式障碍等疾病引起的腹痛。

## 【诊断与鉴别诊断】

1. 诊断 综合病史、体格检查、实验室检查和影像学检查等将腹痛的其他原因排除后,可以用诊断性治疗来明确 ACNES(在压痛部位进针,筋膜下注射 1%~2% 利多卡因等局麻药 5~10ml,疼痛减轻即为诊断性治疗阳性,考虑 ACNES)。

2. 鉴别

(1)带状疱疹后神经痛:多发于老年或者免疫力低下者。有明确的带状疱疹病史,腹壁针刺样疼痛沿着神经根带状分布。体检多可见相应节段皮肤色素沉着或瘢痕,皮肤常有疼痛过敏。

(2)糖尿病神经病变:有明确的糖尿病病史,前腹壁麻木、灼痛,部位多变,夜间及寒冷季节加重。体检发现局部痛觉过敏,肢端感觉异常。

(3)癌痛:有肿瘤病史,腹部或腰背部疼痛,往往范围较广,定位不明确。CT、MRI 或者 PET-CT 等提示肿瘤转移或相应脊神经受压。

(4)腹壁子宫内膜异位症:大多和月经周期密切相关。经前及经期肿块增大疼痛加重,经后肿块缩小疼痛缓解。超声可协助诊断。

(5)胸椎及肌肉疾病:各种类型脊柱炎、脊椎肿瘤、脊柱旁组织病变和脊神经根病变也会有腹痛表现,一般为弥漫性钝痛,伴背部酸胀不适等症状。体检胸椎有明显压痛或叩痛,脊柱影像学等可反映病变性质和部位。

【治疗原则】

1. 微创治疗　应用麻醉药和/或激素进行局部注射或者触发点治疗往往疗效佳,尤其是慢性 ACNES 得不到确诊的患者。对于顽固性非恶性疼痛的患者,腹壁皮下神经脉冲射频治疗等微创手段可提高治疗效果。

2. 物理治疗　局部热敷、冷敷,应用腹带和经皮电刺激(TENS)等,有一定的效果。

3. 药物治疗　应用一些软膏或者贴剂以减轻局部疼痛。也可以应用非甾体抗炎药等。

4. 外科治疗　部分反复微创治疗仍无效的顽固性疼痛患者,可外科手术松解卡压的神经或者切除相应神经,以期获得长期的疼痛缓解。

【康复与预后】

对于 ACNES 的早期诊断和干预非常重要,以预防中枢敏化使得疼痛慢性化复杂化。药物治疗和微创注射疗法等效果佳,预后良好。告知避免引发或者加剧疼痛的动作或者体育运动,建议进一步腹直肌拉伸、物理治疗等,预防复发。

(冯智英)

# 第十三节　艾滋病相关疼痛

【概述】

疼痛是艾滋病患者临床表现之一。艾滋病相关疼痛可能是外周或中枢神经系统病毒感染的直接结果;也可能是免疫抑制导致的机会性感染所致或抗反转录病毒治疗产生的不良反应;少数为特发性的,没有明确的病因。目前临床认识不足。

【临床表现】

艾滋病相关疼痛可以表现在多个系统或不同部位。以消化系统疼痛最为多见,其次为神经系统。此外还常有赖特综合征或反应性关节炎、胸痛等表现。艾滋病相关疼痛多表现为不同程度中至重度疼痛。

1. 消化系统　艾滋病引起机会感染、新生物形成等均会导致消化系统疼痛。常见的有口咽痛、食管痛、腹痛、直肠肛门痛。

2. 神经性疼痛　约 40% 的 HIV 阳性患者出现神经综合征,其中头痛是 HIV 阳性患者最常见的主诉。痛性外周神经病的发生率约 6%~30%,在疾病的晚期发生率明显增高,最多见的为对称性末梢性感觉性多发神经病,患者常主诉双足烧灼样痛、接触性痛觉过敏或双足麻木。外周神经病也可表现为炎性脱髓鞘性多发神经病、多发性单神经病、进展性多神经根神经病等。5%~10% 的 HIV 阳性患者伴发疱疹性脊神经根炎。

除上述神经痛外,艾滋病患者还可出现其他原因所致神经病变,如梅毒感染者可由于 HIV 感染改变梅毒的自然病程,较早出现神经梅毒的表现。

【体格检查】

根据患者疼痛症状行相应部位的体格检查,如怀疑患者为对称性末梢性感觉性多发神经病时行神经系统检查可发现踝反射减弱或消失,对称性的双下肢感觉减退。

【辅助检查】

根据患者疼痛症状确定辅助检查内容。如遇不明原因的疼痛或免疫功能极度低下患者应考虑抽血查 HIV。

如怀疑患者为对称性末梢性感觉性多发神经病时可行电生理检查以确定是否存在轴索缺失及脱髓鞘病变。

如患者不明原因胸痛,应考虑为卡氏肺囊虫肺炎引起,可行胸片、痰液检查等。

【诊断与鉴别诊断】

根据症状、体征及艾滋病抗体检测以及相关性疼痛辅助检查即可确定诊断。

经常出现头痛的艾滋病患者需接受腰穿以进行鉴别诊断。

【治疗原则】

对艾滋病患者所出现的各种疼痛综合征的了解是对疼痛进行治疗的基础。有针对性的病因治疗是治疗疼痛的关键,但同时对症治疗也不能忽视。

艾滋病相关疼痛的控制应根据患者疼痛的程度选择药物。轻至中度疼痛选可选择非甾体抗炎药(NSAIDs);中、重度疼痛可选择阿片类药物;艾滋病相关神经病理性疼痛可选择或联合使用钙通道调节剂和／或抗抑郁药。少数难治性疼痛患者,药物控制不佳,而生存期有限时,可考虑采用神经毁损术治疗。

艾滋病患者是一个相对特殊的群体,疼痛不仅是病理生理的改变,社会心理因素也非常重要,因此对于这些患者还应重视心理支持治疗。

【康复和预后】

使用高效抗反转录病毒治疗可改善 HIV 患者生活质量,但该治疗不能减少艾滋病相关疼痛的发生。目前尚无治疗艾滋病确切有效的方法,该病预后差。

(张小梅)

# 第九章
# 中枢神经病理性疼痛

## 第一节　脊髓空洞症

【概述】

脊髓空洞症是一种发展缓慢的进行性脊髓疾病,发生率为 25/10 万 ~34/10 万,主要病理改变为空洞形成和胶质增生,空洞内有透明或黄色液体,其成分与脑脊液基本相同,洞壁由环形排列的胶质细胞及胶质纤维组成,病因及发病机制尚未明确。

【临床表现】

发病年龄多见于 20~30 岁,也可见于儿童和青少年。临床症状取决于空洞的部位、大小、受损的结构及空洞症的类型。

1. 节段性分离性感觉障碍　病变脊髓节段相应躯体和肢体痛、温觉缺失,而触觉及深部感觉正常或相对保留。痛觉缺失区出现刀割样、烧灼样等难以忍受的自发性疼痛或感觉异常。

2. 运动障碍　脊髓空洞症多有下运动神经元瘫痪体征,表现为一侧或两侧手部肌肉及前臂尺侧肌肉萎缩、无力等,可累及上肢和肩胛带肌肉,这是由于颈下段和胸上段空洞及胶质增生累及前角细胞所致。若病变压迫或破坏皮质脊髓束时,也可表现为病变以下一侧或两侧上运动神经元瘫痪体征。

3. 自主神经和营养障碍　痛觉缺失及自主神经(脊髓侧角)受损导致。

(1)一侧或两侧上肢皮肤发绀、菲薄或过度角化、增厚、多汗或少汗,局限性皮下组织萎缩,大疱性皮疹,肢端青黑、色素沉着,指甲粗糙。

(2)肢体痛觉缺失区常有顽固性溃疡,甚至指、趾关节末端发生无痛性坏死、脱失,构成莫旺(Morvan)综合征。

(3)神经源性关节病　由于营养障碍及关节痛觉缺失引起关节磨损、萎缩和畸形;关节肿大、活动度增加,运动时有摩擦音而无痛觉。

(4)霍纳综合征　由于颈 8~ 胸 1 节段侧角细胞受损所致。

(5)膀胱、直肠功能障碍　在疾病晚期可出现。

4. 其他症状和并发症。约 2/3 的患者合并 Arnold-Chiari 畸形。另外,脊髓内胶质瘤、枕大孔肿瘤和囊肿以及蛛网膜炎也偶可并发,这些神经系统并发症使得脊髓空洞症的临床表现复杂且不典型。

脊髓空洞症向上延伸可达延髓,称延髓空洞症,偶达脑桥及中脑。

【体格检查】

1. 体征取决于空洞的部位、大小、受损的结构。

2. 节段性分离性感觉障碍,痛、温觉缺失,而触觉及深部感觉正常或相对保留。

3. 多有下运动神经元瘫痪体征　表现为一侧或两侧手部肌肉及前臂尺侧肌肉萎缩、无力等,或有病变以下一侧或两侧上运动神经元瘫痪体征。

【辅助检查】

1. MRI 是确诊本病的检查手段,不仅可准确地定位、确定其大小,还可了解有无 Arnold-Chiari 畸形和其他并发的神经系统疾病。

2. X 线检查可发现脊柱侧弯、Charcot 关节、颈枕区、脊柱和肢体等部位的骨骼畸形。

【诊断与鉴别诊断】

根据患者特征性的临床表现、体格检查和辅助检查可以确诊。应与颈段脊髓肿瘤、颈椎关节病、脊髓出血和肌萎缩侧索硬化症相鉴别。

【治疗原则】

本病尚无特效疗法,治疗原则:一般首选药物镇痛治疗,适时进行微创治疗或神经调控治疗。药物治疗应建立在保证睡眠、稳定情绪的基础上,并认真评估疼痛性质、治疗前后的症状体征和治疗反应。目前临床所采用的治疗措施有以下几种:

1. 药物治疗　药物治疗的目的:不仅要缓解疼痛,同时也要治疗抑郁、焦虑、睡眠障碍等症状。药物的选择应个体化,考虑疗效、安全性和患者的临床情况(如:并发症、禁忌证、合并用药情况等)。对于难治性疼痛可考虑联合用药,联合用药应考虑:①药物机制不同;②药物疗效相加或协同;③药物副作用不相加。停药应建立在有效、稳定治疗效果的基础上并采取逐步减量的方法。一线治疗药物包括:钙通道调节药加巴喷丁、普瑞巴林,抗抑郁药(三环类抗抑郁药阿米替林等、5- 羟色胺及去甲肾上腺素再摄取抑制剂度洛西汀、文拉法辛等)。二线治疗药物包括曲马多,阿片类药物等。

2. 对严重患者可考虑手术治疗,手术治疗根据具体情况可行单纯抽吸空洞囊液和持续引流,合并 Chiari 畸形、脊髓内肿瘤等应一并手术处理。

3. 对有脊柱和肢体畸形者,应由专科医生施以矫形等处理。

【康复和预后】

对痛觉缺失患者,防止外伤及烫伤等。病情进展缓慢,亦可稳定多年不发展,或呈间歇性加重。

（刘广召）

# 第二节　多发性硬化症

【概述】

多发性硬化症（Multiple Sclerosis，MS）是一种以中枢神经系统（CNS）白质炎症性脱髓鞘病变为主要特点的免疫介导性疾病。其病因尚不明确，可能与遗传、环境、病毒感染等多种因素相关。MS 病变具有时间多发和空间多发的特点。MS 好发于青壮年，女性更多见，男女患病比率为 1∶1.5~1∶2。

【临床表现】

CNS 各个部位均可受累，临床表现多样。常见症状包括：视力下降、复视、肢体感觉障碍、肢体运动障碍、共济失调、膀胱或直肠功能障碍等。根据病程，临床分为几种不同类型：①复发缓解型 MS（RRMS）。②继发进展型 MS（SPMS）。③原发进展型 MS（PPMS）。④进展复发型 MS（PRMS）。

【体格检查】

根据不同的受累部位，可表现为不同的体征。如孤立的视神经炎、脑干脑炎、脊髓炎或多部位同时受累的复合表现。常见的有视力下降、肢体或躯干部位麻木、肢体无力、尿便障碍等。伴有神经病理性疼痛的患者，疼痛与感觉异常区域应该符合躯体感觉神经的解剖分布，与确定的病变部位一致。

【辅助检查】

1. 磁共振成像（MRI）　在 MS 诊断中很重要，中枢神经系统可见多发的 T1 低信号、T2 高信号病灶。MRI 的影像学表现为 CNS 白质广泛髓鞘脱失并伴有少突胶质细胞坏变，也可伴有神经细胞及其轴索坏变。

2. 电生理检查　包括视、听和躯体感觉诱发反应；电眼图；瞬目反射改变；视成像的闪光融合变化。

【诊断与鉴别诊断】

首先，应以客观病史和临床体征为基本依据；其次，应充分结合辅助检查特别是 MRI 特点，寻找病变的时间多发及空间多发证据；再次，还需排除其他可能疾病。此外，除满足以下 3 项条件外，应尽可能寻找电生理、免疫学等辅助证据。

1. 成人 MS　推荐使用 McDonald MS 诊断标准。

2. 儿童 MS　95% 的儿童 MS 为 RRMS，80% 儿童 MS 与成人 MS 特点相似。

3. 临床孤立综合征（CIS）　指由单次发作的 CNS 炎性脱髓鞘事件而组成的临床综合征。临床上既可表现为孤立的视神经炎、脑干脑炎、脊髓炎或某个解剖部位受累后导致的临床事件，亦可出现多部位同时受累的复合临床表现。

多发性硬化应与以下疾病相鉴别：

1. 其他炎性脱髓鞘病　视神经脊髓炎及视神经脊髓炎谱系疾病、急性播散性脑脊髓炎、脊髓炎、脱髓鞘假瘤。

2. 脑血管病　常染色体显性遗传病合并皮质下梗死和白质脑病、多发腔隙性脑梗死、烟雾病、血管畸形等。

3. 感染性疾病　莱姆病、梅毒、脑囊虫、热带痉挛性截瘫、艾滋病、Whipple病、进行性多灶性白质脑病等。

4. 结缔组织病　系统性红斑狼疮、白塞病、干燥综合征、系统性血管炎、原发性中枢神经系统血管炎等。

5. 肉芽肿性疾病　结节病、Wegener 肉芽肿、淋巴瘤样肉芽肿等。

6. 肿瘤类疾病　胶质瘤病、淋巴瘤等。

7. 遗传代谢性疾病　肾上腺脑白质营养不良、异染性脑白质营养不良、线粒体脑肌病、维生素 $B_{12}$ 缺乏、叶酸缺乏等。

8. 情感障碍型精神病：焦虑症等。

【治疗原则】

1. 急性期治疗

(1)糖皮质激素：一线治疗，推荐大剂量、短疗程甲泼尼龙冲击治疗。

(2)血浆置换：二线治疗，急性重症或对激素治疗无效者可于起病 2~3 周内应用 5~7 天的血浆置换。

(3)静脉注射用丙种球蛋白：尚缺乏有效证据，仅作为一种可选择的治疗手段，用于妊娠或哺乳期妇女、不能应用糖皮质激素的成人患者或对激素治疗无效的儿童患者。

2. 缓解期治疗　控制疾病进展为主要目标，推荐使用疾病修正治疗。包括倍泰龙（Betaseron）和利比（Rebif）。

3. 对症治疗

(1)痛性痉挛：可应用卡马西平、加巴喷丁、巴氯芬等药物。

(2)慢性疼痛、感觉异常：一般首选药物镇痛治疗，适时进行微创介入治疗或神经调控治疗。一线治疗药物钙通道调节药加巴喷丁、普瑞巴林，抗抑郁药；二线治疗药物包括曲马多、阿片类药物等。

(3)抑郁焦虑：可应用选择性 5- 羟色胺再摄取抑制剂、5- 羟色胺及去甲肾上腺素再摄取抑制剂类药物以及心理辅导治疗。

(4)乏力、疲劳（MS 患者较明显的症状）：可用莫达非尼、金刚烷胺。

(5)震颤：可应用盐酸苯海索、盐酸阿罗洛尔等药物。

(6)膀胱直肠功能障碍：配合药物治疗或借助导尿等处理。

(7)性功能障碍：可应用改善性功能药物等。

(8)认知障碍：可应用胆碱酯酶抑制剂等。

**【康复和预后】**

对伴有肢体、语言、吞咽等功能障碍的患者,应早期在专业医生的指导下进行相应的功能康复训练。患者避免预防接种,避免过热的热水澡、强烈阳光下高温曝晒,保持心情愉快,不吸烟,作息规律,适量运动,补充维生素 D 等。

根据 MS 的发病及预后情况,有两种分型:良性型 MS,在发病 15 年内几乎不留任何神经系统残留症状及体征,日常生活和工作无明显影响;恶性型 MS,疾病呈爆发起病,短时间内迅速达到高峰,神经功能严重受损甚至死亡。

(刘广召)

# 第三节　肌萎缩侧索硬化症

**【概述】**

运动神经元病(motor neuron disease,MND)为一组病因不清的主要累及上、下运动神经元的慢性进行性神经系统变性疾病。根据受损的病变部位不同而分为肌萎缩侧索硬化(amyotrophic lateral sclerosis,ALS)、进行性肌萎缩、进行性延髓麻痹、原发性侧索硬化四种类型。肌萎缩侧索硬化,是一种导致进行性肌肉无力的神经退行性疾病。

**【临床表现】**

ALS 的早期临床表现多样,缺乏特异的生物学确诊指标。典型表现为不对称性肢体无力,伴上下运动神经元受累的混合表现。根据患者所出现症状、体征的解剖部位,通常将受累范围分为脑干、颈段、胸段和腰骶段 4 个区域。

**【体格检查】**

在同一区域,同时存在上、下运动神经元受累的体征,是诊断 ALS 的要点。①上运动神经元受累体征主要包括肌张力增高、腱反射亢进、阵挛、病理征阳性等。通常检查吸吮反射、咽反射、下颌反射、掌下颏反射,四肢腱反射、肌张力,Hoffmann 征、下肢病理征、腹壁反射,以及有无强哭、强笑等假性延髓麻痹表现。②下运动神经元受累体征主要包括肌肉无力、萎缩和肌束颤动。通常检查舌肌、面肌、咽喉肌、颈肌、四肢不同肌群、背肌和胸腹肌。

**【辅助检查】**

1. 实验室检查　常规进行血、尿和脑脊液(有时)的实验室检查。包括:全血细胞计数和分类计数、电解质(包括钙和磷酸盐)、肝功能检查、甲状腺检查、肌酸激酶、红细胞沉降率、抗核抗体、类风湿因子、维生素 $B_{12}$、抗 GM1 抗体、血清蛋白免疫固定电泳,以及尿蛋白免疫固定电泳。

2. 神经电生理检查　神经电生理检查,可以确认临床受累区域为下运动神经元病变,并发现在临床未受累区域也存在下运动神经元病变,同时排除其他疾病。

3. 影像学检查　影像学检查并不能提供确诊 ALS 的依据,但有助于 ALS 与其他疾病鉴别,排除结构性损害。例如颅底、脑干、脊髓或椎管结构性病变导致上和 / 或下运动神经元受累时,相应部位的 MRI 检查可以帮助鉴别诊断。

【诊断与鉴别诊断】

详细的病史、细致的体检和规范的神经电生理检查对于早期诊断具有关键性的作用,影像学等其他辅助检查在鉴别诊断中具有一定价值。临床诊断过程中,确定上、下运动神经元受累范围是诊断的关键步骤。

ALS 诊断的基本条件:①病情进行性发展:通过病史、体检或电生理检查,证实临床症状或体征在一个区域内进行性发展,或从一个区域发展到其他区域。②临床、神经电生理或病理检查证实有下运动神经元受累的证据,或临床体检证实有上运动神经元受累的证据。③排除其他疾病。

需要与多种疾病进行鉴别,常见的有颈椎病、腰椎病、多灶性运动神经病、平山病、脊髓性肌萎缩、肯尼迪病、遗传性痉挛性截瘫、副肿瘤综合征等。

【治疗原则】

尽管 ALS 仍是一种无法治愈的疾病,但有许多方法可以改善患者的生活质量,应早期诊断,早期治疗,尽可能延长生存期。治疗中除了使用延缓病情发展的药物外,还包括营养管理、呼吸支持和心理治疗等综合治疗。

1. 延缓病情发展的药物　2-氨基-6(三氟甲氧基)-苯并噻唑,力如太(rilutek)。

2. 营养支持。

3. 呼吸支持　建议定期检查肺功能,注意患者呼吸肌无力的表现,当患者咳嗽无力时,应使用吸痰器或人工辅助咳嗽,排除呼吸道分泌物。严重者采用无创或有创呼吸机辅助呼吸。

【康复和预后】

在 ALS 病程的不同阶段,患者所面临的问题有所不同,如抑郁焦虑、失眠、流涎、构音障碍、交流困难、肢体痉挛、疼痛等,应根据患者具体情况,给予针对性的指导和治疗,选择适当的药物和辅助设施,提高生活质量,加强护理,预防各种并发症。生存期通常 3~5 年。

(刘广召)

# 第四节　脊髓损伤后疼痛

【概述】

脊髓损伤后疼痛(spinal cord injury pain,SCIP)是脊髓损伤常见的后遗症之一,大量研究表明大约 2/3 的脊髓损伤患者会发生 SCIP。除了运动功能障碍、括约肌功能障碍,SCIP 往往是脊髓损伤患者的最大烦恼和痛苦。有研究表明 11% 的脊髓损伤患者认为疼痛对伤后工作的影响超过运动功能障碍的影响,37% 的颈段或高胸段脊髓损伤患者、23% 的低胸段或腰段脊髓损伤患者宁愿丧失大小便功能和性功能,也不愿意忍受 SCIP 的折磨。

【临床表现】

1. 疼痛 SCIP 分为两大类:伤害感受性疼痛和神经病理性疼痛,这两大类又进一步细分为 5 种类型,伤害感受性疼痛分为肌肉骨骼疼痛和内脏疼痛,神经病理性疼痛分为损伤平面以上疼痛、损伤平面疼痛和损伤平面以下疼痛。

(1)肌肉骨骼疼痛:肌肉骨骼疼痛是脊髓损伤后急性期最常出现的疼痛,表现为肌肉、骨骼、韧带、椎间盘、关节的急性疼痛,疼痛发作多与肌肉收缩、肢体活动、体位变化有关,有时疼痛甚至会放射传导至四肢和躯干。

(2)内脏疼痛:脊髓损伤后的内脏疼痛主要表现为胸腔、腹腔或盆腔的疼痛,往往范围较弥散,定位不精确,性质多为钝痛、绞痛、隐痛等,强度较肌肉骨骼疼痛要轻。这种内脏疼痛多在脊髓损伤后数月或数年才出现,一般是间断性出现。

(3)损伤平面以上神经病理性疼痛:脊髓损伤后可能会出现损伤平面以上身体的部分或全部区域的神经病理性疼痛,可表现为复杂区域性疼痛、反射性交感神经功能紊乱、灼性神经痛、肩 - 手综合征形式,特别是颈髓损伤的患者,更容易出现上肢的复杂区域性疼痛。

(4)损伤平面神经病理性疼痛:此类疼痛多表现为比较锐利、剧烈的电击样、枪击样、烧灼样、刀割样或针刺样痛,有时会合并束带样感觉异常,主要分布在脊髓损伤平面对应的节段性的神经分布区域,上下累及范围一般不超过损伤平面上下 2 个脊髓节段。

(5)损伤平面以下神经病理性疼痛:疼痛位于脊髓损伤平面以下的身体的部分或全部区域,常常伴有感觉减退,可表现为自发性疼痛,也可表现为诱发性疼痛,情绪波动、感染甚至外界声音变化等因素常可诱发疼痛,而体位变化、肢体活动等对疼痛影响往往较小。这种损伤平面以下神经病理性疼痛多在脊髓损伤后很早出现,大多数为烧灼样、刀割样、针刺样、电击样等性质的疼痛,常伴有感觉过敏。脊髓的完全性损伤或不完全性损伤都能引起这种疼痛。

2. 其他神经系统功能障碍 神经系统症状与脊髓损伤节段和程度相关,患者通常伴有脊髓损伤平面下的感觉减退或消失,肌力下降,肌肉萎缩。上运动神经元损伤还表现为肌张力增高,腱反射亢进;下运动神经元损伤还表现为肌张力降低,腱反射减弱或消失。此外,还可以伴有大小便功能障碍和性功能障碍等。

【体格检查】

根据患者脊髓损伤节段及损伤程度不同,体征存在差异。患者通常有脊髓损伤平面下的感觉减退,肌力下降,肌肉萎缩。上运动神经元损伤患者有肌张力增高,腱反射亢进;下运动神经元损伤患者有肌张力降低,腱反射减弱或消失。

【辅助检查】

脊柱 X 线片和脊柱 CT 可用于判断椎体及其附属结构的损伤情况,脊柱

MRI 可显示脊髓受压、脊髓软化灶、继发脊髓空洞,以及脊髓囊性变等。

【诊断与鉴别诊断】

脊髓损伤后疼痛的诊断主要依据病史、症状体征和辅助检查,既往有明确的脊髓损伤史,如脊髓外伤、医源性脊髓损伤,椎管内肿瘤压迫及侵犯等,脊髓损伤节段的神经分布区域出现疼痛,且有辅助检查支持即可诊断。根据国际疼痛学会对于神经病理性疼痛的诊断标准,拟确诊脊髓损伤后疼痛的条件如下:①既往有明确的脊髓损伤史,脊髓外伤、脊髓医源性损伤等。②疼痛范围位于损伤脊髓节段分布范围,可超过损伤节段以上或以下 2 个节段分布范围。③至少 1 项辅助检查证实疼痛符合神经解剖范围。④至少 1 项辅助检查证实存在相关的损害或疾病。

脊髓损伤后疼痛需与脊柱退行性疾病、神经根性疼痛鉴别诊断,可通过病史和影像学检查明确诊断。

【治疗原则】

脊髓损伤后疼痛的治疗原则是减轻疼痛,提高患者生活质量。包括药物治疗、康复物理治疗、神经调控治疗以及外科治疗。

1. 药物治疗　非甾体抗炎药和阿片类药物对肌肉骨骼痛和内脏痛有效,对神经病理性疼痛效果差,而抗惊厥药和抗抑郁药对神经病理性疼痛有部分疗效。

2. 功能锻炼、理疗、热疗等方法　对肌肉骨骼痛有效。

3. 神经调控治疗　主要包括脊髓电刺激、鞘内输注系统植入术,对脊髓不完全损伤的患者疗效较好。

4. 外科治疗　主要包括脊髓背根入髓区毁损术,对脊髓完全损伤的患者疗效满意。

【预后】

脊髓损伤后疼痛应早期治疗,尽早就诊明确疼痛类型,并根据疼痛类型制定相应的治疗方法,提高患者生存质量。由于长期的疼痛可导致患者出现抑郁、焦虑、睡眠及社会功能障碍,影响患者康复和功能锻炼,所以早期有效的减轻疼痛,有助于患者更好的接受康复和功能锻炼治疗,获得更高的生活质量。

(陶　蔚)

# 第五节　脑卒中后中枢性疼痛

【概述】

脑卒中后中枢性疼痛(central post-stroke pain,CPSP)是最常见的中枢性疼痛,是继发于出血或缺血性脑卒中的躯体瘫痪部位持续或间歇性疼痛,并伴有疼痛部位的感觉异常。脑卒中的部位与 CPSP 的发生有一定的关系,常见的能够导致 CPSP 的部位包括:延髓背外侧、丘脑、内囊后肢、中央后回的皮层或皮层下,其中延髓背外侧和丘脑最常见。

【临床表现】

1. 疼痛出现的时间 CPSP 一般不是在卒中后立即出现,大多会延迟出现。大约一半发生在卒中后数天至 1 个月之内,有的出现在卒中 1 个月以后,最长可延迟至卒中后 34 个月。

2. 疼痛的部位 CPSP 累及的范围一般较大,常常累及半身、半侧躯体或半侧头面部。如果卒中部位在丘脑或内囊后肢,根据卒中影响的具体范围不同,CPSP 可能会出现在卒中对侧整个半侧身体,包括头面部和躯干;也可能只出现在对侧躯干,不包括头面部;还可能只累及对侧头面部,不包括躯干。如果卒中部位在延髓背外侧,可能会出现 Wallenberg 综合征,出现身体双侧不同部位的 CPSP,表现为卒中同侧头面部和对侧躯干疼痛。至于单纯皮层下卒中,CPSP 的累及范围一般较小,可以局限在对侧头面部或躯干的某一区域内。

3. 疼痛的性质 CPSP 的性质可表现为烧灼样、刀割样、钻凿样、击穿样、跳动样、针刺样、撕裂样、压榨样等多种性质,可以单独出现,或多种疼痛性质合并存在。其中,烧灼样痛最为常见,对于皮层下卒中患者,CPSP 则很少表现为烧灼样疼痛。

CPSP 绝大多数持续存在,而且随着病程的延长,有进行性加重的趋势。此外,多种因素可以使 CPSP 在持续存在的背景上,出现阵发性疼痛加剧。例如:情绪变化、肌肉收缩、肢体运动、冷热刺激,甚至触摸、风吹等因素,就能够诱发或加重疼痛。

4. 疼痛的伴随症状体征 除了疼痛症状以外,CPSP 几乎都会伴有其他神经系统阳性症状和体征,最常见的是感觉异常,其他还可能会出现肢体瘫痪、共济失调、吞咽呛咳、声音嘶哑、复视、失语、锥体束征阳性等。

【体格检查】

不同的脑卒中部位体征不同,包括脑卒中部位支配区的感觉减退、痛觉过敏、肌力下降、肌张力增高、共济失调、锥体束征等。

【辅助检查】

影像学检查:CT 和 MRI,证实患者有脑出血或梗死病史,并明确脑卒中部位。

【诊断与鉴别诊断】

患者需有明确的脑卒中病史,且疼痛在卒中后发生;疼痛部位与中枢神经系统病灶部位相符,体格检查发现与病灶相符的神经系统阳性体征;排除其他疾病引起的疼痛后即可诊断。

脑卒中后中枢性疼痛应与各种伤害性疼痛及其他原因引起的中枢性疼痛如脑卒中后肩痛、脊髓损伤后疼痛相鉴别。

【治疗原则】

脑卒中后中枢性疼痛一旦发生,往往迁移难治,临床治疗措施难以完全缓解疼痛症状。因此,基本治疗目标是缓解疼痛的同时减少患者不良反应。

1. 药物治疗　药物治疗可缓解疼痛,临床上常用的药物主要有以下几类,多数情况下需要不同种类药物联合使用。

(1)抗抑郁药:三环类抗抑郁药是脑卒中后中枢神经痛的一线治疗药物。常用的抗抑郁药物有阿米替林、多塞平、帕罗西汀等。

(2)抗惊厥药:抗惊厥药物主要通过降低神经元兴奋性发挥其镇痛作用。加巴喷丁、普瑞巴林、拉莫三嗪对中枢性疼痛的疗效已得到充分证实。

(3)阿片类药物:临床上常用的阿片类药物如吗啡,主要通过中枢特异性受体相互作用缓解疼痛。阿片类药物对脑卒中后中枢性疼痛的治疗尚无肯定疗效,目前不作为一线治疗药物。

2. 手术治疗　对于药物治疗效果不佳的患者可考虑进行外科手术治疗,脑卒中后中枢神经痛的外科治疗主要为运动皮层电刺激。

3. 其他治疗　经颅磁刺激、针刺治疗、心理治疗、康复治疗等方法对脑卒中后中枢性疼痛具有一定辅助治疗效果。

【康复和预后】

脑卒中后中枢性疼痛是卒中后难以治疗的后遗症,现阶段药物治疗效果不稳定,因此对于该类患者不能单独依赖药物治疗,还应强调采用综合治疗方法,在药物治疗的基础上联合手术治疗、心理支持疗法和康复治疗等方法帮助患者缓解疼痛,使患者获得最大限度地功能恢复,提高生存质量。

(陶　蔚)

# 第六节　丘脑疼痛综合征

【概述】

丘脑疼痛综合征是指丘脑疾病导致偏身性自发性疼痛的一种疾病,是最典型和最常见的一种中枢性疼痛,各种中枢性疼痛曾笼统的被称为丘脑疼痛综合征或丘脑痛。

【临床表现】

疼痛难以定位,广泛围丘脑痛患者,相对容易描述疼痛区域。大多数疼痛是广泛分布而不是散在分布,疼痛常累及单侧手臂或腿部。疼痛性质不固定,呈多样性,且患者之间变异较大。可表现为烧灼痛、射穿痛、垫痛、持续隐痛、挤压痛、刺伤痛、割裂痛、跳痛、夹痛、刺痛、刀割痛、扎痛、撕裂痛、碾碎痛、牵拉痛、压榨痛、分裂痛等。疼痛强度、发作时间不等,存在痛觉超敏症状。

丘脑疼痛综合征是由于躯体感觉系统的混乱、病变所致,这是一种身体感觉症状,躯体感觉异常是仅有的症状和体征。丘脑痛与肌肉功能、协调、视觉、听觉、前庭功能、高级皮层功能的异常无关。

**【体格检查】**

体格检查常有感觉系统阳性体征,主要以感觉异常为重要诊断依据:①感觉减退。②感觉过敏。③感觉异常。④感觉缺失。

**【辅助检查】**

1. CT、MRI、DSA、PET 等神经影像学检查多有阳性发现,如出血、梗死、肿瘤和脊髓空洞等。

2. 脑脊液检查,以排除中枢神经系统炎症及感染性疾病。

3. 神经电生理监测技术。

**【诊断】**

丘脑痛综合征的诊断主要依靠典型的临床表现及体征,结合患者既往病史和辅助检查,存在丘脑疾病及功能障碍,排除其他精神性及周围神经病变性疼痛,进行临床诊断。

**【鉴别诊断】**

1. 伤害感受性疼痛　伤害感受器感受到有害刺激引起的反应,与组织损伤有关。

2. 软组织疼痛　痛性痉挛、纤维肌痛综合征。

3. 心因性疼痛　无器质性因或无足够器质性理由可以解释的疼痛,因心理障碍引起。

患者可有 1 种以上的疼痛存在,需注意同症状疾病的鉴别。

**【治疗原则】**

治疗丘脑性疼痛的目的是缓解症状,保证患者睡眠,改善生活质量。如病因明确且能去除者,应先去除病因,如脑部肿瘤、颅内感染等。治疗主要包括药物治疗、神经调控、外科手术及中医针灸治疗。

1. 药物治疗　抗抑郁药物:阿米替林、多赛平等。抗癫痫药物:普瑞巴林、加巴喷丁、拉莫三嗪、卡马西平/奥卡西平。局部用药:利多卡因贴剂、辣椒碱。抗心律失常药:静脉应用利多卡因,美西律。肾上腺素能、抗胆碱能药物。必要时可加用镇静催眠及中枢性肌肉松弛药。消炎镇痛药、非阿片类及阿片类镇痛药物效果欠佳。

2. 神经调节　经皮电刺激神经疗法:适于主要表现单个肢体疼痛或疼痛区域局限的患者,疼痛不稳触觉、振动敏感性未丧失者。

运动皮层电刺激术、脑深部电刺激术、脊髓电刺激。

脑下垂体阻滞+相应部位神经阻滞、交感神经阻滞、星状神经节阻滞:治疗丘脑疼痛综合征可取得明显效果。

3. 手术治疗　脑内止痛手术立体定向核团毁损、伽马刀治疗、丘脑核团毁损术、中脑传导束毁损术、双侧扣带回前部毁损术。

脊髓止痛手术　包括脊神经后根切断术、脊髓前外侧束切断术、脊髓前联合切开术、脊髓后根入髓区切开术等。

4. 中医针灸等可调节内源性痛觉系统的递质活性产生镇痛效果。

【康复和预后】

丘脑疼痛综合征治疗较困难，几种治疗方法联合应用有时可取得较好治疗效果，但疼痛较难根治。

（张少勇）

## 第七节　假性丘脑性疼痛

【概述】

假性丘脑性疼痛（pseudo-thalamic pain）是一种发生于顶叶皮层、岛叶后部、内囊后肢、脑桥等丘脑外部位损伤或功能障碍后的神经病理性疼痛。可由脑血管损伤、脑外伤、脑脓肿、脑肿瘤等引起。

【临床表现】

假性丘脑性疼痛主要表现为病灶对侧肢体自发性疼痛，疼痛部位多累及上肢、下肢及面部，多为持续性，性质多种多样，如烧灼感、针刺感、冰冻感或难以描述的痛感等。同时可出现触觉、温度觉的损害，位置觉和振动觉也可出现减退。情绪紧张、寒冷、疲劳等刺激性因素能使疼痛加剧，休息后可减轻。

【体格检查】

体格检查可发现感觉异常、痛觉过敏等现象，多伴有对侧肢体感觉减退、肌力下降、协同运动障碍等神经系统阳性体征。

【辅助检查】

1. 影像学检查　CT 或 MRI 可发现顶叶皮层、岛叶后部、内囊后肢、脑桥等部位存在脑出血、梗死、外伤、占位等病变。

2. 躯体感觉诱发电位　用于评估脊柱 - 内侧丘系通路功能，因不能检查痛觉通路而缺乏特异性。

3. 激光诱发电位　该电位有较长的潜伏期，与温度和疼痛的敏感性异常一致，与触觉和振动觉敏感性不相符合，在检查痛觉通路方面具有较好的特异性。

4. 接触性热痛诱发电位　更详细检查躯体感觉通路的一种客观手段，并能客观证实热感觉加工的异常。

【诊断与鉴别诊断】

假性丘脑性疼痛诊断需依赖全面的临床评估，同时需要排除伤害性疼痛或周围神经性疼痛，影像学检查有助于明确诊断。假性丘脑性疼痛应与以下疾病相鉴别：

1. 丘脑痛　其疼痛程度较假性丘脑性疼痛严重。CT 或 MRI 证实存在丘脑损伤可协助鉴别诊断。

2. 脑卒中后肩痛 肩痛是脑卒中后常见的伤害性疼痛综合征,最常见的体征是肱二头肌、冈上肌压痛和 Neer 征阳性(用力弯曲手臂时引起疼痛),有助于鉴别诊断。

【治疗原则】

假性丘脑性疼痛临床治疗常采用综合治疗。治疗目的是缓解疼痛,尽量减少不良反应。

1. 药物治疗 包括抗抑郁药、抗癫痫类药、阿片类药物等。

2. 手术治疗 假性丘脑性疼痛的外科治疗主要为运动皮层电刺激。

3. 其他 康复、理疗、心理、针灸等治疗具有一定辅助作用。

【康复和预后】

假性丘脑性疼痛为可导致患者致残性的慢性疼痛。为改善患者临床症状,降低疼痛程度,应积极采用包括药物治疗、康复物理治疗、心理指导及手术治疗等综合治疗措施帮助减轻患者疼痛程度,同时尽量避免疲劳、寒冷、情绪激动等可导致疼痛程度加重的刺激因素。

(陶 蔚)

# 第八节 视神经脊髓炎

【概述】

视神经脊髓炎(neuromyelitis optica,NMO),又称为 Devic 病,是免疫介导的以视神经和脊髓受累为主的中枢神经系统炎性脱髓鞘疾病。NMO 在中国、日本等亚洲人群的中枢神经系统脱髓鞘疾病中较多见。NMO 病变主要累及视神经、视交叉和脊髓(胸段与颈段),可同时或相继受累,累及脑部较少。本病发病机制尚不十分清楚,水通道蛋白 -4 抗体(anti-aquaporin-4,AQP4-IgG)在 NMO 的发病机制中起着重要的作用。NMO 是一种星形细胞损伤的脱髓鞘疾病。NMO 常于青壮年起病(中位数年龄为 39 岁),男女均可发病,女性居多。

【临床表现】

1. 临床症状和体征 NMO 多以严重的视神经炎(optic neuritis,ON)和纵向延伸的长节段横贯性脊髓炎(longitudinally extensive transverse myelitis,LETM)为特征临床表现。大约一半的患者以孤立视神经炎起病,其中 20% 的患者双侧视神经炎;一半的患者以孤立的脊髓炎起病;10% 的患者视神经及脊髓同时受累。病程可能是单相,但 90% 的患者有反复发作,一般在 2~3 年后再次发病。多数患者遗留有严重的视力障碍和 / 或肢体功能障碍、尿便障碍。

NMO 主要有视神经损害和脊髓损害两大组症状,部分患者合并有脑干损害症状。

视神经损害症状:①视力下降和眼球后疼痛,眼球运动加剧疼痛,严重可出现视野缺损、失明。②可单眼、双眼间隔或同时发病。

脊髓损害症状：以横惯性脊髓损害较为多见，表现为：①脊髓相应病变平面以下传导束型深浅感觉障碍、运动障碍及膀胱直肠功能障碍、截瘫或四肢瘫痪。②疼痛：高达 86.2% 的 NMO 患者可伴有疼痛，出现严重的自发性疼痛或病灶以下痛觉过敏，主要表现为痛性肌肉痉挛引起的发作性疼痛、神经病理性疼痛和头痛。常见的疼痛部位为胸部、四肢及背部，而疼痛的部位多与 MRI 上的脊髓病灶有关。③高位颈段受累者可出现呼吸肌麻痹综合征。

极后区综合征：极后区综合征的典型表现为顽固性恶心、呕吐、呃逆，偶见严重的极后区综合征可能导致厌食和体重下降。

脑干损害症状：除了极后区综合征外，可有其他急性脑干症状，包括眼球运动障碍、听力下降、面瘫、眩晕或前庭共济失调、三叉神经痛等。

间脑损害症状：可出现嗜睡、困倦、低钠血症等。

2. 实验室检查

(1)脑脊液：急性病程时脑脊液常出现中性粒细胞和嗜酸性粒细胞增多，白细胞 >(50~100)× $10^6$/L。脑脊液蛋白正常或轻度增高，NMO 患者脑脊液寡克隆区带阳性率低于 30%。NMO 患者的脑脊液结构蛋白（胶质纤维酸性蛋白）与多发性硬化患者相比处于较高的水平，有助于 APQ4 抗体阴性患者的 NMO 诊断。

(2)血清及脑脊液 AQP4-IgG：AQP4-IgG 是 NMO 的免疫标志物，具有高度特异性，是鉴别 NMO 与多发性硬化的重要参考依据之一。NMO 患者血清 NMO-IgG 阳性率大约 50%~75%。特异度和灵敏度均较高的检测方法有细胞转染免疫荧光法及流式细胞法。

(3)自身抗体：视神经脊髓炎患者血清中可检测出一个或多个自身抗体，如抗核抗体、抗 SSA/SSB 抗体、抗心磷脂抗体、甲状腺相关抗体、乙酰胆碱受体抗体等。大约 50% 患者至少存在上述一种抗体阳性。

3. 眼科检查　①视敏度：(最佳矫正)视力下降，部分患者残留视力小于0.1。严重者仅存在光感甚至全盲。②视野：可表现为单眼或双眼受累，表现为各种形式的视野缺损。③视觉诱发电位：视觉诱发电位传导速度降低，多表现为P100 波幅降低及潜伏期延长，严重者引不出反应。④光学相干断层扫描(optical Coherence mography, OCT)：多出现较明显的视网膜神经纤维层变薄且不易恢复。

4. MRI 检查　NMO 患者典型的 MRI 表现为脊髓长节段炎性脱髓鞘病灶，主要见于颈、胸段，在脊髓延伸了至少三个椎体节段。病灶多位于脊髓中央，累及大部分灰质和部分白质。急性期受累脊髓肿胀，可有见空洞样改变，增强扫描后病灶可强化。恢复期病变处脊髓可萎缩。

【诊断要点】

推荐使用 2006 年 Wingerchuk 修订的 NMO 诊断标准：具备全部必要条件和

2 条支持条件,即可诊断 NMO。

(1)必要条件:①视神经炎;②急性脊髓炎。

(2)支持条件:①脊髓 MRI 异常病变超过 3 个椎体节段以上;②头颅 MRI 不符合多发性硬化诊断标准;③血清 NMO-IgG 阳性。

2015 年国际 NMO 诊断小组制定了新的视神经脊髓炎谱系疾病(neuromyelitis optica spectrum disorders,NMOSD)诊断标准,取消了 NMO 的单独定义,将 NMO 整合入 NMOSD 范畴中。NMOSD 是一组主要由体液免疫参与、抗原-抗体介导的中枢神经系统炎性脱髓鞘疾病谱,具体见《中国视神经脊髓炎谱系疾病诊断与治疗指南》。

【鉴别诊断】

主要是与多发性硬化鉴别,根据两者不同的临床表现、影像学特征、血清 NMO-IgG 以及相应的临床诊断标准进行鉴别。

【治疗方案及原则】

NMO 治疗的关键是尽早地进行治疗以避免新的复发和远期残疾。NMO 治疗目标:①急性发作期控制急性炎性反应,最大限度地减少永久性组织损伤和减轻神经功能障碍的程度,实现患者功能恢复。②缓解期治疗维持病情的缓解状态、防止复发。NMO 的治疗分为急性期治疗、序贯治疗(免疫抑制治疗)、对症治疗和康复治疗。

急性期治疗:早期有效的治疗可以最大限度地减少永久性组织损伤和减轻神经功能障碍的程度。糖皮质激素冲击治疗及血浆置换疗法(PLEX)是急性期最常用的治疗方式。①糖皮质激素:治疗原则:大剂量冲击,缓慢阶梯减量,小剂量长期维持。应注意激素冲击速度要慢,每次静脉滴注应持续 3~4 小时,采取预防激素副作用的措施。② PLEX:部分重症 NMO 患者或老年患者对大剂量甲泼尼龙冲击疗法反应差,用血浆置换治疗可能有效,特别是早期应用。建议置换 5~7 次,每次用血浆 1~2L。③大剂量免疫球蛋白:免疫球蛋白用量为 0.4g/(kg·d),静脉滴注,连续 5 天为 1 个疗程。适用于对大剂量甲泼尼龙冲击疗法反应差的患者。④激素联合免疫抑制剂:在激素冲击治疗收效不佳时,因经济情况不能行免疫球蛋白或血浆置换治疗者,可以联用环磷酰胺治疗。

序贯治疗(免疫抑制治疗):适应对象为对于 AQP4-IgG 阳性 NMO 以及 AQP4-IgG 阴性的复发型 NMOSD 应早期预防治疗。一线药物包括:硫唑嘌呤、吗替麦考酚酯、甲氨蝶呤、利妥昔单抗等。二线药物包括环磷酰胺、他克莫司、米托蒽醌。

对症治疗:①痛性痉挛:可选用卡马西平、加巴喷丁、普瑞巴林、巴氯芬等药物治疗。②慢性疼痛、感觉异常:可选用阿米替林、普瑞巴林、选择性 5-羟色胺再摄取抑制剂(氟西汀、舍曲林、帕罗西汀、氟伏沙明、西酞普兰)、5-羟色胺与去甲肾上腺素再摄取抑制剂(文拉法辛、度洛西汀)及去甲肾上腺素能与特异性

5-羟色胺能抗抑郁药物(曲唑酮、米氮平)。③顽固性呃逆：可使用巴氯芬治疗。

**【康复及预后】**

　　康复治疗对视神经脊髓炎的患者非常重要。对伴有肢体、吞咽等功能障碍的患者,应早期在专业医生的指导下进行相应的功能康复训练,在应用大剂量激素治疗时,避免过度活动,以免加重骨质疏松及股骨头负重。当激素减量到小剂量口服时,可鼓励活动,进行相应的康复训练。

（程智刚）

# 第十章
# 癌 痛

## 第一节 癌痛概述

癌痛是肿瘤临床治疗过程中不可回避的难题,涉及多学科的内容。从临床医学考虑,癌痛大致分为两种类型:通过规范镇痛药物治疗可以获得有效缓解的癌痛,一般由肿瘤内科、放疗科等医生处理;另外一种类型是经过规范镇痛药物治疗,并且经过一定的治疗时间,治疗效果仍不佳或不良反应难以耐受,需要以疼痛科医生为主的多学科团队给予个体化治疗。

难治性癌痛(refractory cancer pain 或 intractable cancer pain)又称顽固性癌痛,是指由肿瘤本身或肿瘤相关因素导致的中、重度疼痛,经过规范化药物治疗1~2 周,患者疼痛仍不满意和 / 或不良反应不可耐受。治疗无效(not responded)、治疗不佳(responds poorly)、无法缓解(cannot be alleviated)或镇痛不足(failure to achieve adequate analgesia)等,这些描述词汇都包含了难治性癌痛的内容。难治性癌痛的分类十分重要,一般可分为:癌性神经病理性疼痛、癌性内脏痛、骨转移性癌痛、癌性爆发痛、阿片药物耐受等。通过这种贴近临床治疗的分类,可以为治疗方案的制订提供有价值的参考。

难治性癌痛的评估应该有别于临床常用的癌痛评估方法,评估需要包括更为具体的内容,如神经病理性疼痛、内脏痛、爆发痛等。需要结合临床症状、影像学表现、生理功能检查等方面给予综合评估。

在治疗原则中,应特别强调多学科交叉的理念,综合患者评估的结果,在制订个体化方案中,体现出镇痛药物的联合应用、镇痛药物与微创介入治疗的联合应用、癌痛治疗与抗肿瘤治疗的联合应用。通过学科间的协作,能更有效的缓解癌痛患者的疼痛,改善生理功能,提高生活质量。

规范化使用镇痛药物后仍有 10%~20% 患者的疼痛难以得到有效控制,需要微创介入技术治疗疼痛。临床资料支持早期甚至预先采用诊断性神经阻滞或鞘内药物输注系统,可解决患者难治性癌痛。

传统观念可能导致介入治疗技术在癌痛治疗中使用不足。微创介入技术与传统的全身镇痛药物治疗癌痛相比较,其镇痛效果更好。微创介入技术可以有效减少阿片类药物用量,增强阿片类和非阿片类镇痛药物的镇痛效果,同时也可减小药物副作用,降低费用支出。

临床上如出现药物治疗不能达到预期的疼痛缓解或不良反应难以耐受,可考虑微创介入治疗。一般观点认为,目前没有因微创介入治疗促进患者肿瘤的扩散和发展的可靠证据。

需要指出的是,使用微创介入治疗的专科医生应该经过严格培训,具有熟练掌握全身镇痛药物的能力,充分了解所采用的微创介入技术的获益和损伤结果。术前对患者进行全面评估,排除手术禁忌证。与患者和家属进行充分沟通,使其了解治疗的获益与风险,并能配合手术。

（王　昆）

## 第二节　癌痛的药物治疗

癌痛(癌性疼痛)是肿瘤患者最常见和最痛苦的症状之一,癌痛治疗是肿瘤治疗的重要内容之一。50%~80% 的癌症患者有不同程度的疼痛,中晚期癌症患者发病率更高。有些患者因疼痛而加重病情、恶化生理功能,严重影响了患者的生存质量。因此癌痛必须早期、全程治疗。癌痛治疗可分为全身治疗和局部治疗,全身治疗主要是应用镇痛药物和辅助药物。镇痛药物包括阿片类镇痛药、非阿片类镇痛药及非甾体抗炎药等;辅助药物包括镇静、催眠、抗抑郁、抗焦虑、解痉药,以及中枢性肌松药物等。局部治疗则包括姑息性放疗、神经阻滞 / 毁损、粒子植入、矫形固定等方法。全身药物治疗是癌痛治疗最常用的镇痛方法,能够提供比较有效的镇痛效果,适于癌痛患者的全程治疗。局部治疗方法多适于特异性疾病和疼痛,例如脊髓压迫、内脏梗阻、病理性骨折等,这些方法的适应证和作用时间虽然有限,如果选择恰当,可明显增强治疗效果。全身治疗与局部治疗均有各自的局限性和副作用,临床应用需要综合考虑。

### 一、癌痛药物治疗原则

WHO 在 1986 年提出了癌痛的“三阶梯”治疗方案,将疼痛治疗形象地比喻为三个“阶梯”,有五条用药原则,即口服(无创)、按时、按阶梯、个体化和细节化。其核心是根据疼痛程度,应用不同的镇痛药物和辅助药物。根据癌痛的性质、原因和患者的精神心理状态等,在整个“三阶梯”治疗中全程或阶段性使用辅助药物。

1. 轻度疼痛(NRS 或 VAS 评分小于 3)　应用“第一阶梯”镇痛药物,以非甾体抗炎药物(NSAIDs)和对乙酰氨基酚为主进行治疗,评估 12 小时后仍然不能减轻疼痛者,则需要调整剂量或升至第二阶梯。根据病情可同时应用镇痛辅助药物,包括抗惊厥、抗抑郁和抗焦虑药物。

2. 中度疼痛(NRS 或 VAS 评分 4~7) 应用"第二阶梯"镇痛药物,增加使用弱阿片类药物,如可待因、双氢可待因、盐酸替利定口服液和曲马多等。临床上常应用这些药物与对乙酰氨基酚的复方制剂,例如氨酚氢可酮、氨酚曲马多、氨酚待因等。

3. 重度疼痛(NRS 或 VAS 评分大于 7) 应用"第三阶梯"镇痛药物,主要是强阿片类药物治疗,例如吗啡、羟考酮、芬太尼、氢吗啡酮及盐酸替利定口服液等。规范用药应使用缓释或控释剂型,以维持有效的血药浓度,减少血药浓度的波动和毒副作用。

需要注意的是在使用阿片类药物时需要进行个体化滴定。先根据患者的疼痛程度、年龄、生理功能、既往应用阿片类药物史来确定初始剂量,进行剂量滴定,然后根据 24 小时的总剂量,换算成长效缓释剂型给药。

## 二、常用阿片类药物

1. 吗啡 吗啡为纯粹的阿片受体激动剂,镇痛效能高、镇静作用明显。吗啡剂型有片剂、口服液、栓剂和针剂等。常用给药途径包括经胃肠道、直肠、静脉、皮下和椎管内。

对于以下人群和病情应禁止使用吗啡:婴幼儿、孕产妇、哺乳期妇女、呼吸抑制、颅内压增高和颅脑损伤、慢性阻塞性肺气肿、支气管哮喘、肺源性心脏病代偿失调、甲状腺功能减退、皮质功能不全、前列腺肥大、排尿困难及严重肝功能不全、休克尚未纠正控制前、炎性肠梗阻等。

2. 芬太尼 芬太尼是人工合成的阿片受体激动剂,镇痛强度为吗啡的 100~180 倍。芬太尼具有起效迅速、不释放组胺、对心血管功能影响小等优点,但维持时间较短。静脉注射过快则易发生胸壁僵硬和抑制呼吸。

芬太尼透皮贴剂使用方便,镇痛效果确切,尤其适用于癌痛治疗。重症肌无力和气管哮喘的患者应禁用芬太尼,妊娠妇女、心律失常患者应慎用。

3. 羟考酮 羟考酮是半合成阿片受体激动剂,用于中重度疼痛。盐酸羟考酮控释片对肾功能影响较小。羟考酮可与对乙酰氨基酚制成复方制剂,发挥药物协同作用。

对于以下人群和病情应禁止使用羟考酮:婴幼儿、妊娠妇女、哺乳期妇女、缺氧性呼吸抑制、颅脑损伤、慢性阻塞性呼吸道疾病、肺源性心脏病、中重度肝功能障碍、重度肾功能障碍、同时服用单胺氧化酶抑制剂及羟考酮过敏者。

4. 曲马多 曲马多为人工合成的非阿片类中枢性强效镇痛药,镇痛效能为吗啡的 1/10。治疗剂量无明显的呼吸抑制和心血管影响。曲马多有即释和缓释等口服剂型、肛用栓剂和注射剂。

5. 氢吗啡酮 氢吗啡酮是半合成阿片类药物,为吗啡的衍生物,为 μ 阿片受体激动剂,镇痛效果是吗啡的 8~10 倍,可经皮下、肌注、静脉、泵注等方式给药,成瘾率低。

6. 盐酸替利定 为阿片类强效麻醉性镇痛药,其化学结构与哌替啶相似,效价约为吗啡的 1/10,口服后 2~6 分钟可缓解疼痛,躯体依赖性小于吗啡,不良反应发生率与吗啡相当。

### 三、阿片类药物不良反应与处理

1. 耐药性 系指反复使用药物后,药效下降,作用时间缩短,是正常药理学现象。此时,需逐渐增加剂量或缩短给药时间,才能维持其治疗效果。

2. 躯体依赖 阿片类药物使用一段时间后,突然停用可引发一系列戒断症状,如烦躁、失眠、震颤、幻觉等。停止使用阿片类药物应逐渐递减药物剂量,从而避免戒断症状的发生。

3. 心理依赖 患者渴求使用阿片类药物的目的,是为了达到"欣快感"而不是镇痛。大量国内外临床实践表明,根据疼痛程度合理选择使用阿片类药物、剂型和剂量,癌痛患者极少出现成瘾现象。

4. 恶心、呕吐 恶心、呕吐具有剂量依赖和自限性,一般在用药后 3~7 天可耐受,在治疗之初预防性用药有一定的作用。

5. 便秘 便秘是长期应用阿片类药物的主要副作用,发生率高且不耐受。处方阿片类药物时需同时使用通便药物,如润滑性药物、容积性药物、渗透性药物以及大便软化剂等。

6. 呼吸抑制 呼吸抑制为剂量依赖型,静脉注射易发生,而口服控缓释药物很少见。疼痛是呼吸抑制的有效拮抗剂,当出现呼吸抑制时,首先唤醒患者,给予疼痛刺激。严重呼吸抑制时需吸氧并用纳洛酮拮抗。

7. 尿潴留 多见于肌肉或静脉注射阿片类药物时。尿潴留发生时可首先应用非药物方式治疗,无效时可行导尿。

8. 瘙痒 应用阿片类药物可引起瘙痒,鞘内给药多见。抗组胺药物是治疗瘙痒的一线药物。

### 四、药物治疗方案的改进

1. 改变给药途径 对于无法口服、副作用难以耐受或疗效不佳者,可选择经皮、口腔黏膜、鼻黏膜、直肠黏膜、椎管内等途径给药。剂量转换(表 10-1)。

2. 阿片类药物轮换 不同阿片类药物的临床药理学和药效学特点不尽相同,一种药物疗效降低或副作用过大时可更换另一种制剂,此过程为阿片类药物轮换。应用一段时间后,原有药物敏感性恢复,可再应用。

3. 联合用药 癌痛治疗时可联合应用药物,根据不同疼痛原因、药物作用机制及药代动力学特点进行联合,以期达到镇痛作用的协同或相加,减少药物不良反应。这些药物包括阿片类药物、非甾体抗炎药、抗惊厥药物、抗焦虑药物、抗抑郁药物、镇静药物、糖皮质激素及中枢性肌肉松弛药物等。

表 10-1 常用阿片类药物不同给药途径的剂量转换

| 吗啡（mg/d） | | 芬太尼（μg/h） | | 羟考酮（mg/d） | | 可待因（mg/d） | |
|---|---|---|---|---|---|---|---|
| 静脉/皮下 | 口服 | 肠外 | 贴剂 | 静脉/皮下 | 口服 | 静脉/皮下 | 口服 |
| 20 | 60 | 25 | 25 | 15 | 30 | 130 | 200 |
| 40 | 120 | 50 | 50 | 30 | 60 | 260 | 400 |
| 60 | 180 | 75 | 75 | 45 | 90 | 390 | 600 |
| 80 | 240 | 100 | 100 | 60 | 120 | 520 | 800 |

注：肠外途径芬太尼转换为芬太尼贴剂的剂量为 1:1（上述剂量为转换理论估计值，患者之间存在明显个体差异，临床应用时需要滴定以获得最佳剂量）

（刘金锋）

# 第三节 癌痛的微创介入治疗

癌痛是指癌症、癌症相关性病变及抗癌治疗所致的疼痛，属于一类慢性疼痛。癌痛是一类疼痛性疾病，常伴随心理情感障碍，会严重影响患者的躯体和社会功能，使患者生活质量显著降低。由于癌痛的病因复杂且顽固、患者个体差异大、再加上治疗的副作用常常限制患者的依从性，所以癌痛的治疗效果往往难以令人满意。对于部分重度顽固性癌痛患者，尤其是常规药物治疗效果不佳的或不能耐受药物相关副作用的，为了进一步改善疼痛控制程度和降低药物治疗的不良反应，可考虑联合应用微创介入治疗。

【临床表现】

癌痛属于混合型疼痛，兼具伤害感受性疼痛和神经病理性疼痛的特点，可表现为躯体痛、内脏痛和神经痛。其中躯体性疼痛常表现为钝痛、锐痛或者压迫性疼痛；内脏痛表现为定位不清晰的弥漫性疼痛或绞痛，常伴有牵涉痛；神经病理性疼痛可表现为针刺样、烧灼样、放电样、枪击样、刀割样疼痛伴或不伴有麻木，且对阿片类药物敏感性较差。癌痛的另一个临床特点就是合并爆发痛，癌性爆发痛是指阿片类药物对持续性疼痛已形成相对稳定的控制后，还会突然出现短暂的高强度疼痛，通常与背景痛部位一致，与其病变无必然联系。

【体格检查】

疼痛部位有时会有"扳机点"，及 Tinel 征阳性。根据肿瘤侵犯或神经损伤的部位可有神经系统局限体征。

【辅助检查】

1. 超声，X 线，CT，MRI 等有助于确定肿瘤的部位及性质。

2. PET-CT,ECT 对骨转移可较早地提供明确诊断。

3. 神经电生理监测技术可协助诊治。

4. 诊断性神经阻滞有助于评估微创介入治疗预后。

【诊断与鉴别诊断】

癌痛主要需与相同部位的其他良性病变引起的疼痛相鉴别。例如消化系统肿瘤引起的腹痛需与消化系统溃疡引起的疼痛鉴别,单纯的溃疡性疼痛和进食相关且发作更有规律,应用止酸剂效果佳。肿瘤骨转移破坏骨质甚至引起病理性骨折所致的疼痛需与骨骼肌肉系统退行性改变引起的疼痛相鉴别,两者运动都可加重疼痛,但骨转移性疼痛多合并神经痛且疼痛程度范围可与影像学检查结果不符,夜间痛更多见,应用双磷酸盐效果比较满意。

【治疗原则】

癌痛的病因通常都很难去除,所以癌痛微创介入治疗的目标是缓解疼痛、改善患者生活质量。在进行微创介入治疗前除了综合评估患者的预期生存时间、脏器功能、治疗的潜在获益和风险,还需考虑其经济状况和心理预期,严格把握微创介入治疗的适应证和禁忌证。并应根据患者疼痛特点和意愿,结合自身技术能力和所在医疗场所的设备条件,制订个体化的治疗方案。治疗时要密切结合影像学评估的前提下准确定位治疗靶点和明确病变范围,从而选择最合适的治疗方式并制订最佳的穿刺路径。微创介入治疗是指通过神经阻滞、神经松解术、经皮椎体成形术、神经损毁性手术、椎管内持续镇痛等干预性治疗措施,来有效控制癌痛、减轻止痛药的不良反应、降低阿片类药物的使用剂量。实施神经毁损治疗之前,须先于介入部位注射局部麻醉剂行诊断性阻滞,疼痛缓解 50% 以上者方可进行下一步的毁损治疗。根据癌痛的不同病因,可选择的常用微创介入治疗方法如下:

难治性癌痛微创介入治疗:

对于多数难治性癌痛患者,药物治疗往往效果欠佳或者不良反应难以耐受。近年来,各种微创介入治疗技术的开展为难治性癌痛的治疗提供了一种有效的解决方案,常用的技术包括:患者自控镇痛泵技术、神经毁损术、经皮椎体成形术、放射性粒子植入术和鞘内药物输注系统植入术等。本部分将讨论上述技术的适应证、禁忌证、不良反应以及临床推荐意见,临床应用不限于此。

(一) 患者自控镇痛泵技术(patient-controlled analgesia,PCA)

1. PCA 的适应证

(1)癌痛患者阿片类药物的剂量滴定。

(2)爆发痛频繁的癌痛患者。

(3)存在吞咽困难或胃肠道功能障碍的癌痛患者。

(4)临终患者的镇痛治疗。

2. PCA 的禁忌证

(1)不愿意接受 PCA 技术镇痛的患者。

(2)年纪过大或过小缺乏沟通评估能力者。

(3)精神异常者。

(4)活动受限无法控制按钮为相对禁忌证,必要时候可由医护人员或者家属操作。

3. PCA 分类

(1)静脉 PCA。

(2)皮下 PCA。

(3)鞘内 PCA。

(4)硬膜外 PCA。

(5)区域神经阻滞 PCA。

4. PCA 常用药物　PCA 常用吗啡注射剂、氢吗啡酮注射剂、芬太尼注射剂、舒芬太尼注射剂、羟考酮注射剂等。氢吗啡酮注射剂、芬太尼注射剂、舒芬太尼注射剂和氢考酮注射剂皮下 / 静脉的效价分别为吗啡的 7~8 倍、100 倍、1 000 倍和 1 倍。鞘内 PCA 等效比见"(五)鞘内药物输注系统植入术"。

5. PCA 的不良反应　常见不良反应包括镇痛泵导管堵塞或脱落、过度镇静等。

6. 临床推荐意见　PCA 技术作为传统药物镇痛的补充措施,用于癌痛患者阿片类药物的剂量滴定,频繁爆发痛的控制,吞咽困难、胃肠道功能障碍以及临终患者的持续镇痛治疗。推荐以上常用药物,不推荐 μ 受体部分激动剂或激动 - 拮抗剂,羟考酮注射剂禁用于鞘内注射。

### (二) 神经毁损术

神经毁损术是较常用的微创介入技术,根据毁损的方法不同分为物理性毁损和化学性毁损,按照毁损的部位不同分为躯体神经毁损和内脏神经毁损。需要指出的是,癌痛通常采用毁损技术,神经阻滞只适用于诊断性治疗,不建议长期、反复使用。

1. 物理性毁损　射频热凝治疗技术是最常用的物理毁损技术,其通过阻断或改变神经传导,达到解除疼痛的目的。

(1)射频热凝术的适应证:肿瘤浸润或治疗导致的神经病理性疼痛。

(2)射频热凝术的禁忌证

1)穿刺部位皮肤、软组织感染患者。

2)全身严重感染患者。

3)凝血功能异常,有严重出血倾向患者。

4)合并精神疾病或严重心理异常患者。

5)严重心肺功能异常患者。

6) 穿刺路径存在肿瘤侵袭患者。

7) 体位欠配合患者。

(3) 射频热凝术的不良反应：不良反应较少，偶发气胸、出血、感染等。

(4) 临床推荐意见：射频热凝术推荐用于胸部节段的神经，颈部及腰骶部涉及肢体运动神经应慎用，除非已经存在肢体运动功能障碍。

2. 化学性毁损　化学性毁损常用的药物包括乙醇、苯酚，在乙醇或苯酚毁损风险较大时也可考虑使用亚甲蓝。

(1) 苯酚：苯酚具有神经选择性，首先阻断痛觉，随后触觉和本体感觉，最后运动障碍。在临床运用中，通常与甘油混合，使得其在机体中扩散有限，在局部组织作用效果大。

1) 苯酚的镇痛特点

A. 浓度 5%~6% 时，产生破坏伤害性神经纤维作用，副作用最小。

B. 可作用在鞘内、硬膜外、外周神经末梢及交感神经。

2) 苯酚的不良反应

A. 误入血管内注射或吸收可导致暂时性的耳鸣和面部发红。

B. 给药剂量如高于推荐的 600~2 000mg 可导致癫痫，中枢神经抑郁和心血管意外。

3) 临床推荐意见：建议苯酚不能用于在较多血管附近的腹腔神经丛阻滞。

(2) 乙醇：乙醇主要作用在神经纤维节和髓磷脂鞘上，产生脱髓鞘，进而导致神经破坏。能产生满意的镇痛效果而没有局部麻痹或瘫痪的乙醇最低浓度为 33%。

1) 镇痛特点

A. 48%~100% 的乙醇可产生不完全暂时性进行性的或持久的运动麻痹。95% 以上的乙醇阻断交感神经和混合神经的感觉和运动成分。

B. 可以用于鞘内和内脏神经丛。

2) 不良反应：乙醇常见的不良反应有注射部位的疼痛、出血、水肿和酒精性神经炎等。

3) 临床推荐意见：乙醇存在导致神经及周围组织炎风险，目前临床用于神经毁损时应慎重，避免注入参与脊髓血供的肋间及腰动脉，以防截瘫。

3. 躯体神经毁损技术　肋间神经毁损术常用于恶性肿瘤浸润或治疗引起的难治性神经病理性疼痛。

(1) 肋间神经毁损术的适应证

1) 肋骨转移破坏。

2) 恶性肿瘤椎体转移、椎旁浸润、胸膜浸润等侵犯肋间神经。

3) 开胸术后疼痛综合征。

(2) 肋间神经毁损术的禁忌证：同射频热凝术的禁忌证，详见上文。

(3)肋间神经毁损术的不良反应:操作不当可以导致气胸、出血和感染等并发症。

(4)临床推荐意见:肋间神经毁损术用于肿瘤治疗导致疼痛的疗效优于肿瘤浸润导致的疼痛,对于胸壁疼痛的晚期肿瘤患者采用本技术可能获益。

4. 内脏神经毁损技术

(1)腹腔神经丛毁损术

1)腹腔神经丛毁损术的适应证

A. 胰腺癌或胃癌、肝癌、食管癌等上腹部肿瘤所导致的疼痛。

B. 其他恶性肿瘤腹膜后转移导致的疼痛。

2)腹腔神经丛毁损术的禁忌证:同射频热凝术的禁忌证,详见上文。

3)腹腔神经丛毁损术的不良反应:常见不良反应包括低血压、腹泻和刺激性疼痛,血尿、气胸等较少见,截瘫罕见。

4)临床推荐意见

A. 多项高质量临床研究已证实腹腔神经丛毁损术能缓解上腹部癌性内脏痛。

B. 推荐疼痛以腹部痛为主、持续疼痛、存在消化道功能障碍以及严重不适感觉的患者应用本技术。

C. 提倡在阿片类药物使用的早期应用本技术,如果需要,可重复使用此技术。

(2)上腹下神经丛毁损术

1)上腹下神经丛毁损术的适应证:盆腔原发肿瘤或转移瘤所致的下腹部及会阴内脏痛患者。

2)上腹下神经丛毁损术的禁忌证:同射频热凝术的禁忌证,详见上文。

3)上腹下神经丛毁损术的不良反应

A. 常见不良反应包括穿刺损伤、出血、感染等。

B. 如阻滞范围广,可导致大、小便障碍。

C. 如经椎间盘路径可能导致椎间盘炎。

4)临床推荐意见:推荐使用上腹下神经丛毁损术治疗盆腔肿瘤所致下腹部内脏痛。

(3)奇神经节毁损术

1)奇神经节毁损术的适应证:直肠癌或其他恶性肿瘤导致的肛门会阴区局限性疼痛,包括尿道、阴道远端、盆腔恶性肿瘤疼痛。

2)奇神经节毁损术的禁忌证:同射频热凝术的禁忌证,详见上文。

3)奇神经节毁损术的不良反应:主要不良反应为直肠穿孔、感染、瘘管形成、出血等,罕见不良反应为毁损药物扩散至腰骶脊神经周围或进入硬膜外导致的截瘫。

4)临床推荐意见:由于奇神经节存在解剖学变异,有时疗效不确切,药物治疗效果欠佳者可尝试使用。

### (三)经皮椎体成形术(percutaneous vertebroplasty,PVP)

1. PVP简介　PVP和后凸成形术能有效缓解因脊柱转移瘤或者椎体压缩性骨折导致的疼痛、改善脊柱稳定性。

2. PVP的适应证

(1)恶性肿瘤所致的椎体转移性疼痛。

(2)存在骨折风险。

(3)经磁共振成像或核素成像证实的有症状的椎体微骨折和/或CT提示溶骨性病变且椎体高度无明显变小。

(4)骨转移放疗后疼痛不能缓解的患者。

3. PVP的禁忌证

(1)聚甲基丙烯酸甲酯或造影剂过敏。

(2)椎体压缩性骨折程度 >70%。

(3)存在脊髓压迫。

(4)成骨性骨转移。

4. PVP技术的常见不良反应　由于骨转移造成骨皮质不完整,有骨水泥泄漏可能。如骨水泥泄漏到椎旁、椎间隙、骨周围软组织,可能造成疼痛;如骨水泥泄漏到椎管,可加重疼痛,严重者会造成脊髓压迫,需紧急行外科手术;如骨水泥泄漏到椎旁静脉,有导致肺栓塞可能,严重者危及生命。

5. 临床推荐意见

(1)对于肿瘤导致的椎体压缩性骨折后出现的疼痛,PVP是一种有价值的辅助治疗手段。建议有条件的医院尽可能使用椎体后凸成形术。

(2)对于混合型骨转移存在骨折风险者,可使用本技术。

(3)一次治疗不建议超过3个椎体。

(4)个别患者在脊髓减压术前可以行PVP,骨折碎片向后凸入椎管引起重度椎管受累或硬膜外肿瘤明显侵犯椎管者属于相对禁忌证,操作需慎重。

### (四)放射性粒子植入术

1. 放射性粒子植入术的适应证

(1)肿瘤浸润神经干/丛导致的疼痛或功能损伤。

(2)溶骨性骨转移导致疼痛。

(3)肌肉、软组织或淋巴结转移导致疼痛。

2. 放射性粒子植入术的禁忌证

(1)空腔脏器。

(2)邻近脊髓区域。

3. 放射性粒子植入术的不良反应　放射性粒子治疗通常不引起全身性并发

症的发生。局部不良反应包括局部高剂量照射可造成放射性骨坏死及放射性神经、脊髓炎及放射性脏器或皮肤损伤。

4. 注意事项

(1)椎体转移瘤粒子植入需要借助 CT 引导下实施。

(2)椎体转移瘤边界以影像学边界为准。

(3)对既往有外照射治疗史者应慎重。

(4)对病灶边界不清者,建议粒子植入后加外照射。

(5)与脊髓保持适当距离,避免损伤,通常粒子距离脊髓应大于 1cm。

(6)肿瘤侵及皮肤形成溃疡、侵及脊髓和大血管时应谨慎。

(7)术后要即刻进行质量验证。

5. 临床推荐意见

(1)放射性粒子因存在放射性,推荐有相关资质的医疗机构,并配备接受过相关培训的专业医务人员方可开展此项业务。

(2)对于存在恶病质、一般情况差、生存期小于 2 个月的患者不推荐使用。

**(五) 鞘内药物输注系统植入术(implantable drug delivery system, IDDS)**

1. IDDS 简介　与全身用药相比,鞘内注射镇痛药物用量小,且不良反应更低,可明显改善患者的生活质量。

2. IDDS 适应证

(1)采用多模式治疗方法后癌痛未得到充分控制者。

(2)接受阿片类药物等治疗虽有效,但无法耐受其不良反应者。

(3)自愿首选 IDDS 植入术治疗的癌痛患者。

3. IDDS 禁忌证

(1)患者不愿意接受。

(2)感染(穿刺部位、败血症等)。

(3)凝血功能异常。

(4)脑脊液循环不通畅者、椎管内转移等为相对禁忌证。

4. IDDS 常用药物　IDDS 常用药物包括阿片类药物,如吗啡、氢吗啡酮、芬太尼、舒芬太尼,以及局麻药(布比卡因和罗哌卡因)等。

5. IDDS 常见不良反应

(1)手术操作相关并发症:常见的与手术操作有关的可能并发症包括皮下淤血和血肿、体位性头痛、脑脊液漏、脊神经损伤、脊髓损伤、硬膜外出血和血肿、蛛网膜下腔出血、术后感染或者长期使用后椎管内感染。

(2)药物相关并发症:严重的不良反应包括呼吸抑制 / 停止、过敏反应和导管被污染导致的脑(脊)膜炎。阿片类药物的不良反应。

(3)输注装置相关并发症:与 IDDS 装置有关的并发症包括导管打折、断裂、脱开,完全性植入泵装置故障、泵移位、低电池电量输出、泵再注药失败、泵自身故障等原因皆可导致撤药反应。

(4)医源性并发症:完全性植入泵加药时出现药物误注射、剂量过大继发的不良反应。参数人为设计错误等导致药物剂量过大及其不良反应。

(5)导管尖端炎性肉芽肿。

6. 临床推荐意见

(1)通过 IDDS 进行椎管内给药能有效缓解疼痛,减少药物不良反应,改善生活质量,文献支持 IDDS 有效镇痛后能延长患者生存期。

(2)选择合适的患者、IDDS 植入时机和药物是保证获得良好治疗效果的基础,而治疗、处理其潜在并发症,确保患者安全所必需的质量保证措施是确保患者安全的保障。

(3)癌痛 IDDS 药物推荐(表 10-2)。

表 10-2 癌痛 IDDS 药物推荐

| | 药物选择 | 适用状况 |
|---|---|---|
| 一线 | 吗啡或氢吗啡酮 | 全身痛患者 |
| 二线 | 吗啡或氢吗啡酮 +(布比卡因 / 罗哌卡因)▲ | 全身痛伴剧烈节段性疼痛患者 |
| 三线 | 芬太尼 / 舒芬太尼 +/(布比卡因 / 罗哌卡因)▲ | 吗啡耐受患者 |
| 四线 | 阿片类药物 + 右美托咪定△ | 阿片类药物耐受患者 |
| 五线 | 阿片类药物 +(氯胺酮、新斯的明、咪达唑仑)△ | 癌性神经病理性、疼痛阿片类药物耐受患者 |

▲未被批准用于植入式鞘内药物输注系统;△超说明书用药,需经伦理委员会批准方可使用。

## (六)影像学评估与微创介入治疗

微创介入治疗离不开影像学评估,这是获得良好疗效的前提。术前的影像学评估需注意以下几个方面:

1. 分清责任病灶 疼痛的诊断需要症状、体征以及影像学表现一致,这一点在伴有多个病灶的患者尤为重要。因为微创介入是针对引起疼痛的靶点治疗,如果影像学找不到与疼痛特征相一致的表现时,应当再次评估,明确责任病灶,避免做出错误诊断,使治疗不当。

2. 明确病变范围 术前病变范围的评估有助于镇痛疗效的预估,同时也有助于治疗方法的选择,如椎体转移,不伴有椎体压缩时放疗首选,伴有椎体压缩时单纯放疗镇痛有限,需椎体成形,伴有脊髓压迫时则首选外科手术。

3. 合理选择穿刺路径 术前根据影像学表现合理选择穿刺路径,避开重要脏器、血管、神经以及避免经过瘤体,以免增加损伤。

【康复和预后】

术后密切观察随访,积极防治并发症。必要时联合药物治疗和康复治疗,尽可能优化治疗效果、改善患者生活质量、并降低并发症发生率。由于病因很难根除，癌痛通常也很难根治，且癌痛会随着患者原发病的进展和脏器功能的改变而不断变化。所以在治疗过程中要动态、连续、综合评估，及时根据患者反应调整药物剂量或治疗方案。

（熊源长）

## 第四节 癌痛的姑息综合治疗

### 一、姑息治疗的概念

根据世界卫生组织（WHO）将姑息治疗（Palliative care）定义为"对那些对治愈性治疗无反应的患者完全主动的治疗和护理。而控制疼痛及其他症状，并处理心理、社会和精神问题是最为重要的部分"。临床医生对姑息治疗不断深入理解，已经在减轻患者痛苦，提高患者及家属生活质量（Quality of Life）中扮演着越来越重要的角色。

WHO对姑息治疗理念的进一步解释包括：①姑息治疗正视生命的理念，尊重死亡的正常过程，既不促进也不延缓死亡。②提供有效的缓解疼痛和其他不适症状的治疗，并结合心理和精神方面的支持与治疗，尽可能帮助患者享受有活力的生活。③注意对家属的帮助和支持，使其能够面对患者生存期间和死亡后的诸多问题。

晚期癌症患者最常见的症状就是疼痛，据一项meta分析结论，不同部位的恶性肿瘤疼痛发生率高达52%~70%。因此，癌痛治疗是整个姑息治疗极为重要的组成部分。

### 二、癌痛姑息治疗的基本原则

1. 对疼痛性质、程度及患者整体状态进行动态评估　准确的评估会有助于制订合理的治疗方案。对患者来说，定期进行疼痛自我报告，是疼痛症状有效地个性化治疗的第一步。最常用的疼痛评级标准包括视觉模拟评分（VAS）、口述描绘评分法（VRS）和数值评定量表（NRS），对小儿患者的疼痛评估则需要特殊的评分标准，如FLACC评分等。需要特别重视与患者的沟通，鼓励患者积极参与到自身的个体化镇痛治疗中，积极报告相关的症状、治疗效果和副作用，这样能明显提高疼痛评估的准确性并改善疼痛治疗效果。

部分老年患者缺乏足够的沟通技巧，或因严重的认知功能障碍导致无法向医生和护士报告自我疼痛评分、治疗效果及相关副作用。这时对疼痛相关行为的认真观察极为重要，如面部表情，肢体运动，语言表述，人际交流及日常活动的改变等，这些能帮助医生及时准确评估疼痛并调整治疗方案。另外，精神心理状态的准确评估也是疼痛治疗的一个重要组成部分。文献表明,心理困扰与疼痛程度明显相关,甚至会相互影响,从而削弱治疗效果。

2. 药物治疗基本原则 依据 WHO 三阶梯治疗原则,合理运用各类强阿片类、弱阿片类、非甾体抗炎药及各种辅助治疗药物,制订个体化的治疗方案,积极处理爆发痛、骨转移性癌痛等各种难治性疼痛,及时预防并治疗阿片类药物副作用。

3. 爆发痛的治疗 根据 2009 年英国和爱尔兰姑息医学协会(Association for Palliative Medicine of Great Britain and Ireland,APM)提出的定义,爆发痛是指在基础疼痛控制相对稳定和药量充足的前提下,自发的或有相关的可知或不可知的触发因素引发的短暂疼痛加重。

目前国外治疗爆发痛的芬太尼制剂主要有:芬太尼透黏膜口含剂(oral transmucosal fentanyl citrate,OTFC)、芬太尼口腔泡腾片(fentanyl buccal tablet,FBT)、芬太尼舌下含片(sublingual fentanyl citrate,SLF)和芬太尼鼻喷雾剂(intranasal fentanyl spray,INFS)等。而国内最常用仍是口服或肌注速效吗啡。口服阿片类药物治疗爆发痛的推荐剂量为每日总剂量的 10%~15%。若每天爆发痛的发作次数仍超过 3 次,则应适当上调缓释阿片类药物的剂量。

4. 骨转移性癌痛治疗 癌症骨转移是晚期的癌症患者骨痛的常见原因,尤其以肺癌、乳癌与前列腺癌易于发生骨转移。骨痛治疗应该除了参照普通癌痛镇痛药物的使用原则外,还可以联合止痛药物与放射治疗、放射性核素和靶向治疗。

欧洲肿瘤医学会建议,无论出现疼痛与否,只要有骨转移出现,就应使用双磷酸盐类药物,可以延迟骨相关事件及疼痛的出现。一旦出现转移性脊髓压迫症状,建议早期使用中等剂量地塞米松。

5. 癌性神经病理性疼痛的治疗 神经病理性疼痛在癌症患者中较为常见且难以治疗,但是关于神经病理性疼痛发病率的文献并不多。单用阿片类药物对神经病理性癌痛效果欠佳,故可以借助阿片类药物单独或辅助药物进行治疗。抗抑郁药物阿米替林、文拉法辛、度洛西汀等和抗惊厥药物包括加巴喷丁和普瑞巴林都能有效协同阿片类或非阿片类药物降低癌痛评分。如上所述,对于伴随神经压迫症状的患者,应使用类固醇激素。

6. 难治性癌痛的介入治疗 合理应用全身性阿片类药物能充分缓解 70%~90% 患者的癌痛。然而,尽管优化了阿片类药物治疗和使用了辅助镇痛药,仍有大约 10% 的癌痛患者未能从一线镇痛治疗中获得满意的缓解。常见的介入疗法包括:患者自控镇痛术、神经阻滞或毁损、经皮椎体成形术(PVP)、放射性粒子植入术、鞘内药物输注系统植入术等,均能为不同难治性癌痛提供较好的镇痛治疗。值得注意的是,对众多疾病终末期的姑息治疗,还包括必要的镇痛处理。

需要强调的是,所有的介入治疗均需对治疗部位进行辅助检查,排除局部肿瘤转移、炎症等情况后方可设施。疼痛的微创介入疗法都是由接受过专门培训的专科医师来实施。

## 三、小结

癌痛的姑息治疗本质是一种终末期治疗,治疗目的在于预防和消除患者的疼痛或其他不适症状,给予患者更多的关心和体贴,改善因疾病导致的心理健康问题,同时帮助患者家庭能够正确对待肿瘤的治疗过程,使患者能在无明显痛苦的前提下,有尊严地走完人生的最后一程。因此,需谨记癌痛姑息治疗更多的是治疗理念的改变而非治疗方法。

（曾维安）

# 第十一章

# 内 脏 痛

## 第一节 功能性腹痛综合征

**【概述】**

功能性腹痛综合征(functional abdominal pain syndrome,FAPS),又称慢性特发性腹痛或慢性功能性腹痛,是指持续或频繁发作的腹痛,病程常超过 6 个月,但无胃肠功能紊乱、没有结构或代谢异常能解释上述症状的一组临床综合征。腹痛的发生可能是由于脑干下行抑制性神经系统异常或抑制性/兴奋性神经调控通路失衡,导致调控外周疼痛感觉的脊髓神经兴奋性异常,痛觉被放大所致。该病的发病率介于 0.5%~2% 之间,女性患者多见。

**【临床表现】**

最常见症状是腹痛,呈持续性或反复发作,不受饮食、排便等生理活动影响,转移患者注意力后,腹痛症状可减轻。由于腹痛定位模糊,患者常用手掌而非手指在腹部划出一片区域。FAPS 患者多伴焦虑、抑郁及躯体化症状。

**【体格检查】**

腹部触诊时,患者常诉多处压痛或广泛压痛,反复触诊可出现压痛部位不固定,分散患者注意力后压痛减轻。闭眼征阳性(按压腹部时,患者由于恐怖而闭眼),听诊试验阴性(将听诊器以相同压力置于用手触诊能诱发疼痛的压痛点上,并不引起疼痛),Carnett 试验阴性。部分患者可伴有心动过速、出汗、血压改变和焦虑抑郁等症状。

**【辅助检查】**

FAPS 是功能性疾病,需排除腹部器质性阳性病变,全消化道钡餐透视、内镜、腹腔镜、超声、CT、磁共振、血管造影等均阴性。实验室检查无异常。但个别患者因腹痛影响进食和生活质量降低,偶见继发性贫血或营养不良,可有贫血表现和肝功能异常。

**【诊断与鉴别诊断】**

1. 诊断

(1)持续性或基本持续性腹痛。

(2)疼痛与生理事件(如进食、排便或月经)无关或仅偶尔有关。

(3)部分丧失日常活动能力。

(4)疼痛并非假装。

(5)不符合其他可以解释腹痛症状的功能性胃肠疾病的诊断。

(6)诊断前,症状持续至少6个月,近3个月符合以上诊断标准。

2. 鉴别诊断

(1)功能性消化不良:伴有特异性上腹痛、餐后饱胀不适、早饱、上腹烧灼感、恶心、呕吐、嗳气等症状。发作呈间歇性,进食为诱发因素。

(2)功能性胆道痛:常由功能性胆道运动不良引起,主要症状有右上腹不适、隐痛、胀痛或绞痛,部分患者可酷似胆绞痛表现,疼痛发作的频率可为1年发作1次或数次,进食油腻食物常为诱发因素。

(3)肠易激综合征:腹痛部位常在左下腹与下腹部,排气或排便后症状缓解,症状发生的频率一般每周≥3次。情绪激动、劳累等可诱发腹痛发作。

(4)器质性腹痛:① FAPS发病时间较长,器质性疾病发病时间常较短;② FAPS患者描述腹痛症状时多用一些情绪化语言,器质性疾病患者疼痛性质较明确,可为绞痛、锐痛、戳痛等;③ FAPS患者疼痛部位弥散,可伴有躯体化症状,器质性疾病患者疼痛部位精确;④体格检查FAPS患者可出现闭眼征阳性、听诊试验阴性、Carnett试验阴性,而器质性腹痛则相反。

【治疗原则】

1. 一般治疗　治疗目标是缓解症状和改善功能。让患者主动参与治疗,有助于控制病情。鼓励患者记几周病情日记,特别是记录腹痛发生的诱因及腹痛时的情绪反应,可了解诱发病情加重的因素,有助于发现患者面对腹痛时的反应,也有助于精神心理科医生选择适当的行为治疗策略。

2. 心理治疗　FAPS与精神心理因素有关,应强调心理治疗的重要性,但目前尚缺乏相关治疗方案的研究。一般认为认知治疗有效,可同时结合意念技术和遵循个体化原则。

3. 药物治疗　经一般处理和心理治疗效果欠佳者,应考虑药物治疗。目前尚没有治疗FAPS的特效药物,主要为小剂量三环类抗抑郁药,可同时止痛和抗抑郁。抗惊厥药可阻断疼痛和抑郁间的恶性循环,对某些反复发作的患者可能有效,也可能作为FAPS治疗药物之一。

4. 神经阻滞治疗　常规治疗无效的患者可选择应用腹腔自主神经干预治疗、胸膜间阻滞等。

【康复和预后】

迄今为止,FAPS治疗均为经验性疗法,尚无一种方法或药物有肯定的疗效,同时也缺乏客观可靠的疗效判定标准。FAPS治疗目标是减轻患者的顾虑、改善症状和提高生活质量。FAPS预后取决于患者依从性以及是否及时诊治。

(程志祥)

# 第二节　炎性内脏痛

## 一、胆绞痛

### 【概述】

胆绞痛是指多种原因导致胆囊内压力增高囊壁受压引起的疼痛。疼痛机制尚不完全清楚。目前倾向于认为是化学和机械损伤或结石诱发胆囊炎症反应,刺激胆囊壁合成前列腺素,而前列腺素可增加黏液分泌和肌肉收缩使胆囊压力升高导致疼痛,同时前列腺素引起组织炎症,提高机体对疼痛刺激的敏感性也引起疼痛。

### 【临床表现】

胆绞痛多在饱餐、进食油腻食物后或睡眠中体位改变时突然发病,常出现右上腹部痛或上腹疼痛,疼痛多为间歇性剧烈绞痛,也可为持续性痛,常伴恶心和呕吐。如果同时并发胆道感染,可随之发生寒战、发热和黄疸。

### 【体格检查】

腹部检查可见右上腹部及上腹中部腹肌紧张、压痛、反跳痛。伴胆囊积脓或胆囊周围脓肿者,于右上腹可扪及有压痛的包块或明显肿大的胆囊。当腹部压痛及腹肌紧张扩展到腹部其他区域或全腹时,则提示胆囊穿孔,或有急性腹膜炎。严重者可出现周围循环衰竭征象。血压常偏低,甚至可发生感染性休克,此种情况易见于化脓坏疽型重症患者。

### 【辅助检查】

1. B超可见胆囊肿大,胆囊壁增厚或毛糙,囊内有浮动光点,伴有结石时可见结石影像;胆道蛔虫症患者可见胆道内典型的蛔虫声像图等。

2. X线检查:胆囊区腹部平片可有胆囊增大阴影。

3. ERCP、静脉造影均可显示胆管结构,但都属于有创操作,不建议作为常规检查。

4. 实验室检查可见白细胞、血淀粉酶及C反应蛋白升高,部分患者嗜酸性细胞比例增高。

### 【诊断与鉴别诊断】

结合典型的临床表现、实验室和影像学检查,诊断一般无困难。

胆绞痛应与以下疾病相鉴别:

1. 右肾绞痛　始发于右肾或右季肋部,可向右股内侧或外生殖器放射,伴肉眼或镜下血尿,无发热,腹软,无腹膜刺激征。右肾区叩击痛或脐旁输尿管走行区有压痛。腹部平片多可显示肾、输尿管区结石。

2. 肠绞痛　以脐周为主。如为机械性肠梗阻,则伴有恶心、呕吐,腹胀,无肛门排气排便。腹部可见肠形,肠鸣音亢进、可有高调肠鸣音和/或可闻气过水声;可有不同程度和范围的压痛和/或腹膜刺激征。腹部平片显示有肠胀气和气液平面。

3. 壶腹部或胰头癌　黄疸者需作鉴别,该病起病缓慢,黄疸呈进行性、且较深;可无腹痛或腹痛较轻、或仅有上腹部不适,一般不伴寒战高热。体检时腹软、无腹膜刺激征,肝大、常可触及肿大胆囊;晚期有腹水或恶病质表现。ERCP或CT检查有助于诊断。

4. 消化道穿孔　既往有溃疡病史,突发上腹部刀割样剧痛,加上典型的"板样腹"腹部体征和X线检查的膈下游离气体,可以确定诊断。

5. 急性阑尾炎　根据恶心、呕吐、从中上腹到右下腹的转移性腹痛、右下腹或麦氏点压痛;血常规白细胞增高,超声有助于诊断。

【治疗原则】

治疗胆绞痛的目的是解除痉挛,降低胆囊内压力,缓解疼痛。如病因明确且能去除者,应先去除病因。

1. 药物治疗

(1)抗胆碱能药物:M受体阻滞剂是常用的解痉药物,对胆碱能神经支配的内脏平滑肌均有抑制作用,对胆囊和胆道平滑肌有中等程度的解痉作用,但影响胆囊排空。该类药物虽常用于治疗胆绞痛,但疗效往往不理想,常与镇痛药合用。常用者有阿托品、山莨菪碱、东莨菪碱等,现多推荐使用盐酸戊乙奎醚。

(2)止痛药:中枢性止痛药,如地佐辛等;前列腺素合成酶抑制剂,如吲哚美辛、布洛芬、阿司匹林等。

(3)维生素K:其机制可能是其类似吗啡的镇痛作用所致。

(4)生长抑素:通过直接和间接抑制胰酶分泌,松弛胆道括约肌,对胃肠道平滑肌具有多种抑制作用,可以松弛胆道括约肌,减少平滑肌痉挛。

(5)中药治疗:利胆排石汤等。

2. 手术治疗　药物治疗无效,或胆囊结石直径大于3cm者,建议需要进行手术治疗。首选腹腔镜胆囊切除术等微创手术治疗。

【康复和预后】

胆绞痛患者起病较急,疼痛程度不一。药物保守治疗后是否复发或何时复发是难以预料的。如果能够去除病因,一般预后良好。手术治疗者,一般不会复发,预后较好。

(林学武)

## 二、慢性胰腺炎疼痛

【概述】

慢性胰腺炎是胰腺实质及胰管发生不可逆慢性进展性炎症。常因胆道疾病、酗酒引起,以及其他如高钙血症、高脂血症等营养因素或急性胰腺炎继发而来。

**【临床表现】**

1. 腹痛　是最主要症状,常成反复发作性上腹痛,平卧位时加重,弯腰、侧卧蜷曲时疼痛可减轻。

2. 消瘦　伴有食欲减退、腹胀、恶心、厌油腻等情况。

3. 糖尿病　胰腺的内分泌功能减退导致。

4. 脂肪泻　胰腺的外分泌功能减退导致。

以上四种临床表现称为慢性胰腺炎的四联症。少数患者因胰头纤维增生压迫胆总管而出现黄疸。

**【体格检查】**

1. 腹部压痛　常与腹痛不相称,多数仅为轻度压痛。

2. 腹部包块　并发假性囊肿时,可扪及光滑完整的包块。

3. 当胰头肿大、胰管结石或胰腺囊肿压迫胆总管时,可出现黄疸。

**【辅助检查】**

1. 胰腺内分泌功能测定　包括葡萄糖耐量,胰泌素试验等。

2. 粪便脂肪球检查　显微镜下可发现脂肪球,也可定量测定粪便中脂肪含量。

3. B超和CT、MRI　可见胰腺慢性纤维化、钙化伴胰管扩张,囊肿形成。

4. X线检查　可见胰腺钙化或胰石影。

5. ERCP和MRCP　可进行胆道、胰管显影,明确胰管扩张程度和结石位置。

**【诊断与鉴别诊断】**

1. 诊断　结合临床表现及辅助检查结果可诊断为慢性胰腺炎。

2. 鉴别诊断　慢性胰腺炎应与消化性溃疡、胆石症、慢性结肠炎、胰腺癌等相鉴别。

**【治疗原则】**

1. 病因治疗　戒烟,戒酒,治疗胆道疾病。

2. 饮食治疗　少食多餐,高蛋白,低脂饮食。

3. 补充胰腺功能　应适当补充胰酶,对于糖尿病患者,予以胰岛素替代治疗。

4. 控制疼痛　对乙酰氨基酚和非甾体抗炎药为常用镇痛药,但应注意其肝毒性及胃肠道反应。阿片类药物常结合非甾体抗炎药使用,如可待因、吗啡、曲马多、羟考酮、芬太尼贴剂等。另外,持续硬膜外镇痛,腹腔神经丛阻滞、术中内脏神经切除术、经胸内脏神经切断术、脊髓背刺激等减轻患者的疼痛。

5. 微创介入或手术治疗　ERCP下取石或Oddi括约肌切开引流,主胰管减压术,内脏神经切除术,胰腺切除术,胆道疾病引起的胰腺炎应行胆道手术解除病因。

**【康复和预后】**

慢性胰腺炎不易根治,其治疗以缓解症状为主,极少数转变为胰腺癌,晚期多死于并发症。需长期疼痛治疗,并进行饮食指导,注意低脂饮食并严格限制酒精摄入。

(王国年)

### 三、慢性腹膜炎疼痛

**【概述】**

腹膜炎疼痛分原发性和继发性两种。原发性腹膜炎疼痛系指腹腔内并无明显的原发感染病灶,病原菌从腹腔外病灶经血液或淋巴播散而感染腹膜,或因腹膜上方肌肉、筋膜牵张力增高、局部无菌性炎症刺激、局部缺血等导致腹壁疼痛。继发性腹膜炎疼痛是临床上最常见的腹膜炎疼痛,继发于腹腔内的脏器穿孔、脏器的损伤破裂、炎症和手术污染。主要病因有阑尾炎穿孔、胃及十二指肠溃疡急性穿孔、急性胆囊炎透壁性感染或穿孔、伤寒肠穿孔以及急性胰腺炎,女性生殖器官化脓性炎症或产后感染等含有细菌之渗出液进入腹腔引起腹膜炎,导致腹壁疼痛。

**【临床表现】**

原发性腹膜炎疼痛的临床表现分两类:

1. 有细菌感染者,可为自发性细菌性腹膜炎(spontaneous bacterial peritonitis,SBP)导致腹膜炎疼痛,临床表现有发热、不同程度的腹痛及腹部压痛,常诱发肝性脑病、肝肾综合征,预后险恶。SBP患者临床表现差异较大,与发病早晚、感染轻重相关,症状典型的超过半数,1/3症状不典型,无症状者约占10%

2. 非SBP患者,持续性腹壁隐痛或胀痛、钝痛,常呈慢性疼痛,无明显间歇期,疼痛部位较为固定,可为双侧或单侧疼痛。疼痛时可有局部腹壁肌肉短时间痉挛,不伴有恶心、呕吐。

3. 继发性腹膜炎疼痛的临床表现 与SBP临床表现相似,据疾病进展可有不同程度的腹痛、恶心、呕吐、体温增高、脉搏变化及因疾病进展出现感染中毒症状,如:高热、脉速、呼吸浅快、大汗、口干,甚至出现重度缺水、代谢性酸中毒及休克表现。

**【体格检查】**

1. SBP患者体格检查可表现为弥漫性或局部腹部压痛,可有反跳痛。

2. 非SBP患者疼痛常因卷腹运动、劳累、直立活动时出现,弯腰、卷腹时疼痛有所减轻。查体可触及腹壁局限的压痛点,常为肌肉肌腹、肌腱连接处,无明显深部压痛。无神经系统局限体征。

3. 继发性腹膜炎患者,腹部压痛常为原发病变部位开始,随炎症扩散而致全腹压痛、反跳痛,肠鸣音常减弱或消失,因机械性肠梗阻时导致继发性腹膜炎,肠鸣音亢进。

【辅助检查】

1. 血常规、生化、凝血功能、腹水穿刺化验等检查明确有无相关功能损害,初步筛查腹部疾病。

2. 腹部超声、CT 等相关检查排查,有无腹内脏器及腹壁组织病变。

3. 心电图、心肌酶检查,明确不典型上腹部疼痛是否为心脏相关疾病所致。

4. 红外热像图　当机体发生某些病变,热图也会随着温度的变化发生相应的变化。

【诊断与鉴别诊断】

1. SBP 患者诊断性腹腔穿刺,明确为 SBP 或非 SBP,不能仅依靠临床表现及体征做出诊断。因其导致的腹膜炎疼痛治疗方案完全不同。

2. 腹壁内占位,如腹壁脂肪瘤、纤维瘤、恶性肿瘤等,其引起的疼痛常较局限,常为酸胀样疼痛,局部可触及明显包块,常不伴有恶性、呕吐等,腹部常无明显压痛、反跳痛等腹膜炎症表现。

【治疗原则】

治疗腹膜炎疼痛的目的是缓解疼痛,病因明确且能去除者,应先去除病因。

1. SBP 患者做经验性抗生素治疗感染尤为重要,不必等待细菌培养结果,选用抗生素的要求为:对 SBP 常见致病菌(大肠埃希菌、肺炎克雷伯杆菌)有效,能在腹水中达到治疗浓度和肝肾毒性较小。

2. 非 SBP 患者治疗方案

(1)改善血供:锻炼、按摩、热疗(红外线、神经肌肉电刺激、中医拔罐针灸)等疗效肯定,复发率高;

(2)体育锻炼:适当行腹壁肌肉拉伸锻炼;

(3)消灭触痛点:肌筋膜触发点治疗　针对肌肉组织内高敏感的纤维结节行灭活治疗,可解除筋膜挛缩,纠正各种功能紊乱,缓解疼痛;

(4)腹横肌平面(TAP)阻滞:阻断经过此平面的感觉神经,从而达到镇痛效果。但是,这个领域尚有很多问题需要进一步研究及证实,如:TAP 阻滞时最合适的局麻药种类及剂量、局麻药注射后血清中的药物浓度监测、单次注药后的镇痛维持时间、持续性镇痛(如注药后在 TAP 置管)的研究、注药后所阻滞的神经节段的区域范围等。

3. 继发性腹膜炎,针对原发疾病行相关抗感染(常为革兰氏阴性菌感染)选用抗生素,同时积极纠正患者电解质紊乱、休克等症状,必要时行外科手术治疗。

【康复和预后】

SBP 患者因病情轻重不同,预后因疾病情况不同而异。非 SBP 患者经相关治疗及康复锻炼后可明显缓解腹壁疼痛,预后可。继发性则视患者原发性疾病轻重及进展情况而又有不同。

(李亦梅)

### 四、肠易激综合征

**【概述】**

肠易激综合征是一种功能性肠病,临床上以腹痛、腹部不适伴排便习惯和/或大便性状改变为主要特征。目前尚未发现可解释症状的形态学改变和生化异常。临床上根据排便特点和粪便性状可分为腹泻型、便秘型及混合型。本病的病因和发病机制尚未明确,机制可能涉及胃肠动力异常、内脏敏感性增高、肠道通透性改变、菌群失调、炎症、脑肠调控异常、精神心理等多种因素共同作用有关。患者以中青年人为主,发病年龄多见于 20 岁~50 岁,女性较男性多见,有家族聚集倾向。

**【临床表现】**

腹痛或腹部不适、排便习惯和粪便性状改变为主要症状。腹痛或腹部不适以下腹及左下腹多见,常在排便或排气后减轻。睡眠中痛醒者极少。

腹泻型患者粪便呈糊状或稀水样,每日排便多达 3~5 次,可有黏液,但无脓血。便秘型多排便困难,粪便干结、量少,呈羊粪状或细杆状,亦可伴有黏液。混合型患者便秘与腹泻交替发生。部分患者可兼有焦虑、抑郁、失眠等精神症状,可伴有多汗,心率快,血压高等自主神经失调表现。患者病程长但全身健康状态不受影响。

**【体格检查】**

一般无阳性体征。腹部相应部位可有轻压痛,偶可触及腊肠样肠管。直肠指诊可感到肛门痉挛、张力高,局部可有触痛。

**【辅助检查】**

1. 血、尿、粪常规,血沉,便隐血试验,大便常规培养(一般 3 次以上),肝、肾、甲状腺、胰腺功能检查等以排除可能存在的器质性病变。

2. 如果患者具有如下报警症状或特点,包括发热、非故意的体重下降、贫血、炎症指标升高、40 岁之后出现症状、具有结肠癌、乳糜泻或炎症性肠病家族史者,应作结肠镜检查并进行黏膜活检以明确病因。

3. 钡剂灌肠 X 线检查和腹部超声检查,也常用于排除诊断。

**【诊断与鉴别诊断】**

通常采用国际公认的罗马Ⅲ诊断标准:

(1)病程半年以上且近 3 个月来持续存在腹部不适或腹痛,并伴有下列特点中至少两项:①排便后症状改善;②排便频率改变;③粪便性状改变。

(2)以下症状不是诊断所必备,但这些症状越多则越支持本病的诊断:①排便频率异常(每天排便 >3 次或每周排便 <3 次);②粪便性状异常(块状/硬便或稀/水样便);③粪便排出过程异常(费力、急迫感、排便不净感);④黏液便;⑤胃肠胀气或腹部膨胀感。

(3)缺乏可解释症状的形态学改变和生化异常。

肠易激综合征应与以下疾病相鉴别：

1. 乳糖不耐受 常表现为进食奶制品后出现腹泻、腹胀等症状。

2. 溃疡性结肠炎 持续或反复发作的腹泻和黏液脓血便,结肠镜可见肠黏膜明显病理改变。

3. 结直肠肿瘤 常见于老年患者,粪便潜血检查阳性,伴体重下降等。

4. 寄生虫或细菌感染导致的急性腹泻 可有腹部绞痛和黏液脓血便等,粪便检查可分离出病原体。

5. 子宫内膜异位 患者主要表现为周期性的下腹痛,阴道指诊可触及增大的卵巢或宫颈背侧结节。

6. 盆腔炎性疾病 主要表现为发热、慢性下腹痛,阴道指诊可触及肿胀的附件等。

【治疗原则】

治疗原则是在良好的医患关系基础上,积极寻找并去除发病诱因和对症治疗。治疗以消除患者顾虑,改善症状,提高患者生活质量为目的。

1. 积极的医患交流 理解患者的症状和痛苦,对患者进行积极有效的健康宣教,减轻患者顾虑,为后续治疗奠定基础。

2. 疼痛科专科治疗 星状神经节阻滞可调节自主神经功能失调,对改善症状有一定效果。

3. 药物治疗 针对腹痛症状,可予解痉剂,如抗胆碱能药物阿托品、东莨菪碱等;目前使用较普遍且安全性较好的是选择性肠道平滑肌钙离子通道拮抗剂如匹维溴铵等。止痛药物的使用,对乙酰氨基酚优于非甾体抗炎药;鉴于阿片类药物在此类慢性疾病中成瘾性高及对胃肠道的不良影响,应避免使用。有研究表明婴儿双歧杆菌可以减轻腹痛、腹胀等症状,并使排便恢复正常。对于腹痛症状较重,特别是伴有较明显精神症状者可给予三环类抗抑郁药物如阿米替林,或选择性 5- 羟色胺再摄取抑制剂如帕罗西汀等。

益生菌制剂等通过调节肠道微生态发挥治疗作用,有助于腹胀等症状的改善。腹泻轻症者可选用吸附剂,如双八面体蒙脱石等;或可选用洛哌丁胺、复方地芬诺酯,但注意便秘、腹胀的不良反应。便秘可使用导泻药,一般主张使用作用温和的轻泻药以减少不良反应和药物依赖性,常用的有渗透性轻泻剂如聚乙二醇、乳果糖或山梨醇等。

4. 其他治疗 ①调整饮食结构:避免食用可诱发症状的敏感食物,避免过量的脂肪及刺激性食物如咖啡、浓茶、酒精等,并减少产气食物(奶制品,大豆,扁豆等)的摄入。高纤维素食物(如麸糠)可刺激结肠运动,对改善便秘有较好效果。②心理干预:认知治疗、动态心理治疗和催眠疗法等均可缓解患者全身症状。③中医药疗法:中药、针灸等治疗具有一定疗效。

**【康复和预后】**

肠易激综合征患者症状可长期存在,但一般不会加重;少数患者症状会加重或完全恢复。与症状相关的逃避行为、焦虑状态、症状导致功能受损、病史较长及合并有某些精神疾病等可能对预后产生负面影响;而良好的医患沟通可对预后产生积极影响。

(庄志刚)

### 五、妇科疾病相关疼痛

妇科疾病相关慢性疼痛主要由慢性盆腔炎、痛经、子宫内膜异位症、子宫腺肌症、盆腔静脉淤血综合征、妇科手术等所致,患者多有小腹坠胀痛、腰痛、性交痛等症状,且病程较长。其中,盆腔疼痛综合征、会阴痛及妇科手术后疼痛见相关章节介绍。

#### (一) 慢性盆腔炎

**【概述】**

慢性盆腔炎是指女性内生殖器及其周围结缔组织、盆腔腹膜的慢性炎症,一般多因急性炎症未能治疗或虽治疗但不彻底迁延而来,病程往往超过 6 个月。部分患者无急性炎症过程直接进展为慢性。

**【临床表现】**

1. 下腹坠胀痛、腰痛,在月经期、性交后或劳动后加重。

2. 可有尿频,白带增多或异常,月经量增多、周期紊乱、经期延长等症状。

3. 可伴有继发不孕。

4. 全身症状多不明显,有时仅有低热,易感疲倦。部分患者可出现神经衰弱症状,如精神不振、周身不适、失眠等。

**【体格检查】**

子宫后倾及活动度受限,可触及增粗的输卵管并有触痛,有时可触及囊性包块。

**【辅助检查】**

1. 影像学检查　B 超、CT、MRI 等可发现盆腔的异常解剖并判断包块性质(囊性或实性),能初步排除盆腔器质性病变。当盆腔炎已形成卵巢输卵管囊肿时,B 超可见腊肠形或曲颈瓶状的包块,壁薄。

2. 内镜检查　当考虑症状来源于下泌尿道或结肠、直肠,可行膀胱镜或结肠镜检查。

3. 腹腔镜检查　腹腔镜作为微创的直视诊断工具,可直观观察到盆腔病变并可取组织活检,被视为评估慢性盆腔痛不可缺少的手段。

**【诊断与鉴别诊断】**

1. 诊断

(1)有或无急性盆腔炎病史。

（2）下腹坠胀痛、腰痛等临床症状。

（3）子宫后倾并活动度受限，附件区压痛，有时可触及囊性包块。

（4）B超见盆腔慢性炎症改变，有时可见卵巢输卵管囊肿。

2. 鉴别诊断

（1）子宫内膜异位症：腹痛与月经周期有关，可表现为经量增多、痛经。超声波及腹腔镜检查可见异位的子宫内膜或巧克力囊肿。

（2）盆腔肿瘤：子宫内膜癌多见于绝经期女性，可有不规则阴道流血，子宫内膜诊刮可鉴别。卵巢癌可出现腹水、血清 CA125 增高，超声波、CT、MRI 及腹腔镜检查有助于诊断。

（3）慢性阑尾炎：右下腹疼痛、压痛和 / 或反跳痛，可有白细胞增高，超声波、CT、MRI 检查有助于明确诊断。

【治疗原则】

根据病情采取多模式综合治疗。包括患者教育、药物治疗、中医中药、针灸、理疗、神经阻滞、神经介入、手术治疗及心理治疗。

1. 药物治疗　联合使用非甾体抗炎镇痛药、弱阿片类药、抗惊厥药、抗抑郁药以及醋酸甲羟孕酮等药物。

2. 神经阻滞治疗　外周神经阻滞（腹股沟神经、生殖股神经、阴部神经等）、腰椎硬膜外腔阻滞、骶管阻滞、交感神经阻滞（下腹下神经丛及奇神经节），或在腹壁、阴道等局部注射局麻药、医用臭氧等，可取得较好镇痛效果。

3. 神经介入 / 调控治疗　对难治性盆腔炎疼痛，可采取射频神经调节或毁损、脊髓电刺激、鞘内药物镇痛治疗等。

4. 物理治疗　通过温热等生物效应改善盆腔组织局部血液循环，抗炎、止痛、促进组织修复。

5. 心理治疗　无明显器质性病变但有心理障碍者，应加强心理疏导、解除顾虑、增强治疗信心。

6. 手术治疗　非手术治疗方式无效，可根据病情采取手术治疗。

【康复和预后】

重视营养、加强锻炼、增强体质、劳逸结合以及针灸、按摩、局部保暖、盆底肌肉训练等可促进康复。慢性盆腔炎的预后一般较好。

（二）痛经

【概述】

痛经是指行经前后或月经期出现下腹部疼痛、坠胀，伴有腰酸或其他不适。分为原发性痛经和继发性痛经。原发性痛经指生殖器官无器质性病变的痛经，继发性痛经指由盆腔器质性疾病，如子宫内膜异位症、子宫腺肌病等引起的痛经。本节所指为原发性痛经。

**【临床表现】**

1. 原发性痛经在青春期多见,常在初潮后数月~2年内发病,30岁以后发病率下降。

2. 伴随月经周期规律性发作、以小腹疼痛为主要症状,疼痛呈痉挛性,一般不伴有腹肌紧张或反跳痛。

3. 疼痛在月经即将来潮或来潮后出现,以行经第1日疼痛最剧烈,持续2~3日缓解。

4. 可伴有恶心、呕吐、腹泻、头晕、乏力等症状,严重时面色发白、出冷汗。

**【体格检查】**

妇科盆腔检查无阳性发现。

**【辅助检查】**

B超、CT、MRI、子宫输卵管碘油造影等影像检查以及腹腔镜、宫腔镜检查可排除子宫内膜异位症、子宫腺肌症、盆腔炎等继发性痛经。

**【诊断与鉴别诊断】**

1. 诊断  月经期下腹坠痛,有时伴腰酸胀或股内侧放射痛,妇科盆腔检查无阳性体征即可诊断。

2. 鉴别诊断  原发性痛经需与子宫内膜异位症、子宫腺肌病、盆腔炎等引起的继发性痛经相鉴别。

**【治疗原则】**

痛经在青年女性中是常见疾病,未婚前痛经待年长尤其是生育后,痛经会逐渐消失,可不必治疗。但疼痛程度重、时间长已严重影响患者生活时就应当治疗。原发性痛经的治疗主要是对症治疗,以止痛、镇静为主。

1. 一般治疗  重视健康宣教,戒烟限酒,规律而良好的休息与睡眠,科学适度的锻炼,痛经时卧床休息、热敷下腹部,注意经期卫生。加强心理治疗,消除患者紧张情绪与顾虑。

2. 药物治疗

(1)口服避孕药:适用于要求采取避孕措施的痛经妇女,有效率可达90%以上。

(2)非甾体抗炎药:阿司匹林、对乙酰氨基酚、布洛芬、洛索洛芬钠、塞来昔布等。

(3)钙离子通道阻滞剂:经前预先服用或疼痛时舌下含服硝苯地平,但需注意头痛、心悸血压下降等不良反应。

3. 物理治疗  经皮电神经刺激(TENS),可用于药物治疗无效或有严重不良反应,或不愿接受药物治疗的患者。

4. 神经阻滞治疗  可进行星状神经节、腰交感神经节、上腹下神经丛等阻滞。

5. 手术治疗  非手术治疗无效的顽固性痛经患者,可行腹腔镜检查了解有无器质性疾病,同时可行子宫神经部分切除。

【康复与预后】

注意经期保暖,禁食寒凉饮食,睡前喝加蜂蜜的热牛奶;保持会阴、阴道清洁,注意经期卫生(禁游泳、盆浴、冷水浴);保持精神舒畅,消除恐惧心理;均可预防或减轻痛经的发生。

### (三) 子宫内膜异位症

【概述】

子宫内膜异位症是指有活性的内膜细胞在子宫内膜以外的部位生长所导致的一种常见妇科疾病。多发于育龄女性,绝经后异位病灶逐渐萎缩退化。主要发病机制是子宫内膜种植学说,主要病理变化为异位内膜周期性出血及其周围组织纤维化、形成异位结节,病变可波及所有盆腔组织和器官,以卵巢、子宫直肠陷凹、宫骶韧带等部位最常见,也可发生于腹腔、胸腔、四肢等处。主要症状有痛经、慢性盆腔痛、月经异常和不孕。

【临床表现】

1. 疼痛

(1) 痛经:最常见、最典型的症状,呈进行性加重,常于经前 1~2 天开始,月经第 1 天最剧烈,以后逐渐减轻,月经后停止。

(2) 性交痛:子宫直肠陷凹、阴道直肠隔的子宫内膜异位症可引起性交痛,表现为深部盆腔疼痛,经期排便次数增加、里急后重。

(3) 慢性盆腔疼痛:盆腔疼痛至少持续 6 个月,月经期疼痛可加重。

2. 月经异常　表现为月经过多、周期紊乱、经期延长或子宫不规则出血。卵巢功能失调(如排卵异常)是引起这些症状的主要原因。

3. 不孕　子宫内膜异位症患者不孕率约 40%~50%,多因输卵管周围粘连影响卵母细胞捡拾或卵巢病变影响排卵所致。

4. 其他　子宫内膜异位至身体不同部位可引起相应临床表现,异位至膀胱者,出现周期性尿频、尿痛、血尿;异位至腹壁瘢痕及脐部则出现周期性局部肿块及疼痛;异位至肠道可出现腹痛、腹泻或便秘,甚至有周期性少量便血。若异位至气管可出现月经时咯血,但较为罕见。

【体格检查】

妇科检查可发现子宫后倾粘连固定,一侧或双侧附件区扪及不活动囊性肿块、张力较大、压痛。在子宫直肠陷凹、子宫骶韧带或宫颈后壁触及压痛的硬性小结节。若阴道直肠隔受累,可在阴道后穹隆部位扪及触痛结节,严重者可看到结节突出呈黑紫色。

【辅助检查】

1. 实验室检查

(1) CA125(癌抗原 125)值测定:子宫内膜异位症患者 CA125 值可升高,其浓度与疾病的严重程度和临床过程相关,敏感性和特异性都较高,具有一定诊断价值,同时还可用于评估疗效。

(2)抗子宫内膜抗体(EMAb):EMAb 是子宫内膜异位症的标志抗体,血清 EMAb 的检测是诊断此病及疗效观察的有效方法。

2. 影像学检查

(1)超声波检查:可确定异位囊肿的部位、大小与形状。

(2)腹腔镜检查:能直观看见异位病灶并取活检明确诊断,还可根据腹腔镜检查或手术所见情况,对子宫内膜异位症进行分期与评分。

(3)X 线检查:盆腔充气造影、子宫输卵管碘油造影可协助诊断。

(4)磁共振成像(MRI):MRI 可多平面直接成像,直观了解病变部位、范围和侵犯的结构,具有较大价值。

【诊断与鉴别诊断】

1. 诊断 根据本病的特点,凡育龄妇女有进行性加剧的痛经或伴不孕史,妇科检查扪及盆腔内不活动包块或痛性结节,即可初步诊断为盆腔子宫内膜异位症。病情复杂者可进一步借助 CA125、EMAb 检测及影像学检查进行诊断。

2. 鉴别诊断 子宫内膜异位症应与卵巢癌、输卵管卵巢炎块、直肠癌等相鉴别(见相关章节内容)。

【治疗原则】

1. 药物治疗

(1)假孕疗法:大剂量孕激素或雌、孕激素联合诱导,使月经停止来潮。

(2)假绝经疗法:药物使子宫内膜产生类似绝经妇女内膜萎缩的现象。

(3)对症止痛:疼痛剧烈者,可服用非甾体抗炎药、弱阿片类镇痛药止痛。

2. 神经阻滞治疗 可采用星状神经节阻滞或上腹下神经丛阻滞。

3. 手术治疗 根据病情选择只切除有内膜异位的病变,而保留子宫与卵巢功能的手术;或切除子宫及双侧卵巢,达到真正永久性治愈的手术。

【康复与预后】

子宫内膜异位症重在预防。提倡适龄婚育(伴有痛经者应尽早生育),暂无生育计划的女性采取药物避孕;月经期严禁剧烈体育运动及重体力劳动、避免性生活;宫颈粘连者尽早治疗防止经血逆流;防止医源性子宫内膜异位症的发生。轻症的子宫内膜异位症预后良好,重症者只行保守手术则病情易反复,或可导致终身不育。

(杨晓秋)

六、睾丸痛

【概述】

睾丸痛(testicular pain)是指单侧或双侧睾丸发生的疼痛,是临床男性病常见的病症之一,主要原因包括睾丸扭转、睾丸炎、附睾炎、睾丸缺血、鞘膜积液、精索静脉曲张、睾丸肿瘤、睾丸结核、附睾结核等。睾丸痛常会影响重要生殖器官的正常功能,可导致男性不育。

**【临床表现】**

睾丸痛临床表现与发病原因密切相关。睾丸扭转典型症状为突发一侧阴囊内持续剧烈疼痛,可放射至同侧腹股沟或下腹部,常伴有恶心、呕吐。睾丸炎患者睾丸肿大疼痛,体温增高、畏寒、呕吐、头痛及下腹部疼痛。睾丸和附睾肿瘤引起的睾丸疼痛多表现为胀痛或坠痛。精索静脉曲张、精索鞘膜积液等引起的睾丸痛较轻,多表现为阴囊牵扯样疼痛。附睾结核一般发病缓慢,表现为阴囊部肿胀不适或下坠感,附睾尾或整个附睾呈硬结状,疼痛不明显,当形成寒性脓肿,阴囊局部出现红肿、疼痛。

**【体格检查】**

1. 睾丸扭转　睾丸呈横位上移,阴囊皮肤水肿充血、触痛明显。早期无附睾肿大,晚期睾丸、附睾均可肿大。

2. 睾丸炎和附睾炎　皮温增高,阴囊肿痛,可触到局部肿大的睾丸或附睾,有压痛,精索亦可肿胀。早期即有附睾、睾丸肿大。

3. 鞘膜积液　可分为三种类型:①睾丸鞘膜积液,阴囊内有光滑肿物,透光试验阳性,多不能触及睾丸;②精索鞘膜积液,精索部长圆形光滑肿物,透光试验阳性,可于肿物下端触及睾丸;③交通性鞘膜积液,在精索或睾丸部有透光试验阳性肿物,平卧位肿物可完全消失,站立位肿物出现。

4. 精索静脉曲张　临床上分为3度:1度触诊不明显,患者屏气增加腹压,才能摸到曲张静脉;2度触诊即可摸到曲张静脉,但外观正常;3度曲张静脉如成团蚯蚓,视诊及触诊均显而易见。

5. 睾丸肿瘤　常表现为睾丸肿大,有沉重感,质地可因肿瘤组织类型不同有所差异。

6. 附睾结核　可扪到肿大的附睾,质地较硬,有结节感,多与皮肤粘连,或与阴囊形成窦道。输精管可增粗,呈串珠样改变。

**【辅助检查】**

1. 放射性核素 $^{99m}$Tc　采用 $^{99m}$Tc 做睾丸扫描,可检测睾丸血流情况。

2. 超声　检查阴囊肿块以判定其性质,了解睾丸和附睾的位置关系。可显示血管血流情况,确定动静脉走向,用于诊断睾丸扭转。

3. CT　适用于睾丸及睾丸附件肿瘤的诊断与分期。

4. MRI　能显示被检查器官组织的结构和功能以及脏器血流灌注情况,可用于分辨肿瘤的良恶性,判断肿瘤浸润深度。

5. 肿瘤标志物检查　对睾丸肿瘤分期、愈后判断、疗效评定及监督复发至关重要。常用的肿瘤标志物有 AFP、β-HCG、乳酸脱氢酶等。

6. 血常规、尿常规、前列腺液等检查　协助诊断有无炎症、血尿、致病菌等。

【诊断与鉴别诊断】

1. 诊断　联合病史、体格检查、实验室检查和影像学检查,可以准确诊断睾丸痛。

2. 鉴别诊断　鞘膜积液应与腹股沟斜疝、睾丸肿瘤等相鉴别;睾丸扭转需与急性附睾-睾丸炎等相鉴别。

【治疗原则】

睾丸痛的治疗应在确定病因的基础上进行对因对症治疗。一时查不出原因,可行镇静、止痛等对症治疗。

1. 鞘膜积液治疗　以手术为主,婴儿及新生儿鞘膜积液有自愈可能,应随诊观察至1岁以后。

2. 睾丸扭转治疗　属急症,应在确诊后即进行手术治疗。

3. 精索静脉曲张治疗　1度者青少年精索静脉曲张,睾丸体积正常,不需治疗;2度者睾丸体积正常,可随诊观察体积变化;3度者应进行积极治疗。

4. 附睾炎治疗　急性附睾炎可采用局部热敷,托高阴囊,必要时行精索神经阻滞,并采用抗生素治疗。有脓肿形成者,需切开引流。慢性附睾炎多由急性附睾炎治疗不彻底而形成。

5. 睾丸肿瘤治疗应采取手术治疗。

6. 附睾结核治疗　早期附睾结核应用抗结核药物治疗,多可治愈。如果病变严重,疗效不好,可行手术治疗。

【康复和预后】

睾丸痛临床发病原因与临床表现多样,注意辨别病因,依据疾病特点,采用卧床休息、局部热敷、抬高阴囊、做提肛等促进康复。要调整心理状态,提高生活质量。睾丸疼痛预后与发病原因密切相关。

(程志祥)

## 七、间质性膀胱炎

【概述】

间质性膀胱炎(interstitial cystitis,IC)是一种累及膀胱全层的慢性非细菌性炎性疾病又称膀胱疼痛综合征。主要特征是膀胱黏膜下纤维化,伴有膀胱容量的显著性减少。其病因不明,目前有淋巴管梗阻学说、血栓性静脉炎伴膀胱急性感染学说、自身免疫结缔组织疾病学说及葡萄糖氨基聚糖缺乏学说等。

【临床表现】

好发于中年女性,主要表现为尿频、尿急、尿痛、盆底疼痛等,常伴性交痛。疼痛随膀胱充盈加剧,排空尿液后可暂缓,但不会出现急迫性尿失禁。有的伴有尿道阴道周围、肛周疼痛,性质多为钝痛、放射样抽痛、下坠样痛。长期膀胱容量减少可引起下尿路梗阻,严重时可导致继发性上尿路感染。

**【体格检查】**

一般无特征性阳性体征。部分患者膀胱充盈时耻骨上区压痛,阴道指诊膀胱有触痛。患者因长期疾病困扰而消瘦,伴有焦虑或抑郁情绪。

**【辅助检查】**

1. 疼痛问卷和排尿日记 最常用的是 O'Leary-Saint ICSI/ICPI[93] 或 10-pt Likert scale 量表。排尿日记可发现特征性的排尿症状。

2. 尿液检查 尿常规通常无异常,偶有少量血尿,少有脓细胞。如尿液检查有白细胞、脓细胞及细菌生长,提示合并尿路感染。

3. 尿脱落细胞学检查 适用于血尿或镜下血尿患者以及膀胱癌高危人群,以排除泌尿系肿瘤。

4. 膀胱残余尿超声检查。

5. 膀胱镜检查 是诊断 IC 的重要和关键方法,可与肿瘤、结石及细菌感染等鉴别。

6. 尿动力学检查 用于排除膀胱颈口梗阻及膀胱收缩乏力等,并可用于评估 IC 患者治疗效果。

7. 结合病史可分别行妇科检查、妇科影像、泌尿系影像、尿路造影、神经系统检查排除相关疾病。

**【诊断与鉴别诊断】**

1. 诊断 IC 的诊断属于排他性诊断,目前仍无特异性的血清学、泌尿系标志物、影像学以及活检病理能够确诊。最新的诊断定义为:在排除感染或其他疾病的前提下,一种持续 6 周以上的膀胱相关的不适症状合并下尿路症状。

2. 鉴别诊断

(1)感染和炎症性疾病:泌尿道感染,尿道憩室,巴氏腺感染,外阴前庭炎,结核性/嗜酸性膀胱炎,阴道炎。因 IC 病程长,最易与感染性疾病混淆,也可能同时合并感染。

(2)妇科疾病:盆腔恶性病变或者肿块(纤维瘤),子宫内膜异位症,经期疼痛,盆腔感染性疾病,生殖器萎缩。妇科检查、B 超及阴道镜等可辅助鉴别。

(3)泌尿系非感染性疾病:膀胱癌,原位癌,放射性膀胱炎,充溢性尿失禁,逼尿肌无力,前列腺痛,膀胱出口梗阻,尿石症,尿道炎。通过询问病史、腹部 CT 或 MRI、膀胱镜或尿动力检查等可鉴别。

(4)神经病变:逼尿肌反射亢进,帕金森病,椎间盘病变,椎管狭窄,脊髓肿瘤,多发性硬化,脑血管病变。通过神经系统查体、脊椎影像学可鉴别。

(5)其他病变:排尿功能障碍,外阴疼痛,疝,感染性肠道疾病,胃肠道肿瘤。

**【治疗原则】**

1. 推荐治疗原则

(1)一线治疗:全身放松/压力控制、疼痛管理、患者教育和自我护理/行为矫正药物治疗等。

(2)二线治疗:物理治疗、行为治疗、口服或膀胱灌注药物治疗和疼痛管理。

(3)三线治疗:麻醉下膀胱水扩张、经尿道膀胱 Hunner 溃疡电切或激光消融术和疼痛管理。

(4)四线治疗:膀胱壁内注射肉毒素 A、骶神经调节术和疼痛管理。

(5)五线治疗:环孢素和疼痛管理。

(6)六线治疗:为间质性膀胱炎的最后治疗手段,主要包括膀胱尿道全长切除及尿流改道术、疼痛管理。

2. 疼痛药物治疗

(1)口服药物:包括非甾体抗炎药、抗抑郁药物、抗组胺药、钙通道阻滞剂和戊聚糖多硫酸钠等。

(2)膀胱内药物灌注:可提高靶器官的药物浓度,减少全身不良反应。灌注药物主要包括肝素、二甲亚砜、羟氯生钠、硝酸银、卡介苗、局麻药物、透明质酸、辣椒辣素和肉毒毒素等。

3. 侵入性治疗 膀胱注水扩张治疗;经皮电刺激治疗;骶神经电刺激治疗;膀胱镜下微创穿刺给药;经皮胫后神经刺激。

4. 外科手术治疗 以上治疗方法无效的前提下,可选择合适的外科手术治疗。

5. 自我护理及心理行为治疗 可帮助患者减轻无助感,纠正患者对疾病的错误认识,减轻或控制焦虑症状。

【康复和预后】

IC 为多因素疾病,治疗方式很多且治疗方案因人而异,但目前尚无完全治愈的报道。约 90% 患者通过非手术治疗可控制症状,10% 的患者需要外科治疗。美国将 IC 列为残疾(disability code)。IC 易复发,发作期间应注意休息,避免诱发疼痛的动作,多饮水,戒烟限酒忌辛辣。

(冯智英)

## 八、溃疡性结肠炎疼痛

【概述】

溃疡性结肠炎疼痛主要是指由溃疡性结肠炎导致的急性和/或慢性腹痛。

溃疡性结肠炎(ulcerative colitis,UC)与克罗恩病都属于炎症性肠病,是一种病因不明确的发生于结肠的弥漫性、连续性和浅表性非特异性炎症。溃疡性结肠炎均起始于直肠,向上延伸至不同水平,病变主要局限于大肠黏膜与黏膜下层。临床表现为腹泻、黏液脓血便、腹痛。病情轻重不等,多呈反复发作的慢性病程。可发生于任何年龄,多见于 20~40 岁。本病在欧美国家多见,且有增多的趋势。我国发病率不高,但发病率有增高趋势。

【临床表现】

大多数溃疡性结肠炎起病缓慢,少数急性起病。病程呈慢性经过,表现为发作期与缓解期交替出现。临床表现与病变范围、病型及病期相关。腹泻和黏液脓血便可见于绝大多数患者,偶有便秘症状。轻型患者可无腹痛,或仅有腹部不适。中重型患者可出现全身表现和肠外表现如外周关节炎、结节性红斑、前葡萄膜炎等。严重患者可出现中毒性巨结肠、直肠结肠癌变、大出血等并发症。

有研究发现,腹痛在溃疡性结肠炎患者中的发生率并不如早前认为的那样低,超过一半的 UC 患者可能遭受疼痛的困扰。

【体格检查】

腹痛多位于左下腹,为轻、中度疼痛,或有压痛存在,排便后疼痛可缓解,伴有里急后重。病情严重者,可出现持续剧烈的腹痛。有时可触及痉挛的降结肠或乙状结肠。如果合并有腹肌紧张、反跳痛、肠鸣音减弱,应注意中毒性巨结肠和肠穿孔发生。

【辅助检查】

1. 血液检查 血沉加快和 C 反应蛋白升高是活动期的标志。

2. 粪便检查 目的在于排除感染性结肠炎,需反复多次进行。

3. 自身抗体检测 血中外周型抗中性粒细胞胞浆抗体(p-ANCA)和抗酿酒酵母抗体(ASCA)分别为 UC 和 CD 的相对特异性抗体。

4. 结肠镜检查 是诊断本病的重要手段之一。应行全结肠及回肠末端检查,观察黏膜变化,明确病变范围。

5. X 线钡剂灌肠检查 可辅助选择,重型患者慎用。

【诊断与鉴别诊断】

溃疡性结肠炎疼痛的诊断首先要明确溃疡性结肠炎的诊断。

一个完整的诊断应包括临床类型、临床严重程度、病变范围、病情分期及并发症。

应与以下疾病相鉴别:

1. 急性自限性结肠炎 各种细菌感染导致的炎症性疾病,抗生素治疗效果好。

2. 阿米巴肠炎 粪便可检出阿米巴滋养体或包囊,抗阿米巴治疗有效。

3. 血吸虫病 有疫水接触史,粪便检查可见血吸虫卵。

4. 克罗恩病 一般无肉眼血便,病变多位于回肠末端及邻近结肠。

5. 大肠癌 多见于中年以后,结直肠指诊可触及肿块,结肠镜或 X 线钡剂灌肠帮助鉴别。需要注意,溃疡性结肠炎也可发生结肠癌变。

6. 肠易激综合征 为功能性疾病,结肠镜检查无器质性病变证据。

7. 其他 感染性肠炎,缺血性肠炎,放射性肠炎,结肠憩室炎等。

## 【治疗原则】

治疗目的是控制急性发作,维持缓解,减少复发,防治并发症。

因溃疡性结肠炎同克罗恩病同属于炎症性肠病,因此其治疗原则及治疗方案与克罗恩病相同。

## 【康复和预后】

大多数溃疡性结肠炎疼痛患者都能够得到有效缓解。溃疡性结肠炎呈慢性过程,大部分患者反复发作,轻度及长期缓解者预后较好。部分患者通过手术治疗可获得根治。病程漫长者,需要注意癌变危险性增加,应做好随访和监测。

(谢广伦)

## 九、克罗恩病痛

## 【概述】

克罗恩病痛主要是指由克罗恩病导致急性和/或慢性腹痛。

克罗恩病(Crohn 病),是一种病因不明确的胃肠道慢性肉芽肿性疾病。病变可累及从口腔至肛门的各段消化道,但以末端回肠和邻近右侧结肠最为多见。本病活动期与缓解期交替,有终生复发倾向。部分患者迁延不愈,预后不良。本病在欧美国家多见,且有增多的趋势。我国发病率不高,但发病率亦有增高趋势。

## 【临床表现】

腹痛、腹泻和体重下降三大症状是克罗恩病的主要临床表现。大多数患者起病隐匿且缓慢,早期常常表现为腹部隐痛和/或间歇性腹泻,从发病到确诊往往需要数月至数年。少数患者可急性起病,表现为急腹症,酷似急性阑尾炎发作或急性肠梗阻。

克罗恩病痛主要表现为腹痛,多位于右下腹或脐周,间歇性发作,常为痉挛性阵痛伴腹鸣。进餐后加重,排便或肛门排气后缓解。可能与进餐引起胃肠反射或肠内容物通过炎症狭窄肠段,引起局部肠痉挛有关。

## 【体格检查】

常有腹部压痛,部位多在右下腹。如果出现持续性腹痛和明显压痛,提示炎症波及腹膜或腹腔内脓肿形成。全腹剧痛和腹肌紧张,提示病变肠段急性穿孔。

10%~20% 的患者可形成局部脓肿,于右下腹或脐周可触及腹部包块。如果包块固定,提示有粘连,可能形成内瘘。少数患者体检时可发现肛周或腹壁瘘管。

## 【辅助检查】

1. 实验室检查　贫血,且与疾病的严重程度一致。活动期可有白细胞水平增高,明显增高提示合并感染。粪便隐血试验常呈阳性。

2. 影像学检查　胃肠钡剂造影和钡剂灌肠检查,X 线表现为肠道炎性病变,可见黏膜皱襞粗乱,纵行性溃疡等,病变呈节段性分布。腹部超声、CT 及 MRI 等均可显示肠壁增厚,腹腔或盆腔脓肿,包块等。

3. 结肠镜检查 全结肠及回肠末端检查,可直视观察病变,有助于该病的早期识别,病变特征的判断,病变范围及严重程度的估计,并且能够取活检。对小肠病变常与 X 线检查互为补充。胶囊内镜提高了小肠病变诊断的准确性。

4. 活组织检查 对诊断和鉴别诊断有重要价值。

【诊断与鉴别诊断】

克罗恩病痛的诊断首先在于明确克罗恩病的诊断。

临床上,对于慢性起病,反复发作性右下腹或脐周痛,腹泻,体重下降,特别是伴有肠梗阻,腹部压痛,腹块,肠瘘,肛周病变,发热等表现者,应考虑本病。表现典型者,在充分排除各种肠道感染性或非感染性炎症疾病及肠道肿瘤后可作出临床诊断。

克罗恩病应与以下疾病相鉴别:

1. 肠结核 干酪样肉芽肿是肠结核的特征性病理组织学改变。对鉴别有困难不能除外肠结核的患者,可行诊断性抗结核治疗,如 2~6 周后症状明显改善,可诊断为肠结核。

2. 小肠恶性淋巴瘤 小肠恶性淋巴瘤可长时间局限在小肠,部分患者肿瘤呈多灶性分布,X 线胃肠钡剂造影,B 超或 CT 检查有助于二者的鉴别。

3. 溃疡性结肠炎 常有肉眼血便,病变连续,大多数都可累及直肠,较少形成包块。

4. 急性阑尾炎 腹泻少见,常有转移性右下腹疼痛。压痛局限于麦氏点。

5. 其他 如血吸虫病,阿米巴肠炎,缺血性肠炎,放射性肠炎,肠易激综合征,恶性肿瘤或其他原因引起的肠梗阻等。

【治疗原则】

克罗恩病痛的治疗需要制定针对疾病本身的治疗方案以及针对疼痛的治疗方案。大多数情况下,通过积极的治疗原发病便可减轻疼痛。常用的治疗克罗恩病的药物包括:氨基水杨酸类药物如柳氮磺吡啶,糖皮质激素,免疫抑制剂,抗菌药物和生物反应调节剂。

鉴于克罗恩病痛的疼痛发生机制较为复杂,包含了内脏痛、躯体痛和神经病理性疼痛,止痛治疗的方案主要包括药物治疗、微创治疗和心理行为干预治疗。

1. 药物治疗 包括非甾体抗炎药如 COX-2 抑制剂、解痉药及阿片类药物,目前都没有明确的证据支持应常规使用这些药物,临床上需根据患者的病情,慎重选择。三环类抗抑郁药、加巴喷丁和普瑞巴林必要时均可选用。

2. 微创治疗 包括针灸,神经阻滞和经皮电刺激治疗。

3. 心理行为干预治疗 包括认知行为治疗、催眠治疗、社会心理支持治疗。

4. 手术治疗 如患者存在穿孔或瘘管形成、梗阻、出血等并发症,需急诊手术治疗。

**【康复和预后】**

克罗恩病经治疗后可好转,也可自行缓解。多数患者反复发作,迁延不愈。大多数患者在病情得到控制后,疼痛都可明显缓解,少部分患者病情控制后仍存在慢性腹痛症状,需要长期辅助药物治疗。

(谢广伦)

### 十、盆腔疼痛综合征

**【概述】**

慢性盆腔疼痛(chronic pelvic pain,CPP)指男性或女性盆腔相关的结构中感觉到的慢性或持续性疼痛。它通常与负面的认知、行为、性活动和情感有关,伴随有下尿路症状以及肠道、骨盆底、妇科或性功能障碍的一类多因子疾病。CPP可分为具有明确病理学(如感染)的病症或癌症,称为"疾病相关盆腔疼痛",如前列腺癌;没有明显病理的病症,称为"慢性盆腔疼痛综合征(CPPS)"。CPPS中的疼痛感如集中在单个器官,则按部位分别称为前列腺痛综合征、阴囊疼痛综合征、睾丸疼痛综合征等,CPPS疼痛症状若不能定位于某个器官或出现在多个器官,则以CPPS命名。

**【临床表现】**

慢性盆腔痛一般为疼痛持续6个月以上(也有认为周期性发作3个月以上),局限在骨盆及其周围组织、盆腔脏器的疼痛。呈持续性间断发作的切割样,烧灼样,针刺样疼痛并有电击样痛和跳痛。直肠、阴道、睾丸、阴茎可有异感,痛觉超敏或过敏,病情迁延,疼痛逐渐加重。部分患者可伴有尿频、尿急、尿痛等膀胱刺激征、性功能障碍。长期的疼痛常使患者罹患不同程度的焦虑、抑郁。

**【体格检查】**

主要检查部位:肌肉与骨骼、骶髂关节、尾骨或骶骨,臀部和盆底筋膜压痛点,盆腔部位的皮肤、黏膜、筋膜、肌肉的触摸检查以判断疼痛部位与性质。直肠指诊检查或阴道检查可发现特殊区域触痛,肌痉挛或触痛点。肌肉骨骼和神经系统检查应该特别注意疼痛来源于骶髂关节和尾骨的可能性。外生殖器检查时可发现痛觉异常。

**【辅助检查】**

辅助检查的结果提示有无器质性病变,采用X线、超声、MRI扫描,盆腔镜、膀胱镜,阴部神经CT三维重建,诊断性药物治疗,心理咨询等检查手段协助诊断。

**【诊断与鉴别诊断】**

慢性盆腔疼痛综合征是症状性诊断,需要排除具体的疾病相关的盆腔疼痛,综合病史、体格检查、辅助检查及特殊检查做出诊断。

1. 病史　盆腔疼痛发生的时间、频率、性质。疼痛的诱因,注意疼痛与情绪变化的关系,疼痛与体位改变的关系。疼痛的部位,局限于盆腔某个特定器官或涉及盆腔多个器官。必要时用相关量化表进行量化、评价,如疼痛等级评分、抑郁评分、生活质量评分(QOL)、性功能障碍评分等。特殊的既往史,如是否遭受过性、躯体或情感虐待,疼痛出现时的社会-心理状态等都对诊断有很大作用。

2. 体格检查　检查盆腔周围的肌筋膜的压痛点及相关传导痛;直肠指诊或者阴道指诊了解盆底肌功能状况;肠鸣音听诊可提示肠道运动存在或消失;神经学检查可以提示神经系统病变或局部神经根病变的存在。

3. 辅助检查　包括实验室及影像学检查,实验室检查包括血液检查、尿液分析、炎症指标、激素检测及免疫学方面的检查等,影像学检查主要用于有无器质性病变的慢性盆腔痛的鉴别。

4. 特殊检查　盆腔镜检查能明确腹壁和骨盆底硬度和韧度,提示腹膜病变和局部肌肉与骨骼病变。内镜检查可以直接显露子宫颈与阴道病变。膀胱镜检查可以了解尿路的情况等。疼痛科的诊断性神经阻滞对于确定神经传导通路性疼痛和交感神经性疼痛可能有用。经阴道或会阴的阴部神经阻滞对于诊断阴部神经卡压综合征很有帮助。骶髂关节注射,奇神经节阻滞,尾骨神经阻滞和上腹下神经丛阻滞可能具有诊断意义。

5. 鉴别诊断　有明确病理改变的盆腔疼痛,如肿瘤、感染性疾病或是解剖学异常等,通过相关辅助检查易于发现,所以更需要鉴别的是无明显器质性病变且同样诉有盆腔区域的疼痛,鉴别是否存在其他更具决定性病因导致的疾病。如妄想性障碍中的疑病妄想,患者毫无根据地坚信自己患了某种严重躯体疾病,即使通过多次反复的医学检查验证都不能纠正其想法。此类患者查体多无明显异常,可有情绪波动大、缺乏对他人的信任感等特点,通过抗精神药物配合心理治疗,部分患者可以明显好转。

【治疗原则】

慢性盆腔疾病综合征发病机制复杂,最好的循证治疗是多学科综合治疗,包括泌尿外科、消化科、妇科、疼痛科、心理科、性医学科等共同参与。既有连续性又循序渐进,以防止身体和心理后遗症的发生。综合治疗包括保守治疗和非保守治疗。

1. 保守治疗

(1)物理治疗:盆底肌群锻炼、按摩、生物反馈、周围神经电刺激 TENS、冲击波治疗。

(2)药物治疗:抗炎止痛药;抗神经病理性疼痛药物;外用乳剂、贴剂等。

(3)心理治疗:心理咨询;认知行为治疗(催眠、自我训练);抗抑郁、焦虑药物治疗。

2. 非保守治疗 主要针对顽固性疼痛。

(1) 外周神经阻滞、奇神经阻滞、椎管内阻滞等,局麻药单次阻滞或连续阻滞,若阻滞有效,可考虑进一步采取射频神经调节或毁损治疗。椎管内给予局麻药或阿片药物,如有效可考虑予植入给药系统(如鞘内吗啡泵植入)。

(2) 神经根刺激试验若治疗有效,可考虑神经电刺激镇痛或脊髓电刺激。

【康复和预后】

对有病因的患者急性期进行规范治疗,病情可有效控制,部分患者因疾病的复杂性可转成慢性盆腔痛,故需要指导患者了解疾病形成和转归,有针对性地克服不良习惯,消除患者紧张情绪及相关社会因素,解除心理压力,积极参与有利于身心的活动,提高机体抵抗力。盆底肌群锻炼是 CPPS 的一线治疗方案,可鼓励患者及早进行,可以有效提高患者生活质量和性功能,改善预后。

(吴玉莲)

十一、腰痛/血尿综合征

【概述】

腰痛-血尿综合征(loin pain-hematuria syndrome,LPHS)是一种罕见疾病(患病率低于 0.07%),受累患者通常为年轻女性。无基础获得性肾小球疾病时发生的 LPHS 为原发性,而存在获得性肾小球疾病时发生的 LPHS 为继发性。LPHS 引起血尿和疼痛的可能病因包括肾血管疾病、凝血病、肾血管痉挛、自身免疫性因素和精神病理学。

【临床表现】

LPHS 临床表现为持续或反复发作的腰痛和血尿,有些患者仅有腰痛或仅有血尿。极少数情况下,疼痛发作伴有低热和排尿困难,但无泌尿道感染。部分 LPHS 患者还具有某种躯体形式疼痛障碍和可能的觅药行为。

1. 腰痛 腰痛为烧灼痛或跳痛,多局限于脊肋角,也可放射至腹部、腹股沟区或大腿内侧。运动可诱发或加重疼痛,疼痛发作时常伴恶心和呕吐。

2. 血尿 多数患者会经历至少一次肉眼血尿发作,常伴有疼痛加重。肉眼血尿和疼痛可持续数周至数月。一些患者在血尿消失后疼痛仍然持续。

【体格检查】

疼痛局限于肋脊角,轻叩时加重,由于肌肉长期痉挛,可导致肋脊区肌肉压痛。有些患者体征不明显。

【辅助检查】

尿常规检查可见异形红细胞,主要为棘红细胞,伴有或不伴红细胞管型,这两种情况都提示血尿为肾小球来源。肾功能检查、影像学检查和膀胱镜检查多正常。肾脏活检可鉴别原发性 LPHS 与继发性 LPHS。

【诊断与鉴别诊断】

1. 诊断

(1)呈典型 LPHS 疼痛,即疼痛严重、单侧或双侧、持续或反复发作、局限于肋脊角、轻叩时加重且长时间存在(6 个月或更长)。

(2)如果过去发生过肾结石,则当前应没有结石阻塞泌尿道。应至少有 2 次腰痛发作期间进行的肾脏影像学检查确认不存在尿道梗阻。

(3)几乎所有尿液分析都存在血尿。

2. 鉴别诊断

(1)感染和炎症:急性、慢性肾盂肾炎、肾乳头坏死、肾或肾周脓肿。

(2)梗阻:肾结石、输尿管囊肿、多囊肾病。

(3)肿瘤:肾细胞癌、移行细胞癌、肾错构瘤。

(4)创伤 / 损伤。

(5)反复性肾血栓栓塞,如见于心房颤动中。

(6)子宫内膜异位症、左肾静脉压迫(胡桃夹综合征)等。

【治疗原则】

1. 使用血管紧张素转化酶(ACE)抑制剂或血管紧张素受体拮抗剂(ARB)抑制血管紧张素可能降低血尿和疼痛发作的频率和严重程度。

2. 考虑到与肾结石的关联,LPHS 患者应该进行代谢性结石的诊断性检查以评估肾结石的风险。若发现异常,应进行相应治疗。

3. 疼痛控制药物(非阿片类和阿片类药物)和介入治疗一般与其他慢性疼痛综合征患者相似。如果有必要使用阿片类药物,推荐咨询疼痛专科医师。如果患者保持 3 个月或更长时间没有疼痛发作,推荐逐渐缓慢降低阿片类药物维持剂量。

4. 神经阻滞镇痛、腹腔神经丛阻滞、下胸段背根神经节脉冲射频等治疗方法。

5. 保守治疗疼痛控制不满意,充分考虑适应证、风险 / 获益比后,有创疗法如鞘内药物输注系统、外科肾脏去神经术等亦可用于治疗重度慢性疼痛综合征。慎重选择外科肾脏去神经术。自体肾移植的长期结局可能优于外科肾脏去神经术。

6. 其他如输注硫代硫酸钠、输注生理盐水、输注多巴胺和口服西地那非来增加肾血流量的疗法。这些干预措施均未能快速缓解疼痛。

【康复和预后】

患者避免诱发 LPHS 疼痛的活动,高钙尿症患者应避免饮酒、摄入低盐、低嘌呤醇饮食或减少肉类摄入、低枸橼酸盐尿症患者应用枸橼酸钾。尚不完全清楚原发性或继发性 LPHS 的自然病程。大多数患者的 LPHS 最终会消退。

(马 柯 徐江涛)

# 第三节 机械性内脏痛与血管源性疼痛

## 一、肾及输尿管绞痛

### 【概述】

肾及输尿管绞痛是指外伤、肿瘤、结石、感染或医源性植入物等原因引起的肾区或输尿管走行区剧烈疼痛。疼痛原因主要包括：①输尿管结石或支架移位、摩擦、嵌顿致疼痛感受器受牵拉；②尿道梗阻致输尿管扩张、肾盂积水、肾盂内压增加牵拉肾包膜引起疼痛；③输尿管或肾盂黏膜及平滑肌受压缺血使炎症递质释放，激活疼痛感受器；④急性输尿管梗阻后，渗透的尿液进入肾皮质及周围组织中，也可能是诱发疼痛的原因之一。

### 【临床表现】

典型的临床表现为突然发作的剧痛，可始于肋脊角处腰背部或上腹部或肋骨下缘，沿输尿管向下腹部、腹股沟、大腿内侧、睾丸或阴唇区放射。发作时常伴恶心呕吐、大汗淋漓、面色苍白、血尿等。体位变动可加重或缓解疼痛，因此患者可能会不断改变体位以减轻疼痛。疼痛最明显处往往是梗阻发生的部位。随着结石或梗阻物排出，疼痛可瞬间消失。

### 【体格检查】

患者取平卧位时，患侧输尿管走行区可有压痛。肾区可有叩击痛和深压痛。肾盂积水或积脓时，肾脏触诊质地柔软和富有弹性，有时有波动感。

### 【辅助检查】

1. 影像学检查 泌尿系超声、腹部肾输尿管膀胱平片、CT 平扫、磁共振尿路成像等，明确病因、判定肾脏损伤程度等。CT 平扫为急诊非妊娠患者首选，如怀疑肿瘤性疾病，则可进一步行增强 CT 等检查。

2. 血清学检查 血常规、血生化、血淀粉酶测定、血人绒毛膜促性腺激素测定、血培养，可明确感染情况，排除其他急腹症相关疾病。

3. 尿液检查 结石和肾脏损伤时可有血尿表现；肾组织损伤时可释放大量乳酸脱氢酶，尿中含量可升高；尿培养可发现感染源；如怀疑肿瘤性疾病，可行尿脱落细胞学检查等。

4. 造影检查 泄性尿路造影是诊断上尿路梗阻的"金标准"。其他还有顺行/逆行肾盂造影、Whitaker 试验（评估肾盂内压）和核素肾图检查等。

### 【诊断与鉴别诊断】

1. 脊椎及肌肉疾病 骨折患者有明确病史，腰椎间盘突出表现为下腰痛及神经根性症状，咳嗽及打喷嚏可加重；脊柱炎及脊椎肿瘤，一般表现为慢性疼痛，脊柱体检有明显压痛或叩痛。脊柱旁组织病变和脊神经根病变也会有腰骶部酸痛等表现,但一般为弥漫性疼痛、钝痛,脊柱影像学可反映病变性质和部位。

2. 盆腔疾病 男性前列腺疾病及女性子宫附件炎等均可引起腰骶部疼痛,伴小腹坠胀感及盆腔压痛。急性卵巢囊肿扭转及破裂、异位妊娠、急性盆腔炎等也会引起剧烈的腰骶部疼痛。通过 B 超、血清学检查及妇科检查等可鉴别。

3. 消化系统疾病 胃及十二指肠溃疡后壁穿孔可致腰背肌痉挛性疼痛,可伴相对应脊椎区域疼痛。急性胰腺炎为中上腹部疼痛,可向左侧腰背部放射,前倾弯腰时疼痛可减轻,平卧位加重;溃疡性结肠炎和克罗恩病于胃肠功能紊乱时可出现下腰痛。

4. 其他泌尿系统疾病 肾盂肾炎主要表现为发热、肾区疼痛、膀胱刺激征、恶心呕吐等,尿常规检查可见血尿、脓尿、蛋白尿,尿细菌培养阳性。脓肾以畏寒、高热、腰痛、腰部肿块症状起病,膀胱镜下可见患侧输尿管口喷脓液。肾周围炎表现为发热、患侧腰部疼痛及肌紧张,肾区压痛及叩击痛,感染易蔓延,形成脓肿后可出现全身中毒症状。超声及 CT 检查可定位。

治疗肾及输尿管绞痛是镇痛和解除肾盂输尿管平滑肌痉挛,同时对结石等原发病进行治疗。

1. 药物治疗

(1)镇痛药物非甾体抗炎药(NSAIDs)和麻醉性镇痛药等。

(2)钙离子通道拮抗剂:硝苯地平等。

(3)肾上腺皮质激素。

(4)α1 阻滞剂:坦索罗辛等。

(5)M 受体阻滞剂:抑制乙酰胆碱,松弛平滑肌,解除血管痉挛,改善微循环如阿托品等。

(6)黄体酮,可松弛输尿管平滑肌。

(7)中药:金钱草等排石方剂。

2. 硬膜外腔神经阻滞 对药物无法控制的疼痛,可采取硬膜外腔神经阻滞的方法,在消除疼痛的同时解除输尿管痉挛,另有可能帮助松弛输尿管平滑肌,促进结石排出。

3. 微创介入或手术治疗

(1)对外伤导致肾绞痛的患者,视肾脏损伤情况进行 DSA 栓塞、输尿管支架置入甚至肾切除手术。

(2)对明确由结石导致输尿管绞痛的患者,可进行体外冲击波碎石、输尿管镜碎石、经皮肾镜碎石等手术治疗。处于梗阻急性感染期的患者,需在有效抗感染治疗的同时行患侧输尿管支架置入术或经皮肾穿刺造瘘术,通畅引流。

(3)对存在先天性泌尿系统畸形、输尿管狭窄、结核及肿瘤的患者,应在镇痛解痉的同时,制定针对病因的相应手术策略。

(4)对于输尿管支架置入术后因支架造成的输尿管绞痛,若药物治疗无明显效果,可视疾病情况移除支架管。

【康复和预后】

肾及输尿管绞痛直接与病因相关,解除原发病因之后疼痛自然解除。

(冯智英)

## 二、肠系膜缺血疼痛

【概述】

慢性肠系膜缺血疼痛是指反复发作的餐后上腹部或脐周围疼痛,可伴有恶心、呕吐等,常为老年人,有心脏病或周围血管病的病史。男性多于女性。慢性肠系膜缺血疼痛是腹痛的少见病因,但误诊漏诊及延误诊治将导致灾难性并发症的发生,这类患者死亡率高达60%~80%。

【临床表现】

慢性肠系膜缺血疼痛患者会呈现多种症状,包括腹痛,餐后痛,恶心或呕吐,腹泻或便秘;进食后30~60分钟开始腹痛,有些会出现"食物恐惧"。随着病情的进展,症状可逐渐加重呈持续性钝痛和痉挛性绞痛。改变体位如蹲位或俯卧位疼痛可减轻;体力活动可促发腹部疼痛,间歇跛行等;病程长者出现慢性病容,营养不良,消瘦。

【体格检查】

体检多无特殊体征,约80%的患者上腹部听诊可闻及收缩期杂音。病程长者出现慢性病容,营养不良,消瘦。腹部柔软,无压痛。

【辅助检查】

常规的血液化验可正常或有营养不良的相关记录。

1. 超声检查 排除肝胆胰系统及泌尿系统疾患。

2. 腹部平片 可排除胆囊结石、泌尿系统结石。

3. 内镜检查 排除消化性溃疡及消化道肿瘤。

4. 血管造影诊断 本病的最可靠方法,对疑有本病者行选择性腹腔动脉、肠系膜上动脉及肠系膜下动脉造影术。

5. 张力测定法 餐前和餐后张力测定法测定小肠壁内pH值为诊断肠道缺血提供了有效手段。

【诊断与鉴别诊断】

典型的临床表现,餐后发作性上腹痛,常不敢多食而致体重下降,肠系膜动脉造影可以确诊。老年人,有动脉粥样硬化病史者提示潜在的可能。

由于临床表现不典型,多数检查项目正常,容易忽视血管造影检查,故早期诊断十分困难。慢性肠系膜缺血疼痛应与以下疾病相鉴别:

1. 胃溃疡发作有周期性,易发生在初春及秋末,上腹痛多在餐后0.5~1小时,1~2小时后逐渐自行缓解,服用抗酸药及黏膜保护剂疼痛可缓解,胃镜检查可确定。

2. 慢性胰腺炎与本病相似,腹部超声、CT、MR、ERCP及腹部平片检查可鉴别。

3. 膈下弓状韧带压迫综合征多见于青年女性,男女之比1:3,腹部可闻及较响亮的收缩期吹风样杂音,血管造影见受压或狭窄、远端扩张,无动脉粥样硬化。

还应与胰腺癌、胆道疾患,肾绞痛、局限性肠炎、假膜性肠炎,胃肠道肿瘤等鉴别。

【治疗原则】

治疗原发病,消除病因。

1. 药物治疗以扩张血管,减低血液黏滞度及抑制血小板黏附、聚集为原则,改善肠管血液循环,缓解临床症状。

2. 疼痛科专科治疗包括交感神经阻滞如腹腔神经丛阻滞。

3. 手术治疗经内科保守治疗无效,采用的手术方式有动脉内膜剥脱、自体大隐静脉或人工血管旁路移植、血管再植术。

4. 介入治疗气囊血管成形术或放置钛合金支架,适用于体弱难以承受手术者。

【康复和预后】

轻症者以扩张血管,降血脂,降低血液黏滞度,抑制血小板黏附等治疗,可缓解症状。重症者内科保守治疗无效,需行介入或手术治疗,大多可改善症状,预后较好。

(欧阳碧山)

# 第十二章

# 血管性疼痛疾病

## 第一节　红斑性肢痛症

【概述】

红斑性肢痛症是一种少见的、阵发性血管异常扩张性疾病,以灼热、疼痛、红斑和皮温增高为特征的临床疾病,反复发作。红斑性肢痛症发病机制可能与自主神经,或血管神经功能紊乱有关。病变导致肢端小动脉扩张,充血,刺激邻近的神经末梢产生临床症状。红斑性肢痛症可分为原发和继发两种。原发红斑性肢痛症约占 60%,发病率为 0.36~1.1/10 万,其病因及发病机制尚未完全明了,目前认为是一种常染色体显性基因遗传病,其易感基因在染色体 2q31-32 上,主要为钠离子通道异常。继发性红斑性肢痛症继发于某些疾病,多见于红细胞增多症、血小板增多症、恶性贫血等血液系统疾病,以及风湿性关节炎、系统性红斑狼疮、血栓闭塞性脉管炎等自身性免疫性疾病,还可见于多发性硬化、脊髓疾病、糖尿病、AIDS、一氧化碳中毒、心力衰竭、高血压、痛风以及轻型蜂窝织炎等疾病。本节主要指前者,即原发红斑性肢痛症。

【临床表现】

多见于青少年。以肢体远端阵发性血管扩张、皮温增高、皮肤发红和剧烈烧灼样疼痛为主要临床表现。病变主要累及双下肢为主的四肢末端,少数患者可仅见于单侧。疼痛呈持续性钝痛,伴烧灼痛。受热、环境温度升高以及夜间时疼痛加重,发作时肢体浸泡于冷水中,静卧休息或将患肢抬高,疼痛可减轻或缓解。局部无感染表现,病情严重者可出现肢体溃疡或坏疽。

【体格检查】

可见患肢皮肤潮红,皮肤温度升高、血管扩张、轻度肿胀,但局部无感染表现,足背动脉与胫后动脉搏动正常。病程长者,患肢可出现皮肤与指甲变厚,肌肉萎缩及感觉减退等神经损伤的表现。

【辅助检查】

1. 一般实验室检查　如血常规、肝、肾功能、血糖等常无异常,血中 5-HT 含量常增高。

2. 微循环检查　可见肢端微血管对温热反应增强,毛细血管内压升高,管腔明显扩张,甲皱毛细血管襻模糊不清。

3. 皮肤临界温度试验　将手或足浸泡在 32~36℃水中,若有肢体皮肤发红及剧烈疼痛症状出现或加重,即为阳性。

【诊断与鉴别诊断】

原发红斑性肢痛症诊断要点:

1. 反复发作的肢体发红、灼痛和四肢发热症状。

2. 受热后疼痛加剧,冷敷后疼痛减轻。

3. 无局部感染炎症。

4. 除外继发红斑性肢痛症。

5. 基因检测可明确诊断。

原发红斑性肢痛应注意与以下疾病相鉴别:

1. 雷诺综合征　为血管神经功能紊乱引起的肢端小动脉发作性痉挛,本病有以下特点:大多为青年女性;发病部位多为手指,且常为对称性发病;患肢动脉搏动正常,既便病程较长,指(趾)端也很少发生坏疽;一般受冷或情绪激动后发作。

2. 血栓闭塞性脉管炎　绝大多数为青壮年男性,50 岁以前发病,且有吸烟史。主要为血流不足引起的症状,受冷时症状加重,足背动脉搏动消失或减弱。

3. 小腿红斑病 / 冻伤　寒冷为发病诱因,红斑以小腿为主,无明显疼痛。

4. 法布里病　为系统性疾病,除自主神经系统功能失常以外,尚有其他脏器(肾脏、皮肤、眼部、心血管系统等)受累表现。

【治疗原则】

红斑性肢痛目前尚无理想的治疗方法,其治疗原则为控制疼痛,减少发作频率。本病对各类镇痛药物以及疼痛微创治疗的反应差异大,在治疗过程中应体现个体化原则。

1. 一般治疗:急性期应卧床休息,避免久站,抬高患肢,局部冷敷或将肢体置于冷水中,以减轻疼痛。

2. 药物治疗

(1)阿司匹林,可口服小剂量阿司匹林抑制血小板集聚。

(2)抗抑郁药,如文拉法辛或阿米替林。

(3)5- 羟色胺拮抗剂,如美西麦角等。

(4)神经营养药物,比如 B 族维生素。

(5)钠离子通道阻断药,如抗心律失常药利多卡因,美西律。实际上近年来新型钠离子通道阻断药如 PF-05089771,TV-45070 正受到广泛关注,被认为有可能是治疗本病的特效药物。

（6）其他：钙通道拮抗剂（尼莫地平、地尔硫䓬）、钙通道调节剂（加巴喷丁）、β受体阻滞剂（普萘洛尔、氧烯洛尔）等也对本病有治疗作用。

3. 疼痛微创手术治疗：可行腰交感神经节毁损／切断术或脊髓电刺激术，部分患者有持久疗效。

## 【康复和预后】

目前本病尚无特效治疗方法，药物治疗或者是腰交感神经毁损／切断术可缓解症状，但无法治愈本病。随着疾病的逐渐进展，肢体会出现组织损伤，比如溃疡、坏死甚至坏疽。患者也可能出现自残行为，生活质量严重下降。

（宋　涛）

# 第二节　肢端发绀症

## 【概述】

肢端发绀症（acrocyanosis）又称手足发绀症。是一种原因不明，以持续性手足远端发绀、皮肤温度降低而四肢脉搏正常为特征的末梢血管舒缩功能障碍性疾病。根据发病原因可分为原发性与继发性肢端发绀症。原发性可能与血管神经中枢失调有关，发性多见慢性阻塞性肺气肿、真性红细胞增多症、糖尿病、多种免疫系统疾病及某些恶性肿瘤和病毒感染性疾病。本节主要指原发性肢端发绀症。

## 【临床表现】

本病多见于青春期女性。表现为四肢末端受凉后颜色变紫、发凉或湿冷、多汗，手指较足趾更易出现。症状多呈持续性，无麻木及疼痛，在温暖环境或手、足按摩后发绀程度可减轻，但不完全消失，情绪激动或遇冷后加重。易发生冻疮，可伴发网状青斑，但无肢端溃疡、坏死等营养障碍性改变。

## 【体格检查】

受累的手和足呈红、蓝色花纹状，伴有多汗及轻度感觉过敏或肿胀，患肢动脉搏动良好。

## 【辅助检查】

本病无特异性辅助检查，阻抗血流图检查、动静脉超声检查可帮助排除其他疾病。

## 【诊断与鉴别诊断】

典型的肢端发绀症诊断一般不困难，双手和／或双足肢端发绀，局部皮温降低发凉，不伴疼痛、麻木不适，寒冷环境下加重，温热环境下减轻，但发绀不会完全消失，排除可能引起继发性肢端发绀的疾病因素，即可诊断为原发肢端发绀症。

本病应与以下疾病相鉴别：

1. 雷诺病与雷诺现象 是血管神经功能紊乱所致的肢端小动脉痉挛性疾病,一般呈间歇性发作。其发病过程有典型的肢端皮肤颜色规律性变化,即苍白 - 发绀 - 潮红 - 正常颜色,此过程中同时伴有局部发凉、麻木、针刺样疼痛等不适,长时间患病可致指端皮肤营养不良。皱微循环检查、阻抗血流图检查、激发试验结果为阳性。雷诺现象是继发于原发疾病的雷诺病。

2. 血栓闭塞性脉管炎 是一种血管闭塞性病变,主要侵犯末梢动脉、静脉,多见于青壮年男性,多有重度吸烟或受寒史,下肢最常受累,往往有间歇性跛行,疼痛异常剧烈。

3. 网状青斑症 主要表现为四肢特别是双下肢皮肤对称的、持续性斑片状或网状青紫,常伴有麻木、疼痛,患肢动脉搏动良好。

【治疗原则】

1. 一般治疗

(1)保持良好的心理状态,避免情绪波动,适当体育锻炼,防寒保暖,局部按摩等可以改善病情。

(2)物理治疗:采用红外线、激光、微波超声波、超短波等物理治疗改善微循环。

2. 药物治疗

(1)全身治疗:可选用血管扩张药物盐酸酚苄明片和妥拉唑啉等治疗,也可应用维生素 $B_1$ 和维生素 $B_2$ 等。中医辨证论治,给予养血通脉方剂或针灸治疗。

(2)局部治疗:局部皮损可外用 10% 樟脑霜、2% 硝酸甘油软膏等,温经散寒中药局部涂搽。

3. 神经阻滞治疗:通过注射局部麻醉药改善自主神经功能。

(1)交感神经阻滞:星状神经节阻滞治疗上肢肢端发绀症;腰交感神经节阻滞治疗下肢肢端发绀症,可以单次反复给药或置管持续给药。

(2)硬膜外阻滞(包括骶管阻滞):根据发病部位选择阻滞节段,可以单次给药也留置导管持续给药治疗。

4. 神经调制治疗 通过物理电场刺激调节自主神经功能。

交感神经脉冲射频调制治疗:星状神经节脉冲射频调制治疗上肢肢端发绀症;腰交感神经节脉冲射频调制治疗下肢肢端发绀症。

【康复和预后】

积极参加体育锻炼,冬季应注意肢端保暖,防止受冷;避免饮酒、浓茶和咖啡,戒烟,平时忌食生冷食品;保持乐观情绪,避免不良精神刺激。本病一般预后良好。

（王云霞）

# 第三节 动脉硬化性闭塞症

## 【概述】

动脉硬化性闭塞症是一种发生在全身动脉系统的慢性疾病,该病是由于动脉内膜、中膜发生退行性、增生性改变使血管壁变硬缩小、失去弹性,以及动脉粥样硬化斑块形成引起动脉狭窄、闭塞,肢体远端血流进行性减少或中断,进而导致肢体慢性缺血,并最终出现间歇性跛行、静息痛、肢端溃疡和肢体坏疽。吸烟、糖尿病、高血压病、高脂血症等是发病的危险因素,而发病机制主要有损伤及平滑肌细胞增殖学说、脂质浸润学说、血流动力学学说、遗传学说等。因该病多合并心脑血管疾病,治疗风险大,致残率及致死率高。

## 【临床表现】

下肢动脉硬化性闭塞症一般多发生于 50 岁以上人群,本病早期可无明显症状,偶有下肢远端肢体的皮温略低,或受冷后抽筋等症状。之后逐渐出现下肢发凉、间歇性跛行症状,这是下肢动脉硬化性闭塞症的特征性症状。这种跛行的症状可以不是疼痛,而是乏力、酸痛、沉重等表现。随着时间的延长和病情的加重,出现症状的距离会越来越短。病变进一步发展,则出现静息痛,即在患者休息时就存在肢端疼痛,平卧及夜间休息时容易发生。最终肢体可出现破溃、溃疡,并伴随剧烈疼痛。如果缺血情况仍旧不能得到改善,溃疡会逐渐加重,最终发展为坏疽。临床可采用 Fontaine 分期或 Rutherford 分期方法。后者由轻至重分为 0-6 共 7 个等级。

## 【体格检查】

可见患肢皮肤(尤其是足部)苍白,抬高患肢后更为明显。皮肤发凉,温度明显减低,皮肤干燥、脱屑、皲裂,趾甲增厚。足背动脉与胫后动脉搏动减弱或消失。疾病晚期,可见足部 / 趾端组织缺损、非愈合性的溃疡,或者有局灶性坏疽。

## 【辅助检查】

1. 红外热图检查 显示患肢缺血部位灰度较暗,出现异常的"冷区"。

2. 节段性动脉收缩压及脉波描记节段性测压 能了解肢体各节段的动脉收缩压。下肢动脉硬化性闭塞症常表现为患肢腘动脉或肱动脉以下血压降低。如病变仅限于下肢,踝 / 肱指数(ABI,正常值为 0.91~1.30)可反映患肢缺血的严重程度。

3. 经皮氧分压测定 通过测定局部组织的氧分压,可了解局部组织的血流灌注情况,评价缺血程度;并可用来判断肢端溃疡、伤口的愈合趋势,经皮氧分压过低,提示伤口不易愈合。

4. 彩色多普勒超声 为基本的筛查诊断手段。

5. CT 血管成像(CTA) 可清晰显示血管走行、形态及管腔粗细,对狭窄部位做出准确判断,是本病的首选检查方法。

6. 磁共振血管成像技术(MRA) 亦能为下肢动脉硬化性闭塞症提供明确的影像学诊断,但对动脉硬化斑块的分辨能力差,容易高估狭窄程度导致假阳性。

7. 动脉造影 为本病诊断的金标准,能确切显示病变部位、范围、程度、侧支循环情况。血管成像检查要关注到髂腹部动脉状况,这对决定下肢血管重建手术很有意义。

【诊断与鉴别诊断】

动脉硬化性闭塞症的典型临床表现,配合无创或有创血管检查,一般即可诊断。

需与以下疾病相鉴别:

1. 腰椎管狭窄症 本病亦可表现为间歇性跛行,容易与下肢动脉硬化性闭塞症相混淆,但本病肢体动脉搏动正常,下肢动脉血管检查无狭窄出现,且腰椎MRI/CT有明显腰椎管狭窄表现。

2. 血栓闭塞性脉管炎 多见于青年男性,有吸烟史,伴游走性血栓性浅静脉炎,累及四肢中小动脉,造影的典型表现为中小动脉节段性闭塞,而在病变的动脉之间,可见管壁光滑的正常动脉。

3. 雷诺综合征 为血管神经功能紊乱引起的肢端小动脉发作性痉挛,本病有以下特点:大多为青年女性;发病部位多为手指,且常为对称性发病;患肢动脉搏动正常,即便病程较长,指(趾)端也很少发生坏疽;一般受冷或情绪激动后发作。

【治疗原则】

动脉硬化是一种全身性疾病,应整体看待和治疗,总体原则为改善肢体供血,减轻或消除疼痛,延迟或者避免截肢,提高患者生活质量。

1. 药物治疗 常用药物包括:抗血小板聚集药,如阿司匹林、氯吡格雷等;血管扩张及促进侧支循环形成的药物,如西洛他唑、己酮可可碱、前列腺素类药物以及沙格雷酯等。

2. 手术治疗 目的是重建动脉血流通道,改善肢体血供。一般用于近心端狭窄或闭塞,而远心端有流出道的患者。

(1)动脉内膜剥脱术:适用于动脉局限性狭窄、闭塞,根据病变血管直径决定是否选择补片成形。该术式优点在于不需放置支架及人工血管等植入物,费用低。

(2)动脉旁路转流术:对于长段病变,内膜剥脱术创伤过大,而且通畅率不满意,可考虑行动脉旁路转流术。

3. 微创介入治疗

(1)经皮腔内球囊扩张术(血管成形术)和支架植入术:目前多数文献认为支

架植入优于单纯腔内球囊扩张术,大多数学者推荐髂总或髂外动脉狭窄闭塞病变适合一期植入支架。且对于膝下动脉病变,也推荐进行动脉腔内治疗,并已经很大程度上取代了外科手术。因膝下动脉病变动脉管腔较细且接近动脉树末梢,血流速度慢,远端流出道不良等原因,无论采用何种方式,较膝上动脉病变来说,膝下动脉病变疗效差。

(2)交感神经毁损术:交感神经兴奋引起血管痉挛,腰交感神经毁损可使下肢血管扩张及开放更多的侧支循环,进而改善下肢血液供应。此种方法对于早期病变有较好疗效,但如果 ABI 小于 0.3,则改善缺血效果不佳,但短期镇痛效果尚可。

(3)脊髓电刺激疗法:为本病的有效治疗方法,膝下动脉管腔较细且接近动脉树末梢,远端流出道不良使得保守治疗和交感神经毁损无效,甚至外科重建方法也不能奏效,而脊髓电刺激治疗往往能取得较好效果。本治疗方法除能够起到确切的镇痛效果外,尚有避免或延迟截肢的作用。

【康复和预后】

下肢动脉硬化性闭塞症的治疗是一种综合治疗,应以去除危险因素和运动治疗为基础。着眼于全身情况、根据病情和病变形态选择合适的治疗方式。

(宋 涛)

# 第四节 血栓闭塞性脉管炎

【概述】

血栓闭塞性脉管炎(Buerger 症)是发生在中小动静脉的周期性、节段性、非化脓性炎症性血管闭塞性疾病,常伴血栓形成。病变多数发生在四肢血管,尤以下肢常见。目前本病病因以及发病机制不明,吸烟被认为是主要诱因,它可引发针对血管内皮细胞的免疫应答和炎性损伤,并导致血栓形成。近年来,关于免疫系统在本病发病中的作用也受到广泛关注。临床表现主要为患肢缺血、疼痛、间歇性跛行、足背动脉搏动减弱或消失和游走性表浅静脉炎,严重者可出现肢端溃疡与坏死。本病男性多见,好发于青壮年,以吸烟者为多。

【临床表现与体格检查】

1. 疼痛 为本病突出的症状。由于血管痉挛,患肢(趾、指)出现疼痛,呈针刺、烧灼、麻木感。随着肢体动脉狭窄程度加重,会出现间歇性跛行,甚至静息痛。此时疼痛呈持续性,疼痛程度严重,尤以夜间为著。患肢抬高疼痛加重,下垂后则略有缓解。一旦患肢发生溃疡、坏疽、继发感染,则疼痛更为剧烈。

2. 皮肤发凉、皮温降低 患者肢体对冷敏感,会出现肢体皮肤温度降低。

3. 皮肤色泽改变 动脉缺血可致皮色苍白,肢体抬高后更为明显。伴有浅层血管张力减弱而皮肤变薄者,尚可出现潮红或青紫。

4. 游走性血栓性浅静脉炎　约有半数患者发病前或发病过程中可反复出现游走性血栓性浅静脉炎,可作为血栓闭塞性脉管炎的特征表现。

5. 肢体营养障碍　常表现为皮肤干燥、脱屑、皲裂;汗毛脱落、出汗减少;趾(指)甲增厚、变形、生长缓慢;肌肉萎缩、肢体变细。严重时可出现溃疡、坏疽。

6. 肢体动脉搏动减弱或消失　常见于足背动脉。也可出现在胫后动脉、腘动脉或尺动脉、桡动脉、肱动脉。

7. 溃疡或坏疽　见于疾病晚期,是肢体缺血的严重后果,常发生于趾(指)端。

**【体格检查】**

发病时可见患肢皮肤苍白伴有疼痛,抬高患肢后疼痛加重,下垂后略有缓解。也可出现患肢/足潮红或青紫,多见于皮肤变薄者。足背动脉与胫后动脉搏动减弱或消失。可反复出现游走性血栓性浅静脉炎。大多数患者皮肤干燥,趾(指)甲增厚,疾病晚期可出现肢体溃疡、坏疽。

**【辅助检查】**

1. 红外热图检查　见第三节"动脉硬化闭塞症"。

2. 节段性动脉收缩压及脉波描记节段性测压　见第三节"动脉硬化闭塞症"。

3. 经皮氧分压测定　见第三节"动脉硬化闭塞症"。

4. CT血管成像(CTA)　可清晰显示血管走行、形态及管腔粗细,对狭窄部位做出准确判断,本病导致的动脉管腔狭窄主要位于远端的中小动脉。

5. 磁共振血管成像技术(MRA)　没有动脉硬化斑块影响,敏感性以及特异性较高。但空间分辨率低,容易高估狭窄程度导致假阳性且走行迂曲的动脉显示不佳。

6. 动脉造影　可清楚显示动脉病变的部位、程度和范围以及侧支循环情况,是诊断血栓闭塞性脉管炎的"金标准"。

**【诊断与鉴别诊断】**

诊断血栓闭塞性脉管炎时,除外其他动脉阻塞性疾病是诊断的关键。大多数血栓闭塞性脉管炎患者具有以下临床特点:绝大多数为青壮年男性,50岁以前发病,且有吸烟史;肢体足背和/或胫后动脉搏动减弱或消失且辅助检查支持下肢缺血的诊断;肢体有游走性浅静脉炎的病史或临床表现;初发时多为单侧下肢,以后累及其他肢体;除吸烟外,一般没有其他动脉粥样硬化的危险因素。

需与以下疾病相鉴别:

1. 动脉硬化性闭塞症　本病亦多发于下肢,称为下肢动脉硬化闭塞症。但本病患者年龄多大于50岁,常伴有高血压、糖尿病、冠心病,病变部位大多为大、中型动脉,很少侵犯上肢动脉,CTA显示动脉有不规则的钙化影,无游走性血栓性浅静脉炎的表现。

2. 雷诺综合征　为血管神经功能紊乱引起的肢端小动脉发作性痉挛,本病有以下特点:大多为青年女性;发病部位多为手指,且常为对称性发病;患肢动脉搏动正常,既便病程较长,指(趾)端也很少发生坏疽;一般受冷或情绪激动后发作。

3. 多发性大动脉炎 见于青年女性,变常累及多处大动脉,活动期常有低热、红细胞沉降率增快,血管造影显示主动脉主要分支开口狭窄或阻塞。

【治疗原则】

血栓闭塞性脉管炎治疗原则为综合治疗,目标为改善肢体供血,减轻或消除疼痛,延迟或者避免截肢,提高患者生活质量。

1. 非手术疗法

(1)戒烟,防止受凉、受潮和外伤,戒烟能够明显降低本病截肢的风险。

(2)运动疗法 患肢作 Buerger 运动,以促进侧支循环的建立。

(3)药物治疗 可通过血管扩张剂、前列腺素扩张血管改善血流,抗血小板药、抗凝药来抑制血栓形成,用激素来控制血管炎症反应,延缓血管病变的进展,但是它们的疗效尚未得到广泛的确认。

(4)高压氧治疗以及肢体负压疗法 可改善肢体血供。

2. 外科手术/腔内血管成形治疗 血栓闭塞性脉管炎最有效的治疗方法是动脉重建手术,但由于本病主要累及中、小动脉远端,动脉重建手术往往缺乏合适的远端流出道。因此无论是血管内膜剥脱术、旁路转流术、经皮腔内血管成形术的疗效均不佳。

3. 微创疗法

(1)交感神经毁损术 见第三节"动脉硬化性闭塞症"。

(2)脊髓电刺激疗法 见第三节"动脉硬化性闭塞症"。

(3)动脉穿刺置管,尿激酶定向注射,可改善血栓高危因素,促进侧支循环重建。

【康复和预后】

本病常在肢端造成严重损害,甚至截肢而致残,但本症并不侵袭冠状动脉、脑动脉和内脏动脉。因此本症对患者的生命并无显著的影响。虽经过各种治疗方法,但本病的综合截肢风险仍然较高,5 年为 25%,10 年为 38%,20 年为 46%。近年来,血栓闭塞性脉管炎发病率呈降低趋势,但有吸烟史的中青年男性若出现下肢缺血性症状,应做血管检查,以免延误治疗。

(宋 涛)

# 第五节 雷 诺 病

【概述】

雷诺病(Raynaud's disease)称雷诺综合征(Raynaud's syndrome),是一种由寒

冷或情绪变化等因素诱发,以发作性手指(足趾)皮肤苍白、发绀然后变为潮红为特征的一组综合征,常伴有肢端严重刺痛,肤色正常后疼痛可消失。可由多种疾病引起没有特别原因者称为原发性雷诺综合征或雷诺病,继发于其他疾病者则称为继发性雷诺综合征。

【临床表现】

雷诺病好发于 20~40 岁之间,男女比例约为 1:5~10。手指发病多于足趾,多数情况下左右肢体对称性发病,且以上肢为主,但也可在下肢发生或四肢同时发病,其他还可见舌头、耳垂、鼻尖和乳头部位。寒冷是常见的诱发因素,因此冬季和居住在寒冷地区的人多发。此类患者往往偏头痛的发病率很高,原因不清楚,某些患者情绪变化亦可诱发。

经典发作的表现分为三个期:①指(趾)动脉痉挛致血流停止,出现指(趾)苍白,有时变黄和麻木;②血流缓慢恢复,因血氧饱和度低,指(趾)出现发绀;③指(趾)动脉舒张,管腔完全再开放,因反应性充血,指(趾)变为潮红,此期可伴有烧灼、跳痛感,然后变为正常颜色。一般情况下发作可自行终止,如因回到温暖环境或将患处浸入温水中而终止,亦可通过揉擦或挥动患肢使发作终止。发作结束后,指(趾)可有搏动感和麻木感。

【体格检查】

1. 观察患者手指(趾)颜色的变化。通过冷水试验,典型发作时,以掌指关节为界,表现为手指发凉、苍白、发紫、继而潮红。

2. 检查外周动脉或 Allen 试验,排除阻塞性血管疾病。

3. 寻找组织营养不良的迹象,如指甲的变化、有无冻疮、手指溃疡。

4. 寻找其他相关疾病的迹象,明确有无继发性雷诺综合征。

5. 检查双臂血压,是否有不对称。

【辅助检查】

1. 血管无创性检查　如:激光多普勒血流测定,表现为患侧血流动力学指标(如收缩期峰值流速(SPV)、舒张末期流速(EDV)、阻力指数(RI)和搏动指数(PI)等)存在显著性差异。

2. 激发试验

(1)冷水试验:将手指或足趾置于 4℃的冷水中一分钟,可诱发手指或足趾发凉、苍白、发紫、继而潮红等一系列变化,并伴有局部冷、麻针刺样痛感。

(2)握拳试验:两手握拳 1 分钟,然后上肢屈肘平腰松开双手,也可诱发上述症状。

(3)缚臂试验:将血压计袖带缚于上臂,测量血压后从收缩压降低 1.33kPa,维持 5 分钟;释放后观察手指皮色变化情况。此法是利用压力刺激诱发血管痉挛,简便易行,但诱发率较低。

3. 红外热成像　对患者的肢端末梢血流情况及血管功能情况进行检测。前期手指发凉、苍白、发紫、热图表现为双手指低温缺血,平均温度降低;后期指端皮肤潮红、热图表现为双手弥漫性高温充血,平均温度升高。

4. 心率变异性 可表现为心率变异性降低,收缩间期变短,有助于诊断与鉴别诊断。

5. 指动脉造影 可显示肱动脉远端和尺、桡动脉近端血液流速明显减缓。

【诊断及鉴别诊断】

1. 诊断

(1)多发于青年女性。

(2)两侧对称指或趾出现间歇性苍白、发绀和潮红,温暖后症状缓解。

(3)发作由寒冷或情感刺激诱发。

(4)肢端疼痛表现为灼痛、麻木、恢复过程可感胀痛。疼痛范围一般与神经支配无关。

(5)激发试验阳性。

(6)冻疮可与原发性雷诺综合征并存,手指溃疡往往是继发性雷诺综合征表现。患者一般无坏疽,即使有仅限于指尖皮肤。

(7)发作间歇期,疼痛可完全消失,但仍存在指或足趾麻木等循环障碍症状。

(8)无其他引起血管痉挛发作疾病的证据。

(9)部分患者有明确的家族史。

对于继发性雷诺综合征患者来说,早期诊断很重要,可以预防病情进一步加剧。

2. 鉴别诊断

(1)原发性和继发性雷诺综合征的鉴别。原发性雷诺综合征多数认为与长期受凉、神经兴奋有关,继发性雷诺综合征多伴有风湿免疫性疾病、结缔组织病、动脉粥样硬化、内分泌疾病(如甲减)、某些药物性疾病、吸毒史、肿瘤、职业性疾病等。

(2)雷诺病也应与其他周围血管病的鉴别。如与特发性手足发绀症、网状青斑、红斑性肢痛症见相关章节、冻疮、Achenbach 综合征、非冻结性冷伤等相鉴别。此外,还应与正常人在寒冷环境下体表血管暂时痉挛进行鉴别。

【治疗原则】

雷诺病治疗原则是缓解症状,改善生活质量。药物治疗并不是必需的,宣教以及避免诱发因素很关键。

1. 一般治疗 患肢保暖,防止手脚受凉,尽可能避免水中操作,避免损伤和疲劳,适当加强营养,吸烟者应戒烟。

2. 物理疗法 可用光疗、热疗、按摩、熏洗(活血止痛散或四阳止痛洗剂)等,改善血液循环,调节神经功能。

3. 药物治疗 硝苯地平是目前治疗雷诺病的一线用药,起始 10~20mg,

口服,每日 3 次;维持治疗选择缓释剂型药物作用更平稳且副作用小;因副作用停药者,在严重血管痉挛发作时可临时舌下含服。其他药物包括:罂粟碱30~60mg,皮下或肌内注射,每日 2 次;盐酸苄唑啉 20~30mg,每日 4 次;海特琴(双氢麦角碱)0.25mg,每日 0.75~1.5mg;酚卡明 10~20mg,每日 1~2 次;烟酸 50~100mg,每日 3~4 次;利血平 0.25mg,每日 3~4 次;血管舒缓素 10U,每日 30~90U;前列腺素 $E_1$ 静脉滴注,以及内皮素 1 受体拮抗剂。

4. 交感神经阻滞及毁损术　采用局麻药行交感神经阻滞具有一定疗效,下肢病变阻滞腰交感神经节,上肢病变可行星状神经节或 $T_2$~$T_4$ 交感神经节阻滞术。如阻滞效果不稳定,可行化学毁损术。

5. 手术疗法　对药物或神经毁损治疗无效的雷诺病患者,也可考虑采用胸或腰交感链切断术。

【康复和预后】

雷诺病应避免寒冷刺激、情绪激动,并戒烟。经药物和手术治疗后,一般预后较好。继发性雷诺综合征则取决于原发病的治疗效果和预后,由自身免疫性疾病引起的继发性雷诺综合征,一般预后较差。

(姚　明)

# 第六节　血栓性静脉炎

【概述】

血栓性静脉炎是血液在静脉内不正常凝结或伴有非化脓性炎症引起的静脉回流障碍性疾病。病变主要累及四肢浅静脉和深静脉。血栓性静脉炎常见的原因:见于手术、创伤、静脉置管或介入诊疗、静脉滴注高渗溶液和刺激性强的药物等导致静脉损伤;长期卧床、肢体制动、心力衰竭、腹腔压力增高、下肢静脉曲张引起静脉内血流减慢造成缺血、缺氧致静脉壁受损;烧伤、脱水、休克、妊娠、恶性肿瘤、凝血因子增多等血液高凝状态促使静脉内血液凝集等。上述危险因素可以单独存在,也可以同时存在,协同作用。分为血栓性浅静脉炎和血栓性深静脉炎。

【临床表现】

1. 血栓性浅静脉炎(SVT)　多发生于上、下肢浅静脉,受累静脉局部出现疼痛、红肿、灼热,管壁变硬变厚,常可摸到痛性索状硬条或串珠样结节,腔内有血栓但不易脱落。

当浅静脉周围出现炎症反应时,可伴有发热等全身症状。急性期过后局部皮肤遗留色素沉着和无痛性硬性索状物。

2. 血栓性深静脉炎　血栓性深静脉炎其血栓多为血液瘀滞和高凝状态所致,血栓与管壁粘连不牢固,易脱落造成肺梗死,又称为"深部静脉血栓形成"

（DVT）。临床上有些患者以肺栓塞（PE）为首发症状。

临床上根据发病时间，把 DVT 分为急性期、亚急性期和慢性期。急性期是指发病 14 天以内；亚急性期是指发病 15~30 天；慢性期是指发病 30 天以后。

急性下肢 DVT：患肢的突然肿胀、疼痛，软组织张力增高、皮肤温度增高。严重的下肢 DVT，可出现股青肿，是下肢 DVT 中最严重的情况，临床表现为下肢极度肿胀、剧痛、皮肤发亮呈青紫色、皮温低伴有水疱，足背动脉搏动消失，全身反应强烈，体温升高。如不及时处理，可发生休克和静脉性坏疽。

慢性期可发展为血栓后综合征（PTS）：出现患肢的沉重、胀痛、静脉曲张、皮肤瘙痒、色素沉着、湿疹等，严重者出现下肢的高度肿胀、脂性硬皮病、经久不愈的溃疡。

3. 游走性血栓性静脉炎　多发生于青壮年男性，一般认为是血栓闭塞性脉管炎的早期表现或者恶性肿瘤的表现。主要发生在下肢浅静脉，以小腿浅静脉和足部浅静脉为多见。浅静脉疼痛、红肿等呈游走性、间歇性反复发作。游走性血栓性静脉炎可累及内脏静脉和肢体深静脉。

【体格检查】

1. 血栓性深静脉炎急性期

（1）患肢呈凹陷性水肿、软组织张力增高、皮肤温度增高，在小腿后侧和 / 或大腿内侧、股三角区及患侧髂窝有压痛。

（2）发病 1~2 周后，患肢可出现浅静脉显露或扩张。

（3）静脉血栓一旦脱落，可随血流漂移、堵塞肺动脉主干或分支，根据肺循环障碍的不同程度引起相应 PE 的临床表现。

2. 血栓性深静脉炎慢性期　患肢的沉重、胀痛、静脉曲张、皮肤瘙痒、色素沉着、湿疹等。

3. 血栓性浅静脉炎　急性期沿病变的浅静脉局部出现疼痛、红肿、灼热，常可摸到痛性索状硬条或串珠样结节；静脉远端肢体水肿，受累静脉周围组织及皮肤有炎症改变，患处炎症吸收消退后，局部皮肤遗留色素沉着和无痛性硬性索状物。

【辅助检查】

1. 血浆 D- 二聚体测定　血液中 D- 二聚体的浓度升高，敏感性较高、特异性差。可用于急性 VTE 的筛查、特殊情况下 DVT 的诊断、疗效评估和 VTE 复发的危险程度评估。

2. 彩色多普勒超声检查　敏感性、准确性均较高，是 DVT 诊断的首选方法，适用于筛查和监测。连续两次超声检查均为阴性，对于低度可能的患者可以排除诊断，而对于高、中度可能的患者，建议做血管造影等影像学检查。

3. CT 静脉造影　主要用于下肢主干静脉或下腔静脉血栓的诊断，准确性高。

4. 磁共振静脉成像　能准确显示髂、股、腘静脉血栓,但不能很好地显示小腿静脉血栓。

**【诊断与鉴别诊断】**

1. 血栓性浅静脉炎

(1)诊断:根据患者病史、症状、体征和危险因素,所有 SVT 患者需考虑是否同时合并 DVT。多普勒超声是确诊 SVT 的首选检查,有助于隐匿性 DVT 的诊断。血液检查可确定获得性或先天性高凝状态或转移肿瘤,尤其在非静脉曲张 SVT。

(2)鉴别诊断

淋巴管炎:肢体有红,肿,疼痛,但红斑性条纹向区域淋巴结扩散;常伴有发热,淋巴结痛或浅表性真菌感染(足癣)。

2. 血栓性深静脉炎

(1)诊断:对近期有手术、严重外伤、骨折或肢体制动、长期卧床、肿瘤等病史的患者,出现下肢肿胀、疼痛、小腿后方和 / 或大腿内侧有压痛时,提示下肢 DVT 的可能性大。实验室检查和影像学检查,明确诊断,以免漏诊和误诊。

(2)鉴别诊断

1)下肢淋巴水肿:淋巴水肿早期表现为凹陷性水肿,组织张力比静脉血栓引起的下肢肿胀,但皮温正常。中晚期淋巴水肿由于皮下组织纤维化,皮肤粗糙变厚,组织变硬呈团块状,一般不出现如色素沉着,溃疡。

2)下肢局部血肿:下肢外伤后,局部形成血肿,也表现为下肢肿胀,由于血肿治疗和静脉血栓治疗相反,需要注意鉴别,血肿有外伤史,肿胀局限,极少累及整个下肢,伴有疼痛,后期皮肤可见瘀斑或皮肤泛黄,彩色多普勒超声检查有助于鉴别。

3)急性动脉栓塞:动脉栓塞发生在肢体时表现为疼痛、麻木、苍白厥冷,活动疼痛加剧,动脉搏动减弱或消失,彩色多普勒超声检查有助于鉴别。

**【治疗原则】**

总的治疗原则是抗凝消栓,改善血液循环,消除局部炎症,缓解疼痛,预防血栓脱落导致肺栓塞。

1. 一般治疗

(1)浅静脉血栓性静脉炎,病情轻者可适当活动,病情重者应卧床休息,抬高患肢,热敷,理疗,局部涂抹中药等,以利于静脉血液回流。

(2)深静脉血栓性静脉炎治疗的主要目的是预防血栓脱落导致肺栓塞。要绝对卧床,抬高患肢,保持大便通畅,避免用力、活动导致血栓脱落。

2. 抗炎镇痛治疗　阿司匹林既有消炎镇痛作用又有抗血小板聚集的作用。选用阿司匹林肠溶片,布洛芬等消炎镇痛药物口服。必要时可选用醋酸泼尼松片,口服,消除局部炎症。

3. 抗凝治疗　为 DVT 的早期治疗和基本治疗方法。抗凝药物:普通肝素、低分子肝素、维生素 K 拮抗剂和新型口服抗凝剂。高度怀疑 DVT 者,如无禁忌,可先抗凝治疗。其他静脉活性用药:包括黄酮类、七叶皂苷类、类肝素抗栓药物、降纤药物巴曲酶等。

4. 溶栓治疗 急性近端 DVT,全身状况好、预期生命 > 1 年和低出血并发症的危险,可立即进行溶栓治疗。常用溶栓药物尿激酶。溶栓方法:包括导管接触性溶栓和系统溶栓。

5. 手术取栓 出现股青肿时,应立即行手术取栓或机械血栓清除术(PMT)等治疗。

6 下腔静脉滤器置入 对于抗凝治疗有禁忌或有并发症,血管成像显示有血栓脱落风险,或在充分抗凝治疗的情况下仍发生 PE 者,建议置入下腔静脉滤器。

7. 物理治疗 压力治疗,血栓清除后,患肢可使用间歇加压充气治疗或弹力袜,可促进静脉回流,减轻淤血和水肿,是预防深血栓形成和复发的重要措施。

【康复和预后】

DVT 的主要不良后果是 PE 和 PTS,甚至导致死亡。DVT 患者需长期抗凝等治疗以防止血栓蔓延和 / 或血栓复发。PTS 是一种慢性进展性疾病,一般在 DVT 发病 6 个月后出现。

(王云霞)

# 第七节 网 状 青 斑

【概述】

网状青斑(livedo reticularis)是一种由多种原因引起的皮肤局部血液循环失调性血管疾病。其主要的发病机制及病理改变为局部血管舒缩功能紊乱,致使细小动脉痉挛内膜增生、血液淤滞、血液黏度增加,从而出现皮肤局限性紫蓝色网状青斑。持久的功能性血管改变发展成器质性病变时称为网状青斑血管炎。

根据其发病特点,分为原发性与继发性网状青斑。原发性网状青斑症病因不明,多发于正常儿童和青年女性。继发性网状青斑症多继发于自身免疫性风湿病,如结节性动脉周围炎、系统性红斑狼疮、类风湿关节炎,以及血液黏滞性增高的疾病与静脉回流障碍性疾病等。

【临床表现】

原发性网状青斑多发生于儿童及青年女性,对称性分布于下肢近端,有时可发生在躯干及上肢。寒冷季节引起患者疾病发作或加重,预热后症状减轻或消失。发作时肢体冷感、发胀、刺痛、麻木和感觉异常,局部温度较低,呈青紫色网状变化。严重时,由于皮肤缺血严重而坏死,出现溃疡,并因血供差而不易愈合。若损害持续存在,溃疡会演变成网状青斑性血管炎。原发性网状青斑可分为间隙性网状青斑和持续性网状青斑。

继发性网状青斑多发生于中年女性,其皮肤损害与原发性网状青斑相似,但不典型也不易消失。同时伴有某一种原发性疾病表现,会局限于某个特定部位或广泛的对称性分布。部分网状青斑可导致血管病变,出现斑点状紫色斑或丘疹,其通常发展为溃疡,随后几周甚至几个月的时间里就会慢慢地痊愈,最后留有白色萎缩。

【体格检查】

特有的皮肤紫红色或紫蓝色网状花斑,遇寒冷或肢体下垂时花斑明显,遇热或上举、抚摸时斑纹减轻或消失。

【辅助检查】

网状青斑目前尚缺乏特异性辅助检查。原发性网状青斑症实验室检查一般无异常,红外热成像及心率变异性检查有助于诊断。继发性网状青斑症还应进行全血细胞计数、凝血功能、血沉、CRP、纤维蛋白原、抗核因子、抗 DNA 抗体、类风湿因子、抗磷脂抗体和免疫球蛋白检测以明确继发性疾病。下肢多普勒超声检查非常重要。

【诊断与鉴别诊断】

根据特有的皮肤紫红色或紫蓝色网状花斑及遇寒冷明显,遇热减轻或消失的变化,即可诊断网状青斑。

原发性网状青斑应与以下疾病相鉴别:

1. 继发性网状青斑症　有原发病的临床表现,且网状青斑不易消失。

2. 雷诺病　此病多见于女性。多始发于手部,始发于足部者罕见。发病时手足冰冷,肤色具有苍白,青紫和潮红三相变化,常伴有麻木针刺感。发作间隙期,指(趾)可有疼痛和酸麻烧灼感。由于长期反复发作,营养障碍,指(趾)端出现浅表性坏死或溃疡,疼痛比较剧烈。皮肤颜色的改变与网状青斑并不同。

3. 手足发绀　手足皮肤持续呈对称性发绀色,触之湿冷,冬季加重,多发生于青年女性,患肢脉搏正常等为本病特点。

【治疗原则】

原发性网状青斑症状不需要特殊治疗,注意防寒保暖,缓解患者焦虑,简单的对症处理即可。

继发性网状青斑症主要治疗原发病,同时可给予改善皮肤微血管的药物及局部保暖,避免或立即停用刺激性药物,必要时用血管舒张药(妥拉唑林、烟酸)、抗血小板聚集(阿司匹林)、降低血液黏滞度药(蝮蛇抗栓酶,低分子右旋糖酐、曲克芦丁、山莨菪碱等),非甾体抗炎药(洛索洛芬钠、美洛昔康、塞来昔布等)以及活血化瘀中药(丹参、川芎)。高压氧治疗也有一定疗效。

【康复和预后】

注意防寒保暖,缓解患者焦虑。对原发性网状青斑,因其自然预后较好,病程一般持续数月至数年可自然缓解。继发性网状青斑预后因病因不同而异。

（姚 明）

# 第八节 胸、腹主动脉瘤疼痛

【概述】

胸、腹主动脉瘤疼痛不是独立的一种疾病,而是由胸或腹主动脉瘤突然增大甚至破裂而牵拉或压迫周围组织所引起的疼痛综合征。疼痛部位因动脉瘤位置而不同,胸主动脉瘤引起的疼痛大多位于胸骨后或者肋间,而腹主动脉瘤引起的疼痛多位于腹部脐周,两肋部或腰部。一般认为疼痛是瘤壁张力增加,引起动脉外膜和 / 或后腹膜的牵引,压迫邻近的躯体神经所致。巨大的胸、腹主动脉瘤当瘤体压迫 / 侵蚀脊柱,亦可引起神经根性疼痛。本病起病隐袭,临床表现不典型,具有极大的临床风险。值得注意的是,突然的剧烈胸、腹痛往往是主动脉瘤破裂或急性扩张的特征性表现。

【临床表现】

1. 疼痛 动脉瘤部位的不同可导致不同部位的疼痛。主要有:

(1)胸痛:胸主动脉瘤最常见的症状,一般不严重,多为胀痛或跳痛,系动脉瘤膨出增大、牵拉或压迫周围组织所引起。

(2)腹痛:约 1/3 的腹主动脉患者会出现腹痛,多位于腹部脐周,两肋部或腰部,疼痛的性质可为钝痛、胀痛、刺痛或刀割样疼痛。

(3)根性疼痛:巨大主动脉瘤的瘤体可压迫 / 侵蚀脊柱,胸骨、肋骨以及神经,此时可能出现根性疼痛

值得注意的是,突然的剧烈撕裂样疼痛、且不因为体位变动而缓解,常常是主动脉瘤破裂或急性扩张的特征性表现。

2. 邻近脏器压迫症状 动脉瘤对邻近脏器的压迫可以产生相应的症状。如动脉瘤增大压迫食管 / 气管可出现吞咽 / 呼吸困难;压迫肺部组织导致胸闷;压迫肠道出现腹泻 / 腹胀 / 肠梗阻等。

3. 休克 主要为动脉瘤突然破裂或急性扩张导致。

4. 其他伴发症状:可合并如高血压、冠心病、肾衰竭、阻塞性肺病、脑部疾病和截瘫等。

【体格检查】

动脉瘤部位的不同可出现不同的临床体征

1. 阻塞性动脉疾患导致的血管杂音 由狭窄的动脉产生的杂音可在动脉瘤上面听到。偶尔,动脉瘤膨胀阻塞下腔静脉或一支髂静脉,导致单侧或双侧下肢静脉回流受阻和水肿。

2. 局部叩痛 胸主动脉瘤患者可在背部脊柱区出现叩痛。

3. 腹部搏动性肿块 腹主动脉瘤患者在腹部可扪及膨胀性搏动性肿物且伴有轻度压痛感。

4. 神经系统体征 胸主动脉瘤压迫脊神经可导致相应神经支配区域感觉减退。

【辅助检查】

1. 胸/腹部 X 线片 胸片可见增宽的纵隔或见到动脉瘤壁钙化影。

2. 彩色多普勒超声 能够判断腹主动脉瘤的大小以及有无附壁血栓形成。

3. 血管成像(CTA 和 MRA) 能够明确动脉瘤的部位大小及受累血管情况，可分辨动脉瘤有无分层。

4. 食管内超声检查(TEE) 可显示胸主动脉瘤的情况以及夹层动脉瘤真、假腔。

5. 动脉造影 根据动脉造影可确定动脉瘤大小、范围、累及脏器情况、侧支循环建立情况以及确定动脉瘤分型。

【诊断与鉴别诊断】

动脉瘤的早期诊断较为困难，但是一旦出现剧烈疼痛，一般意味着动脉瘤的破裂或急性扩张，只要医师意识到有此类疼痛，那么诊断本病应属不难。主要强调早期、及时诊断。突然出现的胸部/腹部剧痛，扪及膨胀性搏动性肿块，听诊时闻及胸/腹部杂音，或/且合并压迫症状可帮助医师迅速诊断。B 超可用于初步筛查，而血管成像/造影可以直接确诊。

一旦血管成像/造影确诊之后，本病通常不需要进行鉴别诊断。

【治疗原则】

出现疼痛症状的动脉瘤，不论动脉瘤大小均应进行手术治疗。非手术治疗仅适用于以下情况：高龄，有手术禁忌；有伴随疾病限制短期内进行手术；患其他疾病而致生存期较短者。保守治疗原则为避免剧烈活动，安抚患者情绪，充分镇静/镇痛，切实降低血压。手术治疗包括传统开放手术、腔内治疗/支架技术、杂交手术。一定要根据患者病变的具体情况以及经济情况制订合理的治疗方案，这也是降低胸腹主动脉瘤术后并发症发生率和死亡率的关键。

传统外科开放手术主要为经典的胸/腹主动脉瘤切除并人工血管置换术。而一些特殊部位的胸主动脉瘤比如升主动脉、主动脉弓在进行手术治疗时，难度较高，需行全/部分心肺转流术，并重建头臂血管。也有部分胸主动脉瘤患者可行动脉瘤包裹术。

腔内治疗/支架技术是以腔内支架型人工血管自腔内对瘤体施行封闭的方法，可明显减少手术打击和简化治疗方法。但当用于胸腹主动脉瘤治疗时可能导致内脏缺血和脊髓功能损伤，如截瘫。除局限性病变可用尽量短的腔内移植物外，一般腔内治疗均需加行内脏动脉重建术。

部分胸、腹主动脉瘤患者可采用杂交手术(腔内联合外科手术治疗)等特定的手术治疗方法。

【康复和预后】

胸腹主动脉瘤术后 5 年综合生存率约为 60%。本病预后以及手术死亡率与患者术前状态有密切相关性,破裂性动脉瘤急诊手术的围术期死亡率明显增加。冠状动脉疾病、明显的 COPD 和术前肾功能不全会增加手术危险性。这些器官存在明显的功能不全增加了术后器官特有并发症的发生率,而正是这些并发症的发生增加了手术死亡率。除急诊手术和动脉瘤破裂具有决定性影响之外,与手术死亡率特别相关的是术后并发症。比如术后并发肾衰竭者,死亡危险性增加 6 倍,并发截瘫者增加 16 倍。

（宋　涛）

# 第九节　巨细胞动脉炎

【概述】

巨细胞动脉炎(giant cell arteritis GCA)是一种原因不明的系统性血管炎。以血管内层弹性蛋白为中心的坏死性全层动脉炎,伴肉芽肿形成,可有巨细胞聚集,纤维素样坏死少见。血管病变常呈节段性、多灶性或广泛性损害。该病几乎都发生于 50 岁以上人群,平均发病年龄 70 岁。女性发病率高于男性(2∶1),年发病率大约为 22.2/10 万。

【临床表现】

1. 全身症状　前驱症状包括乏力、食欲缺乏、体重减轻及低热等。发热多为中等度(38℃左右)发热,偶可高达 40℃左右。

2. 器官受累症状

(1)头痛:头痛是巨细胞动脉炎最常见的症状。一般为新发生、一侧或两侧颞区、疼痛,为持续性疼痛,也可间歇性发作,性质为刀割样、烧灼样或者胀痛。头皮有触压痛,部分患者可以触到沿颞动脉走向分布的痛性结节。颞动脉受累典型者为动脉屈曲、怒张、波动和搏动增强。

(2)眼部表现:可出现复视、眼睑下垂、视力障碍,或一过性视力障碍、黑蒙等症状。部分患者出现一侧或者双侧失明,失明一般晚于其他症状出现,但也可以为初发症状。患者也常出现眼肌麻痹,表现为时轻时重的眼睑下垂,向上凝视困难。

(3)间歇性运动障碍:患者表现为间歇性咀嚼不适、咀嚼疼痛、咀嚼停顿和下颌偏斜等;部分患者出现舌肌运动障碍。严重者可出现下颌肌持续痉挛或舌坏疽。

(4)其他系统病变:颈动脉或椎动脉病变而导致发作性脑缺血、脑血栓等。患者也可出现单神经炎、周围多神经炎、末梢神经炎等。也可累及冠状动脉、主动脉、股动脉、锁骨下动脉、腋动脉、肱动脉等,从而出现动脉搏动减弱或搏动消失、血管杂音、动脉瘤或夹层动脉瘤等。累及呼吸系统可出现干咳、咽痛、声音嘶哑等。精神症状表现为抑郁或意识模糊。偶有甲状腺功能及肝功能异常的报道。

【辅助检查】

1. 实验室检查　较常见的实验室指标异常是血沉增快(GCA 活动期常高达100mm/h),和 C 反应蛋白增高。但尚无特异性实验室指标,患者仅有轻至中度正色素性正细胞性贫血,血清白蛋白轻度减低,血清蛋白电泳示 α2 球蛋白增高,碱性磷酸酶可轻度升高。

2. 动脉活检　颞浅动脉或枕动脉活检是诊断 GCA 的金标准,特异性 100%。受累动脉病变呈节段性跳跃分布,表现为以弹性基膜为中心的全层动脉炎。

3. 影像学检查　彩色多普勒超声可显示颞动脉管腔周围暗度低回声晕征以及血管狭窄和闭塞。颞动脉造影可发现颞动脉管腔不规则及狭窄等改变。

【诊断要点】

巨细胞动脉炎的确诊有赖于颞动脉活检。

诊断标准　①发病年龄 ≥ 50 岁。②新近出现的或出现性质不同的局限性头痛。③颞动脉病变:颞动脉压痛或触痛、搏动减弱,除外颈动脉硬化所致。④红细胞沉降率 ≥ 50mm/h。⑤动脉活检异常:动脉活检标本示血管炎,其特点以单核细胞为主的炎性浸润或伴有多核细胞的肉芽肿性炎症。

符合上述五条标准中的至少三条可诊断为巨细胞动脉炎。此标准的诊断敏感性和特异性分别是:93.5% 和 91.2%。

【鉴别诊断】

1. 风湿性多肌痛(PMR)　GCA 早期可能出现 PMR 综合征表现,但 PMR 一般不累及血管,寻找血管炎的证据是两者最主要的鉴别要点。

2. 除外其他血管炎,比如过敏性血管炎、大动脉炎、肉芽肿性多血管炎(Wegener 肉芽肿)、结节性多动脉炎、主动脉弓动脉炎等。

【治疗原则】

一旦疑有巨细胞动脉炎,即应给予足量糖皮质激素并联合免疫抑制剂治疗,依据病情轻重和治疗反应的个体差异,个体化调整药物种类、剂型、剂量和疗程。

1. 起始治疗　首选泼尼松 1mg/(kg·d),顿服或分次口服。眼部病变对药物反应较慢,可使用甲泼尼龙冲击治疗,或者进行眼部局部治疗。

2. 维持治疗　症状基本控制,血沉基本正常时,可考虑激素减量维持治疗。通常泼尼松龙每周减量不超过 5%~10%,减到 10mg/d 之后减量更慢,一般维持量为 5~10mg/d。当足量激素不能有效控制病情,激素减量困难或者有禁忌证及严重不良反应时,可以考虑采用非甾体抗炎药与细胞毒类免疫抑制剂如环磷酰胺、甲氨蝶呤、硫唑嘌呤等联合治疗。也可试用雷公藤多苷治疗。使用免疫抑制剂期间应注意定期查血常规、尿常规和肝肾功能。暂时没有查到疼痛科的特殊治疗的循证依据支持。

**【预后】**

GCA 预后因受累血管不同而异。影响大血管者,有脑症状者预后不良,失明者难以恢复。早期诊断与治疗,病死率与正常人群相近。

(孙　涛)

# 第十节　手部血管球瘤

**【概述】**

血管球属于正常组织,多位于细小动静脉吻合处,直径通常为 1mm,常分布在足趾、手指以及手掌侧。血管球瘤为血管球增生所致,是较为罕见的软组织肿瘤。血管球瘤肉眼观为白色,稍呈透明,有包膜,一般为球形,大小在 2~5mm 之间。包绕整个血管球的成胶原网中包含有感觉神经及交感神经,是引发疼痛等症状的主要原因。该病病因暂不清楚,可能与外伤有关,多为单发,常见于 20~50 岁女性。

**【临床表现】**

手部血管球瘤多位于指甲下,具有典型的"三联症",即间歇性剧痛、难以忍受的触痛以及疼痛有冷敏感性。甲床部位的血管球瘤可通过指甲看到肿瘤处呈蓝色或紫色,局部的指甲可因肿瘤压迫而发生弧度改变。疼痛多集中于患处,少有肢体近端放射。疼痛与温度联系紧密,过冷或过热均会加重疼痛。

**【体格检查】**

1. Love 试验　用火柴棒或大头针的尾部触压可疑部位,自肿瘤的周围触压,逐渐向中心移动,触到肿瘤表面的皮肤时,立即出现疼痛和患手自主的回缩。

2. 冷敏感试验　将可疑部位用酒精喷雾喷洒或浸入冷水中,出现疼痛者为阳性。

3. 透光试验　在暗室内将光源置于患者指腹下,可见因肿瘤阻碍光线的透射而产生红色的小团块,由此来确定肿瘤部位和估算其大小。

**【辅助检查】**

X 线检查可见血管球瘤压迫末节指骨造成指骨压迹,或显示界限清楚、无硬化的囊肿样改变,但骨缺损的发现率不到 30%。超声及 MRI 检查可明确诊断。

**【诊断与鉴别诊断】**

1. 诊断　血管球瘤具有的典型临床表现,根据"三联症"、Love 试验等阳性结果和其他辅助检查,诊断并不困难。

2. 鉴别诊断

(1)外伤性神经瘤:手外伤后可形成神经瘤,也具有典型的触摸痛、放射痛、冷刺激痛等症状,但创伤性神经瘤有明确的外伤史,发病部位位于伤指残端指神经所在的瘢痕组织内。

（2）雷诺病：阵发性四肢肢端对称的间歇发白与发绀为其临床特征。

**【治疗原则】**

血管球瘤明确诊断后，手术切除是确切有效的治疗方法。

**【康复和预后】**

手术切除后一般不易复发。

（刘金锋）

# 第十三章

# 代谢性疼痛疾病

## 第一节 痛 风

【概述】

痛风是一种由于单钠尿酸盐沉积所致的晶体相关性关节病,与嘌呤代谢紊乱和/或尿酸排泄减少所致的高尿酸血症直接相关。主要包括急性发作性关节炎、痛风石形成及痛风石性慢性关节炎、尿酸盐肾病和尿酸性尿路结石,重者可出现关节残疾和肾功能不全。

【临床表现】

痛风患者男女比例 15~20：1,女性患者多在绝经后发病。其临床表现如下：

1. 急性痛风性关节炎 痛风往往在高嘌呤饮食、饮酒、劳累、受凉或夜间发生,疼痛进行性加剧,在 12 小时左右达高峰,呈撕裂样、刀割样或咬噬样,疼痛多为中重度。受累关节及周围组织红、肿、热、痛和活动受限。首次发作多侵犯单关节,特别是第一跖趾关节。之后发作部分患者仍累及该部位,其次为足背、足跟、踝、膝、腕和肘等关节;可同时累及多个关节,表现为多关节炎。部分患者可有发热、寒战、头痛、心悸和恶心等全身症状,可伴白细胞计数升高、红细胞沉降率增快和 C 反应蛋白增高等。

2. 间歇发作期 急性发作缓解后一段时间后复发,也多在高嘌呤饮食、饮酒、劳累、受凉后发作。随着时间推移,发作可越发频繁,受累关节越来越多,症状持续时间越来越长。受累关节一般从下肢向上肢、从远端小关节向大关节发展,也可累及关节周围滑囊、肌腱和腱鞘等部位,症状趋于不典型。同时,长期显著的高尿酸血症导致大量单钠尿酸盐晶体沉积于皮下、关节滑膜、软骨、骨质及关节周围软组织,形成皮下痛风石和慢性痛风石性关节炎。关节内大量沉积的痛风石可造成关节骨质破坏、关节周围组织纤维化和继发退行性改变等。临床表现为持续关节肿痛、压痛、畸形及功能障碍。

3. 肾脏病变 ①急慢性尿酸盐肾病;②尿酸性尿路结石。

【体格检查】

典型痛风性关节炎可见受累关节红、肿、热、触痛及活动障碍。皮下及关节痛风石及关节退变可见皮下及关节痛风结节、关节畸形、触痛及功能障碍。

【辅助检查】

1. 血尿酸检查　男性 >430μmol/L，女性 >360μmol/L。

2. 尿尿酸的测定　协助判定高尿酸血症的生化分型，有助于降尿酸药物的选择和判断尿路结石的性质。

3. 尿酸盐检查　可见于受累关节液和痛风石抽吸物中。

4. X 线检查　根据病变不同时期出现不典型的关节肿胀、软骨下骨破坏、关节脱位或间隙变窄等。

5. 双源 CT 检查识别尿酸盐结晶。

6. 超声检查：典型"双轨征"。

【诊断与鉴别诊断】

目前，2015 年美国风湿病学会（ACR）和欧洲抗风湿病联盟（EULAR）制定的痛风分类标准较为科学、系统、全面。老年男性肥胖者，突然反复发作的单个跖趾、跗跖、踝等关节红肿剧痛，可自行缓解及间歇期无症状者，应首先考虑到痛风性关节炎；同时合并高尿酸血症及对秋水仙碱治疗有效者可诊断为痛风；滑液或滑膜检查发现尿酸盐结晶者即可确诊。超声和双源 CT 可进一步协助诊断。

痛风可分为原发性痛风和继发性痛风。原发性痛风指在排除其他疾病的基础上，由于先天性嘌呤代谢紊乱和 / 或尿酸排泄障碍所引起；继发性痛风指继发于肾脏疾病或某些药物所致尿酸排泄减少、骨髓增生性疾病及肿瘤化疗所致尿酸生成增多等。

痛风性关节炎还要与以下一些疾病相鉴别：类风湿关节炎、关节蜂窝织炎、化脓性关节炎、创伤性关节炎、银屑病性关节炎、假性痛风；痛风性尿路结石还应与非痛风性结石相鉴别。

【治疗原则】

缘于其先天机制，原发性痛风是不能根治的，临床治疗的目的在于控制或缓解症状、改善功能、提高患者生活质量。

1. 急性期　主要是急性痛风性关节炎发作，此期宜休息患部，如抬高患肢制动，患部冷敷，疼痛缓解 72 小时后方可恢复活动。及早、足量用药，首选非甾体抗炎药、秋水仙碱，必要时也可选择糖皮质激素，见效后逐渐减量停药。

急性发作期不适合启动降尿酸治疗，正在服用降尿酸药物者不需停用，以免引起血尿酸波动，延长发作时间或引起转移性发作。

2. 慢性期和间歇期　本期治疗的目的是长期有效地控制血尿酸水平，防止痛风再发作，溶解痛风石。降尿酸药应在急性发作终止后至少 2 周，从小剂量开始,逐渐加量。抑制尿酸生成的药物推荐别嘌醇及非布司他,促进尿酸排泄的药物推荐苯溴马隆及丙磺舒,必要时可以联合应用两种机制的药物。降尿酸目标是使血尿酸 <360μmol/L,根据尿酸水平在数月内调整药物至最小有效剂量并长期甚至终身维持。降尿酸药物使用之初,推荐同时服用低剂量秋水仙碱或非甾体抗炎药至少 1 个月,以预防痛风性关节炎急性复发。降尿酸治疗的同时还建议碱化尿液,多饮水,保持足够尿量。

3. 肾脏病变的治疗 尿酸性急慢性肾功能不全处理同一般急慢性肾衰竭;不能自行排解的尿酸性结石必要时体外碎石、内镜或手术取石。

4. 过多、过大的痛风石形成影响患者机体功能可手术剔除;引起关节畸形、毁损可手术矫治。

5. 一般治疗,调整生活方式:限酒,减少高嘌呤食物摄入,保持合理体重,每日饮水 2 000ml 以上,增加新鲜蔬菜的摄入,防止剧烈运动或突然受凉,避免暴食、过劳和精神紧张,注意饮食、运动、作息规律,禁烟等。

【康复和预后】

痛风的病因和发病机制较为清楚,容易诊断,预防和治疗有效,预后相对良好。如能及早诊断并进行规范管理,大多数痛风患者可正常工作生活。慢性期病变经过治疗有一定的可逆性,皮下痛风石可缩小或消失,关节症状和功能可改善,相关的肾脏病变也可减轻、好转。患者起病年龄小、有阳性家族史、血尿酸显著升高和痛风频发,提示预后较差。伴发高血压、糖尿病或其他肾病者,发生肾功能不全的风险增加,甚至危及生命。

(刘 慧)

# 第二节 骨质疏松症

【概述】

骨质疏松症是一种以骨量低下、骨微结构损坏,导致骨脆性增加,易发生骨折为特征的全身性、代谢性骨骼系统疾病。骨质疏松症可发于不同性别和年龄,但多见于绝经后妇女和老年男性。可分为原发性和继发性两大类。原发性骨质疏松症又分为绝经后骨质疏松症(Ⅰ型)、老年性骨质疏松症(Ⅱ型)和特发性骨质疏松(包括青少年型)3 类。继发性骨质疏松症是由任何影响骨代谢的疾病和 / 或药物导致的骨质疏松,如营养缺乏性疾病、肿瘤、长期糖皮质激素的应用等导致的骨质疏松症。

【临床表现】

1. 疼痛为原发性骨质疏松症最常见的症状,患者可有腰背酸痛或周身酸痛,疼痛沿脊柱向两侧扩散,负荷增加时疼痛加重或活动受限。

2. 脊柱变形身长缩短、驼背多在疼痛后出现。脊柱椎体前部几乎多为松质骨组成,而且此部位是身体的支柱,负重量大,严重的骨质疏松症易导致椎体前缘压缩变形、脊柱前倾,形成驼背。

3. 骨折是骨质疏松症最严重的并发症,是一种低能量或者非暴力的脆性骨折。

【体格检查】

重点检查骨与关节,观察外形、步态,检查四肢活动如何,功能有无障碍,脊柱屈伸旋转是否正常,有无压痛点,痛点是否固定,疼痛有无放射,压痛与活动有无关系等。若有骨折或陈旧性骨折,应检查骨折部位,骨折愈合情况,是否留下后遗症及骨折上下端的关节活动度有无影响等。

【辅助检查】

双能 X 线骨密度测量(DXA)是目前全世界较公认的诊断骨质疏松症的金标准。DXA 检查采用 T 值进行诊断,其测量的 T 值是将受试者的骨密度值与一个正常参考人群的平均峰值骨密度和标准差比较。临床上推荐的测量部位是腰1~4 椎体和股骨颈。

定量 CT(QCT)骨密度测量是在临床 CT 基础上加 QCT 专用体模和分析软件对人体的骨密度进行测量的方法,QCT 测量部位以腰椎为主,也可以测量髋关节或其他部位。

定量超声测定法对骨质疏松的诊断也有参考价值;X 线摄片法是对骨质疏松症所致各种骨折进行定性诊断和定位诊断的一种较好的方法。

【诊断与鉴别诊断】

临床上用于诊断骨质疏松症的通用指标是发生脆性骨折和 / 或骨密度低下。在无骨折时,对绝经后妇女、50 岁以上男性行 DXA 检查骨密度,T ≤ –2.0SD 或者骨量下降25% 可作为诊断标准,也可采用 QCT 测量骨密度,骨密度绝对值 ≤ 80mg/cm$^3$ 可诊断为骨质疏松。骨质疏松症可由多种病因所致,在诊断原发性骨质疏松症前,要排除其他影响骨代谢的疾病。需要鉴别的疾病如下:

1. 内分泌代谢疾病　常见引起继发性骨质疏松症的内分泌代谢疾病有甲状旁腺功能亢进症、长期未控制的甲状腺功能亢进症、性腺功能减退症及 1 型糖尿病等。

2. 结缔组织病　多种结缔组织病均可引起骨质疏松。红斑狼疮、类风湿关节炎等结缔组织病本身可因某些炎症因子异常,增加破骨细胞活性,引起骨质疏松。

3. 消化系统疾病　胃肠道手术后及肝脏和胰腺的疾病均能影响骨健康相关营养物质的吸收,常导致继发性骨质疏松;炎性肠病常常伴有免疫异常,炎症因子可增加骨吸收活性、降低骨密度。

4. 肿瘤性疾病　如:多发性骨髓瘤、白血病及肿瘤骨转移等,都可以出现不同程度的骨质破坏,骨骼疼痛。

5. 神经系统疾病 多种原因所致的偏瘫、截瘫、运动功能障碍及肌营养不良症等,由于肌肉收缩能力下降,患者活动明显减少,可能导致严重的骨质疏松。

6. 药物或毒物 引起骨质疏松的药物包括糖皮质激素、免疫抑制剂、肝素、抗癫痫药、抗癌药等,其中糖皮质激素诱发的骨质疏松症最常见。

【治疗原则】

骨质疏松症的治疗核心:早期诊断、规范治疗、降低骨折风险。

1. 基础措施

(1)调整生活方式:富含钙、低盐和适量蛋白质的均衡膳食;充足日照,规律运动;戒烟、限酒;慎用影响骨代谢的药物及采取防止跌倒的各种措施。

(2)骨健康基本补充剂:骨健康基本补充剂主要为钙剂和维生素 D。其中碳酸钙含钙量高,吸收率高,易溶于胃酸。

2. 药物干预

(1)抗骨吸收药物:如双磷酸盐类、降钙素类、选择性雌激素受体调节剂及雌激素类。双磷酸盐类药物为焦磷酸盐的稳定类似物,能抑制破骨细胞功能,降低骨转换,从而促进骨量的增加。降钙素能作用于破骨细胞上的特异性降钙素受体,通过抑制破骨细胞的活性阻止骨量丢失,增加骨量。选择性雌激素受体调节剂及雌激素类同样作用于破骨细胞,抑制其活性。

(2)促进骨形成药物:甲状旁腺激素是当前促进骨形成的代表性药物,它对骨代谢的调节表现出双重性。间断小剂量可促进骨形成,而持续给药可引起破骨加快,导致骨丢失。锝[$^{99m}$Tc]亚甲基二磷酸盐具有抗骨吸收、促进骨形成双向作用。

(3)其他药物:如锶盐、活性维生素 D 及维生素 $K_2$(四烯甲萘醌)、中成药等均可用于治疗骨质疏松。

3. 经皮椎体成形术和后凸成形术 适用于新鲜不伴脊髓或神经根症状、疼痛严重的椎体压缩性骨折。

4. 疼痛治疗 多数骨质疏松导致的疼痛能够通过治疗骨质疏松得到缓解,如果疼痛持续不能缓解,可加用非甾体抗炎药,阿片类药物、治疗神经病理性疼痛的药物。持续压缩性骨折所导致的疼痛、不能手术治疗或者手术治疗后疼痛持续存在的,可酌情行神经阻滞及射频治疗,缓解疼痛,改善生活质量。

5. 外科治疗 复位、固定、功能锻炼和抗骨质疏松治疗是治疗骨质疏松性骨折的基本原则,对于确需手术者,要充分考虑骨质疏松性骨折骨质量差、愈合缓慢等不同于一般创伤性骨折的特点。根据患者病情可酌情采取特殊内固定或外固定材料、自体或异体骨移植等治疗。

**【康复与预后】**

人的各个年龄阶段都应当注重骨质疏松的预防。婴幼儿和年轻人的生活方式都与骨质疏松的发生有密切联系,应注意合理膳食,尽量摆脱导致骨质疏松的各种"危险因子"。中老年人除积极改善饮食和生活方式外,坚持钙和维生素 D 的补充可预防或减轻骨质疏松。而对退行性骨质疏松症患者应积极进行抑制骨吸收,促进骨形成等药物治疗,还应加强防摔和防绊等措施。

(王立奎)

# 第三节　烟酸缺乏症

烟酸缺乏症(aniacinosis)又称为糙皮病,属于一种慢性消耗性疾病,以皮炎、痴呆、腹泻为主要症状。

其病因主要不良生活习惯、药物、疾病(胃肠道疾病、类癌综合征)、先天缺陷(如 Hartnup 病,小肠及肾小管对色氨酸和其他几种氨基酸的转运缺陷)所致的烟酸摄入障碍有关。

**【临床表现】**

烟酸缺乏症的临床表现主要有:皮炎、腹泻、痴呆和死亡。

1. 皮炎　本病最典型的症状,常在肢体暴露部位对称出现,以足背、腕部、前臂、手指、踝部等最多,其次为肢体受摩擦部位。

2. 消化系统　以舌炎及腹泻最为显著。舌炎:早期舌尖及边缘充血发红,其后全舌、口腔黏膜、咽部及食管均呈红肿,上皮脱落,并有浅表溃疡,患病较久时舌乳头萎缩,全舌光滑干燥,常伴维生素 $B_2$ 缺乏的口角炎。腹泻:早期多便秘,其后常有腹泻,大便呈水样或糊状,量多恶臭,可带血,如病变接近肛门可有里急后重感。

3. 神经精神系统　早期症状较轻,表现为头昏眼花、烦躁、抑郁、焦虑、健忘,之后可发展为定向障碍,癫痫发作,紧张性神经分裂症,幻觉、意识模糊,甚至死亡。周围神经炎的症状可有四肢麻木、烧灼感、腓肠肌压痛等。

4. 其他症状　女性可有阴道炎及月经失调、闭经;男性排尿时可有烧灼感、性欲减退。本病可以和脚气病、维生素 $B_2$ 缺乏症及其他营养缺乏同时存在。

**【诊断与鉴别诊断】**

目前,缺乏合适的评估烟酸状况的功能测试,诊断主要基于舌炎、胃肠道症状和对称性皮炎等临床表现,或使用烟酸治疗后临床表现迅速改善作为诊断依据。

1. 烟酸尿代谢产物测定　烟酸主要代谢产物 N' 甲基烟酰胺(N'MN)在 24 小时尿中排出量低于 5.8μmol/d 为缺乏,5.8~17.5μmol/d 为低水平。

2. 4 小时尿负荷试验 患者口服 50mg 烟酸后,收集 4 小时尿,测定 N'MN 排出量,2.0～2.9mg/g 为不足,小于 2.0mg/g 为缺乏。

3. 红细胞辅酶 I/辅酶 II 比值 小于 1.0 时显示存在烟酸缺乏的危险。

4. 尿中 2 吡啶酮与 N'MN 的比值 1.3～4.0 为正常,<1.3 为不足,因受蛋白质摄入水平影响而不常用。

5. 鉴别诊断应与迟发性皮肤卟啉病、变异性卟啉病、Hartnup 综合征、药物疹及慢性光敏性皮炎相鉴别。

【治疗】

1. 一般治疗 提供高热量、高蛋白、高维生素的治疗性膳食,由于常伴有多种其他维生素缺乏同时存在,所以治疗中需要给予包含其他 B 族维生素的平衡膳食。

2. 烟酸治疗 口服为佳,烟酰胺常用来治疗烟酸缺乏症,剂量为每天 40~250mg,分 3~4 次口服,对于腹泻和口服不合作患者,可以肌注 100~250mg/次,2~3 次/天,通常治疗效果显著,几天内症状常明显改善,再给予维持剂量。对于重症患者尤其是严重腹泻和出现痴呆者需要抢救,迅速纠正水电解质紊乱,每日服用烟碱胺 2~3 次,200~300mg/次,直到急症消失。

3. 对症治疗 皮炎患者避免日光照射,并局部处理。口腔炎患者注意口腔卫生,经常漱口,避免继发感染。症状明显者给予维生素 $B_2$ 口服。

【预后及康复】

本疾病预后良好,改善膳食结构,进食烟酸与色氨酸丰富的食物较为重要。

(吴悦维)

# 第四节 焦磷酸钙沉积症

【概述】

焦磷酸钙沉积症(calcium pyrophosphate deposition disease,CPPD)是指二羟焦磷酸钙结晶沉积于关节中纤维软骨或透明软骨及其周围肌腱、韧带、关节囊、盂唇,引起急慢性关节炎症状的总称。临床上好发于老年人,急性型以急性自限性的滑膜炎最为常见,而慢性型类似骨关节炎。

【临床表现】

CPPD 的临床表现变化多端,按临床表现一般分为 3 类:急性滑膜炎型、慢性关节炎型,以及偶然发现的 CPPD。

1. 急性滑膜炎型 急性 CPPD,也称为假性痛风。表现为关节炎急性发作,进展迅速,疼痛剧烈,常伴有关节僵硬和肿胀。受累关节或其周围红、肿、热、痛。最常受累的是膝关节,其次是腕、肩、踝和肘关节。通常仅以 1 个关节起病,同时累及 2 个及以上者不到总数的 10%。常伴发发热、寒战等全身症状。急性期可持续几周到几个月。

2. 慢性关节炎型　临床上主要表现为慢性疼痛,有晨僵现象,活动受限和功能受损,症状常限于少数几个关节。按出现的概率依次为:膝、腕、肩、肘、髋和跗骨间关节。依据临床表现可分为 4 种亚型:①假类风湿关节炎关节病型,呈进行性、对称性、多关节发展,可有晨僵、血沉增高等表现,很少伴有腱鞘炎和关节外的全身表现,只有 10% 的患者类风湿因子阳性,影像学上以骨赘形成和软骨钙化为典型表现。②假骨关节炎型,表现为慢性进行性关节炎,有间歇性的急性发作,关节两侧对称受累,有骨赘形成,严重者关节破坏、变形或挛缩。患者常伴有骨关节炎典型的 Heberden 结节。③无症状型关节病,患者平时可无任何临床症状,严重者有关节退行性变和畸形。关节液有焦磷酸晶体沉着,影像学上可见到软骨钙化。④假神经性关节病型,类似神经性关节病的表现,关节逐渐肿大、不稳、积液,严重者关节破坏较重,但没有严重的神经系统疾病。

3. 偶然发现的 CPPD　此类型比较少见,与焦磷酸钙盐沉积部位有关。晶体沉积于脊柱椎间盘和脊柱韧带,引起类似强直性脊柱炎症状;晶体沉积于肌腱可引起急性肌腱炎与腱鞘炎,也可引发滑囊炎和结节性焦磷酸钙沉积;焦磷酸钙盐在软组织内呈肿瘤样沉积,可能被误诊为肿瘤。

【体格检查】

急性期常见受累关节的皮肤表面有片状红斑,受累关节有较典型的滑膜炎表现,包括局部组织有渗液,温度升高,运动受限,常处于伸展位置、关节囊触痛等,偶伴有体温升高。慢性期类似于骨性关节炎体征。

【辅助检查】

1. 关节液检查　相差偏振光显微镜可发现关节液中的焦磷酸钙晶体。急性期关节液外观呈混浊或血性,常伴细胞数的升高[$(2\sim80)\times10^9/L$],中性粒细胞占80% 以上;慢性型的关节液检查则变化很大,有时类似于急性期表现,有时几乎完全正常。有时血液中白细胞升高,同时伴 C 反应蛋白、血浆黏稠度和血沉升高。关节液必须进行常规革兰氏染色和细菌培养。

2. 影像学检查　放射线平片检查可见纤维软骨和透明软骨的钙质沉积,表现为与软骨下骨平行孤立的粗线状高密度影,关节囊和肌腱也出现典型的线状高密度影。同时可有软骨缺失、软骨硬化、软骨下囊肿和骨赘等。

3. 病理学检查　焦磷酸钙晶体最常沉积于软骨的中间带和滑膜表面的间质间隙与滑膜细胞。急性期滑膜细胞增殖,大量的中性粒细胞和淋巴细胞浸润,慢性期表现为滑膜纤维化、单核细胞浸润和晶体周围巨细胞性肉芽肿。

【诊断与鉴别诊断】

1. 诊断　主要依据临床症状,辅助检查和病理检查。包括有急性关节炎的表现,特别是当累及膝关节或其他一些大关节时。慢性关节炎,可以呈现急性发作,膝、髋、腕、肘、肩或掌指间关节更易累及。辅助检查:①滑液或组织(主要是关节囊、腱鞘的活检)中检测到焦磷酸钙晶体,此为金标准;②放射线检查:发现纤维软骨或透明软骨有典型的钙质沉着,软骨钙质沉积、关节囊钙化或骨赘形成。③关节病理活检,但患者很难接受。

2. 鉴别诊断

(1)急性CPPD:①化脓性关节炎,关节液的革兰氏染色及培养可资鉴别。②痛风,主要累及手足小关节,并伴关节软骨下穿凿样骨质侵蚀、破坏。关节内滑液可见尿酸盐晶体。③关节外伤,关节炎中有积血,但无焦磷酸钙晶体的沉积。

(2)慢性CPPD:①类风湿关节炎:有晨僵,对称性对关节破坏。血清类风湿因子阳性;影像学可见关节面囊性变、侵袭性骨破坏、关节面模糊、关节间隙狭窄等。②骨关节炎:关节肿胀、压痛,活动时有摩擦感,病情严重者可有肌肉萎缩及关节畸形。但关节液中无焦磷酸钙晶体,放射线检查CPPD典型表现为软骨钙化,伴有骨赘或囊肿形成。③神经性关节病:患者无痛觉而导致关节损伤,表现为关节逐渐肿大、不稳、积液。关节疼痛和功能受限与关节肿胀破坏不一致,晚期可导致病理性骨折或病理性关节脱位。神经系统查体感觉缺失,关节液中无焦磷酸钙晶体。④当本病累及关节旁的组织并造成其钙化时,需要与一些肿瘤引起的软组织钙化相鉴别,有时需要组织的活检。

【治疗原则】

目前尚无针对CPPD的特异性药物,无法清除关节内焦磷酸盐沉积,只能采取对症和支持治疗,保持并改善关节的功能。

1. 急性CPPD的治疗

(1)抗炎镇痛对症治疗:秋水仙碱可减轻急性炎症反应,口服短效糖皮质激素、普通镇痛药或非甾体抗炎药可缓解患者的症状。

(2)关节腔抽液与注射抽液可较好缓解症状。反复关节腔积液者,在明确关节液培养或革兰氏染色阴性的情况下,可关节腔内注射糖皮质激素及关节腔冲洗。

2. 慢性CPPD的治疗

(1)一般治疗:减轻关节负重,提高关节周围肌肉力量。从力学上减轻关节的压力和磨损,稳定并改善关节状况。

(2)抗炎镇痛治疗:口服秋水仙碱或非甾体抗炎药可以降低急性发作频率。羟氯喹、甲氨蝶呤、白介素-1抑制剂对部分患者有效。

(3)激素治疗:可选择全身性应用糖皮质激素,但最佳方法是关节腔内注射糖皮质激素。

(4)手术治疗:关节镜手术取出引起炎性反应的结晶体,并进行关节腔冲洗及清理,破坏严重的大关节需要关节置换术。

冲击波治疗可以有效改善患者临床症状。

**【康复和预后】**

CPPD 很常见,但目前缺少慢性 CPPD 的详细自然病程的临床报道,关注率低,漏诊率较高。症状严重、伴有膝关节畸形的患者大部分可以得到控制或改善,仅累及中小关节的病例预后比较乐观。较严重的进行性关节破坏者预后较差。

(周华成)

# 第五节 类癌综合征

**【概述】**

类癌综合征是一种少见的副肿瘤综合征。其发病率尚不明确,类癌综合征主要发生在小肠类癌,也可发生在呼吸道、胰腺、胃和结肠类癌。非类癌中伴发类癌综合征的有小细胞肺癌和胰腺癌等。类癌综合征的发病机制主要与类癌产生的 5- 羟色胺、血管舒张激肽、组胺、肾上腺皮质激素有关,其中以 5- 羟色胺为主。

**【临床表现】**

类癌综合征的临床症状常与多个系统相关,最常累及的器官有:皮肤、胃肠道、呼吸道和心脏。

1. 皮肤表现 潮红是最常见的表现,常为阵发性,通常始于面部,然后播散至颈、胸、四肢,持续时间从数分钟到数小时不等。发作期间可感皮肤温热、麻刺、伴有心悸、视物模糊、头晕、头痛等。可自发发作,也可因情绪激动或疲劳触发,饮水,进食或排便亦可激发。部分患者有糙皮病和皮肤色素沉着。

2. 胃肠道表现 最常见的是小肠运动功能亢进,表现为腹泻,大便不成形,一天排便可达 20~30 次,可有腹痛,肠鸣音亢进。

3. 呼吸道表现 主要为呼气困难,类似于哮喘发作,可闻及哮鸣音。

4. 心脏受累表现 主要累及三尖瓣和肺动脉瓣,严重者可导致右心衰竭。

**【体格检查】**

可见皮肤潮红,体格检查触及肝脏或麻醉、手术、钡剂灌肠等操作可激发。部分患者可见色素沉着。腹部听诊可闻及肠鸣音亢进。发作时肺部可闻及哮鸣音。

**【辅助检查】**

常用的辅助检查包括:

1. 24 小时尿液 5- 羟吲哚醋酸(HIAA)检测值,可上升到 100mg 以上(正常值为 2~8mg)。

2. 心脏超声检查。

**【诊断与鉴别诊断】**

对于存在皮肤潮红、腹泻的患者应警惕类癌综合征的可能,需要完善影像学检查明确是否存在可能的神经内分泌肿瘤。24 小时尿液 HIAA 检测和血浆 HIAA 检测可帮助确立诊断。临床上需与以下疾病相鉴别:更年期皮肤潮红,神经性水肿,全身性肥大细胞增多症,不伴有皮肤潮红的腹泻,支气管哮喘等。

**【治疗原则】**

治疗类癌综合征的关键是治疗肿瘤。手术切除肿瘤为首选方法。对症治疗可用 5- 羟色胺拮抗剂,赛庚啶对控制腹泻有效;生长抑素类似物(奥曲肽)能改善皮肤潮红和腹泻;肾上腺皮质激素可缓解呼吸道类癌的相关症状。部分患者可能出现类癌相关的心脏疾病和类癌危象,需积极治疗相关症状。

**【康复和预后】**

类癌综合征相关的症状可随肿瘤的控制而缓解。其预后情况取决于确诊时疾病的分期、分化程度、原发肿瘤的位置等。部分患者可因肿瘤的根治性切除获得完全缓解。

(谢广伦)

# 第六节 卟 啉 病

**【概述】**

卟啉病(Porphyrias)是因血红素合成路径中有关酶的缺乏导致卟啉类化合物代谢紊乱而发生的疾病,临床表现主要有腹痛、神经精神症状及光感性皮肤损害。该病是一种罕见病,常以腹痛、肌肉疼痛及四肢感觉异常为主要临床表现,缺乏特异性,容易误诊而延误治疗,应提高对该病认识,早期诊断治疗改善预后。

依据血红素前体物质异常合成或蓄积的主要组织部位,将卟啉病分为肝性卟啉病和红细胞生成性卟啉病。肝性卟啉病根据临床表现的急剧程度又被分为急性和慢性两类,其中急性肝性卟啉病又分为急性间歇性卟啉病(AIP)、混合型卟啉病(VP)、遗传性粪卟啉病(HCP)、ALAD 缺乏性卟啉病(ALADP)。慢性肝性卟啉病又分为迟发性皮肤型卟啉病(PCT)、肝性红细胞生成性卟啉病(HEP)。红细胞生成性卟啉病又分为红细胞生成性原卟啉病(EPP)及先天性红细胞生成性卟啉病(CEP)。

**【临床表现】**

卟啉病的临床表现多种多样,和疼痛临床有关的类型主要是 AIP,急性发作患者可出现尿液酒红色改变,腹痛、精神异常、神经病变三联症。急性剧烈腹部绞痛是最常见的临床症状,呈进行性加重,可有腹肌紧张、反跳痛,持续数小时至数天不等,可伴有恶心、呕吐、便秘等。周围神经病变表现为感觉减退、肌肉无力或肌肉疼痛,主要累及近端肌肉,起初可先出现双下肢肌无力,逐渐进展至双上肢,部分患者可伴肌肉剧痛(小腿多见),进而出现吞咽困难,呼吸肌无力导致呼吸困难甚至危及生命。感觉系统受累时可表现为神经痛、痛觉减退或麻木。中枢神经系统受累可出现瘫痪、精神错乱、神经衰弱、癔症、谵妄、定向力障碍、狂躁,严重者抽搐伴意识丧失、大小便失禁甚至昏迷。

患者尿液暴露于空气中在光照和加温作用下颜色逐渐加深至暗红色或红葡萄酒色。AIP 患者体内卟啉类化合物并无明显增高,故无光感性皮肤损害。PCT 以光照导致皮肤损伤为主要特点,损伤病灶常见于易光照暴露的皮肤。红细胞生成性卟啉病主要临床表现是光感性皮肤损害,伴灼热、刺痛、瘙痒、水肿、红斑等。CEP 主要临床表现是光感性皮损及慢性溶血、脾功能亢进。

【辅助检查】

1. 尿液一般检查  新鲜尿颜色正常,暴露阳光下,尿色渐加深,呈咖啡色,在 Wood 光照射下尿卟啉显有红色荧光。

2. 胆色素原(PBG)定性试验(Watson-Schwartz 试验)  此试验有特异性,是诊断 AIP 最重要的方法。

3. 尿中 δ- 氨基 -γ- 酮戊酸(ALA)和 PBG 定量检查  正常人 24 小时尿液 PBG 的排出量为 0~2mg,ALA 为 0~7mg,AIP、HCP、VP 患者卟啉病患者有显著升高,甚至是正常人的 100 倍以上。

【诊断】

该病比较罕见,多数情况容易漏诊,但是临床中只要考虑到该病的可能,根据症状、体征及辅助检查,一般不难诊断。

【鉴别诊断】

1. 急腹症  临床常见急腹症,包括急性阑尾炎、胆石症,溃疡病、胆囊炎、胰腺炎、肠梗阻、肾绞痛等,各自均有不同的临床特征,比如腹部有固定的压痛及反跳痛,肌紧张等体征。但尿液光照及加温后不变色,PBG 试验阴性。

2. 铅中毒  铅中毒可继发卟啉代谢障碍,表现为腹部绞痛。铅中毒患者一般有明确的铅接触史,血、尿铅含量均增高,虽然尿中 ALA 和粪卟啉增多,但 PBG 正常。

3. 对于精神神经症状的卟啉病患者,应该与脑炎、脊髓灰质炎、精神分裂症相鉴别。

【治疗】

目前卟啉病尚无特效药物治疗,对于急性卟啉病和 / 或急性发作患者,需要积极对症处理,密切监测患者症状体征。当肌无力累及肋间肌、膈肌等呼吸肌群时,需尽早开放气道辅助患者通气。急性发作时可给予 5%~10% 葡萄糖静脉滴注,并配合高糖饮食。紧急静脉给予血红素(精氨酸血红素)或正铁血红素被认为是目前最有效的急性发作期特异性治疗措施。

对症治疗包括镇痛、解痉、镇静,防止电解质紊乱等支持治疗,氯丙嗪对减轻腹痛及缓解神经精神症状有较好的疗效,合并有神经症状者,可加用糖皮质激素治疗。合并皮肤症状患者可穿着保护性衣物、避光等措施。对于卟啉病引起的相关精神症状,可以应用氟西汀、舍曲林等治疗抑郁,锂剂治疗躁狂,三唑仑和羟基安定等控制焦虑。对于慢性血卟啉病患者来说,合理的生活方式为最重要的治疗方案,如避光、穿着保护性衣物、应用防晒霜等。

（孙　涛）

# 第十四章

# 风湿免疫性疼痛疾病

## 第一节　风湿性多肌痛

【概述】

风湿性多肌痛（PMR）是一种以躯干及四肢近端肌肉疼痛为特点的临床综合征，一般发生于 50 岁以上中老年人，与年龄呈正相关，病程一般大于 1 个月。

【临床表现】

风湿性多肌痛是以对称性的近端关节和肌肉的疼痛为主要表现，多表现为颈、肩胛带肌和骨盆带肌的酸痛，有晨僵，可以突然起病，也可隐匿起病，持续数周到数月。严重的患者可出现日常活动受限，失用性肌萎缩，肌力通常正常。一般状况良好，可合并疲倦、低热、体重减轻等症状。

【体格检查】

阳性体征较少，常见颈肩部、髋关节周围轻、中度压痛、肿胀。肩关节、髋关节活动度可有轻、中度受限。神经系统查体、肌力多正常。

【辅助检查】

1. 血沉（ESR）和 C 反应蛋白（CRP）　PMR 最显著的实验室改变是急性期反应物——血沉（ESR）和 C 反应蛋白（CRP）水平显著升高。血沉通常 >50mm/h。CRP 在 PMR 发病初期升高，血沉正常的患者 CRP 也会升高，有效治疗后 CRP 短期内下降明显，而 ESR 下降较缓慢，ESR 和 CRP 升高常预示病情反复。约 50% 的 PMR 患者可以出现正细胞、正色素的贫血以及血小板减低。类风湿因子、抗核抗体以及其他的自身抗体多正常。肌酶（肌酸激酶、醛缩酶）正常。肌电图检查多无异常发现，肌肉活检标本组织学无特征性改变，关节积液无特征性表现。

2. 超声检查　肌肉骨骼超声技术的发展和应用提高了风湿性多肌痛诊断的特异性，提供了更多的客观评价指标。其中肩部三角肌下滑囊炎、肱二头肌腱炎、盂肱关节滑膜炎（后侧或腋窝处）、髋关节滑膜炎、转子滑囊炎等对风湿性多肌痛的诊断具有显著的指导作用。

**【诊断与鉴别诊断】**

2012 年欧洲抗风湿病联盟 / 美国风湿病学会（EULAR/ACR）提出了风湿性多肌痛诊断的新标准，内容如下：

必要条件：年龄 ≥ 50 岁；双侧肩胛部疼痛；C 反应蛋白和 / 或 ESR 升高。满足上述条件可进入评分。

评分标准：见表 14-1。不包括超声检查时，评分 ≥ 4 分可以诊断风湿性多肌痛，敏感性和特异性分别为 68% 和 78%；纳入超声检查结果后，评分 ≥ 5 分可以诊断风湿性多肌痛，敏感性和特异性分别为 66% 和 81%。

表 14-1 风湿性多肌痛分类评分标准

| 评分项目 | 不包括超声检查结果(0~6) | 包括超声检查结果(0~8) |
| --- | --- | --- |
| 晨僵持续时间大于 45 分钟 | 2 | 2 |
| 髋部疼痛或活动受限 | 1 | 1 |
| 类风湿因子或抗环瓜氨酸抗体阴性 | 2 | 2 |
| 无其他关节受累 | 1 | 1 |
| 超声检查至少一侧肩部具有三角肌下滑囊炎和 / 或肱二头肌腱鞘炎和 / 或盂肱关节滑膜炎(后侧或腋窝处)，并且至少一侧髋关节具有滑膜炎和 / 或转子滑囊炎 | - | 1 |
| 超声检查双侧肩部具有三角肌下滑囊炎、肱二头肌腱鞘炎或转子滑囊炎 | - | 1 |

风湿性多肌痛需与以下疾病相鉴别：

1. 巨细胞动脉炎 风湿性多肌痛可单独发生，也可与巨细胞动脉炎同时发生，或先于巨细胞动脉炎发生。巨细胞动脉炎的患者除了风湿性多肌痛的症状，还有头痛、颞动脉压痛或搏动减弱甚至出现视觉障碍。需做颞动脉超声、血管造影或颞动脉活检进行鉴别。

2. 强直性脊柱炎 以中轴关节如骶髂及脊柱关节受累为主，外周关节受累多为非对称性的肿胀和疼痛。影像检查可见骶髂关节侵袭、破坏或融合，患者类风湿因子阴性，并且多为 HLA-B27 抗原阳性。本病有更为明显的家族发病倾向。

3. 类风湿关节炎 有晨僵，多关节对称性关节炎，多发于近端指间关节、掌指关节以及腕关节等，以及关节畸形等症状。

4. 多发性肌炎 发病特点与风湿性多肌痛有相似之处，也多见于老年女性，有近端肢带肌疼痛无力，血沉增快，但本病以肌炎为主要特征，肌酶升高，肌电图提示肌源性损害，肌肉活检有肌炎的特征性表现。

5. 纤维肌痛综合征　全身广泛性肌肉疼痛和广泛存在的压痛点,尤以中轴骨骼(颈、胸椎、下背部)及肩胛带、骨盆带等处为常见,这些压痛点存在于肌腱、肌肉及其他组织中,往往呈对称性分布。多数患者有睡眠障碍。实验室检查多正常。

【治疗原则】

小剂量糖皮质激素(泼尼松 10~20mg/d)有良好效果,能使骨骼肌肉系统疼痛和僵硬症状获得快速和显著改善,血沉和 CRP 水平逐渐恢复正常。激素减量需慢,维持时间需长,减量过快可导致病情复发,要求增加剂量达到症状缓解。多数患者 2 年内可逐步停用激素,部分患者需小剂量长期维持至数年。非甾体抗炎药(NSAIDs)可缓解部分症状,但长期使用的风险大于获益,目前不作首选。对激素使用有禁忌的患者可以考虑使用免疫抑制剂如甲氨蝶呤、硫唑嘌呤、环磷酰胺等。

疼痛科治疗除口服药物治疗以外,还可以考虑使用糖皮质激素或臭氧局部注射的方法,将药物注射至病变部位,如:三角肌下滑囊、转子滑囊、肱二头肌腱鞘、盂肱关节、髋关节等部位是常用的注射治疗部位。

【康复和预后】

风湿性多肌痛多数预后较好,一般为 2 年期的自限性疾病,少数患者可发展为巨细胞动脉炎。应适当进行肢体运动及锻炼防止肌肉萎缩。

(夏令杰)

# 第二节　类风湿关节炎

【概述】

类风湿关节炎(RA)是一种病因未明的慢性、多系统受累的自身免疫性疾病,其特征是手、足小关节的多关节、对称性、侵袭性关节炎症,经常伴有关节外器官受累,可以导致关节畸形及功能丧失。

【临床表现】

女性好发,缓慢起病,可伴有体重减轻、低热及疲乏感等全身症状。常见的临床症状有晨僵,多关节对称性关节炎,多发于近端指间关节(PIP 关节)、掌指关节(MCP 关节)以及腕关节等,以及关节畸形等症状。关节外表现主要包括发热、类风湿结节、类风湿血管炎、心包炎、心肌炎、瓣膜纤维化、胸膜炎、间质性肺疾病、原发性肾小球及肾小管间质性肾炎、贫血、葡萄膜炎等。

【体格检查】

常可见近端指间关节、掌指关节对称性的肿胀、压痛、畸形,手的畸形有梭形肿胀、尺侧偏斜、天鹅颈样畸形等。腕关节、膝关节的肿胀、压痛、积液以及功能障碍等。

**【辅助检查】**

1. 实验室检查　可有轻、中度贫血,活动期血沉、C反应蛋白增快,对病情监测及评估有一定的意义。目前临床常检查的自身抗体包括类风湿因子(RF-IgM)、抗环瓜氨酸(CCP)抗体、RF-IgG及RF-IgA、抗核周因子抗体、抗角蛋白抗体,以及抗核抗体等。此外,还包括抗RA33抗体、抗葡萄糖-6-磷酸异构酶(GPI)抗体,抗P68抗体等。60%~80%RA患者类风湿因子阳性,但对监测病程进展无用。

2. 影像学检查　X线片有助于评估病情进展,但一般不作为诊断依据。关节超声是简易的无创性检查,对于滑膜炎、关节积液以及关节破坏有鉴别意义。MRI检查可提示早期的滑膜炎病变,对发现类风湿关节炎患者的早期关节破坏很有帮助。胸部CT可进一步提示肺部病变,尤其高分辨CT对肺间质病变更敏感。

3. 特殊检查　有关节腔积液的患者,可进行关节液分析。关节液的检查包括:关节液一般检查、培养、类风湿因子检测、抗CCP抗体检测、抗核抗体等,并做偏振光检测鉴别痛风的尿酸盐结晶。类风湿关节炎患者关节积液呈黄色,透明、半透明或不透明,细胞数及中性细胞数可升高。关节镜及关节滑膜活检对RA的诊断及鉴别诊断很有价值,对于单关节难治性的RA有辅助的治疗作用。

**【诊断与鉴别诊断】**

1. RA的诊断标准

(1)2010年美国风湿病协会/欧洲抗风湿病联盟(ACR/EULAR)关于早期RA新的分类标准,总得分6分以上可确诊早期RA,见表14-2。

表14-2　2010年美国风湿病协会/欧洲抗风湿病联盟关于早期RA的分类诊断标准

| 分类项目 | 评分 |
| --- | --- |
| 关节受累情况(0~5分) | |
| 1个大关节 | 0 |
| 2~10个大关节 | 1 |
| 1~3个小关节(伴或不伴大关节受累) | 2 |
| 4~10个小关节(伴或不伴大关节受累) | 3 |
| >10个关节(至少一个小关节受累) | 5 |
| 血清学(0~3分) | |
| RF和抗CCP(-) | 0 |
| RF或抗CCP低滴度(+) | 2 |
| RF或抗CCP高滴度(+) | 3 |
| 急性时相反应物(0~1分) | |
| CRP和ESR均正常 | 0 |

续表

| 分类项目 | 评分 |
|---|---|
| CRP 或 ESR 增高 | 1 |
| 症状持续时间(0~1 分) | |
| <6 周 | 0 |
| ≥6 周 | 1 |

(2)2012 年早期 RA(ERA)分类诊断标准(中国)

1)晨僵 ≥ 30 分钟。

2)大于 3 个关节区的关节炎。

3)手关节炎。

4)类风湿因子(RF)阳性。

5)抗 CCP 抗体阳性。

14 个关节区包括:双侧肘、腕、掌指、近端指间、膝、踝和跖趾关节;≥ 3 条可诊断 RA。敏感性 84.4%,特异性 90.6%。

2. 类风湿关节炎需与以下疾病鉴别

(1)骨关节炎:多见于中、老年人,起病过程大多缓慢。手、膝、髋及脊柱关节易受累,而掌指、腕及其他关节较少受累。不伴有皮下结节及血管炎等关节外表现,类风湿因子、血沉、C 反应蛋白多为阴性。

(2)银屑病关节炎:银屑病关节炎的多关节炎型和类风湿关节炎很相似。但本病患者有特征性银屑疹或指甲病变,或伴有银屑病家族史,血清类风湿因子等抗体为阴性。

(3)强直性脊柱炎:以中轴关节如骶髂及脊柱关节受累为主,多表现为下肢大关节,为非对称性的肿胀和疼痛。关节外表现多为虹膜睫状体炎、心脏传导阻滞及主动脉瓣关闭不全等。影像检查可见骶髂关节侵袭、破坏或融合,患者类风湿因子阴性,并且多为 HLA-B27 抗原阳性。本病有更为明显的家族发病倾向。

(4)系统性红斑狼疮:早期可出现双手或腕关节的关节炎表现,常伴有发热、疲乏、口腔溃疡、皮疹、血细胞减少、蛋白尿等多系统表现,不出现关节畸形。实验室检查可发现抗核抗体阳性等多种自身抗体。

【治疗原则】

类风湿关节炎治疗的主要目的在于减轻关节炎症反应,抑制病变发展及防止骨质破坏,以尽可能保护关节和肌肉的功能为目标。2015 年美国风湿病协会进一步强调类风湿关节炎的达标治疗和个体化治疗。达标治疗是指控制类风湿关节炎至临床缓解或低疾病活动度为理想治疗目标。类风湿关节炎一经诊断,应立即开始治疗,治疗方案由医生和患者共同决定,治疗方案的选择基于疾病活动度、有无不良预后因素以及并发症。所有新近诊断或处于疾病活动期的患者,每 1~3 个月监测疾病活动度。

1. 非甾类抗炎药（NSAIDs） 是类风湿关节炎治疗中最为常用的药物,适用于活动期等各个时期的患者。常用的药物包括双氯芬酸、洛索洛芬钠、萘丁美酮、美洛昔康、塞来昔布等。如果患者持续缓解达 6 个月,NSAIDs 可以减量,并尽可能逐渐停药。应将 NSAIDs 缩减到最小剂量及最低疗程。

2. 改善病情的抗风湿药（DMARDs） 常用的有甲氨蝶呤、柳氮磺吡啶、羟氯喹、来氟米特、环孢素、金诺芬等。

3. 生物制剂 目前在类风湿关节炎的治疗上,已经有几种生物制剂被批准上市,并且取得了一定的疗效,尤其在难治性类风湿关节炎的治疗中发挥了重要作用。目前应用较多的有 TNF 抑制剂 Etanercept（依那西普）、Adalimumab（阿达木单抗）、Infliximab（英利昔单抗）,JAK 抑制剂 Tofacitinib（托法替布）、IL-6 受体拮抗剂 Tocilizumab（妥珠单抗）,抗 CD20 单抗 Rituximab（利妥昔单抗）。

4. 糖皮质激素 激素不作为治疗类风湿关节炎的首选药物。糖皮质激素推荐短疗程（< 3 个月）,小剂量（< 10mg/d）使用。

5. 植物药 雷公藤、白芍总苷、青藤碱等是目前用于类风湿关节炎的植物药,对治疗类风湿关节炎具有一定的疗效,但作用机制需进一步研究。

2015 年 ACR 指南指出对于早期 RA 的患者:①采用目标治疗策略。②低疾病活动度的患者,推荐 DMARDs 单药治疗,首选甲氨蝶呤（MTX）。③既往未用 DMARDs 的中高度活动度患者,建议 DMARDs 单药治疗（首选甲氨蝶呤）。④若 DMARDs 单药治疗后仍处于中高度活动度,则应联合 DMARDs 或 TNF 或非 TNF 抑制剂。⑤若 DMARDs 治疗仍处于中高度活动度,TNF 抑制剂单药治疗优于托法替布单药治疗,TNF 抑制剂 + 甲氨蝶呤优于托法替布 + 甲氨蝶呤。⑥使用 DMARDs 生物制剂治疗后仍处于中高度活动度的患者,加用小剂量糖皮质激素。⑦疾病复发的患者,应加用最短疗程、最小剂量糖皮质激素。

2015 年 ACR 指南对于已确诊的长病程 RA 患者治疗方案为:①采用目标治疗策略。②低疾病活动度的患者,推荐 DMARDs 单药治疗,首选甲氨蝶呤（MTX）。③既往未用 DMARDs 的中高度活动度患者,建议 DMARDs 单药治疗（首选甲氨蝶呤）优于托法替布及联合用药。④若 DMARDs 单药治疗后仍处于中高度活动度,则应联合 DMARDs 或 TNF 或非 TNF 抑制剂或托法替布。⑤单一 TNF 抑制剂治疗仍处于中高疾病活动度的患者,应加用一种或两种 DMARDs。⑥单一非 TNF 抑制剂治疗仍处于中高度活动度的患者,推荐使用非 TNF 抑制剂优于托法替布,可联合或不联合甲氨蝶呤。⑦先后使用 2 种及以上 TNF 抑制剂治疗仍处于中高度疾病活动度的患者,应首选非 TNF 抑制剂,如果不选择非 TNF 抑制剂,托法替布优于另一种 TNF 抑制剂。⑧至少使用过 1 种 TNF 抑制剂和 1 种非 TNF 抑制剂后仍处于中高度活动度的患者,首选另一种非 TNF 抑制剂优于托法替布,可联合或不联合甲氨蝶呤。若仍处于中高度疾病活动度托法替布优先于另一种 TNF 抑制剂。⑨使用 DMARDs 生物制剂治疗后仍处于中高度活动度的患者,加用小剂量糖皮质激素。疾病复发的患者,应加用最短疗程、最小剂量糖皮质激素。⑩若患者病情缓解,DMARDs 生物制剂逐渐减量;若疾病处于低活动度,DMARDs 生物制剂继续治疗;即使患者病情缓解,治疗不能停止。

疼痛科目前在治疗类风湿关节炎上除了指南提出的药物治疗,还可以使用注射治疗的方法,选择性对病变关节的关节腔、滑囊等部位给予小剂量糖皮质激素、臭氧治疗,可加速病变部位症状的缓解,对于药物治疗不能有效缓解的顽固病变关节,使用该方法仍然有效,同时可能减少全身用药的疗程和剂量,使患者在更短的时间内达到疾病的目标治疗。

【康复和预后】

近十年来,随着慢作用抗风湿药的早期联合应用,对关节外病变的治疗以及新疗法的不断出现,使类风湿关节炎的预后已有明显改善。大多数类风湿关节炎患者的病情可得到很好的控制,甚至完全缓解。研究发现,根据类风湿关节炎发病第一年的临床特点可大致判断其预后,某些临床及实验室指标对病情评估及指导用药很有意义。类风湿关节炎预后不良因素包括抗环瓜氨酸多肽抗体、RF 阳性、ESR、CRP 升高,影像学有关节侵蚀的表现或关节破坏情况进展。类风湿关节炎在晚期、重症或长期卧床患者,因合并感染,消化道出血,心、肺或肾病等可危及患者生命。

(夏令杰)

# 第三节　纤维肌痛综合征

【概述】

纤维肌痛综合征是一种弥漫性全身疼痛性疾病,多见于女性,发病隐匿,常伴有睡眠障碍、焦虑、抑郁等多种非特异性症状。患者的典型表现是,身体的多个特定部位有疼痛。

【临床表现】

纤维肌痛综合征的患者特征性临床表现是全身广泛性疼痛,疼痛为钝痛,一般不伴关节肿胀。劳累、应激、压力、天气变化等都可加重病情。多数患者合并睡眠障碍。

【体格检查】

特征性的表现是,全身广泛存在的压痛点。压痛点多位于肌腱、韧带附着点处,用一定的力量按压这些压痛点时,患者可感受到疼痛,而在正常人则不会出现疼痛,压痛点局部无红肿等异常改变。19 个固定疼痛区域包括:左右肩部、左右臀部(包括臀大肌及粗隆部)、左右上臂、左右前臂、左右颌部、左右大腿、左右小腿、胸背部、腰背部、胸、颈、腹部。部分患者可有不同程度认知障碍。

【辅助检查】

功能磁共振成像（fMRI）：FMS 患者可能出现额叶皮质、杏仁核、海马和扣带回等激活反应异常，以及相互之间的纤维联络异常。

评估量表：纤维肌痛影响问卷（F1Q）、疼痛视觉模拟评分法（VAS）、Beck 抑郁量表（BDI）、McGill 疼痛问卷调查、汉密尔顿焦虑量表、汉密尔顿抑郁量表等可以出现异常，有助于评价病情。

【诊断与鉴别诊断】

1. 2010 年美国风湿病学会纤维肌痛综合征诊断标准　根据 2010 年美国风湿病学会提出的诊断标准，满足以下 3 个条件可以诊断纤维肌痛综合征：

（1）弥漫疼痛指数（WPI）≥ 7 和症状严重（SS）积分 ≥ 5；或 WPI=3~6 和 SSS ≥ 9。

（2）症状持续在相同水平 3 个月以上。

（3）没有其他可以解释疼痛的疾病。

弥漫疼痛指数（Widespread Pain Index，WPI）指过去 1 周内 19 个固定区域发生疼痛的数量，共计 0~19 分。症状严重程度（Symptom Severity，SS）共计 0~12 分，包括：疲劳、无恢复性睡眠、认知症状以及所有躯体征状的严重程度。视疲劳、无恢复性睡眠、认知症状的严重程度评为 1~3 分，总分 0~9 分。0 分 = 无；1 分 = 轻微问题；2 分 = 中度问题；3 分 = 严重问题。躯体征状的严重程度分为 0~3 分，0 分 = 无；1 分 = 很少症状；2 分 = 中等量症状；3 分 = 大量症状。供参考的躯体征状：肌肉疼痛、肠易激综合征、思维障碍记忆力下降、精神紧张、头痛、头晕、视物模糊、眼干、失眠抑郁、肌无力、气短、腹痛、便秘、腹泻、恶心、呕吐、胃部不适、食欲缺乏、口干、口腔溃疡、味觉改变、胸痛、发热、瘙痒、雷诺现象、荨麻疹、皮疹、瘀斑、耳鸣、听力障碍、癫痫、脱发、尿频、尿痛等。

2. 2016 年 Wolfe 修改版纤维肌痛诊断标准　满足以下 4 个条件可以诊断纤维肌痛综合征：

（1）弥漫疼痛指数（WPI）≥ 7 和症状严重程度积分（SSS）≥ 5；或 WPI = 4~6 和 SSS ≥ 9。

（2）全身疼痛，5 个区域内至少有 4 个出现疼痛，其中颌、胸、腹部的疼痛不包括在全身疼痛范围内。

（3）症状持续在相同水平 3 个月以上。

（4）该病不影响其他疾病的诊断，不排除其他重要临床疾病的存在。

5 个区域是指，左上肢（左肩、左上臂、左前臂）、右上肢（右肩、右上臂、右前臂）、轴向区域（颈部、胸背部、腰背部）、左下肢（左髋、左大腿、左小腿）、右下肢（右髋、右大腿、右小腿）。

SSS 总分为疲劳、无恢复性睡眠、认知症状三种症状严重程度的积分（0~9），加上患者过去 6 个月内出现的以下症状积分(0~3)的总和,总计 0~12 分。①头痛(0~1);②下腹部疼痛或绞痛(0~1);③抑郁(0~1)。

纤维肌痛综合征需与以下疾病相鉴别:

1. 慢性疲劳综合征　与纤维肌痛综合征表现相似,以疲劳为主要症状,常突发起病,伴有上呼吸道感染或流感症状。疼痛部位没有纤维肌痛综合征典型。

2. 风湿性多肌痛　风湿性多肌痛是以对称性的近端关节和肌肉的酸痛为主要表现,多表现为颈肩胛带肌和骨盆带肌的疼痛,血沉(ESR)和C反应蛋白(CRP)水平显著升高,小剂量激素有效。

3. 肌筋膜疼痛综合征　由肌筋膜疼痛引起,往往有肌筋膜疼痛的激发点,或有远距离牵涉痛,疼痛部位往往较局限,与肌肉筋膜的解剖分布走行有关,不呈对称性分布,特定肌肉运动可诱发或加重疼痛。

【治疗原则】

欧洲抗风湿病联盟(EULAR)2017 年修订的纤维肌痛综合征的管理建议包括:根据 Meta 分析结果,唯一治疗相关的强烈推荐为锻炼。根据专家意见,一个基于与患者共享决策为基础的渐进性四阶段治疗模式被推荐。初始管理应该包括患者教育、聚焦非药物治疗。无效的病例应该根据患者个人需求选择进一步治疗,包括心理治疗(针对心境障碍和无益的应对策略),药物治疗(针对严重疼痛或睡眠障碍)和 / 或多模式的康复计划(针对严重的失能)。新的治疗流程要求了解纤维肌痛综合征需全面评估患者的疼痛、功能、社会心理状态,循序渐进地进行,初始治疗应以非药物治疗为重点。非药物治疗方法常用有氧力量锻炼、认知行为治疗、多元治疗、针灸或水疗、物理治疗、冲击波、冥想运动治疗(气功、瑜伽、太极)和基于注意力的减压治疗。

常用的药物有:

1. 抗抑郁药　三环类抗抑郁药如阿米替林是一部分纤维肌痛症患者有效的药物。5- 羟色胺 - 去甲肾上腺素再摄取抑制剂(SNRIs)如度洛西汀、文拉法辛等,除了缓解疼痛外,对于焦虑、抑郁也有较好的疗效。选择性 5- 羟色胺再摄取抑制剂(SSRIs)联合三环类抗抑郁药,可提高疗效,常用的药物有氟西汀、舍曲林、帕罗西汀等。

2. 钙通道调节剂　普瑞巴林具有镇痛、抗惊厥作用,是首个被美国食品药品监督管理局(FDA)和中国 FDA 批准用于纤维肌痛综合征的药物。可有效缓解疼痛,亦能改善睡眠、疲劳。

3. 其他　非甾体抗炎药可能有效,常作为辅助用药,对难以缓解的中重度疼痛可考虑使用阿片类药物,如吗啡、羟考酮等。镇静药如唑吡坦片等对纤维肌痛综合征也有改善睡眠的作用。骨骼肌松弛药环苯扎林,结构与三环类抗抑郁药相似,对纤维肌痛综合征有一定作用。临床不推荐使用激素治疗。

疼痛专科治疗：

星状神经节阻滞对于改善纤维肌痛综合征患者的睡眠有着显著的作用。

## 【康复和预后】

该疾病无任何器质性器官受损，可以得到有效治疗，不会严重恶化或致命。应鼓励患者树立战胜病痛的信心，保持平衡心理，克服焦虑紧张情绪，积极参与锻炼，多数预后较好。

（夏令杰）

# 第四节　Paget 骨病

## 【概述】

Paget 骨病，又称为畸形性骨炎或变形性骨炎，以骨重建异常、骨肥大、骨结构异常为特征，并导致骨痛、骨畸形、骨折和局部发热的一种代谢性骨病。该病于 1877 年由英国的 James Paget 医生率先报道并命名。Paget 骨病可发生于单根骨，也可累及多处骨。目前发病机制仍不十分明确，可能的原因包括慢性炎症、病毒感染以及遗传因素等。本病具备明显的地域差异，在西欧以及西欧移民区域高发，该病好发于中老年人，且随年龄增加发病率逐步攀升。我国人群 Paget 骨病发病率很低，目前已见报道多为多处骨损害，罕见单骨性破坏。

## 【病理学】

Paget 骨病是由于骨的再吸收和成骨的正常调控功能障碍，导致两者不相协调。显微镜下主要表现为破骨细胞及成骨细胞增生活跃，骨小梁不规则增厚，病灶内可见大量纤维组织，具有特征性改变的是在增宽的骨小梁内有大量界限清楚的蓝染的骨黏合线。

## 【临床表现】

高达 95%Paget 骨病患者并无明显症状，只有少部分因为骨畸形以及有症状前来就诊，多数患者因其他原因行影像学检查或碱性磷酸酶（ALP）检测而意外发现。临床表现多样，最常见的为局灶性骨痛，为固定部位钝痛，常发生在夜间，就诊时常已发生至少两处骨损害，而其中以股骨、胫骨、颅骨、脊椎的腰骶部及骨盆等处最易受累。后期常因骨畸形可导致各种压迫症状，且后期伴随有其他相应并发症发生，如骨畸形、病理性骨折、脊髓受压、心血管病等。

## 【辅助检查】

1. 实验室检查　90% 患者 ALP 升高，反映新骨形成，但应同时化验血清转氨酶和 γ- 谷氨酰转肽酶，以排除肝功能异常的影响。钙磷代谢一般均正常，而且单骨性 Paget 骨病 ALP 也基本正常。更多骨转化标记物，如尿 Ⅰ 型胶原氨基末端交联肽（NTX）、血清 Ⅰ 型胶原 C 端肽（CTX）等有助于诊断 Paget 骨病，但非特异。另外，应常规进行肾功能以及维生素 $D_3$ 和钙水平监测。

2. 影像学检查　X线是最常用到的检查,但Paget骨病在X线上表现多样复杂,可表现为局限性骨质疏松、V字征、骨变形、应力线改变、绒毛状改变与磨砂玻璃样改变以及变形性骨炎恶变等特征性表现。但X线检查的敏感性要低于核素骨显像检查,骨显像检查可用于早期诊断,而且骨显像的"鼠脸征"具有临床诊断价值,并反映病变的活动性,但骨显像正常不能排除此病。CT和磁共振对于诊断代谢性骨病并非必须,但如果出现神经压迫症状或怀疑骨肉瘤时此类检查十分有用。

【诊断与鉴别诊断】

该病的诊断必须结合临床表现、影像学表现和血液生化检查,三者结合可达到早期、准确诊断的目的。必要时还需行病理学检查加以鉴别。

Paget骨病应与骨纤维异常增生症、额骨内板增生症、甲状旁腺功能亢进性骨病、骨巨细胞瘤、骨肉瘤、多发性骨髓瘤及前列腺癌骨转移等疾病相鉴别。

【治疗原则】

本病从根本上来说是骨吸收/破坏增加,骨形成畸形。对有症状的患者,治疗原则为抑制骨吸收/破坏,而已经形成骨畸形的患者可进行手术治疗。具体治疗如下:

1. 药物治疗　①双磷酸盐类:是目前公认的对Paget骨病治疗有效的药物,通过多种复杂途径共同达到抑制骨吸收的作用,目前临床上证明有效的主要包括阿仑磷酸钠、利塞磷酸钠、帕米磷酸二钠、唑来磷酸等。药物治疗的不良反应主要为一过性发热,常伴肌痛,可通过使用非甾体抗炎药来预防及治疗。而且治疗前应常规监测肾功能以及维生素$D_3$和钙水平。②RANKL抑制剂。③降钙素:具备抑制破骨细胞增殖,降低骨转化以及骨吸收的作用,常用的是鲑鱼降钙素,有文献认为约70%的患者治疗后疼痛症状减轻。但目前鲑鱼降钙素在Paget骨病中的应用已经越来越少,主要由于其需要每日皮下注射,且停药后易反复,恶心、发热等副作用也较为常见。

2. 手术治疗　仅少部分患者需要手术治疗。

3. 此类患者常伴有心理障碍,因此常需心理干预,以达到改善生活质量的目的。另外,此病有一定的家族遗传倾向,可对家族进行基因筛查,有助于早期诊断及治疗。

4. 对于无症状的Paget骨病,没有证据表明提前干预治疗可带来获益。

【康复和预后】

有效的治疗局灶性骨病及神经系统疾病可得到控制,代谢活性可回归正常。ALP可降至正常水平,核素骨显像显示与基础值比较放射性核素摄取明显下降。本病是一种缓慢进展性疾病,但极少发生恶性变。

（李水清　刘晓光）

# 第五节 强直性脊柱炎

【概述】

强直性脊柱炎（AS）是以骶髂关节和脊柱附着点炎症为主要症状的疾病,该疾病主要侵犯骶髂关节、脊柱等中轴关节,可引起脊柱强直和纤维化,也可累及外周关节或关节外组织。

【临床表现】

强直性脊柱炎起病隐匿。绝大多数患者以骶髂关节炎为首要表现,以后向上发展至腰椎、胸椎、颈椎。表现为反复发作的腰背疼痛和僵硬感,间歇性或两侧交替出现腰背痛、胸部、两侧臀部以及下肢的疼痛。也可侵犯周围关节,早期病变处关节有炎性疼痛,伴有关节周围肌肉痉挛,有僵硬感,晨起明显。随着病情发展,关节疼痛减轻,而各脊柱段及关节活动受限和畸形。最常见的关节外表现是葡萄膜炎、炎症性肠病、尿道炎、银屑病等。

【体格检查】

脊柱活动度下降,胸廓扩张度下降,严重者可有脊柱后凸畸形,骶髂关节压痛阳性,棘突椎旁压痛阳性,骨盆挤压及分离试验阳性,直腿抬高试验阴性。外周关节累及时,急性期可表现为髋关节、膝关节、肘关节等的压痛肿胀,晚期可出现关节强直或畸形。

【辅助检查】

1. X线检查　根据骶髂关节改变的程度分为四个等级,Ⅰ级可疑,Ⅱ级轻度异常,Ⅲ级明显异常,出现侵蚀、硬化或部分强直,Ⅳ期重度异常,关节完全强直。强直性脊柱炎依据X线的分级,进行诊断。

2. 电子计算机断层扫描（CT）　CT能够辨别更为早期的强直性脊柱炎患者的骶髂关节变化。

3. 磁共振（MRI）　磁共振在早期强直性脊柱炎的诊断中,对于骶髂关节早期的骨髓水肿敏感度更高。

4. 实验室检查　90%~95%以上AS患者HLA-B27阳性,白细胞计数正常或升高,淋巴细胞比例稍增加,少数患者有轻度贫血,血沉及C反应蛋白可升高。血清类风湿因子阴性。

【诊断与鉴别诊断】

1. 强直性脊柱炎的诊断标准（1984年纽约标准）　强直性脊柱炎的诊断标准仍然沿用1984年修订的纽约标准:①腰背痛病程3个月以上,活动改善,休息无减轻。②腰椎额状面和矢状面活动受限。③胸廓活动度低于相应年龄、性别的正常人。④双侧骶髂关节炎大于等于2级或单侧骶髂关节炎大于等于3级。符合④以及①~③任意一条,即可确诊强直性脊柱炎。

2. 对一些暂时不符合 AS 诊断标准的患者,如其临床表现符合脊柱关节炎诊断标准(2009 年国际脊柱关节炎评估组),也可列入此类进行诊断和治疗,以免延误病情。2009 年国际脊柱关节炎评估组(ASAS)提出中轴型脊柱关节炎(SpA)的诊断标准:背痛持续 3 个月以上且年龄小于 45 岁的患者,满足影像学骶髂关节炎加上 SpA 特征中的一项,或 HLA-B27 阳性加上 SpA 特征中的其他两项,即可诊断为 SpA。其中 SpA 临床特征包括:①背痛;②关节炎;③肌腱端炎(足跟);④葡萄膜炎;⑤指(趾)炎;⑥银屑病;⑦克罗恩病 / 溃疡性结肠炎;⑧对 NSAIDs 治疗反应好;⑨家族史;⑩ HLA-B27 阳性;⑪ CRP 升高。影像学所示骶髂关节炎是指:MRI 所示活动性(急性)炎症,高度提示有与 SpA 相关的骶髂关节炎依照修订的纽约标准,有明确的放射影像学骶髂关节炎。2009 年国际 AS 评估工作组(ASAS)炎性背痛专家推荐诊断 AS 炎性背痛标准为:以下 5 项中至少满足 4 项:①发病年龄 <40 岁;②隐匿起病;③症状活动后好转;④休息时加重;⑤夜间痛(起床后好转)。符合上述 5 项指标中的 4 项,诊断 AS 炎性背痛。其敏感性为 79.6%,特异性为 72.4%。

3. 外周型脊柱关节炎诊断标准(2009 年国际脊柱关节炎评估组)　关节炎或肌腱端炎或指(趾)炎加上至少 1 条 SpA 的临床特征,包括:葡萄膜炎、银屑病、克罗恩病 / 结肠炎、既往感染史、HLA-B27 阳性、影像学所示骶髂关节炎;或加上至少两条其他的 SpA 临床特征,包括:关节炎、肌腱端炎、指(趾)炎、炎性背痛(病史)、SpA 家族史。敏感性 75.0%,特异性 82.2%。

强直性脊柱炎需与以下疾病鉴别:

1. 类风湿关节炎　多关节对称性关节炎,多发于近端指间关节、掌指关节以及腕关节等,骶髂关节一般不受累,有类风湿皮下结节,血清 RF 常阳性,HLA-B27 抗原常阴性。

2. Reiter 综合征　是一种包括关节炎、结膜炎、尿道炎 / 宫颈炎的三联症。脊柱炎一般发生较晚,较轻,椎旁组织钙化少,韧带骨赘以非边缘型为主,骶髂关节炎一般为单侧性或双侧非对称损害。

3. 银屑病关节炎　亦可出现骶髂关节炎,本病患者有特征性银屑疹或指甲病变,或伴有银屑病家族史。

4. 反应性关节炎　一般有明确的病因,常继发于感染性疾病,关节的炎症或疼痛与原发病有关,继发感染性疾病的患者抗生素治疗有效。

【治疗原则】

强直性脊柱炎的治疗目标是缓解症状和体征、恢复功能、防止关节损伤、提高患者生活质量、防止脊柱疾病的并发症。2013 年 ASAS 提出 SpA、AS 的治疗,持续缓解症状,减缓疾病进展是目标。

1. 药物治疗　非甾体抗炎药(NSAIDs)是治疗强直性脊柱炎的一线药物。如连续使用 NSAIDs 疗效不明显的 SpA 患者可使用生物制剂治疗。外周型的患者可选择关节内注射糖皮质激素,或全身使用糖皮质激素,或使用免疫抑制剂,柳氮磺吡啶等,如仍然疗效欠佳可考虑使用生物制剂。

2. 疼痛专科治疗 注射治疗可用于外周型患者的骶髂关节及其他外周关节内、腱鞘内等部位的治疗,常用药物有糖皮质激素或臭氧,也可考虑生物制剂关节腔内注射治疗。中轴型患者可进行脊柱小关节内、骶髂关节或椎旁的糖皮质激素或臭氧注射治疗,密集型银质针治疗以及冲击波等治疗可改善部分患者的腰背活动度。

3. 手术治疗 严重脊柱驼背、畸形,待病情稳定后可作矫正手术,腰椎畸形者可行脊椎截骨术矫正驼背,髋关节融合或坏死的患者可行髋关节置换术。

【康复和预后】

该疾病为慢性疾病,目前尚无根治的办法,但患者如果及时诊断及治疗,可以有效地控制症状并改善预后。对于晚期的患者必要时可行外科手术来改善患者的生活质量。

(夏令杰)

# 第六节　反应性关节炎

【概述】

反应性关节炎(reactive arthritis,ReA)是指在某些特定部位感染之后而出现的关节炎。常发生于泌尿生殖道和肠道感染后1~6周,曾命名为 Reiter 综合征(即关节炎、尿道炎、结膜炎三联症),Ahvonen 于1969年命名为反应性关节炎,目前已被广泛采用。

该病国外发病率为0.06%~1%,分为性传播型和肠道型两种类型:性传播型多见于青年男性,因泌尿生殖系统衣原体或支原体感染后发生;肠道型男女发病无差异,系肠道感染细菌后发生,常见病菌为革兰氏阴性杆菌如沙门菌属、志贺菌属、耶尔森菌属及弯曲杆菌属等。

【临床表现】

1. 全身症状 常于感染后数周出现发热,持续10~14天,自行缓解,多不受退热药物影响。伴体重下降、倦怠无力和大汗。

2. 关节炎 典型症状为尿道或肠道感染后1~6周出现的急性关节炎,以下肢大关节如膝踝关节等为主的非对称分布单(少)关节炎,局部肿、痛、热及触痛,常持续1~3个月。也可累及其他关节、小关节(腊肠样指/趾)、韧带及跟腱附着点炎。初次发病关节常在3~4个月恢复正常,某些患者反复发作,可出现关节畸形、强直、骶髂关节炎或脊柱炎。

3. 泌尿生殖道炎 典型病患在性接触或痢疾后7~14天发生无菌性尿道炎。男性表现为尿频、尿道烧灼感、尿道口红肿及分泌物、出血性膀胱炎、前列腺炎、漩涡状龟头炎。女性表现为症状轻微甚至无症状的膀胱炎和宫颈炎。

4. 眼部症状　部分患者可出现结膜炎、虹膜炎、角膜炎、角膜溃疡、视神经和球后神经炎,严重者可致失明。

5. 皮肤黏膜症状　50% 以上的患者可出现皮肤黏膜症状,如溢脓性皮肤角化症、一过性口腔溃疡。

6. 其他　除上述症状外,还可累及心脏(主动脉病变及传导异常);蛋白尿、镜下血尿或无菌性脓尿;肾小球肾炎、严重的系统性坏死性血管炎、肾淀粉样变性、脑神经和周围神经病等。

【辅助检查】

1. 血液检查　急性期可出现 WBC 增高、CRP 升高、ESR 增快。慢性阶段可有轻度贫血,补体水平增高。RF 及 ANA 阴性。HLA-B27 阳性有辅助诊断价值。

2. 滑液与滑膜检查　滑液呈炎性改变:黏度降低、WBC 增高。滑膜病理改变为非特异性炎症。

3. 影像学检查　病变早期影像学表现可以正常或仅有软组织的肿胀,约 10% 的患者可在早期即出现骶髂关节炎。若关节炎反复发作,受累关节非对称的骨化是具有诊断价值的放射学特征。跟腱、足底肌腱和筋膜处可见骨膜反应和骨侵蚀、足畸形、周围骨炎;晚期约有 70% 患者出现骶髂关节异常。

4. 病原学检查　据相应症状可行尿道或肠道微生物培养,为诊断提供依据。

【诊断与鉴别诊断】

对症状典型患者诊断不难,若不具备典型急性关节炎、非淋病奈瑟菌性尿道炎及结膜炎三联症时,目前多沿用 1996 年 Kingsley 与 Sieper 提出的 ReA 的分类标准:

1. 外周关节炎:下肢为主的非对称性寡关节炎。

2. 前驱感染的证据

(1)如果 4 周前有临床典型的腹泻或尿道炎,则实验室证据可有可无。

(2)如果缺乏感染的临床证据,必须有感染的实验室证据。

3. 排除引起单或寡关节炎的其他原因,如其他脊柱关节病、感染性关节炎、莱姆病及链球菌感染后 ReA。

4. HLA-B27 阳性,ReA 的关节外表现(如结膜炎、虹膜炎、皮肤、心脏与神经系统病变等),或典型脊柱关节病的临床表现(如炎性腰背痛、交替性臀区疼痛、肌腱端炎或虹膜炎)不是 ReA 确诊必须具备的条件。

鉴别诊断

1. 细菌性关节炎　急性发病的单关节炎,常伴高热等感染中毒症状。关节局部明显红肿热痛,滑液检查 WBC 计数常 >50 000 个 /ml,中性粒细胞 >75%,

滑液培养可发现致病菌。

2. 急性风湿热 以四肢大关节为主的急性、游走性关节炎,多见于青少年。常有发热、咽痛及 2~3 周前的链球菌感染史,可伴皮肤环形红斑、心脏瓣膜炎。血 WBC 及抗"O"增高。

3. 痛风性关节炎 常发生在第一跖趾关节和跗骨关节的红肿热痛,血尿酸升高,滑液中可见尿酸盐结晶,多有高嘌呤饮食史。

4. 银屑病关节炎 起病隐袭,好发中年人。常见于四肢小关节,也可累及骶髂关节,呈不对称关节僵硬肿痛及功能障碍,伴银屑病皮损及指甲改变,X 线可见骨质破坏及增生改变。

5. 强直性脊柱炎 发病隐袭,青年男性多见,主要表现为持续 3 月以上的腰骶部疼痛、僵硬,休息无缓解,活动后减轻。也可累及外周关节。X 线证实骶髂关节炎。

6. 肠病性关节炎 除急性非对称性单关节炎表现外,还伴有明显的胃肠道症状,如腹痛、里急后重、脓血便等,有肠镜下明确的溃疡性结肠炎或克罗恩病。

7. 白塞病 是一种全身性、慢性血管炎性疾病,临床特点为复发性口腔溃疡、生殖器溃疡、眼炎及特异性皮损(结节红斑、针刺反应)。关节症状轻,主要累及膝等大关节,可有动脉栓塞和小血栓形成。

【治疗原则】

目前尚无公认的根治性疗法,因此,治疗目的在于缓解疼痛、保护关节功能、防止关节破坏,提高生活质量。

1. 一般治疗 急性期卧床休息、及早关节功能锻炼。

2. 物理治疗 各种物理疗法有助于改善血液循环、消除局部炎症、减轻疼痛。促进关节功能恢复。

3. 非甾体抗炎药 可减轻关节疼痛及肿胀、改善关节活动,是早期及晚期常选的药物,但应注意其不良反应。

4. 慢作用抗风湿药 非甾体抗炎药效果不好、病程长(>3 月)、关节存在破坏时,可选用柳氮磺吡啶、甲氨蝶呤和硫唑嘌呤。

5. 中医药治疗 传统医学对关节疼痛有其独到的认知及疗法,如针灸、银质针、针刀等可配合应用。

6. 微创介入治疗 对于药物治疗欠佳患者,可行关节周围或关节腔的激素或臭氧注射治疗,必要时可行神经射频治疗。

7. 抗生素和生物制剂 有临床应用,但有效性及安全性尚有争议。

【康复和预后】

由于感染病原微生物的不同及宿主之间的差异,自然病程亦不同。通常第一次发作的单关节炎多在 3~6 个月缓解,10%~15% 病程可超过 2 年,极少数伴有溢脓性皮肤角化症者预后差。部分患者在 3~4 年复发,对于持续性 ESR 升高、非甾体抗炎药效果不佳、髋关节受累者提示预后不佳。

(王　林)

# 第七节　银屑病关节炎

## 【概述】

银屑病关节炎(psoriatic arthritis,PsA)指一种特征性地发生在银屑病患者的炎症性关节炎,临床表现为银屑病皮疹并伴有外周关节和/或中轴关节炎、周围软组织疼痛、肿胀、压痛、僵硬和运动障碍。

## 【临床表现】

典型的临床表现为受累关节的疼痛和僵直症状。约 1/3 患者可以起病较急,伴发热等全身症状,局部皮肤出现银屑病皮疹。

1. 关节　依据关节受累情况分为五种类型。

(1)少数关节受累型:少于 4 个关节发生炎症,约占 70%。以手、足远端或近端指(趾)间关节为主,膝、踝、髋、腕关节亦可受累,分布不对称。

(2)非对称性指(趾)间关节受累型:约占 10%,病变累及远端指间关节,为典型的银屑病关节炎,受累的手指(足趾)通常会有指(趾)甲的改变。

(3)对称性多关节炎型:约占 15%,病变以近端指(趾)间关节为主,可累及远端指(趾)间关节及大关节,如腕、肘、膝和踝关节等,分布对称。

(4)毁损型关节炎型:约占 5%,手指足趾畸形较常见,是银屑病关节炎的严重类型。

(5)脊柱关节病为主型:约占 5%,表现为临床或影像学上的中轴骨骼以及骶髂关节炎症。

2. 皮肤　皮肤银屑病变好发于头皮及四肢伸面,呈散在或泛发分布。表面有丰富的银白色鳞屑。

3. 起止点炎　包括跖肌筋膜炎、外上髁炎、跟腱炎以及骨盆周围各个韧带附着处的炎症,是 PsA 的一个特征性表现。

4. 指(趾)甲表现　约 80% 银屑病关节炎患者有指(趾)甲顶针样凹陷。

5. 其他　如发热、贫血、眼部葡萄膜炎、虹膜炎等。

## 【体格检查】

1. 皮肤　皮肤银屑病变好发于头皮及四肢伸面,尤其肘、膝部位,呈散在或泛发分布,表面有丰富的银白色鳞屑,去除鳞屑后为发亮的薄膜,除去薄膜可见点状出血(Auspitz 征)。该特征对银屑病具有诊断意义。

2. 指(趾)甲　顶针样凹陷、指甲脱离、变色、增厚等。超过 20 处凹陷则有较强的诊断意义,而当凹陷超过 60 处即可以诊断为 PsA。

3. 外周关节　以指关节、跖趾关节等手足小关节受累为主,指间关节通常表现为腊肠样手指(指炎),受累关节会有紫红色的颜色改变。

4. 脊柱　可有腰背压痛,脊柱弹性减低,脊柱运动受限(如 Schober 氏征)。

【辅助检查】

1. 实验室检查　病情活动时血沉加快,C 反应蛋白增加,IgA、IgE 增高,补体水平增高等。类风湿因子阴性,5%~16% 患者出现低滴度的类风湿因子。2%~16% 患者抗核抗体低滴度阳性。约半数患者 HLA-B27 阳性。

2. 影像学检查　影像学显示远侧指间关节和趾间关节的严重侵蚀表现,指(趾)间关节骨性强直,同时伴有远端指(趾)骨基底的骨质增生,造成"带帽铅笔"样畸形。大关节表现为松散滑膜炎。脊柱和骶髂关节的改变与强直性脊柱炎相似。MRI 对于早期发现疾病较敏感。

【诊断与鉴别诊断】

皮肤银屑病是 PsA 的重要诊断依据,银屑病患者有炎性关节炎表现即可诊断银屑病关节炎。皮损出现在关节炎后的诊断困难,应细致地询问病史,银屑病家族史,检查隐蔽部位的银屑病,指(趾)甲特征性病变、特征性放射学表现可提供重要线索,但应除外其他疾病。

鉴别诊断:

1. 类风湿关节炎　二者均有小关节炎,但银屑病关节炎有银屑病皮损和特殊指甲病变、起止点炎,侵犯远端指间关节,类风湿因子常为阴性。特殊的 X 表现,如"带帽铅笔"样改变,部分患者有脊柱和骶髂关节病变。而类风湿关节炎多为对称性小关节炎,以近端指间关节和掌指关节、腕关节受累常见。可有皮下结节、类风湿因子阳性,X 线以关节侵袭性改变为主。

2. 强直性脊柱炎　侵犯脊柱的银屑病关节炎,脊柱和骶髂关节病变不对称,可为"跳跃"式病变,发病常在年龄大的男性,症状较轻,有银屑病皮损和指甲改变。而强直性脊柱炎发病年龄较轻,无皮肤及指甲病变,脊柱、骶髂关节病变常为对称性。

【治疗原则】

1. 药物治疗

(1)非甾体抗炎药(NSAIDs):适用于轻、中度活动性关节炎者,对皮损和关节破坏无效。

(2)慢作用抗风湿药(DMARDs):防止病情恶化及延缓关节组织的破坏。①甲氨蝶呤,对皮损和关节炎均有效,可作为首选药。②柳氮磺吡啶,对外周关节炎有效。从小剂量逐渐加量有助于减少不良反应。③青霉胺,口服适宜量,口服见效后可逐渐减至维持量。④硫唑嘌呤,对皮损关节都有效。⑤环孢素 -A 对皮肤和关节型银屑病有效。⑥来氟米特,用于中、重度患者。

(3)生物制剂:TNF 抑制剂包括依那西普(etanercept)、英利昔单抗(infliximab)、阿达木单抗(adalimumab)等。TNF 抑制剂对于 PsA 的治疗效果显著,有时甚至超过了在类风湿关节炎治疗中的效果。

(4)糖皮质激素:用于病情严重和一般药物治疗不能控制者,不应长期使用,可以在有炎症的关节和肌腱起止点内注射。

(5)植物药制剂如雷公藤等。

(6)局部外用药:焦油、地蒽酚、维生素 D 软膏以及外用皮质激素。

2. 疼痛专科治疗 药物治疗欠佳者可行臭氧大自血治疗,或对病变关节行经皮电刺激或冲击波治疗,必要时关节周围或关节腔行激素或臭氧注射治疗。

3. 外科治疗 出现关节畸形伴功能障碍的患者可外科手术治疗。

【康复和预后】

大多数的患者只有轻度的局部病变,少数关节受累,预后通常比较满意。近20% 的患者会发生严重的关节功能障碍和畸形,及早使用 DMARDs 具有一定的保护意义。生物制剂应用于 PsA 的治疗,很可能会对该病将来的预后产生较好的结果。日常生活注意去除各种可能的诱发因素,避免外伤和精神刺激等,保持良好的饮食习惯,提高机体免疫力,防止继发感染。物理疗法可保持关节活动度以及防止肌肉萎缩。

(任 飞)

# 第八节 炎性肠病关节炎

【概述】

由炎性肠病(IBD)的两种主要类型溃疡性结肠炎(ulcerative colitis,UC)和克罗恩病(Crohn's disease,CD)引起的关节炎称为炎性肠病关节炎,特异性的表现为不明原因的肠道非感染性炎症,同时可伴有脊柱和 / 或外周关节炎、肌腱起止点炎、前葡萄膜炎、皮肤黏膜炎症等。其血清类风湿因子阴性,与HLA-B27 等位基因相关。本病可发生在任何年龄,以青、壮年为主,男、女发病率相似。

【临床表现】

1. 关节表现

(1)外周关节病变多于炎性肠病后出现,表现为非对称性、一过性、游走性周围关节炎,以膝、踝、足等下肢大关节受累为主,其次是肘、腕关节或指关节等,外周关节炎中侵蚀和畸形不常见。IBD 患者的外周关节炎分为两种类型。

Ⅰ 型累及少于 5 个关节,主要累及膝和踝,多在肠道症状发作时伴发。

Ⅱ 型累及 5 个或更多关节,也累及膝和踝,但更多累及手和上肢关节。有对称性倾向,呈慢性病程。

(2)中轴关节炎。临床表现为腰背部、胸、颈或臀部疼痛,腰和颈部运动范围缩小。

2. 消化道表现

(1)溃疡性结肠炎表现为腹痛、血便、大量黏液脓血便、里急后重。

(2)克罗恩病突出表现为腹痛、腹泻、腹部包块、肠梗阻及肠道瘘管等。

其他的肠外表现：包括发热、贫血、营养不良、血管炎、葡萄膜炎、坏疽性脓皮病、结节红斑、口疮性口腔溃疡和尿道炎/宫颈炎、增生性骨关节炎伴杵状指等。所有这些表现在 CD 中均较 UC 中常见。

【体格检查】

1. 肌肉骨骼系统 Ⅰ型外周关节病变受累的大关节（主要是膝关节和踝关节）多可发现关节积液。在Ⅱ型外周关节病变,常见有对称性掌指关节、近端指间关节和腕关节的滑膜炎。与原发 AS 相似,脊柱运动受限（如 Schober 氏征）是 IBD-AS 患者的典型体征。

2. 皮肤黏膜 口疮性口腔溃疡,葡萄膜炎、坏疽性脓皮病等。

【辅助检查】

1. 实验室检查 血常规：贫血、急性期白细胞升高。大便常规：可见红、白细胞,潜血阳性。血沉增快,CRP 升高,血浆球蛋白升高,类风湿因子阴性,抗核抗体阴性。溃疡性结肠炎患者有半数以上出现抗中性粒细胞胞浆抗体（ANCA）可呈阳性。伴发强直性脊柱炎的患者有 50%~70% 可出现 HLA-B27 阳性。

2. 影像学检查

(1)胃肠钡餐：克罗恩病,病变可累及整个消化道,以回肠末段和邻近结肠多见,呈节段性分布,表现为病变黏膜皱襞增宽、或消失和卵石征、线样征。溃疡性结肠炎,病变多位于直肠、结肠,表现为早期结肠黏膜紊乱、结肠袋形加深、肠壁痉挛、溃疡等引起的肠壁边缘呈毛刺或锯齿形阴影,晚期结肠袋消失、肠壁变硬、管腔狭窄呈铅管状等。

(2)纤维结肠镜检查：行肠道影像学和内镜检查可帮助确诊 IBD。

(3)关节：外周关节的影像表现并不具有特异性。骶髂关节炎表现同强直性脊柱炎,CT、MRI 扫描可发现早期病变。

超声检查和 MRI 也可用来评估关节炎和肌腱起止点炎,而且可发现更早期的病变。

【诊断与鉴别诊断】

在大多数情况下,IBD 的诊断是确诊炎性肠病关节炎的主要诊断依据。肠道表现出现在关节炎后者诊断困难,应细致的询问病史,长期追踪病情变化。早行肠道影像学和内镜检查可帮助确诊 IBD。

鉴别诊断：

1. 类风湿关节炎 在炎性肠病性关节炎Ⅱ型外周关节炎时,双手对称性小关节慢性受累的表现与类风湿关节炎相似,二者均有小关节炎,但炎性肠病关节炎有肠道临床表现,类风湿因子常为阴性。X线检查无特异性。而类风湿关节炎多为对称性小关节炎,以近端指间关节和掌指关节、腕关节受累常见。可有皮下结节、类风湿因子阳性,X线以关节侵袭性改变为主。

2. 强直性脊柱炎　炎性肠病性伴发的脊柱炎在症状、体征及X线表现上难以与强直性脊柱炎鉴别。但在25%的病例中,骶髂关节炎呈不对称性受累,40岁之后也可发病,并不以男性为主,而且仅50%~70%的患者表现为HLA-B27阳性,同时有肠道病变表现。而强直性脊柱炎发病年龄较轻,无肠道病变表现,脊柱、骶髂关节病变常为对称性,>90%的患者表现为HLA-B27阳性。

【治疗原则】

1. 非甾体抗炎药可改善关节症状,但这类药物可能会加重IBD患者的肠道炎症,因此使用要慎重。可行局部物理治疗。

2. 柳氮磺吡啶对溃疡性结肠炎和外周关节炎有治疗作用,对脊柱关节炎无效。

3. 关节和肠道炎症的急性发作时,短期应用激素治疗效果显著。可以口服,也可以在有炎症的关节腔和肌腱起止点内注射。

4. 甲氨蝶呤每周用量7.5~25mg同时合用叶酸,同样可以用于治疗周围关节炎,但对治疗脊柱关节疾病效果不佳。硫唑嘌呤和巯嘌呤对于控制肠道和周围关节的炎症均有效。

5. 肿瘤坏死因子(TNF)抑制剂对于缓解IBD的所有肌肉骨骼系统症状均有效。

6. 其他可能有效的治疗,包括氨羟二磷酸二钠、沙利度胺、他汀类药物等。

7. 药物治疗欠佳者可考虑关节周围及关节腔臭氧注射治疗。

【康复和预后】

Ⅰ型外周关节炎是肠道症状发作时伴发的自限性关节炎,有报道仅17%患者出现持续性症状,侵蚀性病例少见。88%的Ⅱ型外周关节炎患者表现为持续性症状,持续时间平均3年,即使有持续性症状,侵蚀性病例也少见。脊柱受累后预后同AS。理疗,加强关节运动度练习,肌肉强化以及保持良好的姿势,对于预后有帮助。

(任　飞)

# 第九节　大　动　脉　炎

【概述】

大动脉炎(takayasu arteritis,TA)是一种病因不明的慢性血管炎,是主要累及主动脉及其主要分支的慢性进行性非特异性炎性疾病。病变多见于主动脉弓及其分支,其次为降主动脉、腹主动脉和肾动脉。主动脉的二级分支如肺动脉、冠状动脉也可受累。受累动脉可为全层动脉炎,血管壁增厚,出现不同程度狭窄、闭塞或扩张。目前对大动脉炎的发病机制知之甚少,可能与感染引起的免疫损伤等因素相关;近年来,细胞介导机制亦被认为是最重要的机制之一。早期临床表现以疲劳、体重减轻、低热等全身症状多见;随着疾病进展,血管受累和血管功能不全的症状逐渐显现,表现为肢端发凉、随肢体活动出现的疼痛、缺血性溃疡或坏疽等。本病年轻女性多见,发病年龄介于 10~40 岁。

【临床表现】

1. 全身症状 在局部症状或体征出现前,部分患者表现疲劳、低热、食欲缺乏、恶心、体重减轻、肌痛、关节炎、结节红斑等症状。上述全身症状可急性出现,也可隐匿发展。当局部症状或体征出现后,全身症状可逐渐减轻或消失。

2. 局部症状与体征 按受累血管不同,出现相应器官缺血的症状与体征。包括头痛、头晕、晕厥、卒中、视力减退、肢端发凉以及随肢体活动出现的疼痛、肱动脉或股动脉搏动减弱或消失,颈部、锁骨上下区、上腹部、肾区出现血管杂音,双上肢收缩压差大于 10mmHg。

3. 临床分型 根据病变部位可分为 4 种类型:头臂动脉型(主动脉弓综合征),胸一腹主动脉型,广泛型和肺动脉型。

(1)头臂动脉型(主动脉弓综合征):颈动脉和椎动脉狭窄和闭塞,可引起脑部不同程度的缺血,出现头昏、眩晕、头痛,记忆力减退,单侧或双侧视物有黑点,视力减退,视野缩小甚至失明,咬肌无力和咀嚼疼痛。少数患者因局部缺血产生鼻中隔穿孔,上腭及耳郭溃疡,牙齿脱落和面肌萎缩。脑缺血严重者可有反复晕厥、抽搐、失语、偏瘫或昏迷。上肢缺血可出现单侧或双侧上肢无力、发凉、酸痛、麻木,甚至肌肉萎缩。颈动脉、桡动脉和肱动脉搏动减弱或消失(无脉征)。约半数患者于颈部或锁骨上部可听到Ⅱ级以上收缩期血管杂音,少数伴有震颤,但杂音响度与狭窄程度之间并非完全成比例,轻度狭窄或完全闭塞的动脉,杂音不明显。血流经过扩大弯曲的侧支循环时,可以产生连续性血管杂音。

(2)胸一腹主动脉型:由于缺血,下肢出现无力、酸痛、皮肤发凉和间歇性跛行等症状,特别是髂动脉受累时症状最明显。肾动脉受累出现高血压,可有头痛、头晕、心悸。高血压为本型的一项重要临床表现,尤以舒张压升高明显,主要是肾动脉狭窄引起的肾血管性高血压;此外胸降主动脉严重狭窄,使心排出血液大部分流向上肢,可引起上肢血压升高;主动脉瓣关闭不全导致收缩期高血压等。部分患者胸骨旁或背部脊柱两侧可闻及收缩期血管杂音,其杂音部位有助于判定主动脉狭窄的部位及范围。如胸主动脉严重狭窄,于胸壁可见浅表动脉搏动,血压上肢高于下肢。大约 80% 患者于上腹部可闻及Ⅱ级以上高调收缩期血管杂音,在主动脉瓣区可闻及舒张期杂音。

（3）广泛型：具有上述 2 种类型的特征，属多发性病变，多数患者病情较重。

（4）肺动脉型：本病合并肺动脉受累并不少见，约占 50%，上述 3 种类型均可合并肺动脉受累，单纯肺动脉受累者罕见。肺动脉高压大多为一种晚期并发症，约占 1/4，多为轻度或中度，重度则少见。临床上出现心悸、气短，重者心功能衰竭，肺动脉瓣区可闻及收缩期杂音和肺动脉瓣第 2 心音亢进。

【辅助检查】

1. 红细胞沉降率（ESR）　是反映本病活动的一项重要指标。疾病活动时 ESR 可增快，病情稳定后 ESR 恢复正常。

2. C 反应蛋白　其临床意义与 ESR 相同，为本病活动的指标之一。

3. 彩色多普勒超声检查　可探查主动脉及其主要分支狭窄或闭塞，但对其远端分支探查较为困难。

4. 血管造影　可直接显示受累血管管腔变化、管径大小、管壁是否光滑、受累血管的范围和长度，但不能观察血管壁厚度的改变。

5. 数字减影血管造影（DSA）　是本病一项较好的筛选方法。对头颅部动脉、颈动脉、胸腹主动脉、肾动脉、四肢动脉、肺动脉及心腔等均可进行此项检查。缺点是对脏器内小动脉如肾内小动脉分支显示不清。

6. CT 和磁共振成像（MRI）　增强 CT 可显示部分受累血管的病变，发现管壁强化和环状低密度影提示为病变活动期；MRI 还可显示出受累血管壁的水肿情况，有助于判断疾病是否活动。

【诊断与鉴别诊断】

采用 1990 年美国风湿病学会的分类标准：①发病年龄 ≤ 40 岁：40 岁前出现症状或体征。②肢体间歇性运动障碍：活动时 1 个或多个肢体出现逐渐加重的乏力和肌肉不适，尤以上肢明显。③肱动脉搏动减弱：一侧或双侧肱动脉搏动减弱。④血压差 >10mmHg：双侧上肢收缩压差 >10mmHg。⑤锁骨下动脉或主动脉杂音：一侧或双侧锁骨下动脉或腹主动脉闻及杂音。⑥血管造影异常：主动脉一级分支或上下肢近端的大动脉狭窄或闭塞，病变常为局灶或节段性。且不是由动脉硬化、纤维肌发育不良或类似原因引起。符合上述 6 项中的 3 项者可诊断本病。

需与以下疾病相鉴别：

1. 先天性主动脉狭窄　本病多见于男性，血管杂音位置较高，限于心前区及背部，全身无炎症活动表现，胸主动脉造影见特定部位狭窄（婴儿在主动脉峡部，成人位于动脉导管相接处）。

2. 动脉粥样硬化　常在 50 岁后发病，伴动脉硬化的其他临床表现，血管造影有助于鉴别。

3. 血栓闭塞性脉管炎　好发于有吸烟史的年轻男性，为周围慢性血管闭塞性炎症。主要累及四肢中小动脉和静脉，下肢较常见。表现为肢体缺血、剧痛、间歇性跛行,足背动脉搏动减弱或消失。游走性浅表静脉炎,重症可有肢端溃疡或坏死等,与大动脉炎鉴别一般并不困难。

4. 肾动脉纤维肌发育不良 多见于女性,肾动脉造影显示其远端 2/3 及分支狭窄,无大动脉炎的表现,病理检查显示血管壁中层发育不良。

5. 结节性多动脉炎 主要累及内脏中小动脉。与大动脉炎表现不同。

6. 胸廓出口综合征 可有桡动脉搏动减弱,随头颈及上肢活动其搏动有变化,并常伴有上肢静脉血流滞留现象及臂丛神经受压引起的神经病,颈部 X 线提示颈肋骨畸形。

## 【治疗原则】

本病约 20% 为自限性,在发现时疾病已稳定,对这类患者如无并发症可随访观察。对发病早期有上呼吸道、肺部或其他脏器感染因素存在者,应有效地控制感染,对防止病情的发展可能有一定意义。高度怀疑有结核菌感染者,应同时抗结核治疗。常用的药物有糖皮质激素和免疫抑制剂。

1. 糖皮质激素 激素是本病活动期的主要治疗药物,及时用药可有效改善症状,缓解病情。一般口服泼尼松每日 1mg/kg,维持 3~4 周后逐渐减量,每 10~15 天减总量的 5%~10%,通常以 ESR 和 C 反应蛋白下降趋于正常为减量的指标,剂量减至每日 5~10mg 时,应长期维持一段时间。活动性重症者可试用大剂量甲泼尼龙静脉冲击治疗。

2. 免疫抑制剂 免疫抑制剂联合糖皮质激素能增强疗效。常用的免疫抑制剂为环磷酰胺、甲氨蝶呤和硫唑嘌呤等。环磷酰胺可每日口服 2mg/kg 或冲击治疗,0.5~1.0g/m² 体表面积静脉冲击,每 3~4 周一次,病情稳定后逐渐减量。甲氨蝶呤每周 5~25mg 静脉注射、肌内注射或口服。硫唑嘌呤每日口服 2mg/kg。在免疫抑制剂使用中应注意查血、尿常规和肝功能、肾功能,以监测不良反应的发生。

3. 生物制剂 近年来有报道使用抗肿瘤坏死因子拮抗剂可使大动脉炎患者症状改善、炎症指标好转,但缺乏大样本的临床验证资料。

4. 扩血管、抗凝、改善微循环 使用扩血管、抗凝药物治疗,能部分改善因血管狭窄所致的部分临床症状。对高血压患者应积极控制血压。

5. 经皮腔内血管成形术 目前已应用于治疗肾动脉狭窄及腹主动脉、锁骨下动脉狭窄等,获得较好的疗效。

6. 外科手术治疗 手术目的主要是解决肾血管性高血压及脑缺血。

## 【康复和预后】

本病为慢性进行性血管病变,其并发症有脑出血、脑血栓、心力衰竭、肾衰竭、心肌梗死、主动脉瓣关闭不全、失明等。本病预后主要取决于高血压的程度及脑供血情况,早期糖皮质激素联合免疫抑制剂积极治疗可改善预后。

(章 勇 张达颖)

# 第十节　结节性多动脉炎

【概述】

结节性多动脉炎(polyarteritis nodosa)是一种以中小动脉的节段性炎症与坏死为特征的非肉芽肿性血管炎,主要侵犯中小肌性动脉,呈节段性分布,易发生于动脉分叉处,并向远端扩散。目前本病病因不明,可能与感染(病毒、细菌)、药物及注射血清等有一定关系,尤其是乙型肝炎病毒(HBV)感染,免疫病理机制在疾病中起重要作用。结节性多动脉炎患者通常表现为全身性症状,经常累及肾脏、皮肤、关节、肌肉、神经和胃肠道,诊断时这些器官系统受累常以各种组合形式出现,有时则全部累及。该病男性发病率约为女性的 2.5~4.0 倍,发病年龄几乎均在 40 岁以上。

【临床表现与体格检查】

1. 全身症状　多有不规则发热、头痛、乏力、周身不适、多汗、体重减轻、肌肉疼痛、肢端疼痛、腹痛、关节痛等。

2. 系统症状　可累及多个器官系统:肾脏、骨骼、肌肉、神经系统、胃肠道、皮肤、心脏、生殖系统等,肺部受累少见。

(1)肾脏:结节性多动脉炎肾脏受累最多见。以肾脏血管损害为主,急性肾衰竭多为肾脏多发梗死的结果。可致肾性恶性高血压。疾病的急性阶段可有少尿和尿闭,也可于数月或数年后发生。如见肾小球肾炎应归属于显微镜下多血管炎(急性肾小球肾炎是微小血管炎的独特表现)。肾血管造影常显示多发性小动脉瘤及梗死。由于输尿管周围血管炎和继发性纤维化可出现单侧或双侧输尿管狭窄。

(2)骨骼、肌肉:约半数患者有关节痛,少数有明显的关节炎。约 1/3 患者骨骼肌血管受累而产生恒定的肌痛,以腓肠肌痛多见。

(3)神经系统:周围神经受累多见,约占 60%,表现为多发性单神经炎和/或多神经炎、末梢神经炎。中枢神经受累约占 40%,临床表现取决于脑组织血管炎的部位和病变范围,可表现为弥散性或局限性单侧脑或多部位脑及脑干的功能紊乱,出现抽搐、意识障碍、脑血管意外等。

(4)消化系统:消化系统受累提示病情较重,见于约 50% 患者。由于血管炎发生的部位和严重程度不同而出现各种症状。若发生较大的肠系膜上动脉的急性损害可导致血管梗死、肠梗阻、肠套叠、肠壁血肿,严重者致肠穿孔或伞腹膜炎;中、小动脉受累可出现胃肠道的炎症、溃疡、出血;发生在胆道、胰腺、肝脏损害则出现胆囊、胰腺、肝脏的炎症和坏死,表现为腹部绞痛、恶心、呕吐、脂肪泻、肠道出血、腹膜炎、休克。

(5)皮肤:约 20%~30% 的患者出现皮肤损害。病变发生于皮下组织中小肌性动脉。表现为痛性红斑性皮下结节,沿血管成群分布,大小约数毫米至数厘米。也可为网状青斑、紫癜、溃疡、远端指(趾)缺血性改变。如不伴有内脏动脉损害,称"皮肤型结节性多动脉炎",预后较佳。

(6)心脏:心脏损害发生率约 36%~65%,是引起死亡的主要原因之一,尸检心肌梗死的发生率 6%。一般无明显心绞痛症状和心电图典型表现。充血性心力衰竭也是心脏受累的主要表现。心包炎约占 4%,严重者可出现大量心包积液和心脏压塞。

(7)生殖系统:睾丸和附睾受累发生率约 30%,卵巢也可受累,以疼痛为主要特征。

【辅助检查】

1. 免疫学检查　7%~36% 的患者乙型肝炎病毒表面抗原(HBsAg)阳性。本病中约 20% 患者抗中性粒细胞胞质抗体(ANCA)阳性,主要是核周型 -ANCA 阳性。

2. 彩色多普勒超声　中等血管受累,可探及受累血管的狭窄、闭塞或动脉瘤形成,小血管受累者探查困难。

3. CT 和磁共振成像(MRI)　较大血管受累者可查及血管呈节段性分布,受累血管壁水肿等。

4. 静脉肾盂造影　可见肾梗死区有斑点状充盈不良影像。如有肾周出血,则显示肾脏边界不清和不规则块状影,腰大肌轮廓不清,肾盏变形和输尿管移位。

5. 选择性内脏血管造影　可见到受累血管呈节段性狭窄、闭塞,动脉瘤和出血征象。动脉瘤最常见于肾、肝以及肠系膜动脉。该项检查在肾功能严重受损者慎用。

6. 病理检查　对于有症状的组织可先行组织活检。临床常进行活检的组织包括皮肤、腓肠神经、睾丸以及骨骼肌。组织学的发现为灶性的坏死性血管炎,血管壁通常伴有炎症细胞浸润。

【诊断与鉴别诊断】

采用 1990 年美国风湿病学会的分类标准:①体质量下降 ≥ 4kg(无节食或其他原因所致);②网状青斑(四肢和躯干);③睾丸痛和 / 或压痛(并非感染、外伤或其他原因引起);④肌痛、乏力或下肢压痛;⑤多发性单神经炎或多神经炎;⑥舒张压 ≥ 90mmHg;⑦血尿素氮 >400mg/L 或肌酐 >15mg/L(非肾前因素);⑧血清乙型肝炎病毒标记(HBsAg 或 HBsAb)阳性;⑨动脉造影见动脉瘤或血管闭塞(除外动脉硬化、纤维肌性发育不良或其他非炎症性病变);⑩中小动脉壁活检见中性粒细胞和单核细胞浸润。上述 10 条中至少有 3 条阳性者可诊断为结节性多动脉炎。

需与以下疾病相鉴别:

1. 显微镜下多血管炎　①以小血管(毛细血管、小静脉、小动脉)受累为主。②可出现急剧进行性肾炎和肺毛细血管炎、肺出血。③周围神经受累较少,约占 10%~20%;④ p-AN-cA 阳性率较高,约占 50%~80%。⑤与 HBV 感染无关。⑥治疗后复发率较高。⑦血管造影无异常,依靠病理诊断。

2. 变应性肉芽肿性血管炎　①病变可累及小、中口径的肌性动脉。也可累及小动脉、小静脉。②肺血管受累多见。③血管内和血管外有肉芽肿形成。④外周血嗜酸性粒细胞增多,病变组织嗜酸性粒细胞浸润。⑤既往有支气管哮喘和 / 或慢性呼吸道疾病的病史。⑥如有肾受累则以坏死性肾小球肾炎为特征。⑦ 2/3 患者 ANCA 阳性。

【治疗原则】

应根据病情决定治疗方案。目前该病治疗的主要用药是糖皮质激素联合免疫抑制剂。

1. 糖皮质激素　是治疗本病的首选用药。一般口服泼尼松 lmg/(kg·d),3~4 周后逐渐减量至原始剂量的半量(减量方法依患者病情而异,可每 10~15 天减总量的 5%~10%)伴随剂量递减,减量速度越加缓慢,至每日或隔日口服 5~10mg 时,

长期维持一段时间(一般不短于 1 年)。病情严重如肾损害较重者,可用甲泼松龙 1.0g/d 静脉滴注 3~5 天,以后用泼尼松口服,服用糖皮质激素期间要注意不良反应。

2. 免疫抑制剂　通常首选环磷酰胺与糖皮质激素联合治疗。环磷酰胺剂量为 2~3mg/(kg·d) 口服,也可用隔日 200mg 静脉滴注或按 0.5~1.0g/m² 体表面积静脉冲击治疗,每 3~4 周 1 次,连用 6~8 个月,根据病情。以后每 2~3 个月 1 次至病情稳定 1~2 年后停药。用药期间注意药物不良反应,定期检查血、尿常规和肝、肾功能。

3. HBV 感染患者用药　与 HBV 复制相关患者,可以应用小剂量糖皮质激素,尽量不用环磷酰胺,必要时可试用吗替麦考酚酯,每日 1.5g 分 2 次口服。应强调加用抗病毒药物,如干扰素 α-2b、拉米夫丁等。

4. 扩血管、抗凝药物。

5. 免疫球蛋白和血浆置换　重症结节性多动脉炎患者可用大剂量免疫球蛋白冲击治疗。血浆置换能于短期内清除血液中大量免疫复合物,对重症患者有一定疗效。

【康复和预后】

未经治疗的结节性多动脉炎的预后极差,5 年生存率仅有 13%。常见死亡原因包括心、肾或其他重要器官的衰竭、胃肠道并发症或动脉瘤破裂等。自从应用激素和环磷酰胺治疗结节性多动脉炎后,患者的 5 年生存率显著提高,可达80%。治疗中可发生潜在致命的机会性感染,应予注意。年龄 >50 岁患者预后差。

(许　牧　张达颖)

# 第十五章

# 精神、神经功能异常相关的疾病

## 第一节　特发性面神经麻痹

【概述】

特发性面神经麻痹（idiopathic facial nerve palsy）也称 Bell 麻痹，是常见的脑神经单神经病变，为面瘫最常见的原因。该病病因未明，可能与病毒感染或炎性反应等有关。临床特征为急性起病，多在 3 天左右达到高峰，表现为单侧周围性面瘫，无其他可识别的继发原因。该病具有自限性，但早期合理的治疗可以加快面瘫的恢复，减少并发症。

【临床表现】

临床主要表现为单侧周围性面瘫，如受累侧闭目、皱眉、鼓腮、示齿和闭唇无力，以及口角向对侧歪斜；可伴有同侧耳后疼痛或乳突压痛。根据面神经受累部位的不同，可伴有同侧舌前 2/3 味觉消失、听觉过敏、泪液和唾液分泌障碍。个别患者可出现口唇和颊部的不适感。当出现瞬目减少、迟缓、闭目不拢时，可继发同侧角膜或结膜损伤。

【体格检查】

1. 茎乳孔以下的面神经支受累出现患侧额纹消失，不能抬眉，眼裂变大，不能闭合或闭合不全，Bell 征（闭眼时眼球向上外方转动，显露白色巩膜），鼻唇沟变浅，口角下垂，示齿时口角偏向健侧，鼓腮和吹口哨漏气，常见食物滞留于患侧齿颊间。

2. 鼓索以上的面神经支受累时还出现同侧舌前 2/3 味觉障碍。

3. 镫骨肌以上的面神经支受累时发生听觉过敏、同侧舌前 2/3 味觉障碍和周围性面瘫。

4. 膝状神经节受累时，除听觉过敏、同侧舌前 2/3 味觉障碍和周围性面瘫，还有患侧乳突部疼痛、耳郭和外耳道感觉减退。

【辅助检查】

必要的有选择性的检查：

1. 血常规、血电解质一般无特异性改变,起病时血象可稍偏高。

2. 血糖、免疫项目、脑脊液检查如异常时则有鉴别诊断意义。

其他辅助检查:

以下检查项目如有异常,则有鉴别诊断意义。

1. 脑电图、眼底检查。

2. 颅底摄片。

3. CT 及 MRI 等检查。

4. 胸透、心电图。

【诊断与鉴别诊断】

1. 急性起病,通常 3 天左右达到高峰。

2. 单侧周围性面瘫,伴或不伴耳后疼痛、舌前味觉减退、听觉过敏、泪液或唾液分泌异常。

排除继发原因。在所有面神经麻痹的患者中,70%左右为特发性面神经麻痹,30% 左右为其他病因所致,如吉兰 - 巴雷综合征、多发性硬化、结节病、Mobius 综合征、糖尿病周围神经病、脑炎(真菌、病毒、细菌)、人类免疫缺陷病毒感染、莱姆病、中耳炎、带状疱疹病毒感染、梅毒、脑干卒中、面神经肿瘤、皮肤肿瘤、腮腺肿瘤以及面神经外伤等。

对于急性起病的单侧周围性面瘫,在进行鉴别诊断时,主要通过病史和体格检查,寻找有无特发性面神经麻痹不典型的特点。

特发性面神经麻痹应与以下疾病相鉴别:中枢性面瘫,由其他原因引起的周围性面瘫如:急性感染性多发性神经根神经炎(脑神经型)、脑桥病变、小脑脑桥角损害、面神经管邻近部位的病变:如中耳炎,乳突炎,中耳乳突部手术及颅骨骨折等,以及茎乳孔以外的病变、颅后窝的肿瘤或脑膜炎等。

【治疗原则】

1. 药物治疗

(1)糖皮质激素:对于所有无禁忌证的 16 岁以上患者,急性期尽早口服使用糖皮质激素治疗,可以促进神经损伤的尽快恢复,改善预后。通常选择泼尼松或泼尼松龙口服,30~60mg/d,连用 5 天,之后于 5 天内逐步减量至停用。发病 3 天后使用糖皮质激素口服是否能够获益尚不明确。对于面肌瘫痪严重者,可以根据情况选择。

(2)抗病毒治疗:对于急性期的患者,可以根据情况尽早联合使用抗病毒药物和糖皮质激素,可能会有获益,特别是对于面肌无力严重或完全瘫痪者;但不建议单用抗病毒药物治疗。抗病毒药物可以选择阿昔洛韦或伐昔洛韦,如阿昔洛韦口服每次 0.2~0.4g,每日 3~5 次,或伐昔洛韦口服每次 0.5~1.0g,每日 2~3 次;疗程 7~10 天。

(3)神经营养剂:临床上通常给予甲钴胺、腺苷钴胺、维生素 $B_1$ 以及牛痘疫苗接种家兔炎症皮肤提取物注射液、片剂等。

2. 眼部保护　当患者存在眼睑闭合不全时,建议根据情况选择滴眼液或膏剂防止眼部干燥,合理使用眼罩保护,特别是在睡眠中眼睑闭合不拢时尤为重要。

3. 疼痛科治疗　采用星状神经节、面神经联合阻滞、面神经分支脉冲射频治疗,同时配合药物口服治疗。

4. 外科手术减压。

**【康复和预后】**

神经康复治疗,包括针灸、理疗等,可以尽早开展面部肌肉康复治疗。

大多数特发性面神经麻痹预后良好。部分患者可遗留面肌无力、面肌联带运动、面肌痉挛或"鳄鱼泪"现象。

（鲍文强）

# 第二节　膈 肌 痉 挛

**【概述】**

膈肌痉挛,即呃逆,是指一侧或两侧膈肌的阵发性痉挛伴有吸气期声门突然关闭,发出短促而特别的声音,俗称"打嗝儿"。顽固性膈肌痉挛严重影响患者生活质量。

呃逆中枢位于颈髓 3~5 节段之间。膈神经由颈 4 和颈 2、颈 3 神经的一部分组成。膈神经在下降到颈根部时,斜跨前斜角肌与迷走神经之间下行,在胸锁乳突肌深面,经锁骨下动静脉之间进入胸腔,与心包膈动脉伴行,经肺根、心包、纵隔之间下降至膈肌中心腱附近。膈神经的运动纤维支配膈肌运动,感觉神经纤维支配心包、膈及部分胸膜。

引起膈肌痉挛的病因较多,脑部病变如脑炎、脑肿瘤、脑积水、脑膜炎及脑血管意外等;中毒性病变如酒精、环丙烷、铅、巴比妥类中毒等;胸腹腔内疾患如肺部、膈肌及肋骨病变、肝癌、胃扩张、腹部手术后腹胀、弥漫性腹膜炎等;颈椎疾患;精神性疾病;以及传染性疾病如狂犬病、破伤风等。

**【临床表现】**

膈肌痉挛发作时,膈肌多呈阵发性痉挛、每分钟数次或数十次,多能自行终止,无明显原因而再度发作。因呃逆时伴有声带的闭合,所以常常产生一种特殊的声音。应详细了解这种发作与饮食、吞咽、大笑、深呼吸、突然受冷或姿势体位改变的关系。

了解是否有脑部、脊髓疾病史及胸腹部疾病史或腹部手术史及原发病。由于原发病不同,伴发的其他临床表现各有不同,如腹胀、意识水平下降、吞咽困难、构音障碍、损伤对侧的角膜反射消失、呼吸方式的改变、消化不良、上腹部疼痛、反流及持续呕吐、颅内压升高、心动过缓、呼吸困难或胸痛、慢性及急性肾衰竭等原发病的临床表现。

【体格检查】

1. 评估患者的精神状态。

2. 胸腹部检查　以排除胸腹部疾患。

3. 神经系统检查　注意肢体活动情况,生理反射情况以及病理反射。

【辅助检查】

X 线检查、B 超、CT、MRI、内镜检查、脑电图、或脑血管造影:排除器质性病变如肠梗阻、消化道穿孔、胃肠积气、肿瘤占位、颅内病变等。

【诊断与鉴别诊断】

根据患者的临床表现和发作特点不难做出膈肌痉挛的诊断。但需要鉴别膈肌痉挛的病因,是否合并颅内疾患、全身性疾病、精神性疾病、胸腹部疾患等。

【治疗原则】

1. 明确病因,针对病因进行治疗。偶发的膈肌痉挛一般不需要处理而自行消失,顽固性膈肌痉挛可采用以下治疗方法。

2. 非药物疗法:如分散注意力、深吸气后屏气、指压眶上神经、揉压眼球、咽鼓管充气、耳道刺激、吞冰、吞烟雾、软腭刺激、持续气道正压等。

3. 药物疗法

(1)中枢神经系统类:氯丙嗪 25mg,每天 3 次,口服,注意降低血压和加快心率等不良反应。氟哌啶醇 3mg,肌内注射。其他还有咪达唑仑、苯妥英钠、加巴喷丁、阿米替林、普瑞巴林等药物。

(2)胃动力药物:如甲氧氯普胺等。

(3)肌肉松弛剂:如乙哌立松、巴氯芬等。

(4)静脉注射利多卡因。

4. 针灸及穴位注射　内关、足三里、膈腧等穴位注射或针灸。

5. 膈神经阻滞或射频调节　严禁双侧同时阻滞。若需双侧阻滞需间隔 15 分钟以上。也可采用超声引导下膈神经阻滞。

【康复和预后】

中枢神经性、中毒性、肿瘤压迫所导致的膈肌痉挛预后较差;良性疾病所导致的膈肌痉挛预后较好。

(傅志俭)

# 第三节　肢端感觉异常症

【概述】

肢端感觉异常症是一组神经系统的非器质性病变,以肢体末端如手足甚或颜面突出部位皮肤麻木、蚁走感、针刺样疼痛、发凉、发硬以及皮肤苍白或紫绀等为临床特征的一组疾病。患者自觉症状明显，异常痛苦，但多无明显病理变化。

病因尚不十分清楚，有研究认为这些异常感觉可能是由于自主神经系统张力异常使支配肢体末端小动脉异常收缩或舒张，导致肢端血流障碍所致，其病因也可能与脊髓或脊椎疾病有关；也有研究认为是外周神经纤维自身的血液循环不正常所致；内分泌因素影响自主神经系统由此影响血流也可能是致病原因。

【临床表现】

好发于中老年女性，多累及双手、双足，严重者可累及口唇、耳部及上肢，遇寒冷情况下发病，多于夜间睡眠中突然发作肢端麻木，可同时有刺痛、发凉、蚁走感等感觉异常。因麻木、疼痛等而影响睡眠，患者常痛苦不堪。查体无明显体征。症状多为双手麻木，也可为单上肢及下肢，可伴有脊髓或脊椎的某些病变，如脊髓空洞症、脊髓肿瘤、颈椎病等。

【体格检查】

本病体检时多无阳性体征，但个别病例可见指尖掌侧皮肤轻度苍白，温度减低及感觉迟钝现象。

1. 皮肤指甲检查　肢端皮肤感觉、弹性、色泽均正常，无溃疡，无苍白 - 发绀 - 潮红现象；指甲无变脆、灰暗、脱落等现象。

2. 指压甲床试验　指压甲床后苍白，恢复红润的时间正常，无延长。

3. 皮肤划纹反射　皮肤划纹反射正常，无交感神经活性增强反应。

4. 皮肤划毛试验　皮肤划毛试验肢端感觉正常，对称，无感觉减退，有助于排除器质性神经系统病变。

【辅助检查】

肢端感觉异常症患者甲皱循环检查、阻抗血流图检查和激发试验，结果均为阴性。

1. 甲皱微循环检查　毛细血管外形无扭曲、缠绕，血流速度无减慢，肢端小动脉无痉挛。

2. 阻抗血流图检查　指（趾）端可记录到明显的搏动性血流，无发作性减弱、消失现象。

3. 激发试验　将指（趾）浸于 4℃ 左右的冷水中 1 分钟，可诱发苍白—青紫—潮红出现，或握拳 1 分钟后，在弯曲状态下松开手指，可诱发上述现象，称激发试验阳性。

【诊断与鉴别诊断】

诊断：

1. 临床表现　夜间睡眠中突然发作的肢端麻木、刺痛、发凉、蚁走感等感觉异常。

2. 体征　查体无阳性体征。

3. 各种辅助检查　如甲皱循环检查、阻抗血流图检查和激发试验,结果均为阴性。

肢端感觉异常症应与以下疾病相鉴别:

1. 雷诺病　是血管神经功能紊乱所致的肢端小动脉痉挛性疾病。起病缓慢,发作与受寒有关,情绪激动可引起发作。

2. 血栓闭塞性脉管炎　是一种血管闭塞性病变,主要侵犯末梢动脉、静脉,多见于青壮年男性,多有重度吸烟或受寒史,下肢最常受累,往往有间歇性跛行,疼痛异常剧烈。

3. 闭塞性动脉硬化　是由周围动脉发生粥样硬化病变,以致慢性变窄或闭塞的一种疾病。

4. 颈椎病　是指由颈椎间盘及其周围组织退变所致,可有臂手麻木及疼痛等现象,而肢端感觉异常症主要是双手麻木为主,很少伴有臂手麻木及疼痛。

5. 胸廓出口综合征　是指臂丛神经和锁骨下静脉在胸廓出口、胸小肌喙突附着部受压引起的综合征。

6. 腕管综合征　是行走于腕管中的正中神经受到卡压引起的其分布区感觉异常综合征,压迫正中神经 1~2 分钟疼痛加重,有助于诊断。

7. 糖尿病末梢神经炎　首先有明确的糖尿病病史,糖尿病末梢神经炎主要表现为手足自发性感觉异常。

**【治疗原则】**

本病无明确的原因,用改善微循环及营养神经的药物有一定效果,但缓慢且复发率高;采用神经阻滞治疗,效果确切。

1. 一般治疗　患者应注意休息,避免劳累、寒冷和精神过度紧张。

2. 冷热交替物理康复疗法　通过将患处肢体末端分别交替地浸在冷水和热水中,冷热温度均以患者能够耐受为准。每种温度间隔 2~3 分钟,每次治疗 20~30 分钟,1~2 次 / 天。10~15 天为一疗程。

3. 药物治疗　临床常口服扩张血管药及 B 族维生素等药物。如口服烟酸 50~200mg/ 次和维生素 $B_1$ 100mg/ 次,每天 3 次。对于睡眠功能紊乱的患者,睡前可应用镇静药。异感使用治疗神经病理痛药物治疗效果一般。

4. 神经阻滞治疗　通过注射局部麻醉药改善自主神经功能。

(1)交感神经阻滞:星状神经节神经阻滞治疗上肢肢端感觉异常症;腰交感神经节阻滞治疗下肢肢端感觉异常症,可以单次反复给药或置管持续给药。

(2)硬膜外阻滞(包括骶管阻滞):根据发病部位选择,可以单次给药,亦可以留置导管持续给药治疗。

5. 神经调控治疗　通过物理电场刺激调节自主神经功能。

交感神经脉冲射频调控治疗:星状神经节脉冲射频调控治疗上肢肢端感觉异常症;腰交感神经节脉冲射频调控治疗下肢肢端感觉异常症。

6. 脊髓电刺激治疗(SCS) 其他方法治疗不佳时可选择。

【康复和预后】

肢端感觉异常症重在预防,首先是加强治疗引起此症的原发疾病,调整居住环境,注意保暖,防止受凉,避免风雨、冷水、冰雪等不良因素刺激肢体。病程长,易反复。

(王云霞)

# 第四节 躯体症状障碍

【概述】

躯体症状障碍的核心特征是表现为一种或多种躯体不适,患者对此过度担忧。常常表现为躯体多部位、多系统、多器官的非典型症状,其中最为常见的就是躯体多处疼痛。患者往往根据躯体疼痛症状的部位在临床各科就诊,常规的对症治疗效果并不明显。

【临床表现】

躯体症状障碍患者通常表现为一个或多个躯体症状,往往是持续的、痛苦的,对日常生活和工作造成显著的破坏,最常见的是疼痛。

躯体症状障碍患者躯体症状的核心特征是"变",即部位多变、性质多变。躯体症状为特异性的(例如,局部疼痛),或非特异性的(例如,疲乏)。

症状可能与其他躯体疾病有关,也可能无关。躯体症状障碍的诊断与同时存在的躯体疾病并不互相排斥,且两者通常同时存在。

患者通常会因为聚焦于躯体症状及其意义而感到痛苦。当被问及他们的痛苦时,有的患者会描述痛苦与生活的其他方面有关,有的患者则会认为他们的痛苦仅仅来源于躯体症状。患者生活质量明显下降,包括躯体上的及精神上的。

认知特征:注意力常聚焦于躯体症状,将正常的躯体感觉归因为躯体疾病(可能伴随灾难性解释),担忧疾病,害怕任何躯体活动可能损害肢体。

行为特征:主要为逛医行为(doctor-shopping),包括反复就诊,重复检查,反复寻求医疗帮助和确认,以及回避躯体活动。

就诊特征:躯体症状障碍患者通常在综合医院临床各科就诊,医生会提供相应的检查和治疗,但是常常查不到器质性病变,以至于患者会不停辗转于不同医院、不同科室以及不同医生。而最终往往是由于检查治疗无果,而遵照非精神科医生的建议到精神科(心理科)医师处就诊。

【体格检查】

可能存在某些阳性体征,但是由于症状多变,所以往往没有诊断价值。

【辅助检查】

患者往往针对躯体症状,反复进行多种实验室检查和辅助检查,但是往往没有明显提示器质性病变的证据,即使有病变也无法完全解释患者的躯体症状。

【诊断】

根据美国精神疾病诊断与分类手册(Diagnostic and Statistical Manual of Mental Disorders Fifth Edition,DSM-5),诊断标准为:

A. 一个或多个的躯体症状,使个体感到痛苦或导致其日常生活受到显著破坏。

B. 与躯体症状相关的过度的想法、感觉或行为,或与健康相关的过度担心,表现为下列至少1项:

1. 与个体症状严重性不相称的和持续的想法;

2. 有关健康或症状的持续高水平的焦虑;

3. 投入过多的时间和精力到这些症状或健康的担心上。

C. 虽然任何一个躯体症状可能不会持续存在,但有症状的状态是持续存在的(通常超过6个月)。

标注为:

主要表现为疼痛(先前的疼痛障碍):此标注适用于那些躯体症状主要为疼痛的个体。

标注为:

持续性:以严重的症状,显著的损害和病期长为特征的持续病程(超过6个月)。

标注目前的严重程度:

轻度:只有1项符合诊断标准B的症状。

中度:2项或更多符合诊断标准B的症状。

重度:2项或更多符合诊断标准B的症状,加上有多种躯体主诉(或一个非常严重的躯体症状)。

【鉴别诊断】

惊恐障碍:主要表现为发作性胸闷心悸、濒死感等,在躯体症状障碍中也常见心血管系统不适的患者,但是惊恐障碍的核心特征是发作性,持续时间一般不超过半小时而自行缓解,其后会担心再次发作,而躯体症状障碍患者的焦虑和躯体症状更持续。

广泛性焦虑障碍:广泛性焦虑障碍患者的躯体焦虑可表现为躯体紧张性疼痛、心悸、多汗、心神不定、坐立不安等,常伴有多思多虑、紧张、担心等,患者的担心的事情往往比较泛化,而躯体症状障碍患者的躯体症状部位多变,性质多变,且担心的焦点多数聚焦于躯体症状。

抑郁障碍:抑郁障碍患者常常伴有乏力、食欲减退、周身不适等躯体症状,但是患者的核心症状是情绪低落、兴趣减退,甚至有消极观念。而躯体症状障碍患者的情绪往往是针对躯体症状的过度担心,会花更多的时间和精力在检查和治疗上。

躯体变形障碍：躯体变形障碍的患者也是对躯体过度担心，但是往往沉湎于感受到的躯体特征上的缺陷，如面颊左右不对称或额头隆起等，事实上却并非如此，即便他人予以解释和保证也不足以说服患者。而躯体症状障碍患者的担忧往往聚焦于真实存在的躯体不适，而不是外形上的缺陷。

【治疗原则】

采用多维干预治疗原则，即结合药物治疗和心理治疗。

1. 药物治疗 循证数据显示镇痛药物或对症治疗无效，而抗抑郁药物及部分抗焦虑药有效。常用抗抑郁药物有：选择性 5- 羟色胺再摄取抑制剂（selective serotonin reuptake inhibitors，SSRIs）、5- 羟色胺和去甲肾上腺素再摄取抑制剂（serotonin and noradrenergic reuptake inhibitors，SNRIs）、三环类抗抑郁药（tricyclic antidepressants，TCA），常用抗焦虑药物有苯二氮䓬类（benzodiazepines，BDZ）等。

2. 心理治疗 认知行为治疗（Cognitive-Behaviour Therapy，CBT）、精神动力学心理治疗、生物反馈、音乐放松等。

除此之外，瑜伽、冥想、正念、太极、慢跑等也有助于改善症状。

【预后】

影响躯体症状障碍患者预后的因素很多，主要包括患者的性格特征、对药物的敏感性、环境因素、社会支持、家庭功能等。

（骆艳丽　梁韵淋）

# 第五节　焦　虑　症

【概述】

焦虑症，又称焦虑障碍，是指在没有脑器质性疾病或其他精神疾病的情况下，以精神和躯体的焦虑症状或以防止焦虑的行为形式为主要特点的一组精神障碍。焦虑是一种正常情绪，但是当这种焦虑情绪在其自主性，反应强度，持续时间和行为表现上出现与客观事件或处境不相称时，则为病理性焦虑，临床上称为焦虑症状。根据《中国精神障碍分类与诊断标准》第 3 版（CCMD-3）焦虑障碍包括惊恐障碍和广泛性焦虑。焦虑障碍是人群中最常见的精神障碍之一，世界卫生组织对 28 个国家进行世界精神卫生调查，发现人群中焦虑障碍的发病率为 13.6%~28.8%。美国共病调查（Neurological Soft Signs，NSS）表明 3/4 的焦虑障碍患者在一生中至少会共病一种其他精神障碍。其中，广泛性焦虑障碍的共病率为 91.3%。其中伴发抑郁障碍者为 43.5%。疼痛科的临床诊疗中少见惊恐障碍，更多见者为广泛性焦虑，本文重点论述广泛性焦虑障碍。

【临床表现】

焦虑体验：对未来不确定事件的过度担心，并难以控制这种情绪。

运动不安：坐立不安，肌肉紧张，无法放松，疲劳等。

自主神经功能亢进：睡眠障碍，易被惊吓，易怒，注意力难以集中以及其他躯体表现，如心慌，头昏，口干，疼痛，性功能障碍，尿频，恶心，呕吐，腹泻等。

【体格检查】

由于广泛性焦虑障碍常与躯体疾病共病或伴有大量的躯体症状，所以全面的体格检查非常必要。尤其是神经、内分泌系统，消化系统，心血管系统的体格检查。

【辅助检查】

根据体格检查，合理的安排各种辅助检查以排除躯体疾病非常必要。

【诊断与鉴别诊断】

根据美国精神疾病诊断与分类手册（The Diagnostic and Statistical Manual of Mental Disorders，DSM-5）广泛性焦虑障碍诊断标准为：

A. 在至少 6 个月的多数日子里，对于诸多事件或活动（例如工作或学校表现），表现出过分的焦虑和担心（焦虑性期待）。

B. 个体难以控制这种担心。

C. 这种焦虑和担心与下列 6 种症状中至少 3 种有关（在过去 6 个月中，至少一些症状在多数日子里存在）：

注：儿童只需 1 项。

1. 坐立不安或感到激动或紧张。

2. 容易疲倦。

3. 注意力难以集中或头脑一片空白。

4. 易激惹。

5. 肌肉紧张。

6. 睡眠障碍（难以入睡或保持睡眠状态，或休息不充分的、质量不满意的睡眠）。

D. 这种焦虑、担心或躯体症状引起有临床意义的痛苦，或导致社交、职业或其他重要功能方面的损害。

E. 这种障碍不能归因于某种物质（例如，滥用的毒品、药物）的生理效应，或其他躯体疾病（例如，甲状腺功能亢进）。

F. 这种障碍不能用其他精神障碍来更好地解释。例如，像惊恐障碍中的焦虑或担心发生惊恐发作，像社交焦虑障碍（社交恐惧症）中的负性评价，像强迫症中的被侵犯或其他强迫思维，像分离焦虑障碍中的依恋对象的离别，像创伤后应激障碍中的创伤性事件的提示物，像神经性厌食症中的体重增加，像躯体症状障碍中的躯体不适，像躯体变形障碍中的感到外貌存在瑕疵，像疾病焦虑障碍中的感到有严重的疾病或像精神分裂症或妄想障碍中的妄想信念的内容。

疼痛科医师可以对此类患者使用量表进行筛查。通过量表筛查出焦虑障碍患者后与精神科合作进行规范化的诊断治疗。

建议使用广泛性焦虑量表（General Anxiety Disorder-7,GAD-7）进行焦虑障碍患者的筛查。

【治疗原则】

焦虑障碍的治疗目标：①缓解或消除焦虑症状。②恢复社会功能，提高生活质量。③预防复发。

焦虑障碍的治疗方式：

1. 药物治疗疗效确切，是主要治疗方式。选择药物为选择性 5- 羟色胺再摄取抑制剂（selective serotonin reuptake inhibitors,SSRIs）、5- 羟色胺和去甲肾上腺素再摄取抑制剂（serotonin and noradrenergic reuptake inhibitors,SNRIs）。因苯二氮䓬类的起效迅速，也被经常使用。但应该重视其成瘾性和不良反应，使用不超过 4 周。

2. 认知行为治疗有较好的疗效。

3. 对于合并焦虑障碍的疼痛病患者，建议在有效控制焦虑症状的前提下进行疼痛治疗。有效的沟通和告知是治疗成功的关键。

【康复和预后】

广泛性焦虑障碍的自发缓解较少，药物治疗和认知行为治疗的疗效确切。广泛性焦虑障碍复发率高且严重影响患者的社会功能，一般需长期治疗，如果药物治疗有效，最佳治疗时间为 1 年。

（段宝霖）

# 第六节 抑 郁 症

【概述】

抑郁症又称抑郁障碍，是以情绪或心理低落为主要表现的一组疾病的总称。疼痛病患者中有大量的合并抑郁障碍的患者，国外报道疼痛病患者中抑郁症的发病率为 27.9%~92.4%，国内报道疼痛病患者中抑郁症的发病率为 21.9%~55.13%，而抑郁症患者中大约 60% 有疼痛症状。WHO 统计来自 5 大洲 14 个国家的数据显示：69% 的抑郁患者表现为躯体症状，其中疼痛为最常见的主诉。

抑郁障碍的发病机制未明确。与遗传、神经内分泌变化、性格特征以及生存环境与应激事件密切相关。

【临床表现】

抑郁症的临床表现十分多样，主要表现为 5 个方面：

1. 心境低落 表现为显著而持久的情绪低落和悲观。

2. 思维障碍　表现为思维联想障碍和思维内容障碍,常表现"脑子不够用"和"生活没兴趣,没有希望"等。

3. 意志活动的减退　表现为生活被动,行动迟缓,不想工作或外出等。

4. 认知功能损害　表现为注意力和记忆力的变化。

5. 躯体症状　可有多重表现,最常表现为睡眠障碍,性欲的变化,疼痛及消化系统症状等。

【体格检查】

由于抑郁症常合并其他慢性躯体疾病,某些躯体性疾病也可以导致抑郁症,所以全面的体格检查,尤其是神经、内分泌系统的体格检查尤为重要。

【辅助检查】

1. 头颅影像学的检查　MRI、CT、fMRI 及 PET-CT 等。

2. 实验室检查　皮质醇功能、性激素和甲状腺功能的检查都很有必要。

3. 神经电生理检查　睡眠脑电图、脑电图及脑诱发电位等。

【诊断与鉴别诊断】

抑郁障碍的诊断首先要确定精神症状,再根据症状的动态发展趋势,结合发病过程,性格特征,以及其社会功能等综合分析,在排除其他躯体或精神疾病的基础上最终做出诊断。

目前抑郁障碍的 ICD-10 和 DSM-5 诊断标准主要以临床症状,病程为诊断要点。临床症状主要分为典型症状和常见症状两方面:

典型症状为:心境抑郁、兴趣和愉快感缺失、精力不济或疲劳感等。

其他症状为:体重明显变化,睡眠障碍,痛苦或动力不足。自我评价过低,思考功能和注意力减退,自杀或自伤的观念或行为等。

满足 2 条典型症状加 2 条其他症状。病程持续两周以上,排除其他躯体精神疾病或药物因素可以诊断。

由以上内容我们看到抑郁障碍的客观诊断指标较少,对于非精神专业医师来说诊断有很大难度,且无法律依据。笔者建议疼痛科医师可以对此类患者使用抑郁量表进行筛查。通过量表筛查出抑郁症患者后与精神科合作进行规范的诊断治疗。

推荐使用患者健康人群问卷抑郁量表 PHQ-9 进行抑郁障碍的筛查。

【治疗原则】

1. 抑郁障碍的治疗目标　①消除临床症状,减少或避免自杀或自伤行为的发生。②恢复患者社会功能和生活质量。③预防复发。

2. 抑郁障碍的主要治疗方式为药物治疗。一般推荐选择性 5- 羟色胺再摄取抑制剂(SSRIs)、5- 羟色胺和去甲肾上腺素再摄取抑制剂(SNRIs)和特异性 5- 羟色胺受体拮抗剂(NaSSAs)类作为一线药物使用。

3. 心理治疗,电抽搐治疗,重复经颅磁刺激治疗,深部脑刺激治疗也是重要的治疗手段。

4. 对于合并抑郁障碍的疼痛病患者,建议在取得患者完全信任和抑郁症状改善的基础上进行疼痛治疗。抑郁症和疼痛疾病两者是互为独立的疾病,两种疾病作为共病存在时彼此加重疾病病情,适当时候也可分而治之。

**【康复和预后】**

抑郁障碍的复发率较高。其复发与多种因素相关。提高药物治疗的依从性,合理的个性化的药物治疗及社会功能的重建能够降低抑郁障碍的复发率。

(段宝霖)

# 第七节　不宁腿综合征

**【概述】**

不宁腿综合征(restless legs syndrome,RLS),又称不安腿综合征,是指与使人不适的感觉异常相关的自发的持续性腿部运动症状,夜间及静息状态症状加重,活动后缓解。5%~15% 的人患有 RLS 的轻度症状。原发性不安腿综合征可能和染色体2q、9q、12q、14q、20q有关,同时和运动皮层抑制降低、脑组织铁代谢异常、下丘脑分泌素水平升高等有关。继发性 RLS 则和铁缺乏、尿毒症、糖尿病、风湿性疾病、静脉功能不全等有关。按临床病程分类为间歇发作型不安腿综合征、每日发作型不安腿综合征、难治型不安腿综合征。

**【临床表现】**

常表现为休息时双下肢出现烧灼、压榨、蠕动、虫噬、牵拉、瘙痒感,或针刺、撕裂样疼痛感,异感常位于深部结构且局限于膝盖以下,偶有手臂受累。多为双侧分布,亦可不对称分布。患者有活动双下肢的强烈愿望,静止时腿部明显不适感,夜间尤甚,活动后显著缓解。重新平卧或坐下时,上述症状常再次出现。在傍晚或夜间症状加重,导致患者夜间睡眠障碍,日间困倦、嗜睡。

**【检查及辅助检查】**

不宁腿综合征的诊断主要依靠临床表现,辅助检查可以除外部分继发性病因,包括血清铁蛋白、转铁蛋白、血清铁结合力、甲状腺及甲状旁腺功能、肾功能、血糖、血沉等。某些情况下需检查头颅 MRI、神经电生理检查、腰椎 CT 或 MRI、下肢血管彩超等。

**【诊断与鉴别诊断】**

不宁腿综合征为症状学诊断:

基本诊断标准:

1. 双下肢不适感引发活动双下肢的强烈欲望。

2. 出现于静息状态,或静息状态时加重。

3. 活动(如走动或伸展腿)过程中,症状可得到部分或完全缓解。

4. 强烈的活动欲望和伴随的不适感于傍晚或夜间加重,或仅出现在傍晚或夜间。

以上这些临床症状不能单纯由一个疾病或现象解释,如肌痛,静脉淤滞,下肢水肿,关节炎,下肢痉挛,体位不适,习惯性拍足。

支持性诊断标准:

1. 有 RLS 家族史

2. 多巴胺能药物治疗有效。

3. 采用睡眠图或者腿部活动记录仪评估觉醒期或者睡眠期的周期性肢体活动。

【鉴别诊断】

1. 腿部痉挛性疾病　如夜间腿肌痉挛,及周期性腿部运动、纤维性肌痛及抗精神病药物引起的静坐不能。

2. 精神病　精神病患者常有精神创伤因素、心理背景,症状多变,白天、晚上均有症状,也不限于下肢。

3. 帕金森病及其他睡眠障碍和失眠。

【治疗原则】

治疗目标是减轻或消除不宁腿综合征的症状,包括减少夜间腿动次数、幅度,减短发作时间,提高睡眠质量及生活质量。寻找病因是指导治疗不安腿综合征的关键,继发性患者首先应去除病因。治疗方法包括药物治疗和非药物治疗。

1. 药物治疗

(1)多巴胺受体激动剂:罗替戈汀短期和长期治疗原发性 RLS 有效;罗匹尼罗短期使用对改善原发性 RLS 有效;普拉克索短期治疗。对左旋多巴只做低级别推荐,多作为 RLS 诊断性实验治疗和特发性 RLS 的需求治疗。

(2)α2-δ 钙通道激动剂:常用种类有普瑞巴林、加巴喷丁、加巴喷丁酯。

(3)阿片类药物:适用于伴有疼痛症状的患者,常用种类:羟考酮、曲马多、可待因。当多巴胺受体激动剂失效时,可以使用羟考酮 - 纳洛酮缓释片缓解症状。

(4)其他:镇静剂、抗癫痫药

2. 非药物治疗　主要包括:去除继发 RLS 病因,停用可诱发 RLS 的食物或药物如咖啡因、尼古丁和酒精等。培养健康的睡眠作息。锻炼(有氧运动)、腿部按摩、电热垫、热水浴、夜间使用振动垫等。定期运动可减少多巴胺受体激动剂用量。对于所有 RLS 患者,特别是绝经前女性,均建议口服铁剂治疗。

3. 疼痛专科治疗　经皮脊髓电刺激(SCS)、经颅重复磁刺激(TMS)、经颅直流电刺激、星状神经节阻滞等具有一定治疗效果,交感神经调节治疗亦有报道有效。

【康复与预后】

不宁腿综合征治疗预后良好。复发时,可重复治疗疗效不减退。

(张少勇)

# 第八节 痉挛性斜颈

【概述】

痉挛性斜颈是一种慢性运动神经障碍,大部分患者伴有颈部疼痛。颈部肌肉间断或持续一段时间的不自主收缩,导致头颈部扭曲、歪斜、姿势异常。发生肌张力障碍的患者运动时,激动和拮抗肌肉不能协同收缩和舒张,而是同时收缩。病因多为特发性,少数为继发性。发病机制可能与基底核、丘脑、前庭神经等部位的功能障碍有关。大多数患者起病于中年。

【临床表现】

1. 痉挛性斜颈病情可呈轻度、中度和重度。轻度的肌痉挛仅有单侧发作,范围较小,无肌痛;中度的双侧发作,有轻度肌痛;重度的双侧发作并向邻近肌群蔓延,可有严重肌痛。根据肌肉收缩的情况,头部持久强直地旋向一侧为痉挛,频繁来回旋转运动为阵挛。

2. 痉挛性斜颈的临床表现可以分成四种型别。

(1)旋转型:头绕身体纵轴向一侧做痉挛性或阵挛性旋转。根据头与纵轴有无倾斜,又可以分为水平旋转、后仰旋转和前屈旋转三种亚型。旋转型是本病最常见的一种型别,其中以后仰型稍多见,水平型次之,前屈型较少。

(2)后仰型:患者头部痉挛性或阵挛性后仰,下巴前伸面部朝天。

(3)前屈型:患者头部痉挛性或阵挛性前屈。下巴紧贴胸前面部向地。

(4)侧屈型:患者头部痉挛性或阵挛性向左或右侧屈转,常伴同侧肩膀上抬。

有的患者临床症状是上述类型的混合表现。

【体格检查】

痉挛性斜颈初期可见头部无形的震颤。逐渐可见头部会转动,拉动或倾斜,或不自觉地长时间保持姿势。随着时间的推移,颈部肌肉的不自主痉挛的频率和强度将增加,可达到非常强烈的程度。常可见到肥大痉挛的胸锁乳突肌和其他主要是副神经支配的颈肩部肌肉,颈部疼痛和压痛,出现构音障碍。

【辅助检查】

评估痉挛性斜颈的严重程度的最常用量表是多伦多西部痉挛性斜颈评定量表(TWSTRS)。TWSTRS有三种评分标准:斜颈评分量表,残疾量表和疼痛量表。这些量表用于表示痉挛性斜颈的严重程度、疼痛和一般生活方式。

【诊断与鉴别诊断】

根据患者发作情况较易确诊,但应与以下疾病鉴别。

1. 癔症性斜颈 有致病的精神因素,发作突然,头部及颈部活动变化无一定规律,经暗示后或用地西泮注射可迅速缓解症状。

2. 继发性神经性斜颈 颈椎肿瘤、损伤、骨关节炎、颈椎结核等可导致本病。

颈椎间盘突出、枕大神经炎等,因颈部神经及肌肉受刺激,导致强直性斜颈。一侧半规管受刺激可以引起迷路性斜颈、先天性眼肌平衡障碍可引起眼性斜颈、先天性颈椎畸形引起骨性斜颈、先天性胸锁乳突肌挛缩引起的肌性斜颈等,这些都没有阵挛,可作为鉴别。

【治疗原则和方法】

最常用的是在颈部肌张力障碍肌内注射肉毒杆菌毒素。其他治疗方法包括口服药物和深部脑刺激。这些治疗的组合已用于控制痉挛性斜颈。此外,选择性手术去神经支配可以缓解痉挛和疼痛,且减少扭转的姿势对脊柱的损伤。

1. 药物治疗 常用的药物有美多巴、巴氯芬、安定类、氟哌啶醇等。多巴胺阻断剂被用于治疗痉挛性斜颈。治疗基于基础神经节中存在神经递质多巴胺不平衡的理论。由于有严重的副作用这些药物已经不常用了。服用抗胆碱能药物用于治疗痉挛性斜颈的早期患者其痉挛性斜颈的缓解率比较高。痉挛性斜颈的后期阶段的药物治疗要么效果不佳要么副作用严重程度不能耐受。虽然药物对抑制肌肉张力障碍性运动有效,但其缓解疼痛作用更好。抗胆碱能药物及苯丙氮䓬类有效。肌肉松弛剂及三环类抗抑郁药较少使用。上述药物应从小剂量开始,逐渐增加到有效,安全的水平,老年人尤其要注意其副作用。

2. 肉毒素注射治疗 痉挛性斜颈最常用的治疗方法是在肌张力障碍肌肉中注射肉毒杆菌毒素。A 型肉毒毒素最常使用;它作用于乙酰胆碱突触前受体,松弛肌肉以纠正肌张力障碍。注射肉毒杆菌毒素后,患者痉挛性斜颈可以缓解约13 至 26 周。患者需要反复注射才能获得长期的缓解。

3. 手术治疗 手术方式有多种,有效率和风险亦不同。包括颈神经前根、副神经根切断术、立体定向手术、选择型颈肌及神经切断术等。

4. 脑深部电刺激术(DBS) 对于具有致残性原发性颈部肌张力障碍的成人患者,如果药物或 A 型肉毒毒素治疗无效,则首选的手术治疗是苍白球内侧核(internal globus pallidus,GPi)的 DBS。手术安全、有效,但费用较高。

5. 物理治疗冲击波治疗 冲击波治疗可以明确缓解因肌肉痉挛而引起的患者颈、肩、背部的疼痛。

【康复和预后】

本病病因不明,无有效的预防措施。临床上最主要的是积极地进行对症治疗。

理疗和按摩有时能暂时缓解痉挛,例如在头旋转的同时对同侧下颌施加可感觉到的轻度压力也即生物反馈技术。本病可持续终身。

(林 建)

# 第九节 多 汗 症

【概述】

多汗症(hyperhidrosis)是由于交感神经过度兴奋引起汗腺分泌过多,大大超过了正常体温调节所致的一种疾病,往往给患者带来严重的心理负担。多汗症确切的病理生理机制尚不清楚。多汗症根据病因可分为原发性多汗症和继发性多汗症;根据病变范围可分为全身性多汗症和局部性多汗症。原发性多汗症状在童年和青春期较多见,手掌,足底,腋窝和头面部等汗腺发达的部位最常受到影响。

【临床表现】

1. 全身性多汗症 多为继发性多汗症,可能是生理性的(肥胖)或归因于继发性神经系统的自主神经紊乱、内分泌系统疾病、代谢疾病和其他疾病,以及发热、恶性肿瘤、毒素和药物等。与原发性多汗症最大的区别是此类多汗常常在清醒和睡眠时都存在,且以成年人为主。

2. 局部性多汗症 多为原发性多汗症,常初发于儿童或青少年,报道大约2/3 的患者有家族史,其病理生理学机制尚未明确,多数学者认为交感神经系统功能障碍是导致该疾病的原因。多汗部位主要分布于掌跖、头额、腋窝,皮肤可浸渍发白。且手掌症状一般始于儿童期,腋窝部位多汗往往青少年时期多见,成年期以颅面部症状为主,中年人尤为明显。并且在青春期时症状经常加剧。多汗症状呈短暂或持续性,情绪波动时更明显。

【体格检查】

原发局部性多汗的患者多表现为异常性出汗,严重时会有汗液滴下,同时伴有继发性皮肤病变的阳性体征:如手掌脱皮、汗疱疹、冻疮等。

【辅助检查】

1. 自主神经功能检查对多汗症有助于辅助和鉴别诊断。

2. 影像学检查 原发性多汗症大多无异常表现,而继发性多汗症常可发现原发疾病的影像学改变。

3. 心率变异性检查 原发性多汗症患者心率变异率(HRV)往往较正常人低,表明当前患者心脏迷走神经张力下降,交感神经活性升高;当胸交感神经物理或化学毁损后,HRV 往往会升高。

4. 红外热成像 患者多汗局部区域温度明显升高。

5. 多汗症确诊前的检查,还应包括血常规、尿常规、血糖、T3 和 T4 浓度测定等。对疑有全身性疾病的患者应进行相关项目的检查,如疑似嗜铬细胞瘤患者应进行尿儿茶酚胺衍生物的检查。

【诊断与鉴别诊断】

原发性多汗的诊断：

1. 在腋窝、手掌、头面部和足底区域出汗过多 6 个月以上。

2. 没有明显的继发性因素（例如药物、内分泌疾病、神经系统疾病）。

3. 包括以下两项或更多项：

(1) 双边和对称症状

(2) 夜间没有症状

(3) 至少每周一次发作

(4) 在 25 岁或以下时首次发作

(5) 有家族史

(6) 影响日常生活

对于继发性多汗症需进行病因鉴别，应依据不同的临床表现，做出病因学诊断。

【治疗原则】

1. 非手术治疗

(1) 局部药物治疗：由于其安全性和确切的疗效，通常作为大多数病例的一线治疗。局灶性多汗症，尤其是腋窝和掌跖部位的多汗，氯化铝是最常用的局部用药。

(2) 离子电渗疗法：适用于局部（手掌、足底）治疗失败的患者。

(3) 肉毒杆菌毒素 A（BTX-A）局部注射：已被美国 FDA 批准用于治疗腋窝多汗症，也用于治疗掌跖多汗症。

(4) 全身药物治疗：包括抗胆碱能药物（格隆溴铵）、抗高血压药（可乐定）、抗焦虑药和抗抑郁药，其中抗胆碱药最常使用。文献报道全身药物治疗对于多汗症有一定疗效，但仍缺乏足够的临床证据。

2. 神经阻滞术　采用局麻药行多次或连续交感神经阻滞具有一定疗效，足跖多汗症可阻滞腰交感神经节；头面部、手掌、腋窝可行胸 2~4 交感神经节连续阻滞。

3. 交感神经调制术　交感神经调制术具有较好疗效，胸 2~4 交感神经节调制术：通过 X 线、CT 引导定位，经皮穿刺，采用无水酒精或射频热凝，部分阻断胸交感链。此方法具有效果确切、创伤小和并发症少优点。

4. 手术治疗

(1) 腔镜下交感神经切除术：对手掌、腋窝、胸部及面部多汗症均有显著效果，但不适用于足跖多汗症患者。手术可导致永久性无汗及其他部位的代偿性多汗，有些患者术后代偿性多汗比术前更难受，要求二次手术，故应慎用。

(2) 局部手术：局部切除外分泌腺。对于腋窝多汗患者有肯定的疗效。

【康复和预后】

应积极自我调整心态,避免精神紧张、情绪激动、愤怒、恐怖及焦虑等。对于继发性多汗症患者,预后因病因不同而异。

(姚 明)

# 第十节 慢性疲劳综合征

【概述】

慢性疲劳综合征是指原因不明的长期(连续 6 个月以上)或反复发作的以严重疲劳为主要表现的病症。本病好发年龄 29~35 岁,女性多发。发病机制复杂,病因仍不清楚,现多认为其发生可能与病毒感染、免疫系统受损、下丘脑 - 垂体 - 肾上腺轴功能异常、神经精神障碍及遗传等多种因素参与引起神经、内分泌、免疫网络功能紊乱有关。

【临床表现】

慢性严重疲劳是主要症状,且具有如下特征:疲劳是新发生或有明确的开始;持续或反复发作;经临床评价后无法解释;疲劳导致活动量大幅减少;体力或脑力劳动后产生的疲劳感与劳动强度不对称且恢复时间超过 24 小时。

可同时伴有以下某些症状:睡眠障碍,如失眠、嗜睡、不能恢复体力的睡眠、睡眠 - 觉醒周期紊乱等;多部位的肌肉和 / 或关节疼痛,且无炎症证据;头痛;无病理性肿大的淋巴结疼痛;咽喉痛;认知功能障碍,如思维困难、注意力不集中、短时记忆受损、计划 / 组织性思维和信息处理能力下降;身体或精神上的劳累可使症状恶化;存在全身不适或流感样症状;头晕和 / 或恶心;无病理改变的心悸。

【体格检查】

无明显体征。

【辅助检查】

临床尚无特异性检查,选择常规或特殊检查,包括血、尿、粪便常规、肝肾功能、甲状腺功能、心肌酶谱等以排除其他疾病引起的类似症状,如消耗性疾病、贫血、自身免疫疾病、感染和内分泌疾病等。

本病常伴有某些精神症状,应进行精神状况、神经及心理学评估,明确其所伴随的精神症状是否合并有精神性疾病。

【诊断与鉴别诊断】

经临床评价后无法解释的持续或反复发作的严重慢性疲劳,病史 6 个月或以上,疲劳是新发生或有明确的开始,这种疲劳不是由正在从事的劳动或器质性疾病引起,经过休息不能得到缓解,导致职业能力、接受教育能力、社会活动能力及个人生活等各方面较患病前有实质性下降。

并同时至少具备下列 8 项中的 4 项:①记忆力或注意力下降。②咽痛。③颈部或腋窝淋巴结触痛。④肌肉疼痛。⑤不伴有红肿的多关节疼痛。⑥新发的头痛。⑦睡眠后不能恢复精力。⑧劳累后不适感超过 24 小时。

慢性疲劳综合征应与以下疾病或情况相鉴别：

1. 慢性疲劳具有可解释的病因，如甲状腺功能低下、睡眠呼吸暂停综合征、恶性肿瘤、乙型或丙型肝炎。

2. 既往或目前患有严重精神疾病，如精神分裂症、妄想症、痴呆、神经性食欲下降。

3. 有酗酒或其他药物依赖史。

4. 严重肥胖。

【治疗原则】

尚无特效治疗方法，对症治疗为主。临床以减轻症状、改善功能为治疗原则。

1. 行为心理治疗　认知行为疗法和分级运动疗法是目前最有效的干预措施，疗效可维持 6 个月 ~5 年。认知行为疗法有助于转变患者不良认知，促使其以积极的思维取代消极思维，减轻患者精神压力，增强其对生活的信心，在缓解症状方面对部分患者有较好的疗效。分级运动疗法通过促使患者逐渐增加运动量，帮助患者对抗疲劳与不适。此外增加对患者的关心和社会支持也有益于其恢复健康。各种放松疗法，包括气功、瑜伽、太极拳及生物反馈训练等，在一定程度上有利于病情的缓解。心理咨询对改善症状有帮助。

2. 药物治疗　①尚无特效药物。研究证明免疫调节剂、抗病毒药物、激素类药物等对本病无效。②对乙酰氨基酚或其他非甾体抗炎药物均可用于减轻疼痛。对于疼痛较重和 / 或精神症状明显的患者，可给予低剂量的抗焦虑药物，如阿米替林、氟西汀等，有利于减轻疼痛并改善睡眠。患者通常对药物尤其是影响中枢神经系统的药物较敏感，故用药宜从小剂量开始，逐步加量，慎用可引起疲劳等不良反应的药物。

3. 疼痛科专科治疗　星状神经节阻滞治疗可缓解部分患者的头痛、改善睡眠，减轻症状。

4. 其他治疗　①饮食调节：饮食规律和营养均衡有助于症状的改善；适当补充维生素、矿物质（硫酸镁等）及必需脂肪酸等可能有助于机体的康复。②中医药治疗：针灸、按摩、中草药等疗法在改善症状方面有一定疗效。

【康复和预后】

有研究报告，17%~64% 的患者经积极治疗后病情得到改善，约 10% 的患者最终可完全康复，10%~20% 的患者病情恶化。对于症状加重或病情复发的患者，应尽可能继续进行运动锻炼，逐步恢复到以往的锻炼水平。总体上儿童和青少年发病者预后较乐观，而年老、病程长、疲劳程度严重、合并精神疾病的患者预后不佳。

（庄志刚）

# 第十一节 面肌痉挛

## 【概述】

面肌痉挛又称面肌抽搐,为半侧或双侧面部反复不自主抽搐。抽搐发作呈阵发性,程度不等。面肌痉挛包括典型面肌痉挛及非典型面肌痉挛两种。本病好发于中老年,女性略多于男性,绝大多数为单侧受累。常因面神经根部血管压迫或面神经根部的病变引起,亦可继发于其他疾病,如:颅后窝肿瘤,血管瘤和畸形。

## 【临床表现】

阵发性一侧面肌不自主抽动,双侧患病者仅占约0.7%。起初是眼轮匝肌痉挛,之后逐渐扩展到一侧面部其他肌肉。口角肌肉痉挛易被察觉,重症可累及同侧颈阔肌。痉挛程度轻重不同,可因精神紧张、疲劳、自主运动而加剧,睡眠时消失。部分患者伴有同侧舌前味觉、听觉障碍。

## 【诊断与鉴别诊断】

面肌痉挛的诊断主要依赖于特征性的临床表现。对于缺乏特征性临床表现的患者需要借助辅助检查予以明确,包括电生理、影像学检查、卡马西平治疗试验。

电生理检查包括肌电图和异常肌反应或称为侧方扩散反应检测。在面肌痉挛患者中,肌电图(EMG)可记录到一种高频率的自发电位(最高每秒可达150次),异常肌反应(AMR)是面肌痉挛特有的异常肌电反应,AMR阳性支持面肌痉挛诊断。

影像学检查包括CT和MRI,用以明确可能导致面肌痉挛的颅内病变,另外三维时间飞越法磁共振血管成像(3D-TOF-MRA)有助于了解面神经周围的血管分布。面肌痉挛患者在疾病的开始阶段一般都对卡马西平治疗有效(少部分患者无效),因此,卡马西平治疗试验有助于诊断。

面肌痉挛需要与双侧眼睑痉挛、梅杰综合征、咬肌痉挛、面瘫后遗症等面部肌张力障碍性疾病进行鉴别:

1. 双侧眼睑痉挛 表现为双侧眼睑反复发作的不自主闭眼,往往双侧眼睑同时起病,患者常表现睁眼困难和眼泪减少,随着病程延长,症状始终局限于双侧眼睑。

2. 梅杰综合征 患者常常以双侧眼睑反复发作的不自主闭眼起病,但随着病程延长,会逐渐出现眼裂以下面肌的不自主抽动,表现为双侧面部不自主的异常动作,而且随着病情加重,肌肉痉挛的范围会逐渐向下扩大,甚至累及颈部、四肢和躯干的肌肉。

3. 咬肌痉挛 为单侧或双侧咬肌的痉挛,患者可出现不同程度的上下颌咬合障碍、磨牙和张口困难,三叉神经运动支病变是可能的原因之一。

4. 面瘫后遗症　表现为同侧面部表情肌的活动受限,同侧口角不自主抽动以及口角与眼睑的连带运动,依据确切的面瘫病史可以鉴别。

【治疗原则】

1. 药物治疗　面肌痉挛治疗的常用药物包括:卡马西平、奥卡西平、安定等。卡马西平成人最高剂量不得超过 1 200mg/d。备用药物为苯妥英钠、氯硝西泮、巴氯芬、托吡酯、加巴喷丁、普瑞巴林、氟哌啶醇等。

2. 肉毒素治疗　注射用 A 型肉毒素主要用于不能耐受手术,拒绝手术或术后复发、药物治疗无效或药物过敏的成年患者。

3. 手术治疗　微血管减压,对所有与面神经接触的血管进行分离、移位,并选择合适的方法进行减压。

4. 疼痛专科治疗　射频温控热凝疗法、面神经穿刺压迫法、改良式面神经穿刺压迫法、星状神经节阻滞、面部肌筋膜触发点治疗。

【康复与预后】

1. 痊愈　面肌痉挛症状完全消失。

2. 明显缓解　面肌痉挛症状基本消失,只是在情绪紧张激动时,或特定面部动作时才偶尔诱发出现,患者主观满意,以上两级均属有效。

3. 部分缓解　面肌痉挛症状减轻,但仍比较频繁,患者主观不满意。

4. 无效　面肌痉挛症状没有变化,甚至加重。

对于无效和部分缓解的患者建议复测 AMR,如果 AMR 阳性可再次行手术治疗,AMR 阴性可随访及其他非手术治疗。

(张少勇)

# 第十六章

## 慢性创伤后和手术后疼痛

### 第一节　外伤后头痛

【概述】

外伤后头痛,即由外伤引起的头部疼痛,是较常见的一种头痛类型。头部受到外伤导致头皮软组织、颅骨及颅内脑组织损伤而引起的头部疼痛症状,包括功能性和器质性损伤,常伴有头晕、记忆力障碍、烦躁等,可在颅脑创伤(traumatic brain injury,TBI)后立即出现或 TBI 发生后的几天、几周乃至几个月之后出现,如不及时给予干预,急性创伤性头痛可能转为慢性,国际头痛学会认为外伤后 14 天内出现的头痛,称为外伤后头痛。

【临床表现】

外伤后头痛临床表现多种多样,可表现为肌肉骨骼性头痛、颈源性头痛、神经性头痛、创伤后偏头痛、创伤后紧张性头痛、低颅内压性头痛等。其中紧张性头痛约占外伤后头痛的 85%,其临床特征是慢性起病,头部呈现双侧非搏动性疼痛,常为持续性钝痛,部位在顶、颞、额及枕部,有时几个部位都可出现疼痛。外伤后头痛患者常伴有其他躯体和心理的不适,如焦虑、易怒、注意力不集中、听力下降、视物模糊、人格改变、记忆障碍、食欲减退及睡眠障碍等。少数可出现肌张力不全、癫痫,甚至可出现硬膜下或硬膜外血肿以及颅内静脉窦血栓形成等相应临床表现。

【体格检查】

体格检查包括临床观察(身体姿势及创伤性改变和非对称性表现)、颈椎活动度的检查、枕大神经和枕小神经出口点的触诊、神经系统检查、目镜检查,头颈部肌肉触诊、颈动脉、颞部、眼部以及乳突听诊是否有杂音、激发运动等。

【辅助检查】

1. CT 检查　在头部外伤的早期首选头颅 CT 检查,可以了解颅骨骨折、颅内出血、脑组织损伤程度及部位,颅内有无积液、积气或异物、脑组织有无水肿。

2. 头颅磁共振(MRI)　在头部受伤处于亚急性期和慢性期成像要优于 CT。

3. 脑血管造影（DSA） 头部外伤患者疼痛显著、严重的鼻出血或双眼睑肿胀（熊猫眼），怀疑颈内动脉海绵窦段的损伤、需要血管介入治疗者可行 DSA 检查。

4. 电生理检查、心理测试、应对测试以及整体评估，血液生化检查、心电图、脑电图等检查。

【诊断与鉴别诊断】

外伤后头痛首先需与慢性外伤后头痛进行鉴别，急性外伤后头痛在意识恢复或头部外伤后 8 周内消失，而慢性外伤后头痛又称继发性头痛，国际头痛协会对慢性外伤后头痛的诊断标准如下：

A. 意识丧失。

B. 外伤后记忆缺失达 10 分钟以上。

C. 意识恢复后 14 天内出现头痛。

D. 头痛在意识恢复后持续 8 周以上。

外伤性头痛还应与以下疾病相鉴别：

1. 丛集性头痛 丛集性头痛是一种典型的周期性疾病，特征是反复发作性短暂单侧剧烈头痛，是一种原发性头痛，头痛时常伴有局部自主神经功能紊乱的症状和体征，常伴有同侧结膜充血、鼻塞、流泪、流涕、瞳孔缩小、眼睑下垂、眼睑水肿及前额和面部出汗（闪烁性暗点）等，发作期间患者有不安或易激动的感觉。

2. 紧张性头痛 是最常见的原发性头痛，表现为慢性头部紧束样或压迫性头痛，发病可能与心理应激相关，其临床特征有：①头痛部位多为双侧；②疼痛程度为轻到中度；③性质为发紧性或压迫性；④不伴有恶心、呕吐、畏光、畏声。

3. 与血管疾病有关的头痛 包括蛛网膜下腔出血、急性缺血性脑血管病、颅内血肿等，一般行颅脑 CT 平扫（或者增强）或 MRI 即可鉴别诊断。

【治疗原则】

急性外伤后头痛患者应注意休息，给予适当心理安慰，同时给予镇痛药物，对患者伴随的其他症状进行对症治疗。

1. 药物治疗 根据疼痛的强度和类型合理选择药物治疗，尽量避免同时使用多种药物，同时应尽量减少或避免使用药理机制上可能影响神经可塑性的药物如巴比妥酸盐类、阿片类以及部分抗癫痫药等。

2. 神经阻滞及微创介入治疗 包括：神经阻滞（如枕神经阻滞、星状神经节阻滞）、脉冲射频等。

3. 心理治疗 对于伴有焦虑、抑郁症状的患者，除了应用三环类抗抑郁药如多塞平、阿米替林外，还需要相应的心理治疗。

4. 物理治疗 包括经皮神经电刺激、药物离子导入、经颅微电流刺激等。按摩、针灸等辅助治疗对外伤后头痛也可能有一定的疗效。

（张小梅）

# 第二节 开颅手术后慢性头痛

**【概述】**

根据第 2 版国际头痛疾病诊断分类描述,开颅手术后头痛(post-craniotomy headache,PCH)是指开颅手术后 7 天内开始出现的头痛,且手术区域疼痛最为剧烈。如不及时给予干预,疼痛可能慢性化,如持续时间超过 3 个月,即为开颅手术后慢性头痛。

**【临床表现】**

开颅手术后头痛常位于手术同侧,切口区域最常见,但也有少数患者疼痛部位与切口位置不符。一般为中、重度疼痛,常表现出紧张性头痛的特点,往往与术前头痛性质不同。

**【体格检查】**

患侧枕大、枕小神经,眶上神经体表投影点可有压痛,并向同侧额颞顶部放射。

**【诊断与鉴别诊断】**

目前对开颅手术后慢性头痛的诊断仍有争议,国际头痛协会对开颅手术后慢性头痛的诊断标准如下:

A. 头痛剧烈程度不同,但在开颅手术区域疼痛最剧烈,并同时满足以下 C 和 D 项。

B. 开颅手术的原因除外头颅创伤。

C. 开颅手术后 7 天内出现头痛。

D. 开颅手术后头痛时间持续超过 3 个月。

开颅手术后慢性头痛需与以下疾病相鉴别:

1. 三叉神经痛 三叉神经痛常在三叉神经分布范围呈放电样或刀割样疼痛,疼痛位于第一支时易与开颅手术后慢性头痛相混淆,但三叉神经痛特点为突发突止,每次持续约 1~2 分钟,患者面部存在"扳机点",刺激扳机点会诱发疼痛。

2. 偏头痛 偏头痛呈发作性头痛,常伴畏光、畏声、恶心等症状,发作前可有先兆症状,如视觉异常、躯体感觉异常等,疼痛发作多为单侧,呈搏动性头痛。

3. 紧张性头痛 紧张性头痛与开颅手术后头痛性质相似,呈压迫或紧箍感,非搏动性头痛,但紧张性头痛常位于双侧,多呈轻、中度疼痛,结合患者病史可予鉴别。

**【治疗原则】**

开颅手术后慢性头痛的治疗原则是给予充分镇痛,最大限度减少不良反应,不干扰术后神经系统功能及其评估。

1. 药物治疗 包括阿片类药物(盐酸替利定、吗啡、羟考酮等)、对乙酰氨基酚、非甾体抗炎药、加巴喷丁、抗抑郁药物等,可根据患者疼痛性质及疼痛程度联合用药。

2. 神经阻滞　对于重度神经痛患者药物治疗无效时可行神经阻滞治疗,如枕大、枕小神经阻滞、头皮神经阻滞、眶上神经阻滞等。

3. 射频热凝术　对神经阻滞有效但反复发作的患者,可选择射频热凝术。

4. 神经电刺激治疗　对顽固性开颅手术后慢性头痛可选用神经电刺激治疗,如枕大神经电刺激、眶上神经电刺激等。

5. 其他　还可选用针灸、物理治疗、生物反馈等方式辅助治疗。

(张小梅)

# 第三节　颌面部手术后慢性疼痛

【概述】

颌面部手术后慢性疼痛是颌面部手术后出现的以颌面部区域内持续性慢性疼痛为特征的一种疾病,病程大于 3 个月,可能与颌面部神经损伤、局部软组织刺激压迫等有关。

【临床表现】

颌面部手术区域和 / 或相关神经支配区域持续性疼痛,疼痛性质及临床表现各不相同,呈针刺样、烧灼样、刀割样、撕裂样疼痛,可阵发性加重,疼痛爆发期持续数秒至数分钟甚至更长时间,间歇期疼痛稍减轻。临床以三叉神经第二支和第三支分布区域常见,分为间歇性和持续性疼痛。间歇性颌面部手术后疼痛与三叉神经疼痛性质相似,但间歇期仍有轻度疼痛或痛觉过敏、触诱发痛等神经病理性疼痛的特征,且无"扳机点";持续性颌面部手术后疼痛性质多为烧灼样,常伴有触诱发痛。

【体格检查】

局部可见手术瘢痕或伴有瘢痕挛缩和组织肿胀。疼痛区域可位于手术区域,也可分布于受损神经支配区域。局部可有压痛点,但一般不存在"扳机点"。疼痛可影响部分患者说话、进食等活动。疼痛发作时可伴有局部肌肉痉挛,皱眉等表情,精神呈紧张、焦虑状态。当疼痛区域位于三叉神经支配区域时,可伴有三叉神经麻痹体征,如面部感觉减退、角膜反射迟钝等;合并其他相邻脑神经麻痹,继发性受损时出现相应支配区感觉障碍、角膜反射消失、咬肌瘫痪,咬合无力,张口时下颌向患侧偏斜。

【辅助检查】

1. 头颅 CT、颌面部 CT 和头颅 MRI 有助于病因鉴别诊断。

2. 病变部位软组织活检,排除炎症、肿瘤复发、肿瘤转移等器质性病变。

3. 神经电生理监测有助于鉴别是否合并神经受损。

4. 实验室检查排除有无感染等。

**【诊断与鉴别诊断】**

颌面部手术损伤的神经多为三叉神经分支、面神经以及舌咽神经等,其术后慢性疼痛往往归类为神经病理性疼痛。根据疼痛在颌面部手术后出现,症状持续 3 个月以上,疼痛分布于受损神经分支的支配区域,具有神经病理性疼痛的特征,间歇期疼痛持续存在,无明确的扳机点,同时排除器质性病变等可以诊断。

颌面部手术后持续性疼痛应与以下疾病相鉴别:

1. 原发性三叉神经痛 常无明显诱因下出现颌面部疼痛,局限于三叉神经分布区域,发作时疼痛剧烈,间歇期无痛,呈发作性、局限性和间歇性的特点。疼痛性质为刀割样、针刺样、火烧样或电击样撕裂疼痛,无神经系统阳性体征,常有"触发点"或"扳机点",讲话、进食、洗脸、刷牙等触动扳机点可引起疼痛发作。

2. 蝶腭神经痛 发生于鼻腔、蝶窦、筛窦、硬腭、齿龈及眼眶等颜面部较深部位蝶腭神经节分支分布区域。表现为持续性或阵发性加重或周期性反复性发作的烧灼或电击样疼痛,发作时一般持续数分钟到数小时不等。可伴有鼻黏膜肿胀,分泌物增多,伴有耳鸣、耳聋、流泪、畏光及下颌皮肤灼热感和刺痛。

3. 小脑脑桥角肿瘤 青年人多见,疼痛发作时可与三叉神经痛类似或不典型,同时可伴有三叉神经分布区感觉减退,往往伴有小脑脑桥角其他症状和体征。病理类型以胆脂瘤多见,脑膜瘤、听神经鞘瘤次之。脑膜瘤、听神经鞘瘤往往合并有其他脑神经受累,共济失调及颅内压增高等表现。X 线片、CT 及 MRI 头颅扫描等可协助确诊。

4. 舌咽神经痛 舌咽神经痛容易与三叉神经第三支疼痛相混淆,舌咽神经痛的部位为软腭、扁桃体、咽舌壁、舌根及外耳道等处。疼痛常常由吞咽动作诱发,舌咽神经阻滞后疼痛消失可鉴别诊断。

5. 面部神经痛 疼痛范围较三叉神经痛广,除颌面部以外可延及耳后、头顶、枕颈,甚至肩部等。疼痛多为持续性,与讲话、咀嚼等动作无关,触摸不会导致疼痛加重,表现为单侧或双侧疼痛,夜间疼痛明显。

**【治疗原则】**

治疗目的是通过及时有效的治疗,减少伤害性刺激的传导,预防和阻断中枢敏化,缓解和消除疼痛,改善功能。

1. 药物治疗 常用一线药物包括普瑞巴林和加巴喷丁、阿米替林、度洛西汀等。局部肿胀或炎症明显,可加用非甾体抗炎药(NSAID),必要时可联合使用阿片类镇痛药。

2. 星状神经节阻滞 星状神经节阻滞可降低颈交感神经张力,扩张血管减轻血管痉挛,改善头面部血液循环,消除神经水肿压迫,促进神经功能恢复,有效缓解疼痛。

3. 外周神经阻滞　根据疼痛部位、神经分布区域,可选择眶上神经、眶下神经、颏神经和下牙槽神经行局部神经阻滞治疗。

4. 神经射频或神经调控治疗　包括面部三叉神经分支或半月神经节脉冲射频,经皮三叉神经分支(眶上神经、眶下神经、颏神经)电刺激治疗。

5. 手术治疗　用于组织松解或解除组织压迫。

【康复和预后】

颌面部手术后慢性疼痛可能会影响咀嚼、语言等功能,影响到外观往往导致患者出现负面心理改变,因此应适时适宜进行相关功能康复锻炼,加强心理疏导。颌面部手术后慢性疼痛预后因病因和病程不同而异。除了肿瘤原因外,多数预后良好。但对于有些患者,尽管药物治疗控制良好,但需要长期持续性药物治疗,可能与其中枢神经系统发生不可逆的可塑性改变有关。

(金　毅)

# 第四节　牙科手术后慢性疼痛

【概述】

牙科手术后慢性疼痛是指牙周手术、根管治疗术、拔牙术和异体牙种植术等门诊牙科手术过程中,由于热刺激、机械刺激、化学刺激或者渗透性刺激造成牙本质、牙髓、牙周组织和牙神经损伤而导致的一类疼痛性疾病。本节牙科手术不涉及口腔 - 颌面外科的手术室手术。

【临床表现】

牙科手术后出现的治疗牙、拔除牙或种植牙部位不同程度的持续性疼痛,时间超过 3 个月,疼痛性质初期以酸痛和钝痛多见,位置较局限。随着时间的推移可表现出神经病理性疼痛的特征,表现为深部锐痛、针刺样或放电样痛,以及痛觉过敏。疼痛可波及患侧牙龈、牙槽骨和颌骨,并逐渐蔓延到同侧口腔甚至颌面部,其疼痛扩散或波及区域往往与三叉神经支配的手术区域相一致,但无扳机点。部分患者可伴有颞下颌关节紊乱的临床表现。

【体格检查】

早期可有牙齿叩痛或咬合疼痛,慢性期疼痛区域痛觉敏感;少数患者伴颞下颌关节运动障碍,口腔检查可有咬合关系紊乱存在。

【辅助检查】

1. 牙髓活力测试　包括冷测试、热测试等。

2. X 线检查　口内标准片对牙齿硬组织病变、牙髓病变、尖周病变及牙周病变;口外片对发现颌骨、颞下颌关节病变均具有诊断意义。

3. CT、MRI　对关节病变、肿瘤、感染、结核等器质性病变有较高的分辨率。

4. 诊断性神经阻滞　可用于引起疼痛的部位和神经支配区域的定位。

**【诊断与鉴别诊断】**

牙科手术后慢性疼痛可根据牙科手术史、疼痛部位、疼痛性质、疼痛特征且持续时间大于 3 个月，以及相关检查结果可作出诊断，但需排除结核、感染以及肿瘤等器质性病变以及严重心理、精神障碍等因素。

牙科手术后慢性疼痛应与以下疾病鉴别诊断：

1. 非典型牙痛　又称幻牙痛，常发生在正常牙齿及牙周支持组织，呈中度持续性钝痛和酸痛，疼痛可局限于某个牙，亦可呈弥漫性，波及牙龈、牙槽骨、颌骨以及口腔颌面部其他软组织。X 线常无阳性发现。非典型牙痛患者常有牙科手术史，但与牙科手术的关系并不明确，术前、术中或术后均可发生，手术可加重其症状。其神经阻滞定位不明确可与牙科手术后慢性疼痛相鉴别。

2. 慢性症状不可逆性牙髓炎　无根管治疗病史，牙髓往往为全部的或不可逆病变，主要表现为慢性局部酸胀痛，夜间痛为著，冷热刺激会加剧疼痛。急性发作时大多无明显诱因而突发剧烈疼痛，具有阵发性发作或阵发性加重的特点；常向患牙同侧的上、下颌牙齿放射，也可放射至头、面部。口内 X 线检查可加以鉴别。

3. 原发性三叉神经痛　部分原发性三叉神经痛初期可表现为牙痛，发作时具有原发性三叉神经痛的典型特征，突发突止，在间隙期可完全无痛。较少在夜间发作，热温度刺激对疼痛发作无影响。

4. 慢性上颌窦炎　表现为同侧尖牙窝处疼痛，疼痛晨起轻，午后或久坐时加重。常有鼻腔黏液脓性或脓性分泌物。前鼻镜检查、影像学检查及细菌学检查可确诊。

5. 颞下颌关节紊乱　是一种常见的慢性口面痛，牙科手术后出现的颞下颌关节紊乱是否与手术有关应谨慎判断，有可能是疾病本身的自然病程。关节薛氏位和髁突经咽侧位 X 线片、锥形束 CT、MRI 可鉴别关节结构紊乱和器质性紊乱。牙科手术有可能引起或加重功能紊乱，而部分患者甚至出现一些无法解释的"咬合幻觉综合征"，反复就医治疗无果，目前认为与某些心理特质有关。

6. 非典型面痛　疼痛位于面部，每日持续性发作，疼痛位置局限，为发病区域一侧面部，位置深且不确定；疼痛不伴有感觉丧失或其他体征；面部或颌骨 X 线检查无相关阳性结果。多数无牙科手术史，部分患者发病前实施了牙科或口面部手术，如疼痛部位位于手术同侧，与牙科手术后慢性疼痛往往不易分辨，应引起足够警惕。

**【治疗原则】**

牙科手术后慢性疼痛的治疗原则为及时有效的抗炎、镇痛治疗，使伤害性刺激向中枢的传入减少，预防和抑制外周和中枢神经系统的敏化，降低中枢可塑性变化的风险。

1. 消除炎症　可选用非甾体抗炎药，如双氯芬酸、塞来昔布、依托考昔等。

2. 持续镇痛　轻度疼痛选用非甾体抗炎药,中度以上疼痛联合使用对乙酰氨基酚与曲马多或其他阿片类药物的合剂(如氨酚曲马多、氨酚羟考酮等);如疼痛呈现神经病理性疼痛的特征,可选择抗惊厥药(普瑞巴林或加巴喷丁);对伴有焦虑、抑郁者可选用五羟色胺和去甲肾上腺素再摄取抑制剂(如阿米替林、度洛西汀等)。

3. 疼痛专科治疗　包括局部阻滞(翼外肌、咀嚼点、颞下颌关节腔等)、三叉神经分支阻滞、射频等、面部外周神经电刺激、脉冲射频等。

【康复与预后】

牙科手术后慢性疼痛经正规治疗一般预后良好。但口腔颌面部位置特殊,解剖结构复杂,若影响咀嚼、语言等功能,可导致患者生活质量下降,甚至出现心理疾患,需注意心理疏导及治疗。

(金　毅)

# 第五节　胸部手术后疼痛综合征

【概述】

开胸手术后慢性疼痛是指开胸手术后 3 个月以上持续存在或复发的伤口周围疼痛,又称为开胸术后疼痛综合征。是胸科术后常见并发症,发生率在14%~83%。

【临床表现】

1. 疼痛　切口周围或切口相应节段范围的自发痛,呈持续性或阵发性。疼痛可因活动、受压后加重。疼痛性质可为压榨性、胀痛、触痛、灼痛、撕裂样痛等。绝大部分为轻到中度疼痛,10%~15% 为重度疼痛。

2. 感觉障碍　可伴局部麻木、痛觉减退、冷热觉减退或过敏等。

3. 其他　中、重度疼痛患者多伴有睡眠障碍、焦虑、抑郁等症状。

【体格检查】

1. 压痛　切口周围出现压痛,部分患者可有触诱发痛,手术侧前胸、背部肌肉可有扳机点。

2. 被动体位　病程长的患者可出现胸背肌挛缩、僵硬,躯干向患侧倾斜。

3. 活动受限　部分患者呼吸运动、上肢外展、背伸活动受限等。

4. 神经病理性疼痛筛查　近 50% 患者神经病理性疼痛问卷评估阳性。

【辅助检查】

1. 肿瘤复发或转移的排查:胸部肿瘤患者,应行肺部 CT、胸椎 MRI、全身骨扫描等除外肿瘤复发、转移等。

2. 其他非肿瘤器质性病变排查:胸椎正侧位片、骨密度等除外椎体压缩性骨折。

3. 其他:血常规、生化检查等。

【诊断与鉴别诊断】

1. 诊断

(1)开胸手术(包括腔镜手术)史。

(2)手术后持续疼痛未缓解长达 3 个月以上,围绕切口周围或切口相对应肋间神经支配区域疼痛。

(3)伴或不伴感觉障碍。

(4)X 线、CT、MRI、骨扫描等检查除外其他器质性病变。

2. 鉴别诊断

(1)带状疱疹后神经痛:急性疱疹病史,疼痛区域沿肋间神经走行,皮肤有不同程度改变(色素沉着、脱色等)。

(2)肋骨骨折或胸椎压缩骨折:有外力或受伤史,影像学明确新发骨折,并与疼痛病程相符。

(3)恶性肿瘤胸椎、肋骨、胸膜转移:新发与疼痛分布相符的肿瘤转移证据。

(4)胸椎间盘突出症:与病程相符的胸椎间盘突出影像学证据。

(5)焦虑抑郁症的躯体痛性表现:多无触诱发痛,焦虑抑郁评分高。

【治疗原则】

1. 药物治疗 为基本治疗方法,常用药物为对乙酰氨基酚、非甾体抗炎药、阿片类镇痛药(盐酸替利定、吗啡、羟考酮等),伴有神经病理性疼痛首选抗惊厥药和抗抑郁药,睡眠障碍伴有焦虑抑郁患者,可以短时间服用抗焦虑、抗抑郁药物。

2. 外周神经阻滞 包括椎旁神经阻滞、肋间神经阻滞或胸脊神经根阻滞等。

3. 神经射频或神经调控治疗:如神经阻滞后复发可行脉冲射频或脊髓电刺激治疗。

【康复和预后】

通过积极的预防及治疗,胸科术后慢性疼痛一般 3~12 个月可以明显缓解。

(冯 艺)

# 第六节 乳腺手术后疼痛

【概述】

乳腺手术后疼痛,通常称为乳腺切除术后疼痛综合征,是指发生在乳腺手术后出现的手术侧前胸、腋窝和 / 或上臂的疼痛。是比较常见的慢性术后疼痛。乳腺切除术、乳腺肿瘤切除术和乳房重建术等手术中的操作(切割、离断、牵拉、压迫等)所造成的组织损伤尤其是神经损伤、或术后形成的创伤性神经瘤或瘢痕组织是引起此类疼痛的重要原因。

【临床表现】

乳腺手术后出现的手术侧胸部、腋窝区域和上臂前内侧的自发性、持续性疼痛,以阵发性烧灼痛、电击样痛、针刺痛和撕裂样痛等为特征,可伴有痛觉过敏、麻木、感觉减退等感觉异常。疼痛持续或反复发作,常持续 3 个月以上。疼痛可达中、重度,严重影响睡眠和生活质量。患侧肩关节和上肢因疼痛活动受限、可出现握力减弱,疼痛可因手术区局部受压、肩关节和上肢活动而加剧。部分患者可出现焦虑、抑郁等心理症状。

【体格检查】

手术侧乳腺、腋窝皮肤或可见手术瘢痕,局部有触痛、压痛;手术部位和 / 或同侧肢体沿受累神经支配区(如肋间臂神经、胸背神经、胸内侧神经、胸外侧神经和胸长神经分布区域)可出现痛觉过敏、感觉减退等改变。受累侧肩关节和上肢活动度下降,上肢肌力减弱。

【辅助检查】

乳腺手术后疼痛患者的影像学和实验室检查无特异性,如出现异常提示其他病变或疾病。

1. 影像学检查　乳腺 X 线、超声、MRI 可发现局部积液、积血或组织结构改变;肩关节、上臂 X 线的局部异常可提示肿瘤转移。

2. 实验室检查　血清标志物、肿瘤标志物阳性可能提示风湿性疾病、肿瘤等。

3. 神经电生理检查　神经传导检查(NCV)和肌电图(EMG)异常可提示受损周围神经(如肋间臂神经)支配区域的运动和 / 或感觉缺陷。

【诊断与鉴别诊断】

根据病史、临床表现及特征,诊断并不困难。但要排除包括乳腺、胸壁及腋窝等处无局部复发或感染迹象。若诊断不明确,影像学检查有助于鉴别诊断。

乳腺切除术后疼痛综合征需要与以下疾病鉴别:

1. 乳腺炎症 / 感染　辐照后乳腺炎、蜂窝织炎和脓肿也可有疼痛,但常伴局部发红、肿胀和发热等。血常规、局部影像学有助于鉴别。

2. 乳腺癌复发　在局部可触及肿块,或通过影像学检查如乳腺钼靶 X 线发现异常。

3. 乳腺癌骨转移　可引起上臂疼痛,肱骨是其在上肢中最常见的转移部位,影像学可明确诊断。

4. 周围神经病变　化疗药物导致的化学性神经病变,可出现肢体疼痛和 / 或感觉异常。但其以远端和对称分布为特征。

5. 淋巴水肿　可导致同侧手和手臂的软组织肿胀,引起不适和沉重感。多与组织损伤有关,可与疼痛并存。

6. 肩关节疾病　滑囊炎、肌腱炎或肩袖损伤也表现为肩部疼痛和 / 或功能障碍,但疼痛性质和范围有别于本病。

7. 颈椎疾病(如椎间盘突出症) 也表现为肩、臂或手的疼痛、感觉异常、麻木或无力,根据病史和颈椎 CT 或 MRI 不难鉴别。

8. 幻乳疼痛 类似于截肢后产生的症状。患者描述其被切除的乳腺仍然存在,且感觉持续性疼痛。

【治疗原则】

在充分评估的前提下尽早进行药物、神经阻滞和手术等治疗。

1. 药物治疗 该疼痛具有神经病理性疼痛特征,可选择钙通道调节剂如普瑞巴林、加巴喷丁;三环类抗抑郁药如阿米替林;5- 羟色胺、去甲肾上腺素再摄取抑制药如文拉法辛和度洛西汀(尤其对于有抑郁倾向者)等作为一线用药。非甾体抗炎药、阿片类镇痛药(盐酸替利定、吗啡、羟考酮等)也可作为联合用药。

2. 神经阻滞或射频治疗 局部浸润、肋间神经、胸椎旁神经或胸段硬膜外阻滞可有效缓解疼痛。星状神经节阻滞对改善症状也有一定帮助。神经阻滞有效但持续时间较短时,可采用射频脉冲治疗。

3. 外科手术 若在横断神经的末端发生了痛性神经瘤且造成沿受累神经分布区域传导痛性神经冲动,则可先行局麻药诊断性阻滞,有效则切除该神经瘤。

4. 心理专科干预 有助于伴有焦虑、抑郁等情绪困扰者。

【康复和预后】

若存在触诱发痛,减少局部刺激可降低发作频率。间歇期肩关节的适度功能锻炼有助于维持必要的活动能力。早期疼痛干预或可阻止、减少急性疼痛向慢性疼痛的转化。

(张咸伟)

# 第七节 腹部手术后疼痛

【概述】

腹部手术后疼痛属于手术后慢性疼痛,是指腹部手术后出现的一种持续 3 个月以上,排除了其他病因尤其是手术前某种疾病产生的疼痛。

腹部手术后疼痛发生率大约为 5%~80%,不同部位及类型手术的术后慢性疼痛发生率不同。常见腹部手术后慢性疼痛的发生率:剖宫产 6%,疝修补术 5%~35%,胆囊切除术 5%~50%,胃肠手术 18%。腹部手术后慢性疼痛的发生与多种因素相关,主要有围术期的镇痛治疗、手术因素以及个体的心理素质等因素。

【临床表现】

腹部手术后慢性疼痛被认为是神经病理性疼痛或混合性疼痛,其通常表现为手术区域(特别是切口)或手术邻近区域的针刺样、刀割样、烧灼样疼痛,伴或不伴有胀痛。由于心理因素也是手术后慢性疼痛的重要因素,因此患者可能会伴有全身性的痛性不适感。

**【体格检查】**

外观可见手术瘢痕,肠鸣音正常,血管无杂音。一般无明显腹部包块,部分瘢痕区域可有痛觉过敏或痛觉超敏,可有局部压痛。

**【诊断与鉴别诊断】**

腹部手术后疼痛的诊断并不困难,患者有手术史并出现手术相关部位疼痛即可诊断。但仍须与手术后新发的腹痛鉴别:

1. 急性腹痛　起病急,疼痛评分较高,通常有明确的病因,常见疾病有:急性阑尾炎、急性胆囊炎、急性胃肠炎、急性肠梗阻、消化道穿孔、腹主动脉瘤、异位妊娠等。

2. 慢性腹痛　①胃炎、胃溃疡:疼痛反复发作,与不规则饮食有关。②胃癌:持续性,渐进性,胃部可触及包块。③结肠、直肠癌:持续腹部不定位疼痛,伴大便习惯改变。④结肠易激综合征:全腹憋痛,下腹绞痛,便秘与腹痛交替出现。

3. 切口疝　原手术切口部位的腹壁包块,腹压增加时突出、增大,平卧后可回纳;有时疝内容物与疝环或疝囊粘连而不易回纳。急性嵌顿可引起持续性剧烈疼痛。

**【治疗原则】**

慢性术后疼痛的预防重于治疗,重视高危因素患者,实施个性化镇痛,做好围术期镇痛,有效控制急性疼痛,可以降低慢性疼痛的发生。一旦发生慢性疼痛则以综合治疗为主,同时重视对患者的全面评估,包括疼痛性质及心理因素评估等。

1. 药物治疗　抗癫痫药:加巴喷丁和普瑞巴林;抗抑郁药:阿米替林、度洛西汀和文拉法辛;阿片类镇痛药(盐酸替利定、吗啡、羟考酮等);NMDA 受体拮抗剂:氯胺酮。

2. 神经阻滞治疗　对于药物治疗不佳的患者,可尽早进行腹腔神经丛、椎旁神经阻滞或硬膜外镇痛治疗。

3. 微创介入治疗　病程较长的患者可以选择 CT 引导下背根神经节射频治疗,脊髓电刺激或经皮电刺激也可作为疼痛剧烈、药物控制不佳患者的治疗手段。

4. 手术治疗　研究发现,对于疝修补术后腹部慢性疼痛的患者,神经切除术是治疗此类慢性疼痛的有效手段。

5. 其他治疗　包括:针灸治疗、物理治疗、认知教育等。

**【康复及预后】**

若患者早期疼痛控制不佳,容易形成中枢敏化。一旦出现神经病理性疼痛,往往迁延不愈,需要长期服用药物控制疼痛,而且预后不佳。

(严　敏)

# 第八节　脊椎术后疼痛综合征

## 【概述】

脊椎术后疼痛综合征(failed back surgery syndrome,FBSS)是指患者在一次或多次脊椎手术后,症状和体征未完全缓解,或暂时缓解后又出现症状,甚至加重。FBSS 曾被定义为一次或多次脊椎手术后仍然存在或又发生腰背痛、伴或不伴有坐骨神经痛,近年定义被更新为脊椎手术结果未达到术者与患者手术前的期望值时,即为脊椎手术失败综合征。FBSS 与手术、患者心理、生理、疾病严重程度等诸多因素有关,对其发生率报道不一,有学者报道高达 10%~40%。FBSS 的病因可以手术为界,分为术前原因、术中原因及术后原因三大类。社会心理因素、手术适应证把握不当,误诊或漏诊、多次手术、手术节段的选择错误、椎间隙感染、硬膜外血肿、假性脊膜膨出、纤维化瘢痕及神经粘连、术后脊椎生物力学改变等是导致 FBSS 的主要原因。

## 【临床表现】

1. 腰背痛　主要在下腰部或腰骶部,大多在手术部位或手术邻近部位。疼痛性质多为慢性钝痛,部分患者有触诱发痛及痛觉过敏,夜间痛明显,受凉、劳累均可加重疼痛。

2. 下肢痛　疼痛多呈放射性,由臀部、大腿后外侧、小腿外侧放射至足背或足底;高位椎间隙病变患者表现为大腿前侧疼痛,有的甚至表现为下腹部疼痛。

3. 间歇性跛行　表现为行走距离增多时引起腰背痛或不适,同时患肢出现疼痛麻木或原有疼痛麻木症状加重,蹲位或卧位症状会有缓解。

4. 神经功能损害　腰臀部肌肉及下肢受累神经支配的肌肉可发生萎缩、肌力减退甚至出现足下垂。如马尾神经受压,可引起括约肌及性功能障碍,表现为尿潴留、排便排尿困难,男性患者可发生阳痿。

5. 患者手术结束后发现原有疼痛症状继续存在或者短暂缓解后又重现甚至加重,疼痛为持续性,容易引起焦虑、抑郁等心理障碍。

## 【体格检查】

1. 视诊观察患者姿势、步态及穿衣、下床等活动,可见患者腰部形态僵直、活动受限。

2. 手术区域有局部压痛和叩击痛,腰臀部棘间、棘旁、臀上皮神经投影处等可有压痛,大多向大腿放射。

3. 患者常有下肢肌力下降,感觉减退,膝腱反射和/或跟腱反射减弱。

4. 直腿抬高试验、直腿抬高试验及股神经牵拉试验可呈阳性。

**【辅助检查】**

影像学检查一般应包括脊椎平片及过伸过屈位片、脊椎 CT 及脊椎磁共振。另外，根据病史及体格检查的结果，决定是否需进行胸椎磁共振、骨盆平片或四肢肌电图、神经传导速度与诱发电位等检查。

**【诊断与鉴别诊断】**

根据患者既往手术史，患者原有的症状、体征和辅助检查，诊断并不困难。手术前后疼痛视觉模拟评分（visual analogue scale，VAS）、Oswestry 功能障碍指数（oswestry dability index，ODI）作为量化诊断依据，影像学检查尤其磁共振的检查是其重要的检测手段。

鉴别诊断：

1. 腰椎结核　腰痛是腰椎结核最常见症状，多为钝痛或酸痛。常伴发低烧、盗汗等慢性中毒症状，病变常侵犯椎间盘组织与相应椎体边缘，椎旁常有寒性脓肿有助于鉴别诊断。

2. 脊柱肿瘤　多见于老人，疼痛是最常见、最主要的症状，逐日加重，X 线片可见骨破坏累及椎弓根，一般没有椎旁软组织块影，根据症状、实验室检查和影像学检查，诊断并不困难。

3. 术后感染　多于术后 2 周内发生，伴静息痛，活动时疼痛加重，腰椎局部有明显叩痛，震床试验阳性。结合实验室检查，CPR、血常规、血沉、及 CT、MRI 等可资鉴别。

4. 强直性脊柱炎　本病患者早期主要表现为轻度的全身症状，如乏力、消瘦和低热等，最先表现为骶髂关节炎，结合骶髂关节 CT 和 HLB-27 等实验室检查，较易鉴别。

**【治疗原则】**

1. 初步分类诊断及治疗流程

（1）红色警报：根据患者病史、体格检查及影像学资料，如怀疑患者有腹部及盆腔感染、腰大肌脓肿、腹部肿瘤、主动脉瘤或是硬膜外血肿等应立即请专科医生诊治。

（2）手术失误：结合影像学资料，若明确椎弓根螺钉位置不当、螺钉或椎体间植入物脱落以及残留突出椎间盘等情况，多数需要再次手术，应在经验丰富的专科医师指导下处理。

（3）黄色警报：通过与患者交谈，观察患者是否存在抑郁寡言、焦躁不安、对答不畅等情形，并结合患者既往病史，判断患者是否存在社会心理问题。如可能性大，应嘱患者先至心理科就诊。

（4）非手术治疗

1）药物治疗：是 FBSS 的基础治疗。包括非甾体抗炎药、阿片类镇痛药（盐酸替利定、吗啡、羟考酮等）、抗惊厥药及抗抑郁药等。

2)物理治疗:有镇痛、消炎、缓解肌紧张和松解粘连等作用,对减轻因神经根压迫而引起的疼痛、改善患部微循环,消除神经根水肿以促进恢复起着非常重要的作用。

2. 进一步分类诊断及治疗流程 主要包括介入治疗和再次手术两大类治疗。但治疗之前需判断患者是以轴性症状或根性症状为主,进而采取不同的策略。

(1)轴性痛为主:主要表现以下腰痛为主,患者在躯体受力如站立时疼痛加重,卧床时减轻。该类 FBSS 患者,病因通常为椎间盘炎、脊髓炎、椎间盘源性疼痛、脊椎不稳、椎旁肌去神经病变及小关节炎等。轴性症状为主的 FBSS 患者,诊断与治疗流程如下:

1)脊神经后内侧支阻滞及射频消融:脊神经后内侧支试验性阻滞阳性,可行脊神经后内侧支射频消融。

2)骶髂关节阻滞。

3)椎间盘造影:椎间盘造影是诊断盘源性腰痛的有效手段,造影阳性可行椎间盘射频热凝或椎间盘融合治疗。

(2)根性痛为主:根性痛主要表现以神经根走行分布的疼痛,从臀部、大腿放射到小腿,常伴有感觉过敏。以根性痛为主的 FBSS 患者,病因通常为骨性结构减压不充分、残留致压物、神经根畸形、椎间盘突出复发、硬膜纤维化瘢痕粘连、蛛网膜炎及硬脑膜囊肿等。根性痛为主的 FBSS 患者,诊断与治疗流程如下:

1)硬膜外神经阻滞:硬膜外阻滞注射药物为局麻药和类固醇,可抑制局部炎症、减少血管通透性并缓解疼痛。硬膜外阻滞对硬膜外粘连、椎间盘突出、椎管狭窄等引起的根性痛有效。

2)经皮硬膜外粘连松解术:据多个随机对照临床研究结果表明,经皮硬膜外粘连松解术对短期及长期根性疼痛都有较好疗效。对于硬膜外类固醇注射无效的 FBSS 患者应用经皮硬膜外粘连松解术可达到良好的止痛效果。

3)脊髓电刺激疗法:North 等一项随机对照临床研究结果表明,脊髓电刺激组相对于腰椎再手术组,疼痛缓解更为明显,而且电刺激组患者阿片类药物的服用量明显减少。从成本效益的角度来看,脊髓电刺激疗法的费用比再手术更低。

4)鞘内药物输注系统植入疗法:该方法可使 40% 的 FBSS 患者疼痛缓解程度大于 50%。

5)椎间孔镜手术治疗:具有创伤小、不破坏脊柱结构等优点。采用椎间孔镜手术可以清除病变组织、解除神经压迫,对部分 FBSS 患者可缓解疼痛。

6)再次手术:多种治疗无效时,采用再次手术治疗有可能缓解疼痛,但手术风险较大,而且再次手术成功率较低,临床应严格掌握其适应证,谨慎采用该疗法。

**【康复与预后】**

1. 急性期 应以卧床休息为主,有利于损伤组织的愈合,活动时可借助腰围固定,非手术治疗以药物和理疗为主,应避免腰背部的等张运动训练。

2. 恢复期　可用温热物理治疗,改善血液循环;手法治疗以松动手法为主;进行腰背肌和腹肌的肌力训练,改善脊椎稳定性;鼓励适度活动。同时要重视对患者的心理干预和治疗。

（林　建）

## 第九节　膝关节置换术后慢性疼痛综合征

### 【概述】

膝关节置换术是治疗膝关节疾病的有效方法,目前膝关节置换术的术后疼痛发生率介于 6%~30% 之间,其病因可分为关节外及关节内因素:关节外因素主要分为心理因素、神经源性病变、周围软组织炎症、复杂性区域疼痛综合征（complex regional pain syndrome,CRPS）、血管源性及假体周围骨折等;关节内因素主要为感染及假体植入相关因素。

### 【临床表现】

主要表现为术后出现的与术前不同性质的膝关节疼痛症状。

### 【体格检查与疼痛评估】

重点检查膝关节周围皮肤颜色、皮温变化;关节是否肿胀、压痛;膝关节活动度以及进行髋关节和腰椎的相关体格检查等。可使用美国膝关节协会评分（American knee society knee score,AKSS）进行膝关节评估、患者健康问卷抑郁量表（Patients' Health Questionnaire Depression Scale-9item,PHQ-9）和广泛性焦虑量表（7-tiem Generalized Anxiety Disorder Scale,GAD-7）进行心理评估。使用神经病理性筛查量表 ID-pain 或 DN-4 进行疼痛性质筛查。

### 【辅助检查】

可行 X 线、CT 等影像学检查排除假体松动、假体周围骨折、力线改变等假体植入后的相关问题。超声检查可排除部分血管源性或软组织源性问题。血沉、C反应蛋白及 ECT 对于排除感染性疾病敏感度较高。

### 【诊断与鉴别诊断】

1. 膝关节置换术后出现的疼痛。

2. 疼痛持续 3 个月以上。

3. 排除其他因素引起的疼痛（如感染、恶性肿瘤、术前的慢性疼痛等）。

鉴别诊断

1. 感染　膝关节关节置换术后的感染是术后疼痛的常见原因。关节内、外都可发生。通过血沉、C 反应蛋白、细菌学检查及超声及 ECT 检查可明确诊断。

2. 假体相关因素引起的疼痛　关节置换后出现生物力学结构改变、假体松动以及假体周围的微骨折等原因都可以引起疼痛。通过 CT、X 线及膝关节功能检查等可明确诊断。

3. 关节外因素引起的疼痛 椎管狭窄、神经根病变引起的的疼痛,同侧髋关节病变引起的牵涉痛,软组织炎症引起的疼痛(如鹅足滑囊炎,股四头肌肌腱炎等)。这些疼痛都有特征性诊断标准,通过针对性的体格检查及辅助检查即可进行鉴别。

【治疗原则】

1. 对因治疗 针对关节内、关节外病因针对性治疗。

2. 消除或缓解疼痛症状 可采用药物、物理治疗等减轻疼痛症状,在治疗中需特别关注神经病理性疼痛治疗。

3. 结合受累区域行神经阻滞或神经调控(如腓总神经、隐神经)治疗。

4. 功能锻炼与康复 对膝关节置换后疼痛可能有一定疗效。

5. 疼痛原因不明前避免进行翻修手术。

6、如明确关节内原因,必要时可行翻修手术。

【康复和预后】

膝关节置换术后慢性疼痛综合征的发生与心理、年龄、手术过程、假体等多因素相关。术前良好的心理沟通,术前术后良好的镇痛及尽早的康复训练可以减少术后慢性疼痛的发生。

(段宝霖)

# 第十节 烧伤后疼痛

【概述】

烧伤疼痛是指因烧伤造成皮肤、黏膜甚至深部组织结构破坏与完整性受损,导致皮肤神经末梢受损、暴露或受刺激等,以及在烧伤病程中多种诊疗操作给患者带来的各种不愉快感觉与体验。烧伤疼痛开始于烧伤即刻并可能持续存在于整个治疗过程中,烧伤是造成长期剧烈疼痛的原因之一,烧伤疼痛与伤后治疗会给患者造成严重的身心负担,甚至疼痛在烧伤治愈后还可以持续 1 年以上,使患者长期处于焦虑、抑郁状态,严重降低了患者的生活质量。

【临床表现】

烧伤疼痛具有多种成分,特别是具有伤害感受性和神经病理性疼痛特点,患者疼痛性质可随时间发生显著变化。疼痛主要表现为:①烧伤急性疼痛,伤后即刻出现,程度剧烈。此类疼痛剧烈程度与烧伤深度等有关,如浅Ⅱ度烧伤急性疼痛较为剧烈,较深Ⅱ度及Ⅲ度烧伤重。②烧伤背景性疼痛,又称静息痛,是患者在休息时能持续感受到的疼痛,程度较其他类型的烧伤疼痛轻。③烧伤操作性疼痛,于创面换药及护理等操作过程中出现,一般为中重度疼痛,持续时间短。④烧伤术后疼痛,即术后术区的疼痛,该类疼痛较为剧烈。⑤烧伤暴发性疼痛,是指突然发生的剧烈、短暂的疼痛,对创面进行处理过程中和休息时均可发生,可能与机体处于疼痛敏感状态有关。⑥其他,瘢痕增生期的瘙痒、刺痛等不适感受常被归为其他类。

**【体格检查】**

可见烧伤部位皮肤改变、瘢痕形成等,有触压痛,痛觉过敏或疼痛超敏,皮肤感觉减退等表现。

**【辅助检查】**

血常规、血沉等检查有助于发现合并感染等征象。

**【诊断与鉴别诊断】**

根据烧伤病史、临床表现及特征,诊断并不困难。

**【治疗原则】**

患者有镇痛需求或疼痛评分在 3 分以上时,均需要积极实施有效的镇痛方案减轻、控制疼痛。

1. 药物治疗

(1)阿片类镇痛药 吗啡、羟考酮、芬太尼等。

(2)非甾类抗炎药 布洛芬、双氯芬酸钠、美洛昔康、依托考昔等。

(3)抗惊厥药 加巴喷丁、普瑞巴林等。

(4)抗抑郁药 阿米替林、文拉法辛、度洛西汀等。

2. 非药物治疗 非药物治疗作为辅助治疗,在治疗烧伤患者疼痛、焦虑方面疗效显著。非药物治疗方法包括心理疗法、物理疗法及其他。心理治疗包括催眠镇痛法、转移注意力法、认知行为疗法(CBT)、虚拟现实疗法等;物理方法包括冷疗、光疗(紫外线局部疗法、红外偏振光疗法、半导体激光疗法)、超声波疗法等;其他包括疼痛治疗的宣教,对患者及患者家属进行烧伤及疼痛知识的宣讲,有利于舒缓患者的焦虑及疼痛程度。

**【康复和预后】**

烧伤疼痛的严重程度不可预知,使其治疗相对复杂,预后可能不佳,早期评估及积极干预有助于减少慢性疼痛的发生。

(申 文)

# 第十一节 骨骼肌损伤后慢性疼痛

**【概述】**

骨骼肌损伤后慢性疼痛指由外伤、高强度运动、超过习惯性的活动或体力劳动导致骨骼肌损伤后引起的阵发性或持续性疼痛。骨骼肌损伤机制可分为直接外力和间接外力损伤,前者包括撕裂伤和钝挫伤;后者包括疲劳性损伤、牵拉伤及延迟性肌肉疼痛等。导致骨骼肌疼痛的常见原因包括:①长时间、反复或过度活动导致的肌肉劳损,如肩关节周围炎、梨状肌综合征等。②抗重力或前冲运动,如下坡跑、俯卧撑运动的下落阶段。③ 剧烈抗阻力运动,如摔跤、足球运动中的阻挡等。此外还包括药物、注射、切割伤、骨折等原因导致的骨骼肌损伤,相关内容不在本文叙述。

【临床表现】

骨骼肌损伤后慢性疼痛的临床表现与骨骼肌的损伤部位和机制相关,主要与高强度运动导致肌纤维受损及局部炎症有关,部分患者可出现肌肉压痛、肿胀、僵硬等表现。此外,不同部位骨骼肌损伤后的表现也并不完全相同,如胸大肌可发生自发性断裂;下肢肌肉的严重损伤可导致骨筋膜室综合征;腹肌损伤可导致腹股沟区疼痛等。

【体格检查】

患者伤后局部可见红肿或瘀斑,患处压痛,肌肉紧张、发硬或痉挛,可触及挛缩的肌肉团块,血肿明显者局部皮温升高。主动收缩或被动活动时疼痛可加重,部分患者抗阻力试验(+),肌肉断裂处凹陷。四肢骨骼肌严重损伤、肿胀者可出现缺血性改变,甚至发生骨筋膜室综合征,即疼痛,感觉异常,麻痹,无脉,苍白。

【辅助检查】

1. 磁共振(MRI)　MRI 对肌肉组织有良好的成像作用,对软组织病变的显示能力较强,可早期诊断肌肉软组织的损伤,但对损伤严重程度的诊断意义有限。

2. X 线、CT　主要鉴别是否同时合并骨骼或其他组织损伤。对于骨折诊断不明、怀疑脊柱退行性病变压迫神经等情况均可行 CT 检查。

3. 肌骨超声　对软组织细微结构的显示具有一定临床价值,与 MRI、CT 相比更有利于对运动下肌肉的情况进行评估和观察,经验丰富的超声科医师诊断率通常较高。

4. 核素扫描　能够区分不同肌群,通过异常核素聚集和分布明确受损的肌肉。

5. 肌电图检查　通过监测肌肉组织的电生理活动,测定肌肉收缩的波型和波幅、频率,发现异常肌肉的活动,有助于鉴别神经源性和肌源性疾病。

6. 其他　肌组织活检、生化检查(尿肌红蛋白、肌酸激酶、甲基组氨酸)等。

【诊断与鉴别诊断】

骨骼肌损伤后慢性疼痛应与以下疾病相鉴别:

1. 关节或骨骼疼痛　关节疼痛的部位较为局限,主动及被动活动时症状加重。骨骼的疼痛通常难以定位,但一般位置较深,症状与肌肉、关节活动无关,夜间可加重。

2. 牵涉痛　某些关节病变后疼痛可向周围放散,如髋关节病变后疼痛可向大腿或膝关节放散;颈椎病所致的疼痛可向颈肩部、后背及上肢放散。这类患者通常病史较长,休息后缓解不明显,可通过影像学、运动系统和神经系统查体进行鉴别。

3. 风湿性多肌痛　急性或亚急性发病,主要表现为近端肌群剧烈疼痛与僵硬,以及非特异性的全身症状,但通常不发生肌无力或萎缩。好发于颈、肩、骨盆周围肌肉等部位。与骨骼肌损伤不同,患者血沉、C反应蛋白通常显著增高,颞动脉活检有一定诊断价值。

4. 纤维肌痛综合征　女性多见,是一种非关节性风湿病,以全身广泛性肌肉疼痛和广泛存在的压痛点为临床表现,可伴有晨僵、睡眠困难、认知功能障碍等症状。压痛点存在于肌腱、肌肉或其他组织,多呈对称性分布。

5. 药物源性肌痛　部分药物可影响肌纤维、肌膜等部位导致肌肉损害。如倍他米松、可的松可导致类固醇肌病,临床表现为对称性肌无力,多自下肢近端开始,可累及局部或全身肌肉。

【治疗原则】

1. RICE 原则　骨骼肌运动损伤初期会发生疼痛、肿胀、炎性反应等症状,为减轻症状,早期紧急处置包括:制动(rest)、冷敷(ice)、加压(compression)、抬高(elevation)4 个方面,也称 "RICE 原则"。

2. 固定和活动　轻微的肌肉损伤可不固定,但对于严重损伤早期固定则有助于肌纤维的修复,伤后短期制动时间应限制在 1 周以内,以减少瘢痕组织的过量形成以及损伤部位的再断裂。短期固定后患者应在疼痛允许的范围内逐渐活动,以促进骨骼肌的再生。

3. 物理治疗　目的是活血化瘀、缓解痉挛和增强保护性抑制,增加受损肌肉的强度,主要包括:运动疗法、冲击波治疗、超声波治疗等。

4. 药物治疗　轻微的肌肉损伤短期应用非甾体抗炎药有助于肌纤维的恢复、减少炎症反应,但长期应用可能会产生不良作用。

5. 局部阻滞及神经阻滞　可以减轻疼痛、改善血液循环,促进组织恢复。

6. 中药治疗　部分中成药具有保护血管,改善微循环,抑制炎症等作用。高强度运动后辅以中医药治疗,能够增加肌肉强度、缓解肌肉疲劳。

【康复和预后】

骨骼肌损伤后慢性疼痛是临床常见症状,目前仍然缺乏特异性治疗方法,部分患者由于瘢痕形成导致预后较差,伤后容易发生重复损伤,严重会影响患者骨骼肌功能。除常规治疗外,患者伤后应积极寻求适宜的康复方法,针对不同部位和不同程度的损伤制订个体化的康复方案有利于患者早期恢复。

(刘晓光)

# 第十二节　瘢痕痛与切口痛

【概述】

外科手术所致切口疼痛是临床常见症状,如不有效控制,易转变成慢性疼痛。其发生率大约在 2%~56% 不等。受损的皮肤愈合后形成瘢痕,病理性瘢痕组织(增生性瘢痕和瘢痕疙瘩)或烧伤后的瘢痕则容易产生疼痛。瘢痕痛的病因不明,目前认为与多种因素有关,其中包括遗传易感性、年龄、神经瘤形成、手术类型,手术方式和心理因素等。

**【临床表现】**

切口和瘢痕区域出现的慢性疼痛。疼痛的性质可表现为针刺样、刀割样或烧灼样疼痛;疼痛程度轻重不一,多为持续性存在,可呈阵发性加重,常伴有瘙痒。重者可出现自发性疼痛和痛觉过敏。由于瘢痕痛与神经瘤相关,因此一些患者会有典型的神经瘤症状,如疼痛、神经支配区域麻木和 Tinel 征阳性。

**【体格检查】**

增生性瘢痕与瘢痕疙瘩可明显隆起于皮肤表面,红润光滑发亮,质硬。可出现痛觉过敏或痛觉超敏。

**【诊断与鉴别诊断】**

瘢痕痛的诊断并不困难,有手术、外伤或烧伤史,可直视或触及瘢痕组织,并在瘢痕组织及其周围出现疼痛。瘢痕痛仍需与以下疾病鉴别:

1. 切口疝 原手术切口部位的腹壁包块,腹压增加时突出、增大,平卧后可回纳。

2. 肌筋膜疼痛综合征 整体肌肉柔软正常而局部紧张,有"激痛点"的存在,按压激痛点时可出现放射痛,并出现竖毛、多汗、血管收缩舒张等自主神经现象,按压高张力肌肉时可出现"跳跃征"。

3. 皮神经卡压 胸腹壁或腰背部的局部炎症、水肿、纤维化、粘连等导致胸7 至胸 12 感觉神经的前皮分支卡压而引起疼痛,体位变化诱发和加重疼痛是其特点。

4. 瘢痕周围的神经病理性疼痛 如切口区域的带状疱疹、糖尿病引起的胸神经周围神经病等。

5. 瘢痕癌 往往由瘢痕疙瘩恶变而来,常有溃疡,角化珠生成。

**【治疗原则】**

完善的术后镇痛可有效防止急性期切口痛慢性化,实施个体化、多模式镇痛是目前公认最佳的术后镇痛方法。对于已经发展成慢性疼痛、产生病理性瘢痕的患者,可通过以下方法治疗:

1. 药物治疗 初期或轻度疼痛可使用非甾体抗炎药治疗。出现神经病理性疼痛时可使用加巴喷丁、普瑞巴林等抗癫痫药物,并可合用三环类、SSRⅠ类、SNRⅠ类抗抑郁药物治疗,必要时也可联合阿片类药物。

2. 注射治疗

糖皮质激素 瘢痕内注射糖皮质激素可使瘢痕变薄,限制瘢痕扩张。

A 型肉毒素 A 型肉毒素可以缓解瘢痕增生,也能缓解疼痛。

3. 受累区域的神经阻滞或射频治疗

4. **手术治疗**　切除瘢痕并采用无张力缝合,无法缝合者予以皮瓣移植。对于瘢痕体质的患者,手术治疗切除复发率高。

其他治疗　激光、冷冻、磨削术等。对于常规治疗效果不佳的瘢痕,可采用经皮电刺激治疗(PNS)。

【康复及预后】

1. 保持皮肤清洁卫生,避免细菌快速繁殖,可使用中性清洁剂进行清洗,清洗后使用抗瘢痕药物等治疗。

2. 避免过度摩擦。瘢痕表皮结构和功能不完善,过度摩擦会造成表皮与纤维板层分离形成水疱或血疱。

3. 目前没有一种特效方法能完全阻止烧伤后瘢痕增生,瘢痕防治仍然以综合治疗为主。

4. 瘢痕早期的预防非常重要。

(严　敏)

# 第十三节　四肢骨折及肌肉软组织创伤后慢性疼痛

【概述】

软组织是指人体的皮肤、皮下组织、肌肉、肌腱、韧带、关节囊、滑膜囊等,一旦遭受外力损伤,往往可导致持续性疼痛,如果同时合并有骨折,则疼痛更为剧烈。且由于解剖和功能上的相似性,损伤一般会同时涉及多处肌肉或者肌腱、韧带。若受损过于严重,还可能会因为肌肉软组织破坏过多,引起肌红蛋白尿,从而导致高钙血症、急性肾衰竭等,甚至危及生命。

【临床表现】

四肢骨折及肌肉软组织创伤后慢性疼痛的常见症状有受损部位的疼痛、肿胀、僵硬、活动受限等,部分患者可出现痛性痉挛,同时绝大多数患者自诉有因疼痛导致的无力感或疲劳感。当疼痛程度剧烈且有进行性加重的趋势时,还应警惕骨筋膜室综合征的可能。

【体格检查】

损伤部位一般有明确的压痛,可伴或不伴有肿胀及局部淤血;若伴有明显肿胀,局部皮温可轻度增高。如果是四肢骨折引起的疼痛,可同时合并有外观畸形(如缩短、成角或延长)、反常活动、骨擦音或骨擦感等骨折特有体征。当存在骨筋膜室综合征时,被动牵拉患肢会引起剧烈疼痛,且患肢可因为缺血出现发绀、感觉异常等情况。

【辅助检查】

1. **实验室检查**　在肌肉等软组织损伤后,血清中的肌酸激酶、尿液中的肌红蛋白和 3- 甲基 -L- 组氨酸可明显增高,同时红细胞沉降率也会明显加快。

2. 彩色多普勒超声 可发现受损软组织结构混乱,回声异常,肌纤维或骨皮质的连续性中断或完全撕裂,有时断端可发现低回声血肿。

3. X 线 可清楚的显示骨折的部位及类型,但对隐匿性骨折或无明显移位的骨折可能需要 CT 或 MRI 进一步检查。

4. CT 对骨折显示更加清楚,对于复杂骨折、不能排除的隐匿骨折和关节内骨折均建议常规行 CT 检查。

5. 磁共振(MRI) 在骨折的显示上不如 CT,但在软组织损伤及血肿的显示上有独到的优势。

6. 放射性核素扫描 受损的骨或软组织的核素摄取可出现明显异常,从而帮助判断受损的具体部位和损伤范围。

【诊断及鉴别诊断】

根据明确的外伤史及相关体格、影像学检查,不难做出诊断。但仍需警惕同时合并的神经或血管损伤,以免误诊或漏诊。

【治疗原则】

治疗目的是使受伤肢体最大限度恢复功能,同时减轻疼痛。对于骨折及软组织损伤,正确的复位、固定和功能锻炼十分重要。损伤初期可同时采用冰敷及非甾体抗炎药辅助治疗,对于损伤引起的疼痛,可采取药物治疗、物理治疗及微创治疗等综合治疗手段。

1. 药物治疗 首选非甾体抗炎药,对于疼痛剧烈的患者,可以加用阿片类药物,还可配合使用抗抑郁药(如度洛西汀)和 $\alpha_2$ 受体激动剂(如可乐定)等。

2. 物理治疗 如冷疗、超声治疗、高频电疗、脉冲磁疗等。但应掌握好适应证和治疗时间,避免进一步加重损伤。

3. 微创治疗 主要目的是缓解损伤引起的疼痛,包括局部注射、神经阻滞、针刀疗法和射频疗法等。

【康复和预后】

创伤早期及时正确的固定、制动及对症处理,中后期在医生指导下进行合理的功能锻炼,最大限度恢复肢体功能、减少相关并发症。同时,注意早期对骨折及软组织损伤引起的疼痛进行积极的干预,避免疼痛迁延不愈,转为慢性疼痛。

(刘晓光)

# 第十四节 手术创伤后精神功能障碍

【概述】

手术创伤后精神功能障碍属于手术创伤后脑功能障碍。是指手术创伤后新发的智力功能恶化、意识错乱、躁动、定向力障碍、记忆力下降、没有局部脑损害证据的惊厥,临床上按其表现分为术后谵妄(postoperative delirium)和术后认知功能障碍(postoperative cognitive dysfunction)。手术后谵妄的发生率约为5.1%~52.2%,病因较为复杂,高龄、术前认知功能障碍、围术期药物、遗传和手术均和其相关。术后认知功能障碍是除外谵妄、遗忘症和痴呆的大脑皮层功能轻度损害,其发生率大约在30.4%~41.4%,且与术后时间有关,术后1个月发生率为25.8%,术后3个月为9.9%。年龄、文化程度、手术种类(体外循环)、麻醉方式、围术期药物等是其危险因素。

【临床表现】

1. 术后谵妄的临床表现

急性起病和病程变化反复是其两个特征。往往患者在复苏室就出现症状,发病高峰为术后24小时至72小时。患者具体可有以下表现:

(1)意识水平紊乱:可以表现为淡漠、嗜睡,之后出现烦躁不安、焦虑或易激怒,再恢复正常。上述症状交替出现,夜间加重。

(2)注意力障碍:表现为注意力无法集中,无法长时间继续同一话题或无法将注意力转移到某一能引起其注意的事件上,对指令反应迟钝。

(3)认知功能损害:表现为定向力障碍、记忆力下降、语言能力障碍等。

(4)感知障碍:可出现幻觉或错觉,导致行为异常。

(5)睡眠 - 觉醒周期紊乱:不同程度的睡眠障碍,从嗜睡到睡眠缺失均可出现。

(6)情绪失控:可间断出现恐惧、妄想、焦虑、抑郁、躁动、淡漠和愤怒等。

2. 术后认知功能障碍的临床表现　手术后记忆力、抽象思维以及定向力障碍,同时伴有社会活动能力的减退,包括人格、社交能力及认知能力和技巧的改变。轻度表现仅为认知的异常,中度为较严重的记忆缺损或健忘,重度患者则出现严重记忆损害的痴呆、丧失判断和语言概括能力及人格改变等。

【体格检查】

患者表现为精神功能障碍,神经系统查体阴性,但患者的依从性及配合程度会下降。

【诊断及鉴别诊断】

精神功能障碍的诊断需经适当的心理学测试和意识障碍及行为异常的判断标准,选择的测试和诊断方法能够准确反映脑功能的影响。

术后谵妄的诊断:

术后谵妄诊断的诊断方法较多,目前DSM-5和ICD-10制定的诊断标准较为权威,被认为是金标准,但对非精神科专业的医师并不容易掌握,以下几种方法更为简便,便于临床推广:

1. 护理谵妄筛选评分(Nu-DESC):最高10分,大于2分可诊断谵妄。

2. ICU患者意识错乱评估法(CAM-ICU):特征1加上特征2,加上特征3或者特征4阳性表明患者有谵妄。

术后认知功能障碍的诊断：

对于认知障碍患者的诊断，获得精神病病史和进行简单的精神病学检查是非常重要的。认知状态检查法非常多，也各有其优缺点，其中简易智能状态检查法（Mini-Mental State Examination）使用最为广泛，其他如韦氏成人智力量表（Wechsler Adult Intelligence Scale）、韦氏记忆量表（Wechsler Memory Scale）和老年认知功能量表（Scale of elderly cognitive function）也被普遍使用。

鉴别诊断：

手术创伤后的精神功能障碍诊断并不困难，但仍需与以下疾病鉴别：

1. 器质性精神障碍 虽然一些手术和创伤后的精神障碍可能与头部手术或脑部外伤有关，且脑器质性疾病也是引起手术创伤后精神障碍的原因之一，但在诊断时仍要排除典型的器质性精神障碍疾病。

2. 精神分裂症 患者创伤或手术前有病史。

3. 神经症 无精神性的疾病，痛苦感明显，有求治的要求。

【治疗原则】

1. 术后谵妄的防治

（1）术后谵妄的预防：术后谵妄的预防非常重要，有效的预防措施能降低谵妄的发生率。一般包括非药物预防，主要为对危险因素进行干预；药物预防，包括抗精神病药、胆碱酯酶抑制剂和右美托咪定等；麻醉及围术期的处理，包括麻醉方法的选择、麻醉药物的选择、围术期镇痛治疗等。

（2）术后谵妄的治疗：非药物治疗是首选的治疗方法，发生谵妄时应尽快了解病史、手术麻醉情况，积极消除危险因素，对症支持治疗。有时消除危险因素后不能立即缓解谵妄症状，因此仍应密切观察，以防止患者躁动而伤害自己与他人。

对于有躁动症状的患者，有暴力倾向会伤害到他人和自身，建议药物治疗。目前的指南推荐使用最低有效剂量的短效抗精神药物，并且要不断的对服药的患者进行评估和体格检查。常用的药物治疗方法主要有抗精神病药物氟哌啶醇，非典型抗精神病药利培酮、奥氮平等，苯二氮䓬类咪达唑仑等，胆碱酯酶抑制剂多奈哌齐等。

2. 术后认知功能障碍的防治 术后认知功能障碍的发生并非单个因素决定，是多种因素互相作用的结果。有效干预危险因素，是最佳的防治手段。

（1）手术类型的选择：心脏手术术后认知功能障碍的发生要远高于非心脏手术。由于手术大小与其发生率相关，因此高危患者尽可能选择小手术或微创手术。

（2）麻醉方式选择：全身麻醉较区域阻滞麻醉更容易发生术后认知功能障碍。

（3）围术期患者的管理。

1）积极治疗术前基础疾病，控制术前血压、血糖。

2）术中长时间维持较深的麻醉深度会损害大脑，增加认知功能障碍的发生率。

3）围术期使用胆碱酯能药物会损害认知功能。

4）维持脑血流灌注，高危患者可术中监测脑氧饱和度，避免大脑缺氧。

5）维持术中血糖的稳定。

（4）目前并无有效证据能证明特殊药物能预防术后认知功能障碍的发生。

**【康复及预后】**

术后谵妄的病情起伏较大而病程较短。谵妄的发生严重影响术后的恢复，可引起 ICU 停留时间延长，住院时间延长，术后并发症增加等。老年患者会出现术后认知功能的持续减退，合并术后认知功能障碍的患者死亡率会增加。

（严 敏）

# 第十七章
## 其他疼痛相关疾病

## 第一节　布氏杆菌病

【概述】

布氏杆菌病(又称布鲁氏菌病)是由布鲁氏菌感染引起的一种人畜共患疾病。布鲁氏菌可以通过破损的皮肤黏膜、消化道和呼吸道等途径传播。急性期以发热、乏力、多汗、肌肉、关节疼痛和肝、脾、淋巴肿大为主要表现。慢性期可因病菌定植部位不同而表现各异,如骨、关节、韧带均可受累,出现骨关节炎、滑囊炎和腱鞘炎等,严重者可发生骨破坏,从而引发慢性疼痛。部分患者可出现神经系统病变如:脑膜炎、脑炎、脊髓炎及周围神经痛,如:腰骶后根和坐骨神经、肋间神经均可受累。布病对于疼痛科医生重点为诊断与鉴别诊断,治疗应以感染科治疗为主,疼痛治疗主要以辅助治疗,对出现器质性破坏而产生的慢性疼痛给予针对性疼痛治疗。

【临床表现】

布病潜伏期一般为 1~3 周,也可数月。临床以病程 6 个月为界可分急性期和慢性期。

临床表现:典型病例表现为波浪热,常伴寒战、头疼等症状。部分病例可表现为低热和不规则热型,且多发生在午后或夜间。患者发热或不发热,亦有多汗,晚上出汗明显增多,常可湿透衣裤,被褥。全身肌肉和多发性游走性大关节疼痛,如膝、肩、髋关节,部分慢性期病例还可有脊柱(腰椎为主)受损,表现为疼痛、畸形和功能障碍。疼痛性质初为游走性,以后固定在某些关节,常因劳累或气候变化而加重。几乎所有病例都有乏力表现。神经症状头疼—脑膜刺激症状。神经痛—腰骶神经、肋间神经、坐骨神经、颈神经等受侵犯部位均可产生疼痛。肝脾及淋巴结肿大,多见于急性期。其他男女性病例均可有生殖腺炎症和泌尿系炎症。部分患者以腰腿疼痛为主要症状就诊。

【体格检查】

发热或不发热,出汗严重,肝脾及浅表淋巴结肿大—颈部、颌下、腋窝、腹股沟等。多关节红肿伴压痛及腰椎、颈椎压痛并伴有放射性神经痛,重者可有功能障碍或畸形。

【辅助检查】

1. 实验室检查

(1)血象:白细胞计数正常或减少,淋巴或单核细胞增多,部分患者有血小板减少。

(2)血沉增快,以急性期发热患者更为显著。

(3)肝功能:可出现各种异常改变,但无特异性。

2. 免疫学检查

(1)平板凝集试验:虎红平板(RBPT)或平板凝集试验(PAT)结果为阳性,用于初筛。

(2)试管凝集试验(SAT):滴度为 1∶100 ++ 及以上或病程一年以上滴度 1∶50++ 及以上。

(3)补体结合试验(CFT):滴度 1∶10 ++ 以上。

(4)布病抗 - 人免疫球蛋白试验(coombs):滴度 1∶400 ++ 以上。

(5) PCR 技术:检测布氏杆菌 DNA,能快速,准确做出诊断。

3. 病原学检查　主要取血或骨髓作培养,后者阳性率高于前者,一般在疾病早期及未使用抗生素时检出率较高。

4. 影像学检查　主要做磁共振(MRI)检查,MRI 可见各受累关节,颈、胸、腰段椎体不规则异常信号影,脊髓水肿改变,关节腔积液,滑膜增厚,肌腱、韧带等软组织混杂稍高信号影。

【诊断】

诊断应结合流行病学史,临床表现,实验室检查及影像学检查进行诊断。

1. 疑似病例　流行病学史:发病前与家畜或畜产品(未消毒的羊奶、牛奶、布鲁氏菌培养物等有密切接触史)或生活在布病流行区的居民,对诊断有重要参考意义。临床表现:有发热、乏力、多汗、肌肉和关节疼痛或伴有肝、脾、淋巴结和睾丸肿大等表现。

2. 临床诊断病例疑似且初筛实验阳性者　有流行病学史,符合确诊病例血清学和病原学检查标准,但无临床表现者。

3. 确诊病例疑似或临床诊断病例且其他任一项血清学检查阳性或病原学检查阳性者。

4. 隐性感染病例　有流行病学史,符合确诊病例血清学和病原学检查标准,但无临床表现者。

【鉴别诊断】

1. 风湿热　布病与风湿热均可出现发热及游走性关节痛,风湿热可见风湿性结节及红斑,多合并心脏损害。实验室检查,抗链球菌溶血素"O"为阳性,布病特异性检查阴性。

2. 伤寒、副伤寒 患者持续高热、表情淡漠、谵语、相对脉缓、皮肤玫瑰疹、肝脾肿大为主要表现。实验室检查血清肥达反应阳性,伤寒杆菌培养阳性。

3. 风湿性关节炎 慢性布病和风湿性关节炎均有关节疼痛、反复发作,阴天加剧。风湿性关节炎多有风湿热的病史,病变多见于大关节,常合并心脏损害,血清抗链球菌溶血素 "O" 滴度增高有助鉴别。

4. 结核病 结核病与布病都可以有淋巴结肿大的表现。淋巴结核多粘连成块,破溃流脓形成瘘道有瘢痕。骨结核侵犯骨、关节在周围形成脓肿,可在周围组织形成窦道,骨质破坏严重。结核病血沉增块,结核菌素试验阳性。

5. 慢性骨关节炎 无发热、多汗,无肝脾肿大等全身症状,无游走性疼痛。

6. 骨质疏松压缩性骨折 可表现腰痛,放射性神经痛,但无全身症状,主要疼痛与活动受限为主,多表现在腰、胸段椎体,椎体成楔形变。

7. 髋关节与股骨头无菌性坏死 可出现关节痛,功能障碍表现,但无布病的发热、多汗、淋巴肿大等临床表现。

8. 其他 布病急性期还应与败血症,疟疾相鉴别。慢性期还应与其他关节损害疾病及神经症等相鉴别。

【治疗原则】

治疗布鲁氏杆菌病主要是选择抗菌治疗和对症、营养、镇痛治疗。治疗原则为早期、联合、足量、足疗程用药,必要时延长疗程,以防止复发及慢性化。诊断明确可及时转传染科进行专科治疗。

1. 急性期治疗

一线用药:多西环素合用利福平或链霉素。

二线用药:多西环素合用磺胺、甲噁唑或多西环素合并妥布霉素,利福平合并左氧氟沙星或利福平合用喹诺酮类。

难治性病例 一线用药合并喹诺酮类或三代头孢菌素类。

2. 慢性期治疗 抗菌治疗 慢性期急性发作病例治疗采用四环素类,利福霉素类药物,部分病例需要 2~3 个疗程的治疗。

3. 并发症的治疗 合并睾丸炎、脑膜炎病例抗菌治疗基础上加用短期小剂量糖皮质激素,后者加用三代头孢菌素类药物,并给予脱水治疗。合并骨关节、椎体、脊柱炎病例,在上述抗菌药物应用同时加用三代头孢菌素类药物。必要时外科治疗。

4. 关节肌肉疼痛治疗 合并关节、骨损害及滑膜炎和腱鞘炎病例所产生的疼痛给予镇痛治疗,给予西乐葆、依托考昔、曲马多镇痛药物。局部神经阻滞治疗。出现周围神经疼痛病例给予镇痛药的同时可用于微创介入神经调理治疗。慢性期可给予冲击波镇痛治疗。

【康复与预后】

急性期病例经上述规范治疗多可治愈,部分患者治疗不及时或不规范可转成慢性。布病血清学检测结果不作为疗效判定标准。对骨和关节侵犯病例,急性期病情控制后需进行疼痛康复治疗。

在以疼痛为早期表现来疼痛科就诊的,经确诊为布病,对症治疗并行抗生素治疗,应及时转感染科进行专科治疗,在专科首选抗菌治疗,治疗原则为早期、联合、足量、足疗程用药,以防止复发及慢性化和相关并发症的发生。疼痛症状可伴随疾病发展的全程,所以辅助疼痛治疗对患者也很重要。

（吴玉莲）

# 第二节　莱　姆　病

## 【概述】

莱姆病是一种疏螺旋体(在美国为伯氏疏螺旋体 B.burgdorferi,在欧洲和亚洲主要是阿氏疏螺旋体 B.afzelii 和伽氏疏螺旋体 B.garinii)引起的感染,可累及皮肤、关节、神经系统以及心脏。有流行地区户外暴露史,无性别差异,好发于仲春至晚秋。

## 【临床表现】

症状和体征:莱姆病的临床表现分为 3 个期:

早期局部期:90% 早期局部期表现为出现特征性的皮损,即游走性红斑(erythema migrans,EM),伴或不伴全身症状。EM 通常在蜱虫叮咬后数日至 1 个月内出现。游走性红斑皮损直径 5cm 或以上,皮损开始是红斑或丘疹,外周扩大中心透明,不治疗 EM 几周内会自行消失。非特异性体征包括肌痛、疲劳、关节痛和头痛。

早期播散期:特征为多个 EM 病变(通常在感染后数日至数周出现)和 / 或神经系统和/或心脏表现(通常在感染后数周至数月出现)。临床表现包括视神经炎、肝炎、肌炎和肺炎。第Ⅶ对脑神经麻痹(Bell 麻痹)是最常见的脑神经病变。心脏受累多在 3 个月内出现,Ⅰ°房室传导阻滞最常见,少见心肌炎、心包炎。心脏损害多在 8 周内痊愈。50%患者出现游走性关节痛、肌痛、肌腱炎、滑囊炎或骨痛。

晚期:晚期莱姆病通常伴有持续性或间歇性关节炎,累及一个或数个大关节,尤其是膝关节(有时先出现游走性关节痛、关节积液);和 / 或记忆损伤或情绪改变等轻微的脑病以及感觉异常或末梢神经根痛的神经病理痛。晚期莱姆病可发生于初始感染后数月至数年。

## 【辅助检查】

实验室检查:螺旋菌担任免疫反应阳性可以确诊。

酶联免疫反应测定法(ELISA)可用于测定伯氏疏螺旋体的 IgM 和 IgG 抗体发生免疫反应 IgM 需要几周时间,IgG 需要 4~8 周。

蛋白印迹法亦可辅助诊断。

脑脊液的伯氏疏螺旋体培养。

部分诊断不明确患者,可行 DNA 监测,监测体液细菌 DNA 水平。

【诊断与鉴别诊断】

类风湿关节炎:血液指标可作为鉴别诊断依据。

【治疗原则】

1. 每个阶段的确诊莱姆病均应及时应用抗生素。常用多西环素、阿莫西林或头孢呋辛,疗程 14~21 天。

2. 目前还没有确定糖皮质激素在莱姆病神经系统表现的辅助治疗中的作用,但使用这类药物可以减少面神经麻痹的持续时间或严重程度。

3. 对症治疗:关节疼痛可应用非甾体抗炎药或复方阿片类药物等镇痛药。痛性神经根病变和感觉异常可予以抗癫痫类药物等神经病理性疼痛治疗药物。肌痛则可酌情使用肌肉松弛剂和镇痛剂。

【康复和预后】

对抗生素有反应的预后较好,少数患者有长期并发症。表现为患者莱姆病已治愈但另一疾病仍持续存在,如纤维肌痛、抑郁、髋股关节病变或者与莱姆病无关的另一种临床疾病。尤其注意纤维肌痛可出现在莱姆病治疗后。如有长期并发症,可至相关专科就诊。

(马 柯　靳 天)

# 第三节　蛛 网 膜 炎

【概述】

蛛网膜炎是继发于脑、脊髓、神经根表面的蛛网膜炎症性改变的一种慢性疾病,其炎症产生的原因主要有药物不良反应、病毒性及真菌性或结核性中枢神经系统感染、脊柱脊髓外伤、脊柱源性脊髓及神经根慢性压迫、脊柱手术或其他侵入性操作的并发症、类固醇类药物误入鞘内等。炎症引起蛛网膜瘢痕增生甚至骨化、蛛网膜下腔粘连,导致脑脊液循环中断,进而产生脊髓与神经根的绞窄性压迫,其病变可呈节段性或多节段弥漫性表现。

【临床表现】

蛛网膜炎的临床表现因个体而异,疼痛是最常见的症状,且常合并多种性质的疼痛,尤其在下背部及下肢表现更明显。其主要的临床特点包括:

1. 刺痛和麻木,可伴有下肢无力。

2. 皮肤虫噬样感觉。

3. 电击样或刀割样痛。

4. 肌痉挛并绞痛,且伴有不自主抽搐。

5. 膀胱、肠道及性功能障碍。

随着病情的进展,症状可进一步加重并呈持久性,患者因此而无法工作乃至残疾。

【体格检查】

根据发病的原因及蛛网膜炎的受累节段,不同患者的临床体征有所不同,多有双侧相应脊髓节段的浅感觉障碍,特别是痛觉过敏及自发疼痛等,以及双下肢肌张力增高,腱反射亢进及病理征阳性等,严重者伴有鞍区感觉障碍、球海绵体反射及肛门反射减退等表现,如脊髓前根受累,则可出现肌张力下降、腱反射减弱、肌肉萎缩等表现。

【辅助检查】

1. 腰椎穿刺检查 腰穿动力学检查可提示脑脊髓蛛网膜下腔压力降低,奎肯试验提示蛛网膜下腔不全性梗阻表现。脑脊液检查提示细胞数及蛋白含量不同程度增高。

2. 磁共振检查 可见脊髓形态不规则等蛛网膜下腔粘连表现,严重者局部可呈串珠样改变,而相邻节段脊髓出现脊髓中央管扩张或脊髓空洞表现。对于伴有炎症性钙化灶患者,CT 可以作为磁共振的补充性检查。

3. 肌电图检查 可以辅助提示脊髓神经根的受累严重程度。

【诊断与鉴别诊断】

蛛网膜炎的诊断是相对困难的,发病原因对于诊断是重要的,节段性的病理性疼痛合并肌痉挛性疼痛是该病的特点之一,结合 MRI 及 CT 的影像学特点,可以明确诊断。其应与以下疾病相鉴别:

1. 脊髓肿瘤 脊髓蛛网膜炎的局部囊肿或钙化灶形成,应与脊髓肿瘤鉴别。脊髓肿瘤起病较缓慢,脊髓受压出现神经痛多呈放射性,且感觉障碍呈束带感,可有椎管不完全梗阻表现,脑脊液蛋白含量高,而细胞数不高。脊髓 MRI 对于脊髓肿瘤有较高的确诊率。

2. 颈椎间盘突出症 中老年人多见,早期多有上肢的麻木及疼痛,随着病程的延长可出现手或前臂的肌萎缩及病理征阳性,颈椎平片及 MRI 可明确诊断。

3. 多发性硬化 其可有弥散性脊髓损害的表现,但多有病情加重与缓解交替发作史,激素治疗可有不同程度疗效。MRI 上脊髓中央管可扩张,增强扫描病变呈断续状明显强化。

【治疗原则】

脊髓蛛网膜炎尚无特效疗法,主要是对症治疗缓解疼痛。治疗的方法包括阿片类镇痛药、类固醇等药物治疗,脊髓电刺激治疗(SCS)对于控制疼痛可能有帮助。对于局部粘连、囊肿或钙化灶压迫脊髓,显微神经外科手术进行蛛网膜粘连松解及囊肿、钙化灶剥离,对于疼痛改善尚无统一观点,且存在脊髓手术损伤的风险。

**【康复和预后】**

本病预后极差,目前尚无特殊治疗措施。许多患者因不能忍受痛苦而发生抑郁、自杀、酗酒和麻醉药物成瘾,最后因病致残,对患者生存期有明显影响,该病重在病因预防与早期治疗。

(林章雅)

# 第四节　更年期综合征

**【概述】**

更年期综合征指妇女在绝经前后、手术摘除卵巢或其他原因造成卵巢功能衰退、雌激素水平下降,引起下丘脑 - 垂体 - 卵巢轴的功能失调,出现以自主神经功能紊乱为主,伴有精神心理症状的一组临床综合征。

**【临床表现】**

1. 近期症状

(1)月经紊乱:是绝经过渡期的常见症状,表现为月经周期不规则,经期持续时间长和经量增多或减少。

(2)血管舒缩症状:主要表现为潮热,为血管舒缩功能不稳所致,是雌激素降低的特征性症状。其特点是反复出现短暂的面部和颈部及胸部皮肤阵阵发红,伴有潮热,继之出汗,持续 1~3 分钟。一般症状可持续 1~2 年,有时长达 5 年或更长。

(3)自主神经失调症状:表现为心悸、眩晕、头痛、失眠、耳鸣等。

(4)精神神经症状:常表现为注意力不易集中、情绪波动大,如易怒、焦虑不安或情绪低落、抑郁、不能自我控制等情绪症状。

2. 远期症状

(1)泌尿生殖道症状:表现为阴道干燥、性交困难及反复阴道感染,排尿困难、尿痛、尿急等反复出现的尿路感染。

(2)骨质疏松:因雌激素缺乏而使骨质吸收增加,导致骨量快速丢失而出现骨质疏松,一般发生在绝经后 5~10 年内。

(3)阿尔茨海默病(Alzheimer disease, AD):绝经后妇女比老年男性患病率高,可能与雌激素水平降低有关。

(4)心血管病变:绝经后女性糖脂代谢异常,冠心病、动脉硬化的发病率增加。

**【辅助检查】**

卵巢功能评价

1. 血清 FSH 值 $E_2$ 值测定　了解卵巢功能。FSH>10U/L,提示卵巢储备功能降低;闭经、FSH>40U/L,$E_2$<10~20pg/ml,提示卵巢功能衰竭。

2. 氯米芬兴奋试验　月经第 5 日起服用氯米芬 50mg/d,共 5 日,停药第 4

日测血清 FSH>12U/L,提示卵巢功能减退。

**【诊断与鉴别诊断】**

根据病史及临床表现不难诊断。但应与相关症状的器质性病变及精神疾病鉴别诊断,卵巢功能评价、骨密度测定有助于诊断,注意与焦虑、抑郁及纤维肌痛综合征的鉴别诊断。

**【治疗原则】**

缓解近期症状,早期发现并预防骨质疏松症、动脉硬化等远期症状。

1. 一般治疗　心理疏导、体育锻炼、健康饮食。必要时辅以谷维素,艾司唑仑等调节自主神经、帮助睡眠。

2. 激素补充治疗用于缓解症状,改善生活质量。

(1)适应证

1)绝经相关症状:潮热、盗汗、睡眠障碍、焦虑、紧张、情绪低落等。

2)泌尿生殖道萎缩相关问题:反复发作的阴道炎与尿道炎症状,性交痛等。

3)低骨量及骨质疏松症。

(2)禁忌证:妊娠、不明原因的阴道流血、乳腺癌、性激素相关肿瘤,近6个月动、静脉血栓性疾病、严重肝肾功能障碍、血卟啉症、脑膜瘤等。

(3)激素制剂

1)雌激素:包括戊酸雌二醇、尼尔雌醇等。

2)雌激素活性调节剂:替勃龙。

3)孕激素:醋酸甲羟孕酮等。

3. 非激素类药物

1)抗抑郁药:盐酸帕罗西丁,氟哌噻吨美利曲辛等可缓解血管舒缩及精神症状。

2)其他:钙剂、维生素 D 等。

**【康复和预后】**

通过药物及综合治疗,大多数更年期综合征患者可得到有效缓解及控制,只要坚持健康的生活习惯及对症治疗,预后良好。

(申　文)